战创伤救治的理论与实践丛书
丛书主编 · 夏照帆

战创伤
损伤控制性手术的理论与实践

主编
孙　瑜　马丽萍　楼　征

上海科学技术出版社

图书在版编目（CIP）数据

战创伤损伤控制性手术的理论与实践 / 孙瑜, 马丽萍, 楼征主编. -- 上海 : 上海科学技术出版社, 2025. 5. -- (战创伤救治的理论与实践丛书). -- ISBN 978-7-5478-6787-7

Ⅰ. R826.2

中国国家版本馆CIP数据核字第2024RV1659号

战创伤损伤控制性手术的理论与实践

主编　孙　瑜　马丽萍　楼　征

上海世纪出版(集团)有限公司
上 海 科 学 技 术 出 版 社　出版、发行
(上海市闵行区号景路 159 弄 A 座 9F-10F)
邮政编码 201101　www.sstp.cn
上海盛通时代印刷有限公司印刷
开本 890×1240　1/16　印张 18
字数：450 千字
2025 年 5 月第 1 版　2025 年 5 月第 1 次印刷
ISBN 978-7-5478-6787-7/R·3079
定价：180.00 元

内容提要

本书是一部全面、系统介绍严重创伤救治手术理论和实践的学术专著，分为14章。书中结合手术视频和大量图片，阐述了战创伤损伤控制性手术的理论、伤情评估、术后伤员的转运与后送，以及各部位损伤的外科手术技术和要点，包括颅脑创伤、颈颌面部创伤、眼部创伤、胸部创伤、腹部创伤、泌尿系统创伤、血管创伤、烧伤，以及四肢、骨盆和脊柱创伤。

本书汇集了国内外战创伤相关的基本科学理论及最新研究进展，同时融入编者丰富的临床经验，由理论至实践，对战创伤手术的最新理念及救治技术进行了鞭辟入里的阐述。

本书图文并茂，可供从事战创伤救治的医务人员、相关研究人员和创伤外科研究生等阅读参考，也可作为战创伤救治的培训教材使用。

编委会

总 序

战创伤救治是一门古老而又崭新的学科，战创伤救治的理论和技术在战争中得到持续发展和创新。早在古希腊、古罗马时期就有许多战创伤救治案例的描述；拿破仑一世时期的军队首席外科医师多米尼克·让·拉雷(Dominique Jean Larrey)开创了现代野战医院和军队救护队制度，建立了将伤员快速从战场转送到医院的救治模式；近20多年来，美国特种作战司令部发展了以减少伤死为目的，以循证医学为基础的战术战伤救治(tactical combat casualty care，TCCC)指导原则，并根据战争数据、战场经验和技术进步对其不断更新，将救治与作战策略相结合，为战场军医和战地医护兵等救助人员提供了有效的创伤救治策略，促进了TCCC战伤救治理念自身的变革和升华。我国多年没有发生过战争，战救理念和战救技术仍延续着几十年前的传统，缺乏对现代战场环境的深切认识和战场复杂背景下战创伤救治技能综合运用的训练，因此"战创伤救治"对于我们可以说是一门需要重新认识、构建和努力完善的学科。

思想的闪电总是走在时代的雷鸣之前。坚实的理论和丰富的实践是学科建立的基础，不断创新的理念和技术方法是学科发展的动力。战创伤救治亦是如此，也需要新思维、新理念、新技术的引领，需要坚实理论和丰富实践的支撑。可以说，创新将成为战创伤救治学科发展的主旋律和提升卫勤保障能力的潜在动力。

"战创伤救治的理论与实践丛书"主要包括三部：第一部《战创伤现场急救的理论与实践》、第二部《战创伤损伤控制性复苏的理论与实践》和第三部《战创伤损伤控制性手术的理论与实践》。丛书依据全军最新《战伤救治规则》，将现代战创伤救治中的现场急救技能，以及早期救治的理论和实践完整、系统、清晰地展现出来，并借鉴国际最新的战创伤救治理论和模拟实战化训练的理念与方法，结合我国国情，对战创伤救治的具体内容和方法进行了详细讲解，其目的在于建立标准化、规范化的战创伤现场急救及早期救治理论与实践的培训体系，达到高效、有序的时效分级救护，探索实战化战救能力跃升之路。

战创伤救治具有明显的学科交叉特性，几乎需要医学所有学科及多职能人员的共同参与。为使我国战创伤救治理论与实践研究系统深入开展起来，我们呼吁具有不同知识背景的学者加入战创伤救治的研究领域，共同探索战创伤救治的建设模式，把战创伤救治的理论与实践引入实战演练之中，推动卫勤保障能力建设向精准化、智能化、实时可视化、决策科学化迈进，树立"实战、创新、体系、集约、融合"的新思想和诸军兵种一体化联合作战的新观念。丛书中若存在需要商榷的地方，希望大家不吝赐教、批评指正。

[signature]

中国工程院院士
全军烧伤研究所所长
上海市烧伤急救中心主任
海军军医大学第一附属医院烧伤外科教授、主任医师、博士生导师

前言

创伤，特别是在战争条件下，是导致伤情的主要原因，其中严重创伤往往需要手术干预。面对错综复杂的战场环境、简陋有限的救治设备、复杂的伤情和庞大的伤员数量，快速、有效、准确地实施救治，始终是战场救治体系的建设根本。战场救治第一是及时发现伤情，特别是需要紧急干预的伤情，并予以处置；第二是通过全身治疗，设法提高伤员的生理代偿能力和对创伤的耐受力，为院内救治争取宝贵的时间；第三是采用快捷、简单的救命手术，及时控制伤情的恶化，即采用损伤控制性手术，降低战时早期的死亡率。

已经出版的丛书第一部《战创伤现场急救的理论与实践》和第二部《战创伤损伤控制性复苏的理论与实践》，系统地介绍了院前创伤现场急救相关技能，以及运用损伤控制性复苏提高伤员的生理代偿能力和对创伤的耐受力的理论和实践经验。本书即第三部《战创伤损伤控制性手术的理论与实践》，即通过损伤控制性手术，维护伤员的生理机制，控制伤情的进一步恶化，使遭受严重创伤的伤员获得复苏的时间和机会，然后再进行完整、合理的手术或分期手术。

本书共 14 章，围绕战争条件下批量创伤伤员的救治，探讨了损伤控制性手术的理论基础和实践方法。内容包括伤情评估、麻醉和围手术期管理、数十种不同部位和伤情的损伤控制性手术（如颅骨钻孔引流术、剖腹探查术、环形焦痂切开减张术等）、转运和后送等。其中，为了便于读者理解和掌握，每个具体的损伤控制性手术均给出完整的术前准备工作、手术操作步骤和术后注意事项。另外，书中附有大量细致的手术图片、流程图及视频，可供详细参考。

本书的编写参考国际最新战创伤救治理念和知识，在丰富的临床实践经验基础上，力求推动和提升战创伤损伤控制性手术培训的标准化、规范化和实战化。希望本书能够成为相关人员开展战创伤手术治疗的好帮手，切实提高战创伤救治技能，提升战创伤的总体救治水平和救治成功率。

本书内容涉及面广，且相关知识进展迅速，受编写人员经验和水平所限，书中难免存在不足之处，期望广大读者批评指正。

主编

目 录

第十三章 烧 伤 243

第十四章 损伤控制性外科术后伤员的转运与后送 263

视频目录

第一章 · 绪论

创伤是由各种机械或物理、化学、生物等致伤因素造成的人体身心的损害，并且始终伴随着人类社会的发展进程。随着社会的高速发展，创伤呈现不断增多的趋势，是45岁以下人群的第一大死亡原因。而战伤是在战争这一特定条件下所产生的损伤，亦属于创伤的范畴，常出现批量伤员，且多发伤、严重创伤的伤员多，救治难度大。现代战争以军事技术和武器装备的科技含量高为特征，大量现代化常规武器和特殊武器的投入，致使战创伤伤势呈多元化趋势，即损伤部位多、创伤面积大、晚期并发症多，救护难度明显增加。战创伤救治一直是战伤外科的重点，提高战创伤救治水平一直也是一项重要军事医学课题。

战创伤既包括了战伤，也包括了非战争环境下造成的损伤，即战伤和平时的创伤。因此，创伤外科的发展几乎等同于军队医学发展史，是所有医学学科发展叠加在一起的过程，经历了由综合到专业化的发展历程。

第一节 · 战创伤救治的发展历程

战创伤救治的发展历史伴随着整个人类的发展史，也是一部人类战争的发展史，其经历了漫长的发展历程。

一、自然哲学模式时期(16世纪末以前)

人们通过自然现象的哲理来解释疾病和创伤，使得医学在一定程度上由技艺上升到理论，也使得外科从一门手艺向科学转变。

这一时期，法国外科医生安布列斯 · 帕雷(Ambroise Paré，1510—1590年)(图1-1)，在参加军队战伤救治中，创建了许多手术方法，如伤口包扎、切开和缝合等技术，同时在截肢术中首先应用血管结扎术来控制出血，提升了救治效果，并著有《创伤治疗学》(*The Method of Treating Wounds*)等，为创伤外科做出了巨大贡献，是近代外科学的主要奠基人之一，被誉为"现代外科之父"。为纪念他在战创伤外科方面的杰出贡献，现在每2年举行一次的国际战伤外科论坛(Ambroise Paré International Military Surgery Forum)仍以他的名字命名。

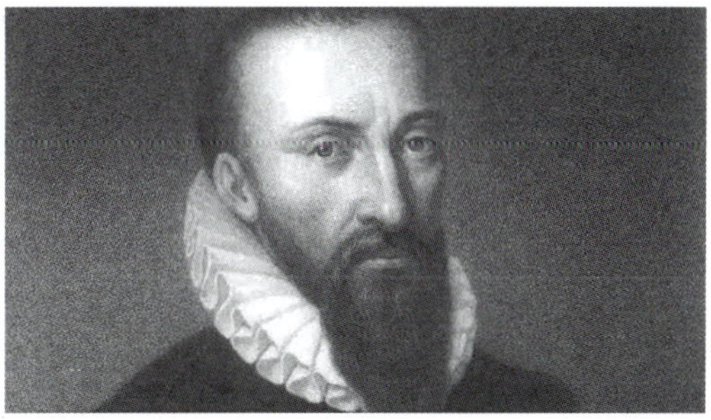

图1-1 安布列斯 · 帕雷(1510—1590年)

二、生物医学模式时期(17世纪初到20世纪60年代)

这一时期是现代外科学形成和发展的时期,也是战创伤外科迅速发展的阶段。现代外科学奠基于19世纪40年代,随着手术疼痛、伤口感染、止血和输血等难题的逐渐解决,现代外科学体系最终建立。

美国医生克劳福德·朗(Crawford Long, 1815—1878年)和威廉·汤姆斯·格林·莫顿(William Thomas Green Morton, 1819—1868年)给手术伤员使用乙醚麻醉,解决了术中疼痛的问题,标志着现代麻醉学的开端,是外科学发展的里程碑。莫顿的墓志铭上这样写道:"在他以前,手术是一种酷刑;从他以后,科学战胜了疼痛。"感染问题较好的解决归功于法国微生物学家路易·巴斯德(Louis Pasteur, 1822—1895年)和英国外科医生约瑟夫·李斯特(Joseph Lister, 1827—1912年)。巴斯德开辟了微生物领域,创立了系统性的微生物学基本研究方法,开启了"实践—理论—实践"的方法论,成功研制了鸡霍乱疫苗、炭疽疫苗和狂犬病疫苗,是近代微生物学的奠基人,他发明的巴氏消毒法直至现在仍被广泛应用。李斯特受到巴斯德细菌致病论的启发,使用石炭酸消毒,使得术后死亡率大幅下降,成为外科消毒法的创始人,被誉为"无菌手术之父",所著的《论开放性骨折和脓肿等的新疗法》(*On a New Method of Treating Compound Fracture, Abscess, Etc*)和《论外科临床中的防腐原则》(*On the Antiseptic Principle in the Practice of Surgery*)对外科学和创伤外科学的发展有重要作用,其消毒理论至今仍被奉为经典和标准。1858年,英国著名外科医生斯潘塞·威尔斯(Spencer Wells, 1818—1897年)在手术中使用改进的止血钳(也称为斯潘塞·威尔斯止血钳)止血,也使得他永垂史册。19世纪70年代,德国军医约翰·弗里德里希·奥古斯特·冯·埃斯马契(Johann Friedrich August von Esmarch, 1823—1908年)引入了战场急救的概念,将急救包和止血带用于战场急救,著有《战场上的第一次敷料》(*The First Dressing on the Battlefield*)、《伤员急救》(*Early aid in injuries and accidents*)、《战时外科手术技术手册》(*The Surgeon's Handbook on the Treatment of Wounded in War*)等,是当时最全面的战时手术指导;他还发明了三角绷带用于截肢时的止血,为创伤止血做出了重要贡献。1901年,美国卡尔·兰德斯坦纳(Karl Landsteiner, 1868—1943年)发现ABO血型,从此可以用输血来补偿创伤和手术时的失血。1915年,路易森(Richard Lewisohn, 1875—1961年)发现柠檬酸既可防止血液凝固,又对人体无害,从而建立了间接输血法,以后又有了血库的建立,才使得输血简便易行。

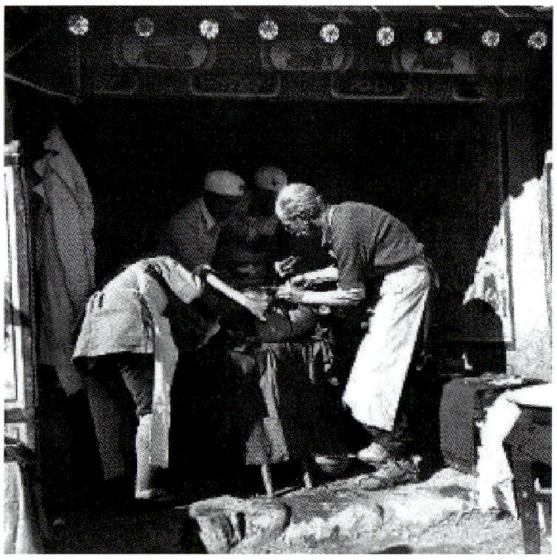

图1-2 亨利·诺尔曼·白求恩(1890—1939年)

在1853—1856年的克里米亚战争中出现了专门的战伤护理。世界著名的护理专家弗洛伦斯·南丁格尔(Florence Nightingale, 1821—1910年)建立了专门的护理团队,彰显了护理的重要作用,其被公认为现代护理学的创始人和先驱者。

在这一时期,我国战伤救治技术也取得较大进展,抗日战争时期,亨利·诺尔曼·白求恩(Henry Norman Bethune, 1890—1939年)(图1-2)撰写了《游击战中师野战医院的组织与技术》,并制定了战伤救治技术条例和各种战伤医疗文件,促进了战伤外科学的发展。中华人民共和国成立后,逐渐建立和完善了野战外科的学科体系和技术体系。

三、生物-心理-社会医学模式时期(20 世纪 70 年代至今)

创伤医学在这一阶段形成了一门独立的学科,并取得巨大进展。这一时期建立了创伤救治的组织和救治体系,形成创伤基础研究的学科,如分子创伤学等。

这个时期先后发生了阿富汗战争、海湾战争、伊拉克战争等,美军通过总结战争救治经验,建立了一套战术环境下战伤救治的原则和技术方法。制订了战术战伤救治(tactical combat casualty care, TCCC)指南,将战救技术与战术相结合,改变了传统的战伤救治观念,强调战伤救治一定要与战场环境相结合,掀起了一场战伤救治理念的新革命。TCCC 不仅仅是一个新概念,也不仅仅是单纯的战伤救治指导程序,而是一整套战场救治理论体系和技术体系。TCCC 包括完善的组织与管理、科学的定期更新机制,将实战救治经验、先进救治装备、最新救治研究结果和循证证据,成为指南不断发展和更新的来源和依据。

随着社会经济的迅速发展和科学技术的进步,高速公路建设、机动车辆普及、高层建筑涌现,以及高速武器、超高当量武器广泛使用于实战中,使得创伤动能不断加大,各类创伤伤员的伤情更加复杂、更加严重,多部位、多脏器损伤的严重创伤伤员比例加大,救治的难度也更大。同时社会发展和科技进步也快速推动战创伤救治理念和救治体系的更新和完善。

第二节 · 损伤控制性手术理念的形成及发展

“损伤控制”(damage control)一词最早源于美国海军,原意为航海船舶遇到意外损伤时,迅速采取简单有效的临时措施来控制损伤扩大,以顺利完成航行任务,船舶返回到停泊地时,再做完全性修复。20 世纪 90 年代初期,这一理念被引入严重创伤的救治。

一、损伤控制性手术理念的形成

严重创伤往往存在需要进行手术干预的伤情,在这类伤员救治中,早期进行完整复杂的长时间手术,伤员死亡率常明显增加,因此损伤控制性手术(damage control surgery, DCS)的理念应运而生,DCS 理念源于航海中的“损伤控制”,即在严重创伤后注重临时生命救护和控制病理生理改变的救治理念,在伤员伤情相对稳定后,再行确定性手术。

(一) 战创伤救治的经验总结

在战创伤救治中,由于可能出现批量伤员,加上条件限制,出现分级救治和Ⅱ期手术的概念,并在战伤救治中得到充分肯定。最早报道是在肝损伤后进行填塞止血和早期终止剖腹手术的方法,DCS 的理念首先是在腹部创伤的救治中萌发。1983 年,Stone 等对严重创伤伤员采用早期实施简单的救命手术,经过复苏,伤员伤情相对稳定时再进行确定性手术,这种分阶段治疗的方式,挽救了原来认为不可挽救的危重伤员,就此提出了 DCS 的概念。同时 Stone 等回顾分析 167 例伤员中,腹部闭合伤伤员的死亡率接近 85%,而实施救命止血手术后延迟筋膜闭合伤员的死亡率仅为 22%,这一结果进一步改变了 DCS 的格局。在 DCS 后,腹腔可以保持开放状态,以便再次探查、进一步的外科清创或分期手术。1981 年,Stone 等又率先提出延迟腹壁关闭的开放腹腔的管理概念。

1993 年,Rotondo 等对以往 20 年采用“损伤控制”原则治疗的 495 例肝损伤伤员进行回顾性分析,得出死亡率由原来近乎 100%降到 52%,并发症由原来 100%降到 40%,尽管死亡率及并发症率仍较高,但相对过去已有很大的进步,损伤控制原则获得了确定性认可,并首次正式提出 DCS 的救治理念。

Rotondo将快速简化的分期手术方式分为五个阶段：①0阶段，院前及术前干预；②1阶段，立即用最简单的方法控制出血和污染；③2阶段，ICU复苏，包括伤情再评估和纠正低体温、凝血功能障碍、酸中毒等；④3阶段，条件允许时实施确定性手术，如清创缝合、骨折复位、肠切除吻合等；⑤4阶段，后期重建手术。此后DCS的理念逐渐被广泛应用。进入21世纪，DCS的应用范围不断扩展，除腹部创伤外，还应用于血管外科、心胸外科、骨科、神经外科等领域。同时对DCS提出了更为理性的思考，在复苏水平不断改善的条件下，DCS的应用更具科学性。

基于对伊拉克和阿富汗战场战救资料的研究与总结，2007年美军创伤外科顾问Holcomb提出损伤控制性复苏(damage control resuscitation, DCR)的理念，此理念源于DCS，是DCS的延伸，是针对严重创伤伤员，旨在避免由低体温、酸中毒、凝血功能障碍相互促进而引起不可逆的生理损害，是对严重创伤休克伤员救治的一大进步，核心思想是把复苏过程看作救治中的一部分，而不是一个终结。认为严重创伤的预后是由伤员的生理极限决定的，而不是靠外科医生恢复解剖关系的努力换来的。严重创伤伤员在经历过长或过分的手术干预所导致的后果是严重的。这与传统创伤救治的明显不同是注重伤员生理功能的稳定，提高伤员耐受创伤后二次打击的能力。随着医学的进展，尤其是现代战争对创伤医学的推动，使得救治理念发生变化，治疗策略发生改变，对于严重创伤伤员的救治采取DCS策略。

(二) 严重创伤的病理生理基础的研究

严重创伤后，机体病理生理改变的最主要基础是大量失血。伤员大出血使得自身产能减少，救治中大量输入常温或低温液体，开腹及腹腔冲洗后大量热能逸散，加之救治环境温度低、伤员躯体保温差等环节，致使严重创伤伤员普遍存在低体温。而低体温进一步导致：①全身细胞代谢障碍；②心律失常；③心排血量减少；④促使氧离曲线左移而降低组织间氧的释放；⑤影响凝血功能等不良后果。Burch等定量监测创伤后剖腹手术中伤员的体温丢失，发现即使对静脉输液、麻醉吸入气体及空气对流毯等均施行加温，伤员剖腹手术中每小时的体温丢失量至少为4.6℃。尤尔库伊奇(Jurkouich)等报道，伤员核心体温从34℃降至32℃以下，死亡率将从40%增加到100%。故迅速终止剖腹手术的主要作用是限制热量丢失、恢复温度敏感性凝血功能。

再者，严重创伤后大出血及广泛的组织间渗液导致全身组织细胞发生严重且持续的低灌注和继发性"氧债"，细胞代谢从有氧状态向无氧状态过渡，产生大量的乳酸等酸性代谢产物导致代谢性酸中毒。研究证明，在出血性休克伤员中，血乳酸清除率可作为伤员死亡率及并发症发生率的预后指标。如果伤员能够在24h内清除血乳酸，存活率可达100%，而48h内清除者的存活率仅为14%。目前普遍采用乳酸清除率作为复苏成功的指标。

另外，创伤性凝血病是伤员遭受严重创伤或大手术打击后，即刻启动，以凝血功能障碍为主要表现的临床综合征，是一种异质性、多因素和动态的凝血功能紊乱。创伤后组织细胞低灌注是驱动以低凝、高纤溶和血小板功能障碍为主要病理改变的，以出血为主的低凝表型创伤性凝血病。在严重创伤后也可出现以血栓栓塞事件为主的高凝表型创伤性凝血病。

严重创伤伤员伤后的低体温、酸中毒和创伤性凝血病的发生，使得其生理状态出现螺旋式恶化，三者间相互影响、相互促进，形成恶性循环，最终导致机体生理耗竭，导致死亡，因此常称为创伤致死三联征。

严重创伤对伤员是一次严重打击，如果在此基础上实施复杂、长时间的手术，给创伤伤员带来的是第二次打击。创伤和手术的应激同时叠加在伤员身上，伤员可能步入低体温、酸中毒和凝血功能障碍的恶性循环之中，这些超出伤员的承受范围，造成其多器官功能衰竭，导致死亡(图1-3)。

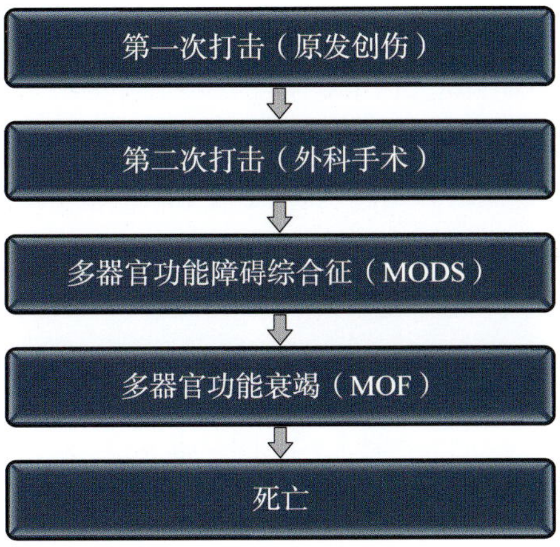

图 1-3　二次打击导致死亡

对严重创伤伤员救治经验的总结，加之对创伤病理生理机制的深入研究，促进了救治理念和技术的发展。DCR 既能控制原发损伤造成的严重后果（如控制致命的出血、污染等），又能控制长时间手术、麻醉带来的二次损伤。DCR 是以保存伤员生命，为后续救治赢得时间、创造条件的救治策略，以达到创伤伤员救治效果为目的的，救命是根本的救治目标。

二、损伤控制性手术的发展

DCS 是针对严重创伤后出现严重生理损害并需要手术干预的伤员，改变早期进行复杂、完整手术的策略，采用快捷、简单的救命手术，及时控制伤情的恶化，手术是以伤员的生存为目标，以术后的生活质量为前提，而非追求手术台上理想和完美的手术操作。DCS 为伤员争取了复苏时间，有机会再进行完整、合理的再次或分期手术，将外科手术救治的焦点从解剖学向生理学的转变。因此，DCS 的核心思想是针对严重创伤伤员进行阶段性修复的外科策略，旨在避免和阻断由低体温、酸中毒、凝血功能障碍互相作用而引起的不可逆的生理损害。促使外科医生改用简短剖腹手术的最重要因素主要包括：由于顽固性凝血功能障碍而无法实现止血，难以充分显露的主要静脉损伤（如肝后腔静脉、盆腔静脉），对复苏治疗反应不佳的患者进行长时间手术（如胰十二指肠切除术、复杂的血管重建），处理危及生命的腹腔外损伤（如需要进行血管造影的活动性盆腔出血、胸主动脉撕裂）等。

（一）损伤控制性手术的三步法

通常提及的 DCS 主要包括三个步骤（图 1-4）。

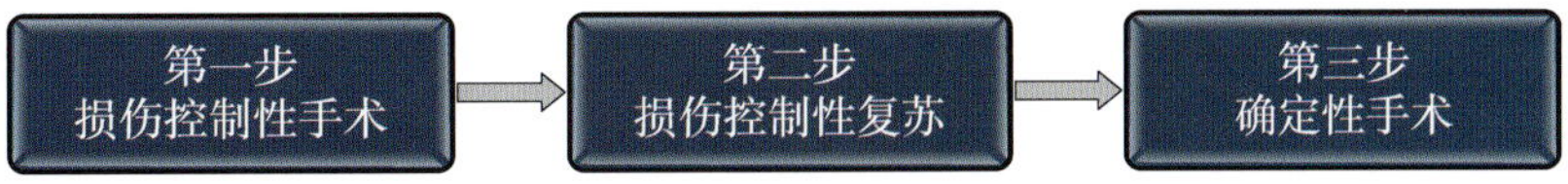
第一步
损伤控制性手术
第二步
损伤控制性复苏
第三步
确定性手术

图 1-4　三步法

1. 第一步

采用快速的手术，以最小的创伤控制出血和污染等危及生命的伤情。

2. 第二步

在监护病房稳定血流动力学、纠正凝血功能障碍及酸中毒、复温和保证氧供等稳定内环境。

3. 第三步

择期对损伤脏器施以确定性修复。

（二）损伤控制性手术的四步法

近年研究发现，严重创伤伤员早期即已经出现创伤性凝血病等，故尽早启动 DCR 策略能防止创伤致死三联征的出现，进一步提高严重创伤伤员的救治成功率。因此，严重创伤伤员救治四步法的核心是尽早启动 DCR 策略（图 1 – 5）。

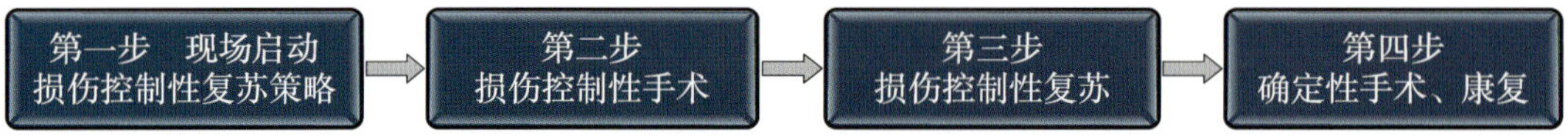

图 1 – 5 四步法

1. 第一步：院前快速评估与救治，尽早启动 DCR

尽早启动 DCR 策略，即在战创伤现场快速识别需要进行损伤控制的伤员，并在现场救治中即开始启动 DCR。例如，有效地控制可见大出血，保证气道通畅，维持供氧，大出血伤员尽早使用氨甲环酸等，并对伤员进行保暖等措施。

随着技术的发展，便携式超声的广泛应用将快速超声检查用于现场伤情评估中，协助诊断内脏损伤等，对于需要实施 DCS 的严重创伤伤员应优先快速转运到创伤中心救治。

2. 第二步：实施损伤控制性手术

为伤员进行快速、简单的救命手术。在战场环境下的卫勤保障中要求尽可能靠前地开展损伤控制性手术，因此，建立机动的前沿外科手术力量以满足新的战救要求很有必要。

3. 第三步：伤员持续复苏和评估

此阶段是生命支持和生理恢复，恢复内环境的稳态，防止或减轻组织缺氧、氧债。它包含了几个关键概念，包括允许性低血压、限制性液体复苏，以及早期和快速输血，以预防和纠正创伤后凝血功能障碍等。这一复苏过程是持续性的，从救治现场一直持续到 ICU。

4. 第四步：确定性手术进行修复、康复

伤员病情稳定后实施再次手术，修补全部损伤，彻底关闭腹腔等。

三、损伤控制性复苏策略的核心内容

DCS 理念的实施是严重战创伤伤员整体救治的关键。DCS 的目的是对于严重创伤伤员，大出血或不能确定出血控制时，采取 DCS 策略积极止血，并预防和处理严重创伤后出现的致死三联征，直至伤员伤情能够耐受时，再行完全性的修复治疗等。

DCR 策略是整体化连续性的救治措施，应尽早对严重创伤伤员进行评估和实施 DCR。核心内容是限制性液体复苏、止血性复苏和 DCS 三者的结合（图 1 – 6）。

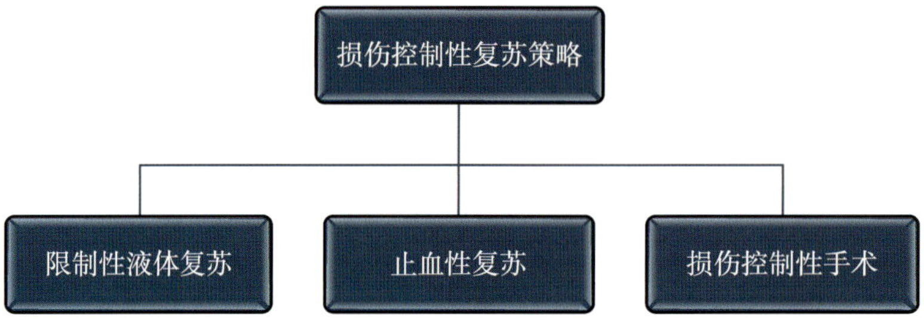

图 1 – 6 损伤控制性复苏策略

既往对严重创伤伤员积极复苏维持正常血压、精细手术等救治理念，随着对创伤基础与临床深入研究，已转变为 DCR 的救治策略，以限制严重创伤和手术叠加效应，减少手术治疗的附加损伤，同时控制大出血等致命损害，预防和治疗致死三联征，稳定内环境（图 1－7）。

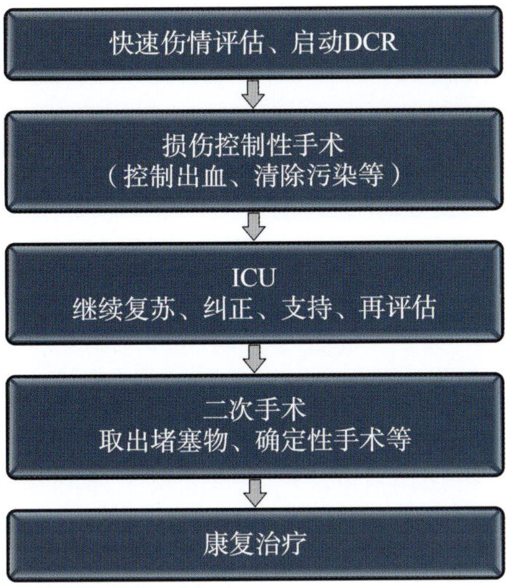

图 1－7　严重创伤伤员救治流程

损伤控制性复苏策略详见系列丛书第二册《战创伤损伤控制性复苏的理论与实践》。

创伤尤其是严重多发伤出现休克后，常伴随严重的生理功能紊乱和机体代谢功能失调，伤员处于生理极限状态，这并不是创伤的起始原因，而是伤员在分子、细胞和血流动力学平衡失调方面相对晚期的表现，继之出现致死三联征引起各种并发症，如心律失常、手术视野中所有毛细血管出现难以控制的渗血、组织器官明显水肿并充满异常气味、组织温度低等。在这种状态下，伤员不能耐受长时间的手术和麻醉。救治中应避免手术对伤员造成的致命一击，采取 DCR 是救治的重要策略。损伤控制性手术是针对严重多发伤这一重大问题的一种心理而非解剖学方法。

综上所述，损伤控制手术并不是一种消极的手术，其目的在于减少给危重创伤伤员带来二次打击，从而导致出现不可逆转的病理生理改变；重症监护是损伤控制性手术的一个重要阶段，其结果在很大程度上取决于对病理生理过程的纠正。但同时也要注意，DCS 并非没有风险，但只要在患者发生难以逆转的致死三联征之前做出合适决定，就可以在危急情况下给伤员带来生存的机会。

第三节·损伤控制性手术的实施程序

战创伤大多数伤员可按常规手术处理，只有少数严重创伤伤员的生理潜能临近或达到极限时，才须采用 DCS。因此，尽快识别伤员的损伤及生理状况，预先做出判断，尽快实施 DCS，而不是在伤员生理耗竭时才被迫实施，是成功救治严重创伤伤员的关键。DCS 作为救治严重创伤伤员的新型手术理念，强调以快速简单的手术操作，控制伤情不再恶化，待伤员伤情稳定后再行确定性手术或择期手术。

一、伤情评估

DCS 的适应证没有统一标准。DCS 公认的适应证是创伤致死三联征，但若等到致死三联征都出现再决定采取 DCS 常常为时晚矣。目前多认为严重创伤伤员需要手术干预，但生理内环境不足以耐受长时间手术时，采用 DCS。

因此，需要通过伤员创伤类型、创伤部位及创伤导致的病理生理变化等综合进行伤情的评估，寻找 DCS 适应证。

创伤类型：高能量闭合性躯干部创伤、多发性穿透伤。

伤情严重：如严重肝损伤；胰十二指肠损伤；躯干部大血管损伤；骨盆骨折，常规止血难以控制；伤情严重且估计手术时间将≥90 min 等。

病理生理改变：出现创伤致死三联征（pH<7.3，核心体温<35 ℃，PT>18 s 等）；伤员复苏中循环状态不稳定；严重创伤性出血，估计需要大量输血的伤员等。

总体而言，目前学术界公认的重要的参数是：PT 或 PTT 是正常值的 2 倍、短时间内（4 h 内）大量输血超过 10 个单位的血液、严重细胞休克定义为耗氧指数（VO_2I）<110 mL/(min・m^2)、乳酸血症超过 5 mmol/L、pH<7.3、体温过低<35 ℃。

（一）现场评估

现场根据 MARCH 评估顺序进行伤情评估，并处理危及生命的伤情。如现场救护人员首先在救治过程中持续与伤员沟通交流，可以判断伤员的意识状态及意识的变化情况，伤员意识改变或意识状态进行性减退，反映伤员可能存在颅脑损伤，以及血流动力学不稳定，应尽快优先转送到创伤中心。当可见大出血控制的情况下，伤员循环仍不稳定，考虑内脏大出血可能，现场无法处理，应尽快优先转送到创伤中心进行 DCS。

（二）综合评估

严重创伤伤员的伤情评估应该是动态的、持续性的过程，在救治现场及转运途中均应对伤员进行初步评估、再次评估和进一步评估。

根据伤员受伤机制、表现、体征及辅助检查（如血液检查、FAST、X 线片、CT 检查等）进行综合判断，目前有各种伤情严重程度的评估量表可协助伤情评估。

关于 DCS 指征判断，需要救治人员要有全局观点，审时度势，果断决策，切不可拘泥于等待或寻找绝对适应证，若创伤致死三联征全部出现，则已无力回天（表 1－1）。

表 1－1　创伤伤员需进行 DCS 的参考指征

整体情况	损伤情况
体温<35 ℃	严重钝性伤
动脉血气 pH<7.3	多处穿透伤
复苏与前处理>90 min	腹部大血管伴多脏器伤
出现非创伤性出血	头、腹、骨盆等多处伤
输血量>4 000 mL	出血伴血流动力学不稳定

总之，对于严重创伤伤员尽快识别和实施 DCS，可以明显改善伤员的预后。根据伤员最初的生理状况，以及对体内损伤迅速做出伤情评估，决定是否需要进行 DCS，不要等到代谢衰竭再决定。因此，在严重创伤伤员救治的各个阶段和环节，均需要反复持续评估伤情，准确判断并及时处理危及生命的伤情。

二、损伤控制性手术的实施

严重创伤伤员救治速度是救治成功的灵魂，应尽量缩短受伤到进行 DCS 的时间，缩短 DCS 本身的时间，注意救治中的连续性、整体性和复苏策略的一贯性。

（一）损伤控制性手术的目的

传统的外科手术操作包括进路、显露、止血、切除、重建、引流等，外科医生应严格遵守操作原则，做到理想完美。然而，在现代危重外科中，由于忽视了患者的生理状态，往往手术获得成功，但患者最终仍死亡。因此在外科危重患者，特别是严重损伤患者的救治中，外科医生的理念应从传统的手术治疗模式中摆脱出来，应该将患者的存活率，而不是手术的成功率放在首要位置。由此产生的"损伤控制性手术"的理念近年来已有了很大的发展，从仅适用于濒死的损伤患者的外科技术拓展为危重患者外科治疗一种新的理念。针对严重创伤伤员需要手术干预时，采取简单、快速的救命手术，使得伤员存活，为进一步复苏创造时间和条件。

（二）损伤控制性手术的内容

损伤控制性手术是在最短时间内采用简便、迅速的方法处理直接威胁伤员生命的创伤，实现有效止血、清除污染等简短救命手术。由于实施"损伤控制"的伤员通常濒临生理耗竭，救治常常需要多学科协作参与，因此救治机构必须预先制订有效的协调治疗方案，包括急诊室、手术室、ICU、血库、检验科及放射介入治疗室等。

1. 腹部创伤

（1）止血：控制出血是 DCS 的首要任务。进腹后立即确定损伤脏器出血部位用可吸收器材或纱布敷料等填塞止血，或根据具体情况采取结扎、缝合、切除、固定、栓塞和填塞等方法控制出血。

（2）控制污染：控制污染是 DCS 的第二个目标，目的是控制消化道、泌尿道和开放伤导致的污染。快速关闭空腔器官破损口是唯一迅速、有效的方法。通常采用夹闭、结扎、缝合、引流、修补或外置等方法。泌尿系统损伤可以通过修补、膀胱穿刺或造口术等方法处理。

（3）临时关闭腹腔：目的是限制和保护腹部内脏器官、防治腹腔间隙综合征、控制腹部分泌、保持填塞区的压力、防止体液和体热丢失，并为最终关腹打下基础。目前多采用负压封闭引流技术辅助的切口关闭方法，或简单的连续缝合或用多把巾钳临时钳夹关闭腹腔的方式，可以快速结束手术，但一旦发现腹腔间室综合征，应敞开腹腔。

2. 颅脑创伤

颅脑重型创伤病情凶险，致死率、致残率极高。初期手术应尽量简化，如迅速去骨瓣减压、血肿的穿刺引流或钻孔引流以降低颅内压，防止脑疝的发生，以及伤口清创等。

3. 胸部创伤

目标是及时通过手术解决伤员存在的危及生命的损伤。例如，心包穿刺术等心脏压塞解除术，胸腔闭式引流术，开放性气胸封闭缝合术，剖胸探查术，胸部血管损伤引起胸腔内出血的血管结扎，严重的肺或支气管损伤可行紧急肺部分切除等。

4. 四肢、脊柱与骨盆创伤

控制出血，稳定骨折，避免进一步损伤。包括骨折临时支架外固定、软组织清创术、肢体筋膜间隙切开术、截肢术、创伤性肢体残端修整术、烧伤环形焦痂切开减张术、简易脊柱固定等。骨盆骨折时，控制出血是救治的重中之重，包括骨盆容积控制（外固定架固定），腹膜后骨盆填塞止血术，髂内动脉结扎术，选择性动脉造影栓塞，以及针对严重腹腔内大出血行血管内主动脉球囊闭塞术。临时性血管分流通过桥接受损的血管并保持血液供应，既解决了急性出血，也解决了远端器官和肢体的缺血，在严重的生理紊乱情况下可挽救伤员的肢体和生命。

注意：高位脊髓损伤（C5 以上的脊髓损伤）可造成呼吸困难，应尽早建立高级气道或外科气道，给予人工通气。

5. 颈、面部创伤

气管插管、气管切开、气管造口术，角膜、结膜异物剔除术，下颌骨骨折牙弓夹板固定术等。

总之，DCS 策略作为严重创伤和多发伤治疗的新策略，早期实施简单的 DCS 控制原发损伤，同时避免或减少对伤员的二次伤害，恢复内环境的稳定，对伤员采取阶段性修复的外科策略，以此挽救危重伤员的生命。

在 DCR 后，需要进行持续复苏和伤情评估，待生理指标稳定后再进行最终的手术修复和重建（器官、血管和腹壁等）。过早进行二次手术或不适当地延长复苏时间，都会给伤员带来严重影响，造成 MODS，甚至死亡。一般认为第二次手术选择在 DCS 后 24～48 h 的窗口期较好，伤员经过 ICU 积极复苏后代谢紊乱得以纠正，多器官功能障碍综合征尚未形成，此时进行确定性手术可有效降低伤员术后死亡率。目前常常选择乳酸水平＜2.5 mmol/L、碱剩余＞－4 mmol/L、核心体温＞35 ℃、凝血酶原时间国际标准化比值（INR）＜1.25 作为复苏的终点。

（三）损伤控制性手术的进展

DCS 最开始主要针对危重濒死腹部创伤的救治，现已扩大涉及严重创伤伤员救治的外科各个领域。随着人们对 DCS 理念的深入理解，认为部分非创伤性大手术中同样会产生与严重创伤相似的病理生理改变，因此，DCS 的理念不再局限于严重创伤伤员，而是扩展至部分非创伤伤员的救治中。对于非创伤伤员而言，严重感染及危重急腹症伤员往往合并血流动力学紊乱、凝血功能异常、低体温和酸中毒等内环境紊乱，易发生多器官功能障碍综合征。此时若进行彻底性手术将对伤员造成二次致命性打击，会进一步加重内环境紊乱，不利于伤员安全度过急性反应期，甚至导致伤员死亡。外科危急重症常伴发严重腹腔感染并可能导致炎症反应失控，引起全身炎症反应综合征和脓毒症，若处理不当或不及时，将引起器官功能障碍。尽管常规手术、应用抗生素、维护器官功能、免疫调控和控制凝血等治疗措施，能使多数严重腹腔感染伤员转危为安，但还有不少伤员难以康复，病死率仍＞20%。目前，DCS 已从原来抢救濒临死亡的创伤伤员到抢救外科极危重伤员，拓展到外科所有领域的综合治疗及内科各种侵入性治疗，其应用极其广泛。

严重创伤伤员救治中把握好时机至关重要，将严重创伤伤员直接转送至合适的创伤中心，尽量缩短受伤至出血控制的时间，可以进一步提高救治成功率。创伤中心拥有一支训练有素和创伤救治经验丰富的急救团队和手术室团队，在伤员到达后能迅速对危及生命的出血等伤情进行手术干预，对伤员的生死起到决定性作用。快速和准确的伤情评估，在正确的时间开始正确的干预，及时转运伤员到正确的地方是创伤一体化救治的基础。

严重创伤常涉及多器官、多系统的损伤，需要多学科联合进行规范、整体的救治。随着各专科的加入，DCS 的核心任务是以最快的速度、最小的创伤对伤员实施介入/手术，以最短的时间完成介入栓塞/手术止血等，同时实施综合救治措施。因此，创伤救治中多学科的协同，以及创伤救治流程管理中技术与体系的统一，能进一步提升严重创伤伤员的救治效率。随着科学技术的进步，战创伤救治也有了很大的进步和发展，包括战创伤救治新观点、新方法，新型急救器材的研制等，这些观念创新、管理创新、知识创新、技术创新、综合集成创新都对战时及平时急救体系产生了很大的影响。

1. 腹腔镜技术

腹部创伤的及时性诊断和决策性治疗一直以来都是腹部外科面临的难点，其结果直接影响着患者的病情预后，如治疗决策不当将会带来非常严重的后果，甚至危及患者生命。随着医学技术的快速发展，对于腹部损伤的救治已经逐渐成熟，但其误诊率及漏诊率仍然较高，及时诊断及决策性治疗是降低其死亡率的重要因素。随着腹腔镜技术的逐渐成熟，其在腹部创伤中的应用已经成为现实，不但为腹部创伤患者提供微创的治疗方式及其满意的治疗效果，同时也减轻阴性探查为患者带来的负损伤。腹腔镜探查可以对腹腔内脏器的损伤及损伤程度进行准确定位、定性诊断，并准确掌握腹腔内出血情况，并予以快速、及时的处理，对于探查发现不能在腔镜下处理时，可根据腹腔内脏器损伤的位置选择手术切口，避免了开腹手术的盲目大切口剖腹探查。对于术前彩超及 CT 提示腹腔积液较多或怀疑腹腔内损伤较为严重的患者，采用手助腹腔镜对其进行探查，不但可以避免传统剖腹探查的巨大手术切口，还能更为准确、及时地明确病变部位，并能在辅助手的帮助下对病变部位进行相应的处理，然后结合腹壁小切口完成最后操作，解决了开腹手术及全腔镜手术不能实现的难题，达到了全腔镜的微创化目的、弥补了全腔镜探查的局限性(特别是对腹膜后及小肠的探查)、缩短了开腹手术时间、尽可能减轻了开腹手术给患者带来的负损伤，亦符合 DCS 的理念。

但由于腹腔镜技术因其难度较大，在不同等级的救治机构和不同手术人员之间存在参差不齐的现象，特别是对于腹腔内特殊部位如十二指肠降段的游离，腹腔内大出血的紧急处理，腹膜后的探查及解剖等存在较大难度，因此笔者认为对于战创伤情况下伤员的救治还是应该严格掌握指征，即使对于可行腹腔镜探查的伤员也应严格掌握中转开腹指征，对于操作难度较大、术中感到操作非常吃力或探查不够彻底的情况下应及时中转开腹手术，切忌实施以威胁伤员生命为代价的微创手术。中转剖腹手术的相对指征有：①腹腔内出血量较大、已经影响到手术探查，且无法快速有效止血；②肠道破裂，腹腔污染较重，无法快速完成腹腔内冲洗；③肠腔内严重胀气、无充分的探查及手术操作空间；④怀疑小肠多发细小损伤或小肠大面积损伤；⑤损伤脏器腔镜下无法充分暴露。国内外已有诸多文献报道，采用腹腔镜技术治疗腹部外伤如实质脏器破裂出血、肠系膜血管损伤出血、胃肠道缝合修补、肠造口术等，证明了腹腔镜手术的安全性、有效性和经济性。因此，合理选择腹部创伤患者行腹腔镜手术不仅能够快速明确腹部损伤部位，还能使部分患者在腔镜下完成治疗，微创优势明显。但其最终效果仍有待多中心大宗病例的前瞻性随机对照研究及长期随访资料来验证。

2. 介入技术

难以控制的创伤性大出血是全世界可预防死亡的主要原因。2013 年，仅在美国，创伤出血伤员救护及其导致的生产力损失就花费了约 6 700 亿美元。不可压迫性出血占潜在可存活军事死亡的 90%，占平民创伤死亡的 30%～40%，这一统计数据在 14 年多的时间里一直保持不变。在军事医学方面，最近的一项美国联合创伤系统研究回顾分析了 4 596 名美国军人的死亡，发现每 10 名死亡人员中有 9 名发生在战场上，然后才进入医疗机构。即使在入院后，早期死亡率也与不可压迫性出血相关。此外，对于需要大量输血的伤员或出现严重凝血病的伤员，不可压迫性出血的死亡率更高，几乎接近 50%。基于体温过低和酸中毒等因素导致的凝血病影响 25%的出血伤员，这类创伤诱导的凝血病又被称为消耗性凝血病。对于患有不可压迫性出血的伤员，无论是在战场上还是医疗资源有限的偏远地区，及时复苏对生存至关重要。随着早期出血控制和伤员复苏稳定，伤员在随后的确定性治疗/医院环境中的结果得到改善。随着血管内治疗技术的发展，血管损伤开放手术修复已经逐渐被血管内介入技术等微创手段取代，介入血管内手术有其先天优势：①创伤小。介入治疗手术只需要局部麻醉，整个治疗过程伤员清醒，医生一边和伤员交流，一边就能把手术做完。②疗效确切。介入治疗效果明显，优势治疗效果立竿见影。比如出血的栓塞治疗，术后伤员的出血可以立即止住。③术后恢复快，伤员痛苦少。④可重复性强。在一次性治疗不彻底或病灶复发时可经同样的途径多次进行治疗以加强疗效。⑤定位精准。由于介入治疗所有操作均在影像设备引导下进行，可插管至损伤局部进行治疗。

总之，DCS 策略已成为严重创伤伤员的重要救治策略，严重创伤伤员的救治其实是一个动态的过程，救治人员要掌握边抢救、边诊断、边治疗的原则，把抢救伤员生命放在第一位，再考虑保全器官肢体功能。DCS 是严重创伤伤员救治思路的一大进步，更注重伤员生理功能的稳定，限制严重创伤和手术创伤的叠加效应，以伤员的生存为目标，强调复苏和救命手术的尽早展开，提高伤员生存率，减少不良预后。简单有效的手术操作既把原发损伤降到最低限度，又最大限度地保存了机体生理功能，这充分体现出兼顾整体和局部的逻辑思维。

当然，创伤救治的全过程仍然存在诸多困难和挑战，尽快识别和启动 DCS 是提高伤员救治成功率的关键，对诊断、救治技术和设备的研究是推进战创伤救治进展的动力，应加强战创伤的基础和临床的研究。救治人员也要不断学习和定期参加培训，做到关键时刻，能采用关键技术，将有效救治能力与救治体系高效整合，紧跟战创伤救治进展的步伐，全面提高救治水平。

（马丽萍　于冠宇　楼　征）

参考文献

[1] Rotondo M F, Schwab C W, McGonigal M D, et al. Damage control: an approach for improved survival in exsanguinating penetrating abdominal injury [J]. J Trauma, 1993, 35(3): 375 - 382.

[2] 李宁.外科新理念：损伤控制性手术[J].中国实用外科杂志，2007，27(1)：28 - 32.

[3] Jansen J O, Loudon M A. Damage control surgery in a non-trauma setting [J]. Br J Surg, 94(7): 789 - 790.

[4] 黎介寿.对“损伤控制性手术”的理解[J].中华创伤杂志，2009，25(1)：3 - 5.

[5] 姚咏明，刘良明，梁华平.中华战创伤学——第 1 卷：战创伤学总论[M].郑州：郑州大学出版社，2016.

[6] 马丽萍，王光毅.战创伤现场急救的理论与实践[M].上海：第二军医大学出版社，2021.

第二章・伤情评估

准确、快速的伤情评估是伤员救治的第一步，是决策进一步救治的基础，是伤员得到及时而合理救治、后送与治疗的依据，也是伤员救治成功的关键环节。

不是所有战创伤伤员都需要采取损伤控制性复苏(DCR)策略，因此快速识别哪些伤员需要进行DCR，并尽快开展DCR非常重要。对于严重创伤伤员或多发伤伤员，尽快识别需要进行DCR的伤员并尽早实施DCR策略，可以明显改善伤员预后。

第一节・现场快速评估

准确、快速的战创伤现场伤情评估直接决定了治疗方案的制订，也是医护人员采取及时、正确的处置、转运、交接的重要前提。

在战创伤现场，按MARCH顺序法进行现场快速评估和处理危及生命的伤情。M(massive hemorrhage)，发现并控制致命大出血；A(airway)，气道管理；R(respiration)，呼吸；C(circulation)，循环；H(hypothermia)，预防低体温。经MARCH法，及时控制可见大出血，维持气道通畅，保证氧供，评估循环功能(如果伤员无可见大出血或可见出血控制的情况下，伤员循环状态不稳定，须考虑内脏出血，应尽快后送)，保暖。

在伤情评估过程中保持与伤员的沟通，以判断伤员意识水平及意识水平的变化[现场常按AVPU进行简单快速评估伤员意识状态：A(alert)，伤员意识清楚；V(responsive to voice)，伤员对声音刺激有反应；P(responsive to painful)，伤员对疼痛刺激有反应；U(unresponsive)，伤员无意识]。

注意：需要优先快速后送的伤员包括血流动力学不稳定，颅脑创伤，怀疑内脏出血、空腔脏器破裂等需要进行DCS的伤员。

第二节・再次评估

在相对安全区域、后送过程中，应对伤员进行再次评估和处理。严重创伤伤员的伤情评估是反复、动态和持续性评估。

一、受伤机制

致伤物种类或暴力作用形式、直接受伤部位、受伤时体位姿势等，有助于评估创伤的性质和范围。如直接暴力导致实质性器官破裂，突然升高的腹腔内压导致的空腔脏器破裂，突然的加速或减速导致的组织剪断损伤，以及穿透伤的部位等。

无论穿透伤还是钝性伤评估主要是判断：是否存在内脏器官损伤，哪个器官损伤，是否存在多发伤。

同时需要获取 SAMPLE 病史[S(symptoms)，症状；A(allergies)，过敏史；M(medications)，用药史；P(past medical history)，既往史；L(last oral intake)，最后一次进食时间；S(events preceding incident)，事件发生经过]。

二、临床表现及体征

（一）生命体征监测

在条件许可时，及时进行生命体征监测，对于评估伤情及动态观察伤情变化非常重要。如血压监测、心电监测、血氧饱和度监测及呼气末二氧化碳监测等。

（二）临床表现

1. 意识状态

在评估及救治中，始终关注伤员意识状态的改变，对于判断伤员是否存在颅脑创伤、循环是否稳定等非常重要，因此应保持与清醒伤员的沟通。

2. 临床表现

关注伤员局部及全身表现对判断伤情及受伤部位等也是同样重要。如局部肿痛、压痛、瘀斑等，单纯腹部损伤一般不会出现恶心、呕吐或休克等。

(1) 实质性器官损伤。伤员出现失血性休克表现：面色苍白、四肢湿冷、毛细血管充盈时间>2 s、桡动脉搏动减弱或消失、血压降低、脉压变小；伴腹痛、腹部压痛、反跳痛及肌紧张，移动性浊音是腹腔内出血的重要表现。

(2) 空腔器官损伤。主要表现为弥漫性腹膜炎，剧烈腹痛、压痛、反跳痛及肌紧张等，逐渐发展出现发热、腹胀、肠鸣音消失等。

3. 伤后救治效果

伤后经积极处理危及生命的伤情，伤员血流动力学仍不稳定或再次出现病情恶化，往往提示存在活动性出血或感染源，应尽快确定病因。

三、辅助检查

在条件许可下，及时进行相关检查，及时判断伤情、受伤类型等为 DCS 提供依据。

（一）实验室检查

动态监测血常规、凝血试验、动脉血气、血乳酸等以判断伤情变化，并发症发生，以及复苏效果等。

（二）诊断性腹腔穿刺术和腹腔灌洗术

在怀疑腹腔脏器损伤时，可进行诊断性腹腔穿刺术和腹腔灌洗术。

腹腔穿刺是借助穿刺针直接从腹前壁刺入腹腔的一项诊疗技术。腹部 4 个象限均可穿刺，以下腹部最常用。战创伤时，腹腔穿刺用于怀疑肝、脾、胃肠道等损伤伤员，特别是对外伤史不明、伤后休克、昏迷难以用其他部位创伤解释者。但对于腹胀或肠麻痹，明显肠道扩张，妊娠后期者禁忌穿刺。

腹腔灌洗：用于怀疑腹腔内损伤，而腹腔穿刺不成功的伤员；各种原因所致急性腹部闭合性损伤，或同时伴有严重的胸部、骨盆合并伤。

诊断性腹腔穿刺术和腹腔灌洗术检查结果符合以下任何一项即为阳性：腹腔液体中含有肉眼可见的血液、胆汁、胃肠内容物，或证明是尿液；显微镜下红细胞计数＞100×10^9/L或白细胞计数＞0.50×10^9/L；淀粉酶＞100 Somogyi单位；灌洗液中发现细菌。

注意：腹腔穿刺或灌洗前应排空膀胱。

（三）影像学监测

1. 创伤重点超声评估

创伤重点超声评估（focused assessment of sonography for trauma，FAST）是在现场或床边进行的超声快速判断创伤伤员心包、胸、腹及盆腔等相应区域是否存在游离液体，从而决定是否立即进行损伤控制性手术。FAST能快速评估严重战创伤肉眼不可见的胸腹腔大出血，有利于及时分诊，缩短急诊手术前时间，减少CT检查次数和并发症。

FAST检查采用心脏或腹部超声探头（频率多为2～5 MHz），寻找目标腔隙中有无游离液体，从体表定点、切面扫查到图像解读（4个经典探查部位是心包、肝周、脾周和盆腔周围），整个过程流程化顺序检查，一般不超过5分钟。体表定点主要包括：剑突下（心包）、右上腹H点［以剑突水平线（horizontal subxiphoid landmark），HS与右侧腋中线交点H，肝肾间隙］、左上腹S点（以剑突水平线与左侧腋后线交点S，脾肾间隙），以及耻骨联合上（Douglas窝）。扫查平面主要有纵切、横切、斜切、冠状切等（图2-1）。

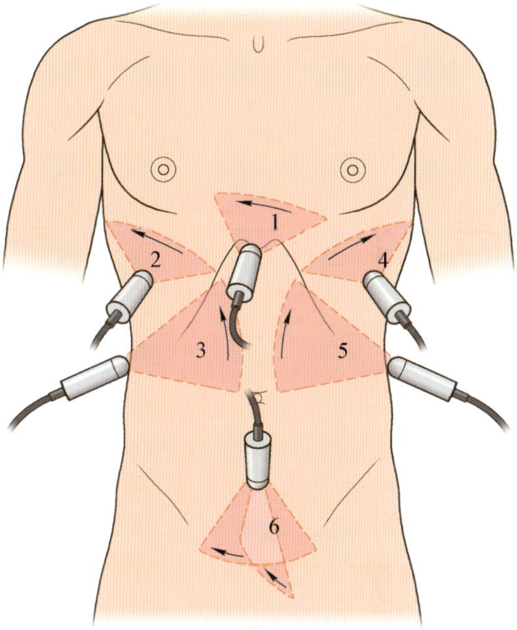

图2-1 FSAT扫查示意图

对于超声初学者，如何辨别超声图像方位是图像解读的基础。每一把探头一侧都有示标，点状、带状或荧光等，另外一侧没有。在超声图像的一侧也会有相应的示标，圆点、方块、字母或是其他，与超声仪器不同，无论仪器如何设置，探头如何放置，探头示标的朝向即为图像示标所在的方位，如图2-2和图2-3中蓝色箭头所示：探头示标向左，相应图像示标侧即为左侧，反方向即为右侧；而图像前侧为靠近探头的结构成像（浅面），后侧为远离探头的结构成像（深面）。

主要步骤及图像解读如下。

（1）第一步：剑突下向左上方探查心包积液（1区）（图2-2、图2-3）。

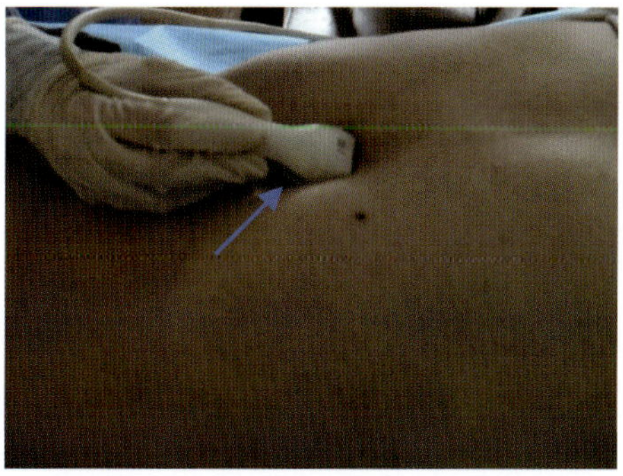

图2-2 平卧位，探头置于剑突下示标（箭头所指）向左

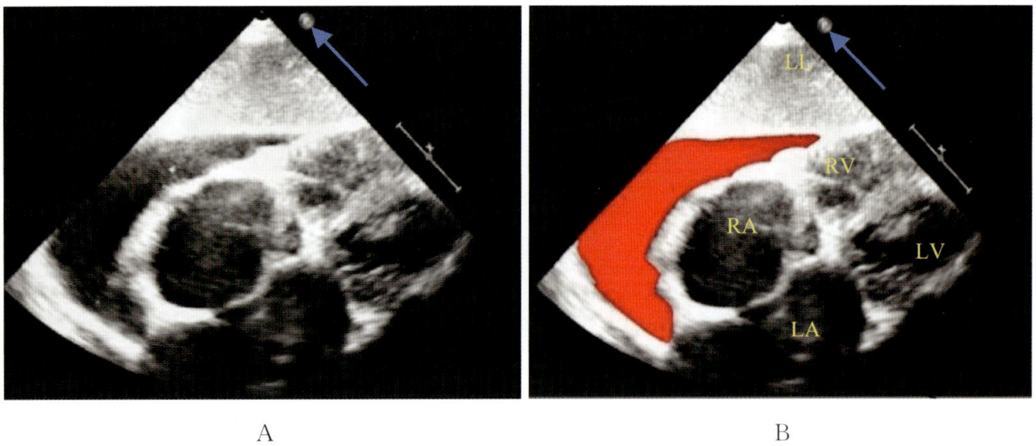

图 2-3 A. 剑下四腔心切面，图像示标(箭头所指)为左侧，与图 2-2 对应。B. 心包积液。LL：左肝；RA：右心房；RV：右心室；LA：左心房；LV：左心室

(2) 第二步：以 H 点为中心探查第 8～11 肋间(2 区和 3 区)，检查右侧胸腔肋膈角、肝周、肝肾隐窝及右侧结肠旁沟游离积液(图 2-4～图 2-7)。

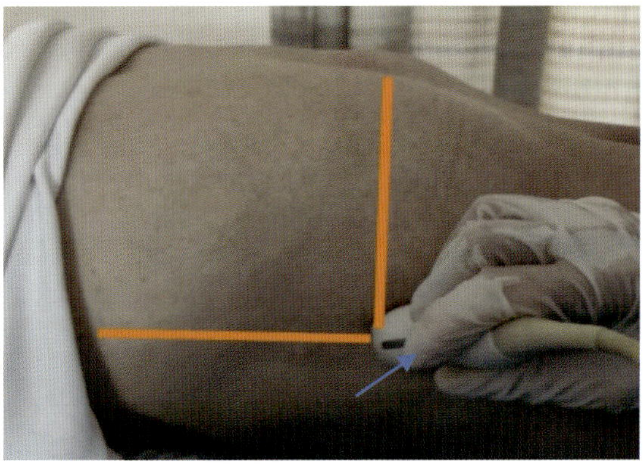

图 2-4 平卧位，探头置于 H 点(两条黄线交点)，示标(箭头)向头侧，以此为中心上下肋间及前后扫查

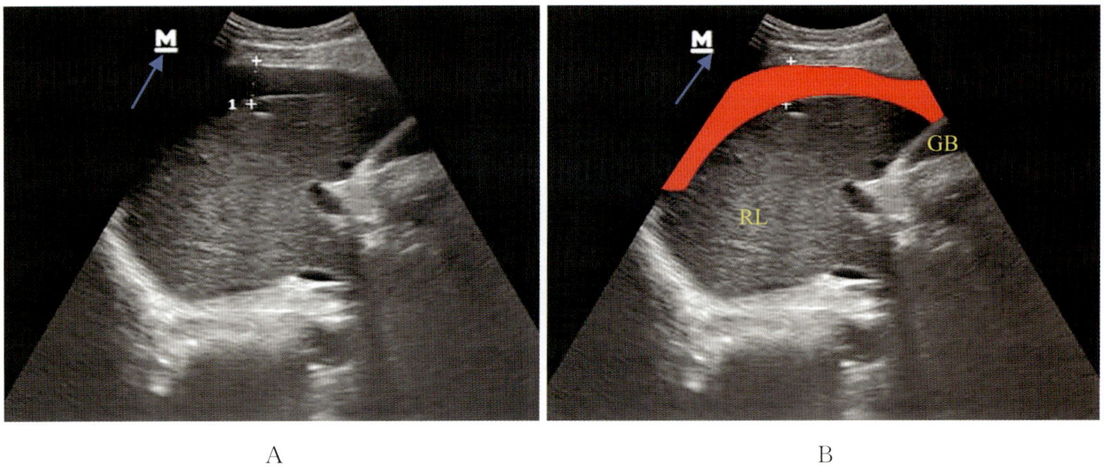

图 2-5 A. 肝右叶肋间斜切，示标(箭头)为头侧。B. 肝周积液。RL：右肝；GB：胆囊

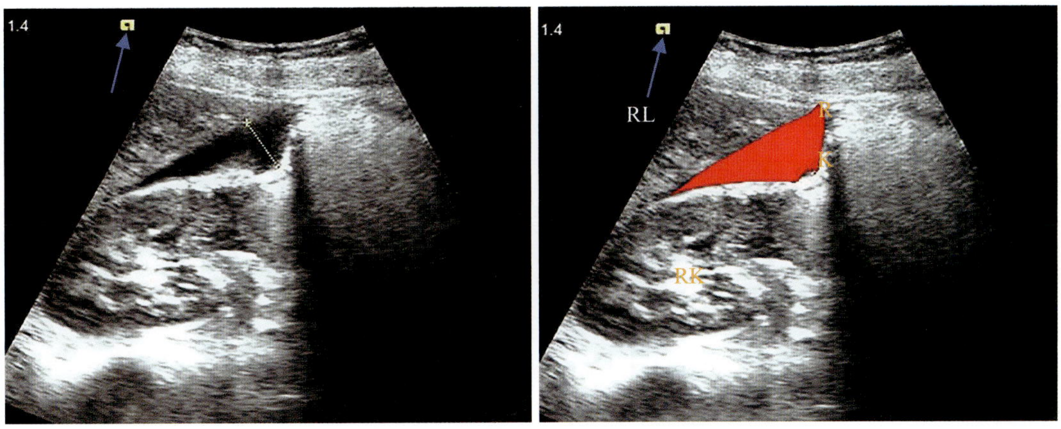

A　　　　　　　　B

图 2-6 A. 肝肾间隙，示标(箭头)为头侧。B. 肝肾间隙积液。RL：右肝；RK：右肾

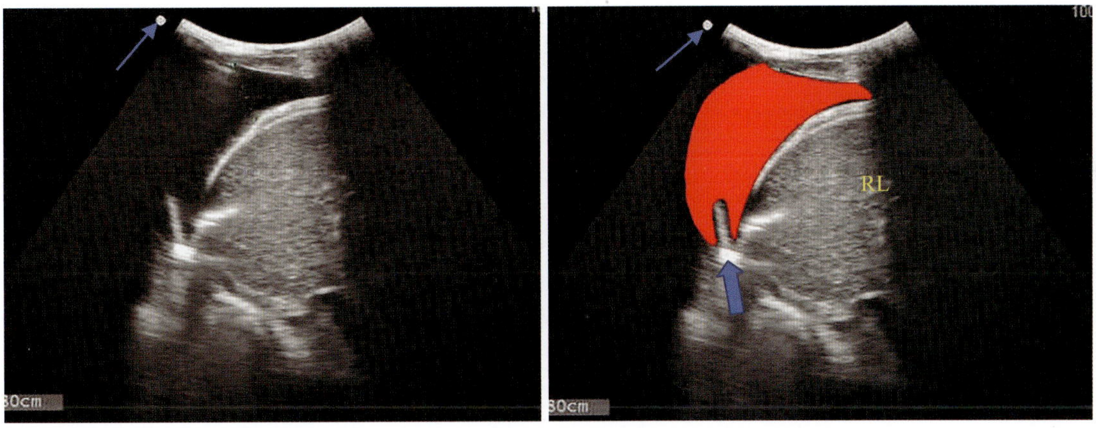

A　　　　　　　　B

图 2-7 A. 右侧胸腔肋膈角，示标(箭头)为头侧。B. 右侧胸腔积液。RL：右肝；肺组织(蓝色粗箭头)

(3) 第三步：以 S 点为中心探查第 8～11 肋间(4 区和 5 区)，检查左侧胸腔肋膈角、脾周、脾肾隐窝及左侧结肠旁沟游离积液(图 2-8～图 2-13)。

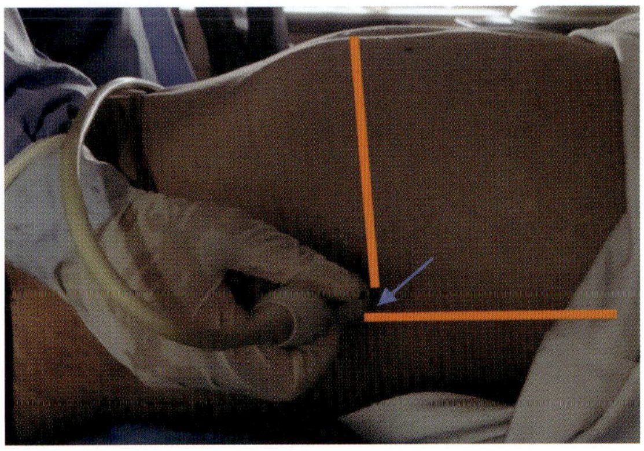

图 2-8 平卧位，探头置于 S 点(两条黄线交点)，示标(箭头)向头侧，以此为中心上下肋间及前后扫查

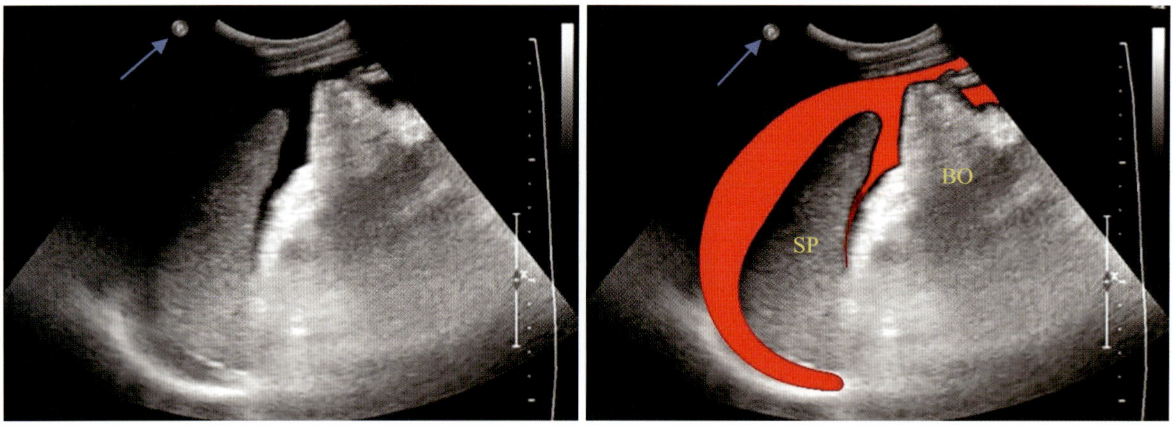

A　　　　B

图 2-9　A. 左肋间脾周扫查，示标(箭头)为头侧。B. 脾周积液。SP：脾；BO：肠

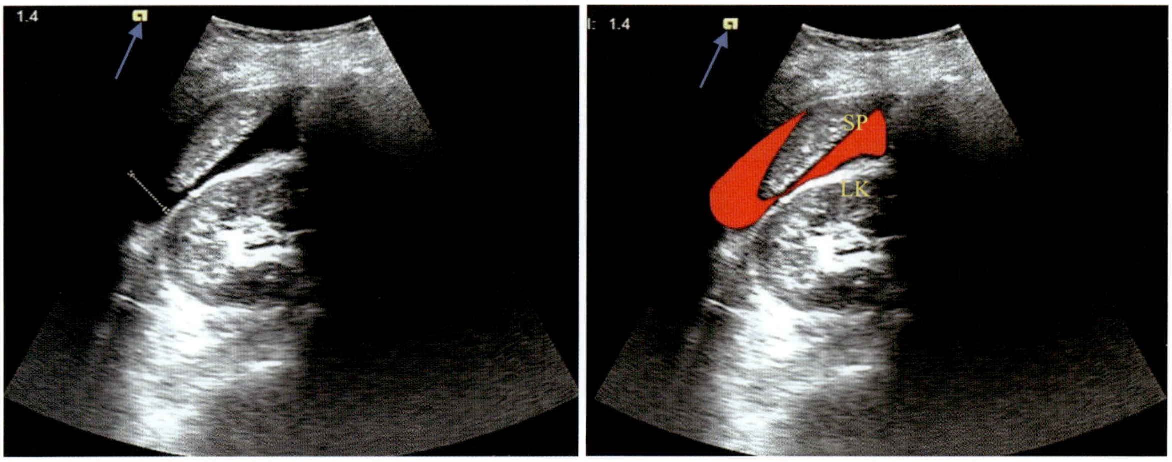

A　　　　B

图 2-10　A. 脾肾间隙，示标(箭头)为头侧。B. 脾肾间隙积液。SP：脾；LK：左肾

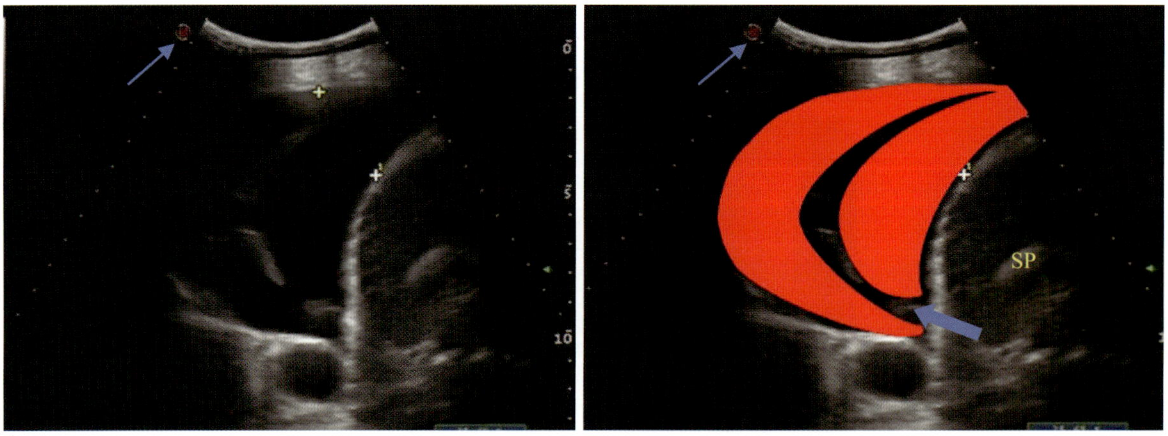

A　　　　B

图 2-11　A. 左侧胸腔肋膈角，示标(箭头)为头侧。B. 左侧胸腔积液。SP：脾；肺组织(蓝色粗箭头)

(4) 第四步：耻骨联合上方(6 区)探查下腹部及道格拉斯窝的游离积液(图 2-12、图 2-13)。

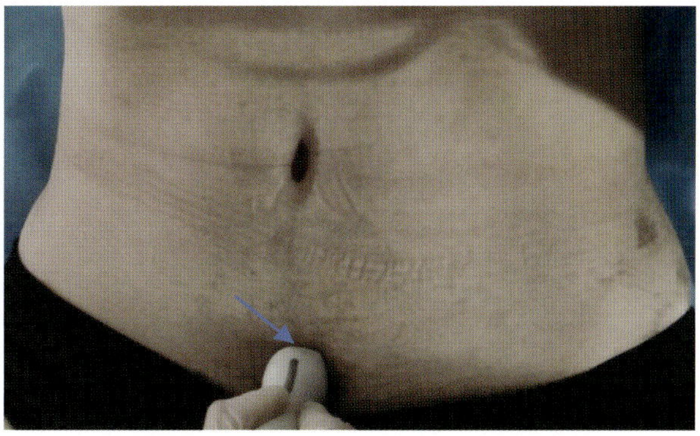

图 2-12　平卧位，探头置入耻骨联合上方矢状面扫查，示标(箭头)

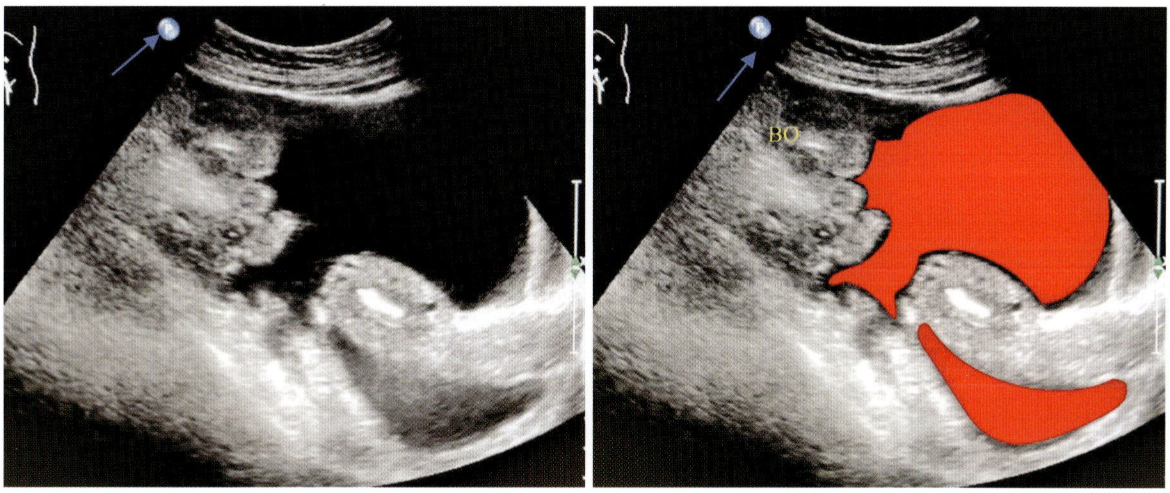

A　　　　　　　　　　B

图 2-13　A. 耻骨联合上纵切，示标(箭头)为头侧。B. 腹腔及盆腔积液。BO：肠；UT：子宫

FAST 对腹腔内游离液体＞250 mL 时非常敏感，但不能确定出血的来源和实质性器官的损伤程度。创伤大出血是严重损伤后机体病理生理改变的基础，对于血流动力学不稳定伤员，FAST 快速评估有助于 DCS 的决策制订；对于血流动力学稳定伤员，FAST 快速评估则主要起到分诊和随访观察作用，血流动力学稳定伤员如果怀疑腹腔内损伤的风险较大时，即使已经进行了 FAST 检查，仍须结合 CT 检查，不应作为腹部穿透伤的首选检查。

2. X 线平片

有条件时可行胸片、腹部立卧位平片。重症不能站立的伤员，可采用侧卧位和卧位平片。

当腹腔游离气体是胃肠道(主要是胃、十二指肠和结肠)破裂的佐证，一般腹腔内有 50 mL 以上游离气体时，X 线上便能显示出来。立位可见膈下新月形阴影，或侧卧位时的“穹窿征”和“镰状韧带征”(正常情况下，镰状韧带在 X 线下不可见。在腹腔内游离气体的衬托下，镰状韧带变得可见，显示为肝脏腹侧面纵行线样致密影)，或卧位时的“双肠壁征”(在腹腔存在游离气体时，在肠道壁的两侧气体衬托下可见肠道内外侧壁，即双壁征)(图 2-14)。

腹膜内大量积血时，小肠多浮动在腹部中央，肠间隙增大。腹膜后血肿时，腰大肌影消失。脾破裂可表现为胃右移、横结肠下降、胃大弯有锯齿形压迹。肝破裂时可出现右膈升高、肝正常外形消失、右下胸肋骨骨折。

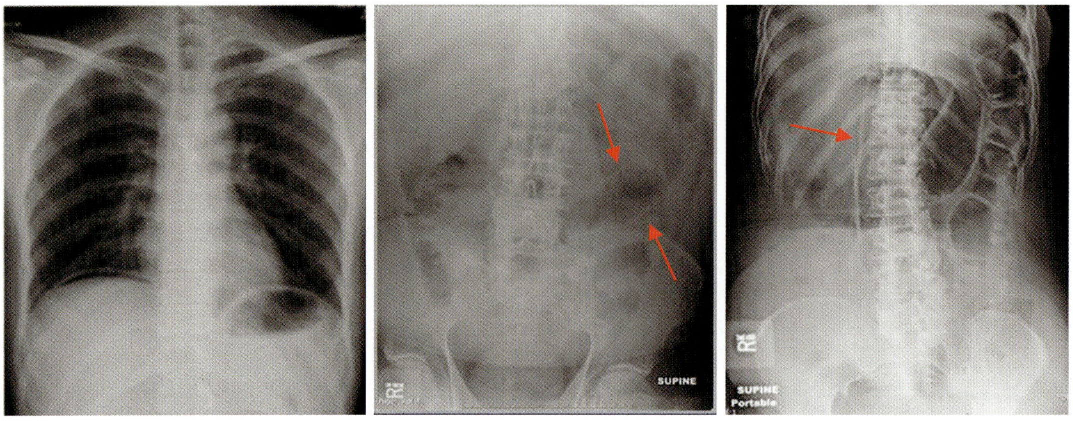

A B C

图 2-14 X线平片。A. 膈下新月形阴影；B. 双壁征；C. 镰状韧带征

3. CT

腹部钝性损伤是急诊腹部损伤中最常见的类型，其并发症发生率和死亡率均较高。CT 检查已成为腹部创伤诊断、分级及随访评估的重要手段。然而，各医疗机构在 CT 扫描方法和参数的应用上存在差异，腹部各脏器损伤征象的影像解读也缺乏统一标准。因此，建立规范的 CT 检查技术及分级评估体系尤为重要。

(1) CT 检查技术规范

1) 检查前准备：应完成患者的生命体征评估、病史询问及体格检查，确保 CT 检查的必要性和安全性。对于血流动力学不稳定的患者，宜优先选择胸部和骨盆平片检查、创伤超声重点评估或诊断性腹腔穿刺，一般不宜行 CT 增强检查。

2) 扫描方案

- 平扫：用于显示腹部创伤脏器内的急性血肿、腹腔或腹膜后积血。推荐电压 100～120 kV，有效管电流 200～300 mA(或自动毫安技术)。
- 增强扫描：动脉期和门静脉期双期扫描是首选方案，用于显示腹部脏器、脏器内血管及腹腔大血管损伤。碘对比剂浓度为 300～400 mg/mL，注射流率 35 mL/s。

3) 图像后处理：采用 MPR、MIP、CPR 及 VR 等多种后处理技术，充分显示腹部大血管及脏器解剖结构，以便发现常规横断面不易显示的损伤范围。

(2) 腹部脏器钝性损伤 CT 分级评估：腹部脏器钝性损伤的 CT 分级评估主要依据美国创伤外科协会发布的器官损伤量表(AAST-OIS)。该量表将损伤由轻到重分为Ⅰ～Ⅴ级，甚至包括Ⅵ级(致命伤)，为临床治疗决策提供重要依据。

1) 肝脏损伤分级见图 2-15。

Ⅰ级：包膜下血肿<10%的肝表面，包膜撕裂深度<1 cm。

Ⅱ级：包膜下血肿占肝表面的 10%～50%，肝实质撕裂深度<1 cm。

Ⅲ级：包膜下血肿>肝表面的 50%，或肝实质撕裂深度>1 cm。

Ⅳ级：肝实质内血肿破裂伴活动性出血，实质破裂累及肝叶 25%～75%或在一叶内累及 1～3 个段。

Ⅴ级：肝实质破裂累及肝叶>75%或在一叶内累及 3 个以上肝段、肝旁静脉损伤。

Ⅵ级：肝脏完全撕脱。

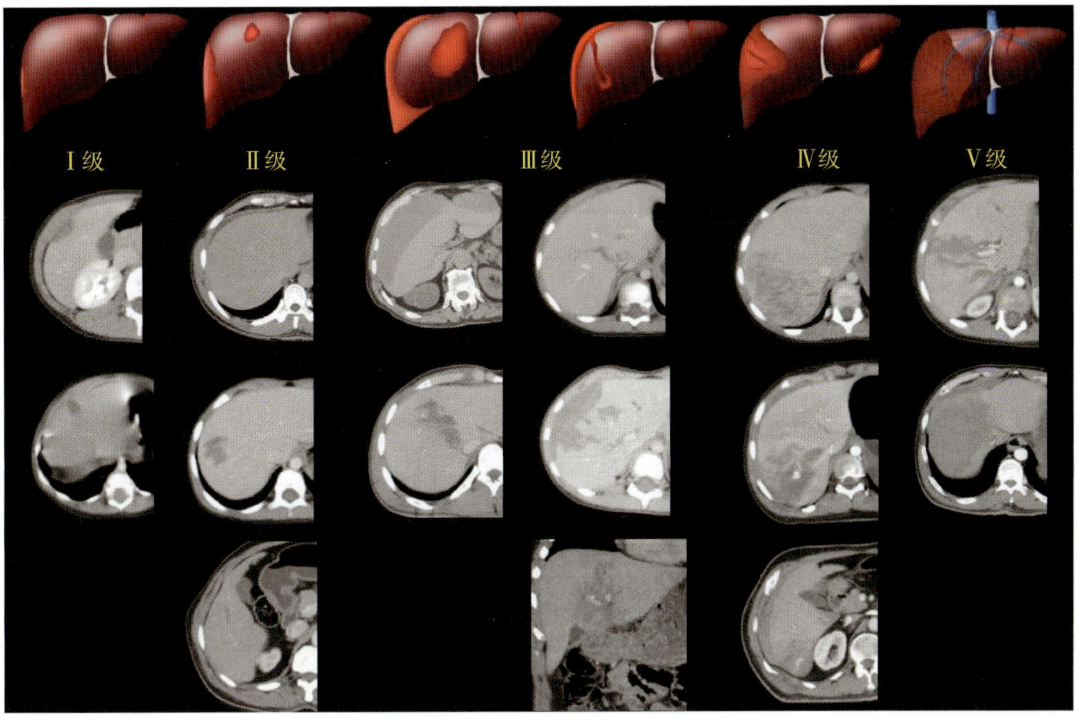

图 2-15 肝脏损伤分级

2）脾脏损伤分级见图 2-16。

Ⅰ级：包膜下血肿<10%表面积，实质撕裂深度<1 cm，包膜撕裂。

Ⅱ级：包膜下血肿占 10%～50%表面积，脾内血肿直径<5 cm，实质撕裂深度 1～3 cm。

Ⅲ级：包膜下血肿>50%表面积；包膜下血肿破裂，脾内血肿直径≥5 cm，撕裂深度>3 cm。

Ⅳ级：任何脾脏血管损伤或局限于包膜内的活动性出血，脾脏裂伤累及段或脾门血管，造成缺血>25%。

Ⅴ级：任何脾脏血管损伤及活动性出血突破脾脏包膜，脾脏碎裂。

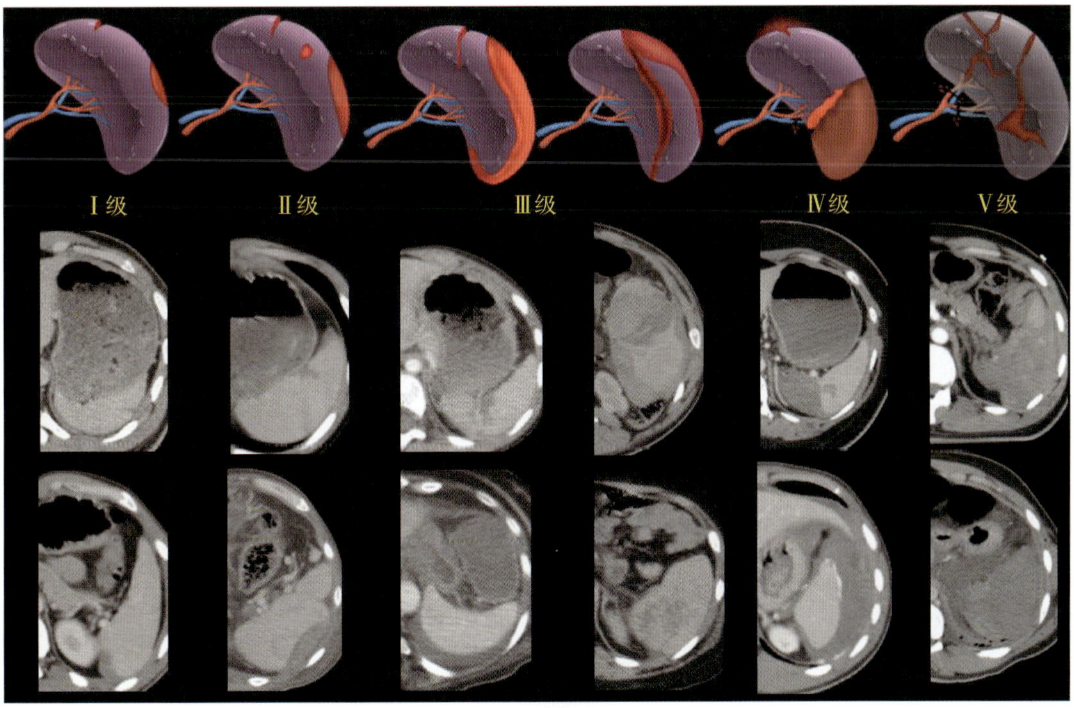

图 2-16 脾脏损伤分级

3）肾脏损伤分级见图 2－17。

Ⅰ级：镜下或肉眼血尿，泌尿系统正常，包膜下血肿，无实质伤。

Ⅱ级：局限于腹膜后肾区的肾周血肿，肾皮质撕裂深度＜1 cm，无尿外渗。

Ⅲ级：肾皮质撕裂伤深度＞1 cm，无尿外渗或肾集合系统撕裂。

Ⅳ级：肾实质撕裂累及皮质、髓质和集合系统，肾动脉、静脉主要分支损伤伴出血。

Ⅴ级：肾脏血管撕裂、离断伴肾脏无血供。

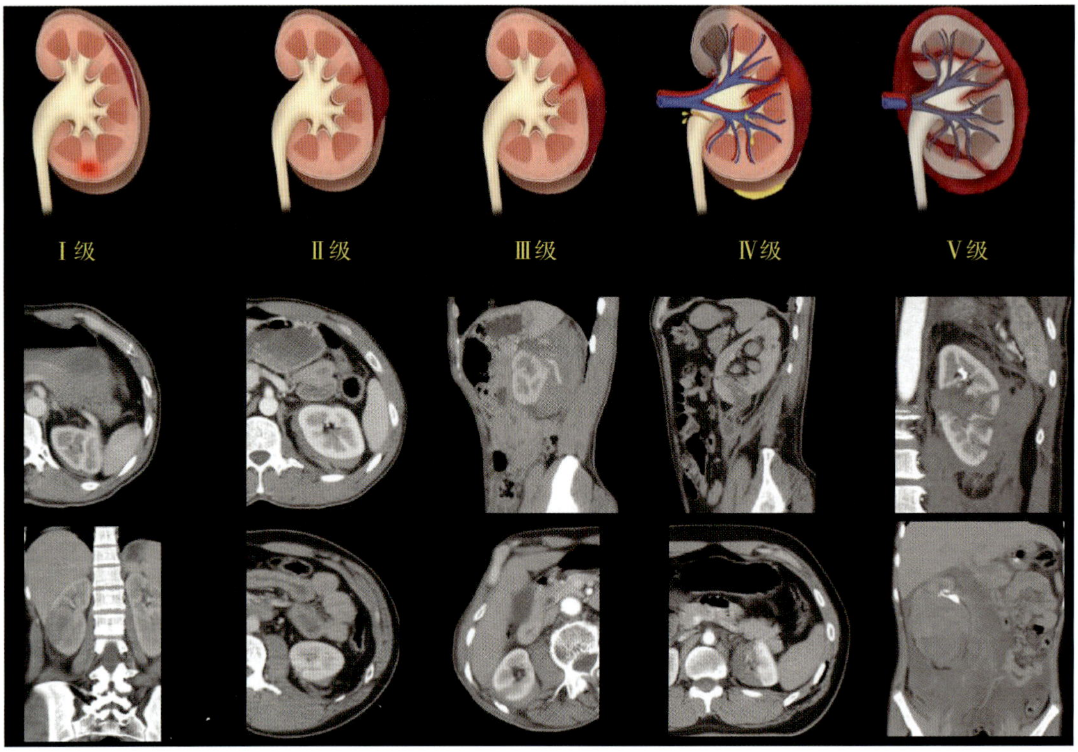

图 2－17　肾脏损伤分级

4）胰腺损伤分级见图 2－18。

Ⅰ级：不伴胰管损伤的轻微挫伤、撕裂伤或血肿。

Ⅱ级：不伴胰管损伤的较大血肿、较深的挫伤或撕裂伤。

Ⅲ级：肠系膜上静脉左侧远端胰腺横断伤或累及主胰管的撕裂伤。

Ⅳ级：肠系膜上静脉右侧近端胰腺横断伤或累及壶腹部、主胰管的撕裂伤。

Ⅴ级：胰头广泛毁损伴主胰管损伤。

5）空腔脏器损伤分级：空腔脏器（如小肠、结肠等）的损伤分级在 CT 评估中相对复杂，因为这些脏器的损伤往往涉及穿孔、撕裂等多种情况，且其预后与损伤程度与位置密切相关。目前，对于空腔脏器的损伤分级尚无统一的、广泛接受的 CT 分级标准。空腔脏器损伤在 CT 检查中的典型表现主要包括：游离气体、肠壁中断或局部缺损、肠内容物外溢、肠壁血肿、肠系膜改变。非特异性征象主要包括：肠壁增厚（超过正常范围的小肠壁厚度超过 3 mm，结肠壁超过 5 mm）、肠壁异常强化（与正常节段肠壁相比强化程度减弱或增强）、肠系膜浸润（肠系膜脂肪密度升高）、腹腔积液等。

6）腹部大血管损伤：创伤性血管损伤的 CT 表现分为直接征象和间接征象。直接征象主要指血管壁异常，如管壁撕裂伤伴活动性出血、内膜撕裂、夹层、腔内血栓形成、假性动脉瘤、动-静脉瘘和血管腔狭

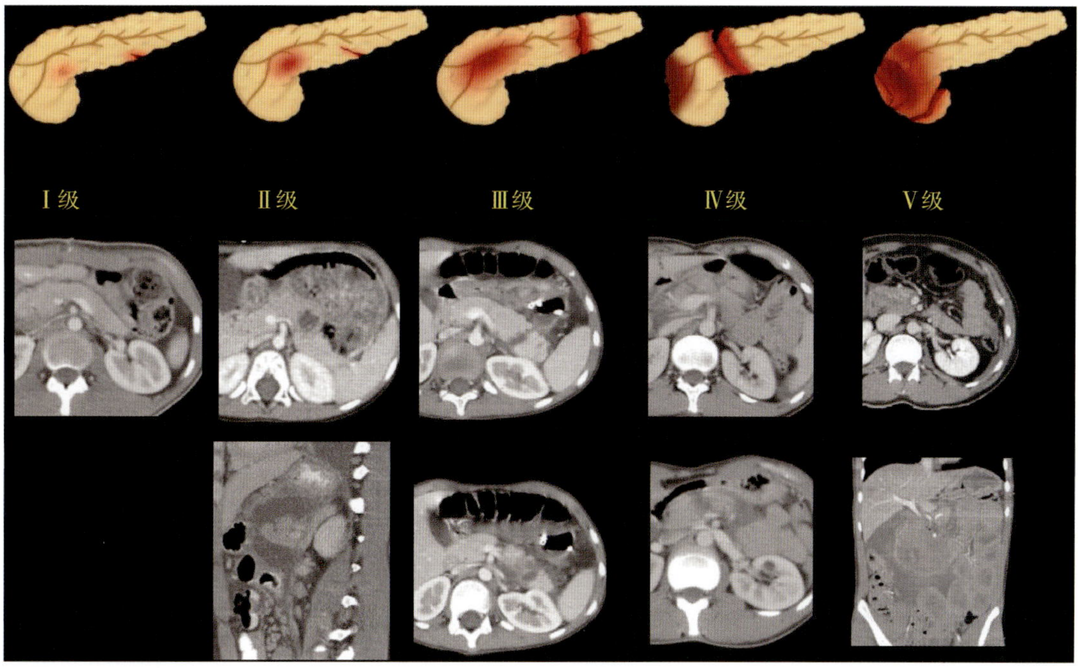

图 2-18 胰腺损伤分级

窄。间接征象包括血管周围组织或终末脏器或组织的供血或引流异常，表现为血管周围血肿或脂肪密度增高和终末器官不同程度的强化减弱。

(3) 随访复查 CT 扫描的时间

1) 肝脏钝性损伤(AAST-OIS 分级为Ⅳ级和Ⅴ级)：建议在伤后 7～10 天复查 CT，以评估肝损伤的恢复情况和潜在并发症。

2) 脾脏钝性损伤：非手术治疗的患者，若发现左侧上腹部或下胸部损伤征象，建议伤后 24～48 小时复查 CT。

3) 肾脏钝性损伤(AAST-OIS 分级为Ⅳ级和Ⅴ级)：建议在伤后 48～72 小时内复查 CT，以评估肾损伤的恢复情况和并发症的发生情况。

4) 胰腺钝性损伤：伤后 12 小时内 CT 扫描阴性的可疑胰腺损伤患者，建议在首次 CT 完成后 24～48 小时内复查，以排除潜在损伤。

5) 肠道或肠系膜损伤高风险的患者：若入院 CT 检查仅表现为腹腔少量积液，建议在首次 CT 检查后 12～24 小时内复查，以评估肠道或肠系膜损伤的发生情况。

第三节・创伤严重度评分方法

在战创伤现场救治和早期救治中，往往由于环境、设备等因素，客观指标少，伤情评估更多根据受伤机制、伤员生理指标等进行综合判断。目前有许多对伤员伤情严重度进行评估的评分方法，但评分方法的选择应该与实际应用相匹配。

一、创伤指数评分

创伤指数(trauma index，TI)是以伤员的生命体征为基础的评分方法，根据受伤部位、受伤类型、伤员循环状态、呼吸和意识状态 5 项指标计分(表 2-1)。

表 2-1　创伤指数评分表

项目	分　值			
	1 分	3 分	5 分	6 分
受伤部位	四肢	背部	胸部	头、颈、腹
受伤类型	撕裂伤	挫伤	穿刺伤	钝伤、枪弹伤
循环状态	外出血	SBP 60～100 mmHg 脉搏 100～140 次/分	SBP＜60 mmHg 脉搏＞140 次/分	血压 0 脉搏＜55 次/分
呼吸	胸痛	呼吸困难	发绀	无呼吸
意识状态	嗜睡	恍惚	浅昏迷	深昏迷

注：轻或中度伤：总分≤9 分；重度伤：总分 10～16 分；极重度伤：总分≥17 分。
SBP，systolic blood pressure，收缩压。

二、创伤严重度评分

创伤严重度评分(injury severity score，ISS)是基于简明创伤定级(abbreviated injury scale，AIS)基础上派生出来的对多发伤严重度评估方法。

ISS 将人体分为 6 个区域：头或颈部，包括颅脑或颈椎损伤；面部，包括口、耳、眼、鼻和颌面部损伤；胸部，包括胸腔内脏器、膈肌、肋骨和胸椎损伤；腹部或盆腔，包括腹部和盆腔内所有脏器，以及腰椎的损伤；四肢或骨盆，包括肩胛带；体表，包括任何部位的撕裂伤、挫伤、擦伤和烧伤。

创伤程度分 5 级：无创伤为 0 级；轻度创伤 1 级，分值 1 分；中度创伤 2 级，分值 2 分；重度创伤 3 级，分值 3 分；严重创伤、危及生命为 4 级，分值 4 分；危重创伤、不能肯定存活为 5 级，分值 5 分(表 2-2)。

表 2-2　创伤严重度评分(ISS)表

部位	轻度 1 分	中度 2 分	重度，不危及生命 3 分	严重，危及生命 4 分	危重，不能肯定存活 5 分
头颈	头痛、头晕，无意识丧失；有挥鞭伤主诉但无体征或 X 线异常	昏迷＜15 min；伤后无记忆丧失；面骨骨折，但无移位；单纯颅骨骨折	昏迷＜1 h，无严重神经系统体征；伤后记忆丧失不足 3 h，颅骨凹陷性骨折，颈椎骨折，但无神经损伤	昏迷 1～6 h，有神经系统体征；伤后记忆丧失 3～12 h；颅骨开放性骨折	昏迷＞24 h，颅内出血＞100 mL，颅内压升高；C4 以下损伤伴截瘫；主要呼吸道堵塞
面部	角膜擦伤；眼玻璃体、视网膜出血；牙折断或脱位；鼻骨或下颌骨骨折	无移位的面骨骨折或开放性鼻骨折；面部变形的裂伤；眼裂伤；视网膜剥离；颈椎轻度骨折	失去一眼或视神经撕脱伤；有移位的面骨骨折或涉及副鼻窦和眼眶的骨折		
胸部		单纯 2～3 根肋骨骨折；胸部重度挫伤；无血胸、气胸或呼吸困难；胸椎轻度压缩性骨折	4 根以下多发性肋骨骨折，但无呼吸困难；血胸或气胸；膈肌破裂；肺挫伤；胸椎骨折，不伴神经损伤	开放性创伤；连枷胸；纵隔气肿；心肌挫伤，但无循环障碍；心包损伤；血胸＞1 000 mL；胸椎骨折，合并截瘫	胸部外伤伴重度呼吸困难(气管裂伤、纵隔积血)。肺叶撕裂伴张力性气胸；心肌挫伤或破裂，伴循环障碍

（续表）

部位	轻度 1分	中度 2分	重度，不危及生命 3分	严重，危及生命 4分	危重，不能肯定存活 5分
腹部	肌肉痛，擦伤、挫伤，腰扭伤	腹壁重度挫伤；腹内脏器挫伤，无穿孔；腰椎压缩骨折	腹腔脏器挫伤；腹膜外膀胱破裂；腹膜后出血；输尿管撕脱伤；腰椎骨折，不伴神经损伤	腹腔脏器小裂伤；脾、肾破裂和胰尾损伤；腹膜内膀胱破裂；外生殖器撕脱伤；腰椎骨折伴截瘫	腹腔脏器（除脾、肾）或血管破裂、撕脱或严重破裂伤；如肝、胰、胃十二指肠、大肠、动静脉
四肢	轻度扭伤，指、趾骨骨折或脱位	指、趾骨开放性骨折；无移位的长骨或骨盆骨折；肘、肩关节脱位，肌腱、肌肉裂伤	有移位的长骨骨折，或打发性手、足骨折；单纯长骨开放性骨折；骨盆粉碎性骨折；大关节脱位；多发指、趾截断伤；四肢主要神经血管撕裂伤或血栓形成	多发性长骨闭合性骨折；创伤性肢体离断	多发性开放性四肢骨折
体表	小裂伤、挫伤、擦伤；＜10% TBSA 撕脱伤；Ⅰ度或小面积Ⅱ度、Ⅲ度烧伤	广泛挫伤、擦伤；大裂伤；＜19% TBSA 撕脱伤；10%～20% TBSA Ⅱ度或Ⅲ度烧伤	广泛挫伤、擦伤；两处以上肢体大裂伤或＞7.5 cm 的撕裂伤；20%～30% TBSA Ⅱ度或Ⅲ度烧伤	严重裂伤，伴有危险的出血；30%～50% TBSA Ⅱ度或Ⅲ度烧伤或撕脱伤	超过 50% TBSA Ⅱ度或Ⅲ度烧伤或撕脱伤

注：ISS 分值范围为 3～75 分。ISS＜16 分评为轻伤；≥16 分为重伤；≥25 分为严重伤。

ISS 分值是身体 3 个最严重损伤部位的最高 AIS 分值的平方和，该分值与创伤严重程度呈线性关系。

三、简易战伤计分法

简易战伤计分法（abbreviate scoring method for combat casualty）的观察指标主要是呼吸频率、收缩压和意识状态 3 项，总分 12 分。危重伤伤员计分≤5 分；重伤伤员 6～9 分；中度伤伤员 10～11 分；12 分为轻伤伤员（表 2－3）。

表 2－3　简易战伤计分法

分值	呼吸频率（次/分）	SBP（mmHg）	GCS 分值
4	10～29	89＞	13～15
3	＞29	76～89	9～12
2	6～9	50～75	6～8
1	1～5	1～49	4～5
0	0	＜1	3

四、休克指数

伤员存在低血容量性休克时，可使用休克指数（shock index，SI）来评估其程度。SI＝脉率/收缩压（mmHg），正常值为 0.5～0.8。SI＞1.0 提示存在休克，SI＞2.0 为重度休克。

五、格拉斯哥昏迷量表

格拉斯哥昏迷量表（Glasgow coma scale，GCS）是目前国际上对颅脑创伤严重程度较为统一的评估方法(表 2-4)。

表 2-4 格拉斯哥昏迷计分(GCS)

项目	最佳反应状态	评分
运动能力	按吩咐运动	6
	对疼痛刺激产生定位反应	5
	对疼痛刺激产生屈曲退缩反应(原文是 flexion-withdrawal)	4
	对刺痛屈肌去皮质姿势反应/异常屈曲(去皮质状态)(原文:flexor/decorticate posturing to painful stimulus)	3
	对刺痛伸肌去脑状态/异常伸展(去脑状态)(原文:extensor/decerebrate posturing to painful stimulus)	2
	无反应	1
语言能力	正常交谈	5
	胡言乱语	4
	只能说出单词(不适当的)	3
	只能发音	2
	不能发音	1
睁眼能力	自发睁眼	4
	能通过语言吩咐睁眼	3
	通过疼痛刺激睁眼	2
	不能睁眼	1

综上所述,伤情严重程度评估方法并不统一,需要根据现场环境、条件、救援人员水平等进行综合评估,伤情严重程度评估为收容、救治和后送的优先等级提供帮助和依据。

伤情评估原则: 快速、反复、动态和综合评估

(马丽萍 张 敏 曹 凯)

参考文献

[1] 宗兆文,张连阳,秦昊,等.我军战伤伤情评估和诊断方法的专家共识[J].解放军医学杂志,2018,43(3):181-188.
[2] 姚咏明,刘良明,梁华平.中华战创伤学——第1卷:战创伤学总论[M].郑州:郑州大学出版社,2016.
[3] 郑敏文,王培军.腹部钝性损伤 CT 检查规范和临床应用中国专家共识[J].中华放射学杂志,2023,57(7):723-732.
[4] 余建明,李真林,高剑波.创伤性急重症 CT 检查技术专家共识[J].中华放射学杂志,2023,57(11):1165-1173.
[5] Irene D O S, Anne S, Nadia S, et al. Grading abdominal trauma: Changes in and implications of the revised 2018 AAST-OIS for the spleen, liver, and kidney [J]. J Radiographics, 2023,43(9):e230040.
[6] Andres R A, James T L, Keith H, et al. Pancreatic trauma: Imaging review and management update [J]. J Radiographics, 2021,41(1):58-74.
[7] Keihani S, Rogers D M, Putbress B E, et al. The American Association for the Surgery of Trauma renal injury grading scale: Implications of the 2018 revisions for injury reclassification and predicting bleeding interventions [J]. J Trauma Acute Care Surg, 2020,88(3):357-365.
[8] Kozar R A, Crandall M, Kathirkamanthan S, et al. AAST Patient Assessment Committee. Organ injury scaling 2018 update: Spleen, liver, and kidney [J]. J Trauma Acute Care Surg, 2018,85(6):1119-1122.

第三章・麻醉与围手术期管理

第一节・概述

损伤控制性外科理念始建于 1993 年，战创伤伤员由于生理状态出现严重紊乱，初始确定性手术已被证实为对伤员预后极为不利，因此损伤控制性手术已成为战创伤外科治疗的重要手段。损伤控制性外科理念从伤员的生理功能出发，分阶段对伤员进行救治，多项研究已证实严重战创伤伤员和休克伤员可获益于这种治疗手段。

损伤控制性外科的基本原则在于在复苏治疗的同时采取最简洁的手术方法来控制出血和污染伤口，等待生理功能恢复后再开展二期确定性手术。具体而言，可分为五个阶段，第一步，根据快速检伤，根据受伤类型和病理生理学状态筛选需要接受损伤控制性手术的伤员；第二步，立即采取损伤控制性手术控制出血并处理污染伤口；第三步，术中动态监测伤员的病理生理学变化，及时处理酸中毒、低体温和凝血功能障碍等死亡三联征；第四步，术后持续监测生理功能的恢复情况和生命体征支持；第五步，生理功能恢复后开展确定性手术。也有学者提出，在这五个阶段的处置之前，应在不耽误损伤控制性手术的前提下快速开展目标导向的复苏治疗。因此，及时有效的目标导向复苏和围手术期生命支持与管理是损伤控制性外科处置中的核心环节，而有效的麻醉与围手术期管理则是成功开展损伤控制性外科手术的先决条件。

同时，战创伤救治中医疗系统内各级人员都扮演着不同于寻常的角色，由于麻醉学专业对药理学、生理学和病理生理学等基础知识的要求高于其他临床学科，同时麻醉医生在复苏和重症监护治疗方面也具有更深厚的理论与实践储备。在战创伤救治的紧急环境下往往缺乏一个完整的急救、外科和重症监护救治链条，因此，由于特殊知识储备和实践技能，麻醉医生往往在战创伤急救中发挥着比手术室内临床麻醉工作更为积极的作用，对提升战创伤伤员围手术期总体预后可能产生重大影响，包括术前评估到术后重症监护的整个救治流程。

现代麻醉学仅经历了几个年代的发展，已逐步发展成为内涵更为丰富的麻醉与围手术期医学。在非战创伤伤员的常规手术中，术后 30 天死亡率仍高达 0.56%～4%，而诸如心血管意外、肺部并发症、急性肾损伤等并发症的发生率则更高。因此，国内外麻醉学专家逐步将关注点从术中麻醉安全性转向整个围手术期转归，术中的麻醉管理可能与伤员预后有密切关联。2016—2018 年，中华医学会麻醉学分会学术年会的主题被定为“从麻醉学到围手术期医学”，国内也有部分医院已将麻醉科命名为麻醉与围手术期医学科，标志着我国现代麻醉学的发展进入了一个新的时期。在围手术期医学中，快速康复外科、多模式镇痛、肺保护性通气等理念已成为影响伤员术后转归的重要因素，这些理念也会对损伤控制性手术伤员术后转归产生重大影响。因此，本章内容将对损伤控制性外科中的麻醉与围手术期管理展开详细论述，从现代麻醉学的角度探讨改善损伤控制性手术伤员的理念与方法。

第二节·麻醉管理

安全有效的麻醉管理是成功实施损伤控制性外科手术的前提，而麻醉策略的制订也需建立在麻醉医生与外科医生充分的沟通基础上。损伤控制性手术往往开展于三区五级卫勤救治体系中的紧急救治阶段，也可能发生于院前处置和急诊紧急复苏后的阶段。因此，麻醉医生在接诊伤员后需要充分了解伤员的受伤部位、致伤机制、病理生理学状态和前期处置措施及效果，然后结合伤员的状态制订合理的麻醉方案和管理策略。

一、术前评估

全面迅速地评估伤情对战创伤救治而言至关重要，但是战创伤伤员的损伤控制性手术往往不允许伤员接受常规的复杂影像学检查，因此，麻醉医生在接诊战创伤伤员后应在不影响损伤控制性手术开展的前提下进行快速伤情评估并制订复苏策略。目前公认的快速评估方案为美国外科医师协会高级创伤生命支持(ATLS)课程制订的初步简要评估方案，即按照 ABCDE 的顺序快速评估气道(airway)、呼吸(breathing)、循环(circulation)、失能(disability)和暴露(exposure)，也有学者提出应在 ABCDE 前再加上快速获取动脉(artery)和(或)静脉通道，即 AABCDE 流程。

1. 气道(A)

气道问题对战创伤伤员的生命威胁最为紧迫，因此应在第一时间建立和维持气道。确定气道通畅的最便捷方法为让伤员说话或发声。气道梗阻的征象包括鼾声、咕噜音、喘鸣和反常呼吸，需要紧急采取清理异物、开放或建立气道等处理。有呼吸停止、持续性气道梗阻、严重颅脑创伤、颌面部创伤、颈部贯通伤伴血肿扩大或严重胸部创伤者，则需要进一步完善气道处理，包括气管插管、环甲膜切开或气管切开术。所有钝性战创伤患者都要考虑存在颈椎不稳定的可能，直至排除颈椎损伤为止，潜在的危险因素包括：颈部疼痛；严重放射痛；任何神经系统的症状和体征；沉睡状态；当场失去意识。怀疑颈椎不稳定时，应采取手法轴线固定头部和颈部，避免颈部过度后仰和过度轴向牵引。对于影响声门暴露和气管插管的颌面颈部外伤，则需要紧急行环甲膜切开或气管切开。

2. 呼吸(B)

对于缺氧的伤员应给予吸氧处理，有条件时监测脉搏氧饱和度，维持氧饱和度于 94%～95%。应通过观察发绀、辅助呼吸肌运动、连枷胸、穿透性胸壁损伤、肋骨骨折，以及胸部体格检查来判断发生呼吸困难的原因，常见原因包括张力性气胸、大量胸腔积液和肺挫伤。怀疑张力性气胸时应积极处理，不能因为等待 X 线检查而耽误胸腔闭式引流的时机。必要时需采用正压通气维持伤员呼吸功能，但是对于休克患者应警惕正压通气减少回心血量所引起的低血压。

3. 循环(C)

战创伤休克的首要原因为出血，因此在初次检伤时就应该采取压迫或止血带紧急控制出血，对于内失血则需要尽快采取外科干预。在容量复苏阶段，应尽快建立至少两条大口径静脉通路。腹部损伤和可疑大静脉失血时则应将静脉通路建立在膈肌水平以上，怀疑上腔静脉、无名静脉或锁骨下静脉梗阻或破裂时则需要将静脉通路建立在膈肌水平以下。外周静脉难以建立时，可临时性采取骨髓枪或者深静脉置管来建立静脉通路，有条件时应建立动脉通道持续监测动脉压。麻醉医生应熟练运用超声技术来解决循环问题，例如，利用扩展的创伤超声重点评估法（EFAST）来评估循环状态和休克原因，利用下腔静脉塌陷指数来评估容量状态。

4. 失能（D）

应采用格拉斯哥昏迷量表（GCS）对伤员的神经系统状况进行评估，同时还需检查瞳孔大小、反应和对称性，以及每个肢体的感觉和运动功能。大多数 GCS 评分下降的伤员无须手术治疗，但是对于部分硬膜外和硬膜下血肿伤员需紧急手术治疗，手术时机是影响伤员转归的重要因素。

5. 暴露（E）

暴露患者全身有利于进行全身性伤情评估，但是对于怀疑有颈椎或脊髓损伤的伤员，麻醉医生应辅助维持头颈部的稳定并注意体位变动时保持呼吸道通畅。

除了上述伤情的评估，麻醉医生还应进一步了解战创伤伤员的其他情况，有学者提出“AMPLE”病史评估法，即过敏史（allergy）、药物治疗史（medications）、既往史/妊娠史（past medical history/pregnancy）、最后进食时间（last meal）、与受伤相关的事件（events related to the injury）。战伤伤员可能相对病史较为单纯，但是社会上普通创伤伤员的复杂程度可能更高，尤其是老年创伤伤员可能会合并有多种基础慢性疾病，对这些病史的回顾有助于优化麻醉策略的制订。

麻醉医生还应该熟知外科治疗的优先级，从而结合伤员的生理状态来决定应将哪些手术推迟至更稳定的阶段来实施，因为部分非创伤专业的外科医生可能会过度关注其专科伤情而忽略了全身性影响。一般而言，从急到缓的手术优先级：①气道管理（环甲膜切开术）；②控制致死性出血（胸/腹腔探查术、骨盆外固定术）；③颅内占位清除（硬膜外血肿、占位效应明显的硬膜下血肿）；④危及肢体或视力的手术干预（肢体离断、外周血管损伤或间隔室综合征、开放性眼球损伤）、脓毒症高风险人群（消化道穿孔、大面积软组织感染）、控制持续性失血（胸/腹腔探查术、伤口处理）；⑤促进患者早期活动的手术（闭合性长骨固定、脊柱固定）；⑥追求外表修复的手术（面部骨折修复、软组织闭合手术）。

二、气道管理

气道管理是麻醉医生非常擅长的技术之一，包括面罩辅助通气、声门上气道、气管插管、环甲膜切开和气管切开等。在进行气管插管前，需确保是否已配足相关器具，包括氧气源、简易呼吸器、呼吸机、吸引器、喉镜工具、气管内导管及其他困难气道处理工具。大部分情况下，气管插管需要给予一定的麻醉镇静剂，麻醉药和肌松药在大部分时候可以为首次气管插管提供最佳插管条件，从而避免插管过程中造成的气道损伤、疼痛、误吸、高血压、喉痉挛及其他应激事件。但是对于预计的困难气道而言，清醒镇静表面麻醉下行气管插管仍为气道管理的金标准。困难气道是指经过专业训练的有五年以上临床麻醉经验的麻醉科医生发生面罩通气困难或插管困难，或两者兼具的临床情况。战创伤伤员经常会发生影响气管插管顺利实施的困难气道情况，如面部创伤影响面罩贴合、饱胃状态、咽喉部损伤等。因此，麻醉医生应熟悉创伤患者紧急气道处理流程，气管插管完成后应结合双肺听诊和呼气末二氧化碳波形来判断气管插管的位置（图 3-1）。

三、麻醉方法

1942 年曾有麻醉学专家指出，“麻醉基本原则不受战争环境影响，但致力探索战场急救的最佳麻醉手段是麻醉医生的重要责任”。这句经典名言时至今日仍不过时，早年历次战争的诸多原则仍可用于现代

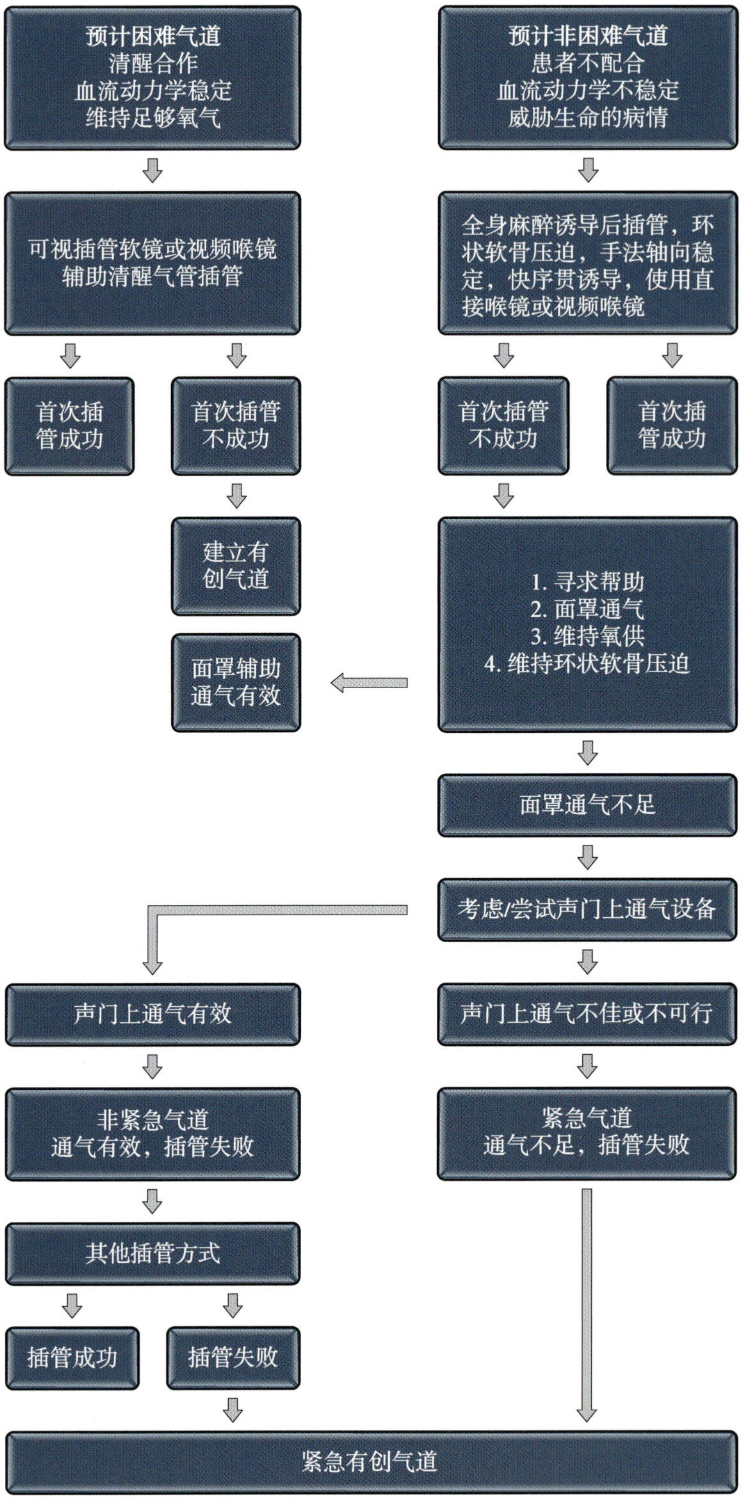

图3-1　创伤伤员紧急气道处理流程

战场或大型灾难中。战创伤伤员的具体麻醉方法可根据创伤部位、手术性质和患者情况选用外周神经阻滞、椎管内麻醉或全身麻醉。

全身麻醉仍是多发伤和严重战创伤最常用的麻醉方式。对于严重创伤伤员，麻醉药物的安全剂量窗较窄，由于血容量的改变和各脏器的功能损伤，伤员麻醉药物的药理学特征可能会发生明显变化。所以在实施全身麻醉时应十分警惕麻醉药物对循环功能带来的影响，但是在复苏过程中，伤员血容量可能会逐步恢复至正常状态，此时基于前期低血容量状态制订的用药方案可能会导致相对的麻醉深度不足，应结合伤员生理功能的恢复情况及时调整麻醉药物剂量，以避免术中知晓。全身麻醉药物中丙泊酚是目前最常用的静脉麻醉药，但是由于其循环抑制作用明显，诱导剂量会大幅降低。依托咪酯、氯胺酮对循环抑制作用相对较轻，是丙泊酚较为理想的替代药物。吸入麻醉药被广泛用于创伤伤员的麻醉维持，但是其使用依赖于麻醉机，野战条件无现代麻醉机可用时该如何实施全身麻醉仍有待进一步探索。

外周神经阻滞和椎管内麻醉统称为区域麻醉，近年来，超声技术在区域麻醉中的应用极大提升了阻滞成功率，使对于四肢或躯干体表手术区域内的精确神经阻滞变为可能，从而避免了全身麻醉给全身带来的系统性影响。但是战创伤伤员可能会伴有严重低血容量、凝血功能障碍、筋膜间隔综合征及伤口污染等情况，可能会限制区域阻滞麻醉的应用。筋膜间隔综合征持续 8 h 可能会引起永久性神经损害，而区域麻醉的应用可能会掩盖筋膜间隔综合征的症状进而导致诊断延迟。此外，区域麻醉应注意避开可能存在感染的皮肤区域和感染肢体，脓毒症伤员也应避免应用区域麻醉。因此，区域麻醉的实施应充分考虑创伤伤员的循环功能、血容量状态、并存损伤、体位、筋膜间隔综合征风险、感染、神经损伤、意识障碍等因素，原则上具有意识障碍、呼吸困难或凝血功能差的患者忌用区域麻醉。

对于创伤性颅脑损伤，麻醉管理中应关注颅内压的变化，常采用限制液体、利尿（甘露醇）、巴比妥类药物和适当过度通气来控制颅内高压。TBI 伤员往往需要进行气管插管，在维持通气的同时也可保护气道避免反流误吸。但是对于困难气道清醒插管时，应警惕插管反应引起的颅内压急剧增高，给予利多卡因或阿片类药物有助于减轻气管插管反应。颅底骨折伤员应避免经鼻气管插管，胃管置入也可能会造成筛板穿孔和脑脊液感染。轻度头高位可改善静脉回流，降低颅内压。但是也应警惕低血压引起的局部脑缺血，一般来说脑灌注压应维持于 60 mmHg 以上，有条件时可实施有创颅内压监测。高位脊髓损伤可能造成脊髓休克，短期大剂量应用糖皮质激素治疗可改善脊髓损伤伤员的神经系统预后。

颌面颈部创伤往往需要在全身麻醉下接受手术治疗，此类损伤的麻醉重点仍在于困难气道的处理，可考虑清醒镇静和表面麻醉条件下行经鼻气管插管或者在局麻下行气管切开术，气管断裂时可经过气管断端直接置入气管导管。胸部外伤往往因为引起心肺损伤，可能对呼吸、循环功能产生重大影响，需严密观察氧合与循环功能变化。同时胸科手术往往需要应用肺隔离技术，因此需要使用双腔气管导管，但是不能因为双腔气管导管获取或位置调整的问题延误手术时机。胸部外伤术后发生急性呼吸窘迫综合征的概率较高，术中实施肺保护性通气策略有利于降低术后肺部并发症。心脏大血管损伤时可能需要使用体外循环或体外膜肺的支持，体外循环的麻醉管理较为复杂，在此不做过多赘述，详细内容可参见心血管麻醉专业图书。对于心脏压塞的伤员，在实施麻醉和手术前需要先接受心包穿刺引流治疗。腹部创伤手术前应实施 EFAST 检查全面评估腹腔四个象限的积液情况，手术应仅限于控制出血和对开放性消化道损伤进行快速缝合或吻合器吻合。剖腹探查术前应充分液体复苏，建立足够的静脉通道和持续动脉血压监测。

四、容量管理

容量治疗是复苏的基础，总体而言，容量复苏具有以下目标：①保持足够的灌注压维持脑和其他重要器官的灌注；②避免不可逆性休克；③防止血凝块破坏和出血恶化；④恢复循环血容量；⑤恢复微循环；⑥调节免疫和炎症反应；⑦恢复终末器官完整性和体内平衡。传统观念认为，战创伤后低血压伤员应快速输注多达 2 L 的加温等张晶体液来达到复苏的目标，但是近年来平衡复苏的理念逐渐被重视起来，激进的容量复苏方式已不再强调。目前更为提倡的方法是输注 1 L 的晶体液，同时尽早给予血液和血液制品。因此，容量复苏的目标并不在于单纯维持动脉压，而是利用容量治疗来恢复理想的生理功能。

战创伤容量复苏可分为三个阶段：第一阶段为未控制性出血阶段，是指有持续活动性出血，重点在于损伤控制和适当液体复苏；第二阶段为控制性出血阶段，是指出血部位已经被控制，此时复苏重点在于目标导向复苏和个体化治疗凝血病；第三阶段为生理功能的恢复，是指出血已完全控制，重点在于改善终末器官灌注和优化生理状态。

第一阶段战创伤大出血伤员的救治目标在于尽快进手术室接受急诊止血手术，这种情况下麻醉医生的主要任务为稳定伤员生理状态，协助外科医生尽快止血。此时复苏的总体思想即为损伤控制性复苏，在经验性止血复苏策略的同时实施允许性低血压（收缩压 80～100 mmHg，平均动脉压 50～60 mmHg）。允许性低血压概念提出的原因是近年来的基础与临床研究显示，大容量复苏和中等容量复苏相比，失血量反而增加；而复苏目标血压值低于常规复苏目标的策略可提高复苏成功率。因此，大部分创伤中心逐渐形成了低血压复苏的共识。但是需注意对于老年伤员和创伤性颅脑损伤（traumatic brain injury，TBI）伤员，允许性低血压带来的危害可能超过其益处，主要在于老年伤员缺血性并发症发病率升高，TBI 伤员颅内灌注不足等问题。因此，老年或 TBI 伤员应避免允许性低血压。在实施允许性低血压策略的同时，还需考虑创伤性凝血病的处置，也有学者称之为止血复苏，这一点将在本节第七部分进行讨论。

第二阶段为控制出血阶段，一旦出血原因被控制，麻醉医生则可采用个体化复苏方法，此时应开展系列床旁检验指标来指导下一步复苏策略，如动脉血气分析、血栓弹力图等，甚至还可以使用一些高级血流动力学监测设备来指导容量管理，如经食管超声心动图、每搏量变异度等。尽管目前自第一阶段起即推荐启用加温毯和输液加温装置，但是伴随着大量的体液转移，低体温可能难以在第一阶段完全被纠正，随着生理功能的逐步恢复，低体温问题也可能在这一阶段突出起来。

第三阶段为生理功能恢复阶段，也被称为后期复苏，此时往往采用目标导向的个体化复苏手段。后期复苏的目标包括：①维持收缩压高于 110 mmHg；②维持血细胞比容高于适合患者的输血阈值；③使凝血功能恢复正常；④保持电解质平衡；⑤恢复正常体温；⑥恢复正常尿量；⑦在有创或无创监测下使心输出量最大；⑧纠正全身性酸中毒；⑨证实乳酸水平降到正常水平。

五、呼吸管理

尽管损伤控制性手术期间更多的关注点被放在通气、氧合和循环上，但是术中的呼吸管理对术后肺部并发症的影响是重大的，如术后肺不张、急性呼吸窘迫综合征等，而这些因素也是影响损伤控制性手术成功与否及何时可开展二期确定性手术的重要环节。机械通气相关的气压伤也被认为是术后肺部并发症的重要原因。因此，近年来肺保护性通气策略被提上了极高的地位。尽管肺保护性通气的具体参数仍在不断的探索，但是其核心理念始终包括小潮气量（6 mL/kg）、最适 PEEP（≥5 cmH_2O 或根据驱动压和肺顺应性进行个体化计算）、允许性高碳酸血症、肺复张手法等。也有学者认为，采用低 FiO_2（30%）也可能降低术后肺部并发症的发生率，但是这些措施在战创伤损伤控制性手术中的应用价值仍需要得到更多循证医学依据的支持。

六、体温管理

低体温是创伤的常见表现，与环境温度、休克、烧伤、创面热量丢失、体温调节异常及静脉输液等因素相关。全身麻醉可诱导外周血管扩张，从而导致热量向外周分布及核心温度降低。全身麻醉肌松药的使用也可进一步减少术中产热，进一步加重低体温。低体温可带来心脏抑制、心肌缺血、心律失常、外周血管收缩、组织氧供减少、代谢性酸中毒、凝血功能下降、药物代谢减慢、伤口愈合延迟和免疫功能下降等问题。因此，维持术中体温也是损伤控制性手术麻醉管理的关键环节。保持适宜的手术室温度是最简单也最容易被忽视的加温方式，通常需要将室温升至 24 ℃以上。也可使用加温毯、鼓风机等表面加温装置对伤员进行主动加温，这种外部复温装置效果尚理想，通常可使体温升高 0.5～2.5 ℃。也可利用输液加温或通气加温装置进行主动复温，将吸入气体或输入液体加温至 42 ℃，但是输液加温装置的复温效果与输液量相关，复温效率可能低于体表加温装置，通气加温装置可使体温升高 0.5～1.2 ℃。加温效率最高的为体外加温设备，通过血液透析管路或体外循环管路将血液引出体外进行加温后再回输体内，这也是目前体外循环心脏手术中体温调节的主要办法。

七、凝血功能管理

大约 30%的普通创伤伤员可发生凝血功能障碍，凝血功能障碍的发生可使死伤率升高 4～6 倍，这种创伤相关的凝血功能障碍也被称为急性创伤性凝血功能障碍（ATC）或创伤性凝血病（TIC）。ATC 和 TIC 其实是战创伤伤员凝血功能动态变化的不同阶段，差别仅在于凝血功能障碍的严重程度不同。其发病机制是多元化的，其中公认的机制之一在于抗凝丝氨酸蛋白酶 C 蛋白的作用。严重战创伤导致的广泛组织损伤、低血压和内皮功能障碍，血栓调节素被广泛表达，从而使凝血酶从促凝血酶转变为抗凝血酶，因此，纤溶亢进始终被认为是 ATC 的重要发病机制。《2019 年欧洲严重创伤出血和凝血病处理指南》总结了 ATC 的处理原则，包括：初步复苏和预防进一步出血；出血的诊断和监测；组织氧合、容量、液体及体温管理；快速控制出血；出血及凝血功能障碍的初始处理；进一步目标导向的凝血管理；逆转抗血栓药物；血栓预防等。其中与凝血功能相关的建议包括：①对凝血功能障碍伤员推荐限制人工胶体液的使用；②对低体温伤员进行复温处理维持正常体温；③伤后 3 h 内使用氨甲环酸（负荷剂量 1 g，给药时间至少 10 min；然后继续给药 1 g 并持续 8 h 以上），可考虑在转送至医院的途中即给予首剂的氨甲环酸；④推荐采用按 1∶2 输注新鲜冰冻血浆和红细胞或输注纤维蛋白原和红细胞的初始止血复苏方案；⑤推荐采用目标导向的凝血功能管理，在血栓弹力图的指导下给予新鲜冰冻血浆或浓缩凝血因子、凝血酶原复合物，伴有低纤维蛋白原血症的伤员给予纤维蛋白原浓缩物或冷沉淀物进行治疗；⑥血小板应维持于 50×10^9/L 以上；⑦维持离子钙水平于正常范围；⑧尝试所有努力后大出血和凝血病仍持续存在时可考虑使用重组活化凝血因子Ⅶa；⑨若存在术前服用各类抗凝药物的情况应给予对应的拮抗剂拮抗，如维生素 K_1 拮抗华法林，输注血小板对抗服用抗血小板药物的情况；⑩术后应早期使用机械性预防血栓的措施。

八、创伤后应激障碍与术后谵妄

创伤后应激障碍（post traumatic stress disorder，PTSD）是指经历过死亡事件、威胁或严重创伤后个体延迟出现或持续存在的精神障碍，2016 年黎巴嫩一项调查显示，PTSD 发生率仍可高达 43%。术后谵妄是指手术后 3～5 天发生的急性意识水平的改变，伴睡眠周期改变、精神行为运动异常、定向力障碍，以及幻觉、妄想等。虽然目前的医学研究尚不能将 PTSD 与术后谵妄相关联，但是研究显示住院治疗是 PTSD 的危险因素，而创伤则是术后谵妄的独立危险因素，也有研究显示损伤控制性手术后镇静药物的使用量与 ICU 发生的术后谵妄密切相关。有学者将 ICU 发生的谵妄认定为 PTSD 的一种，也有学者认为术后谵妄的发生与远期 PTSD 相关。因此，PTSD 与损伤控制性手术后谵妄可能具有相似的特征及病理生理学特点，且两者均与伤员远期转归不良相关，围手术期需要高度关注 PTSD 和术后谵妄的发生。但是遗憾的是，目前关于术后谵妄的干预手段仍非常有限，可能与术后谵妄相关的因素有年龄、教育背景、颅脑创伤、营养不良、肝肾功能等，麻醉医生对这些因素的调控能力有限，尤其是战创伤后急诊损伤控制性手术中更无缓慢调整伤员基础状态的机会。术中也存在一些可能与术后谵妄相关的因素，如术中过深的麻醉深度、苯二氮䓬类药物和抗胆碱能药物的使用，因此条件允许的情况下应更精确地调控麻醉深度，避免使用可能与术后谵妄相关的药物。此外，右美托咪定在心脏手术中被多项临床研究证实可降低术后谵妄的发生率，但是其在战创伤损伤控制性手术中的作用目前尚不明确，在将来的临床实践中可进一步尝试与探索。

第三节·术后管理

一般而言，严重战创伤损伤控制性手术后理想的去处是加强医疗病房(ICU)，然而，这完全取决于医疗环境是否许可。野战环境可能缺乏专业的 ICU 条件，或者批量伤员产生时 ICU 的床位资源并不能满足伤员需求。因此，对于战创伤损伤控制性手术，麻醉医生也需要积极参与到术后管理中。术中关于呼吸、循环、体温、凝血及神经系统等方面的管理策略在术后管理中同样适用，术后仍需延续目标导向的循环功能管理、凝血功能管理，术后监护中仍需沿用肺保护性通气策略和体温管理，并利用多手段来防治术后谵妄和 PTSD，这些内容本节不再赘述。

一、术后镇静疼痛管理

创伤具有突发性，具有强烈的消极心理叠加效应，这种影响对大脑如何感知机体解剖相关性疼痛及机体如何反应可能具有深远影响。因此，术后良好的镇静与镇痛可显著改善战创伤伤员的康复效果，而需要持续气管插管机械通气维持的伤员更需要镇静镇痛。但是镇静镇痛方案与损伤控制性手术及快速康复外科的理念具有冲突点，一般而言，术后早期活动对防范肺部并发症、深静脉血栓和压疮具有重要价值，而镇静镇痛过深则可能会延误术后恢复时间，但是疼痛不适在一定程度上也会限制伤员的术后活动。因此，目前多主张术后采用多模式镇痛方法，如结合区域神经阻滞镇痛、非甾体镇痛药、右美托咪定、阿片类药物、阿片受体激动拮抗剂、氯胺酮，以及加巴喷丁和普瑞巴林等神经痛治疗药物。镇静方面，丙泊酚是一种最常用的持续镇静药物，时量半衰期短，但是需警惕丙泊酚产生的循环抑制作用。由于苯二氮䓬类药物可能与术后谵妄相关，因此其使用有所受限。右美托咪定是一类呼吸抑制作用弱的新型镇静剂，可产生类似于自然睡眠且易唤醒的镇静作用，而且多项 ICU 的临床研究显示其可能对术后谵妄有一定预防作用，因此应用较为广泛，但是也需注意右美托咪定产生的心动过缓作用。

二、呼吸机管理

严重战创伤后常因肺挫伤、大量输血输液及感染诱发急性呼吸窘迫综合征，因此术后常需持续机械通气维持。保护性通气策略在术后呼吸机的管理中通常重要，包括小潮气量、个体化制订的 PEEP 值等。但是使用呼吸机的时候需要始终注意应尽量缩短正压通气的时间并尽快拔管，以减少机械通气相关性肺损伤和肺部感染的发生率。因此，对于持续镇静的机械通气患者每日应该停用镇静药并进行 30～120 min 的自主呼吸试验评估(表 3－1)，待血流动力学稳定、意识恢复且呼吸指标达标时立即拔除气管导管。

表 3-1 自主呼吸试验的拔管标准

标注内容	参数指标
循环代偿	HR 增加<20 次/min SBP 增加<20 mmHg
合理通气	VT>5 mL/kg RR<35 次/min ABG 显示无酸中毒、$PaCO_2$<60 mmHg
足够的咳嗽强度	NIF<−20 cmH_2O PF>60 L/min
足够的氧合	PEEP≤5 cmH_2O PaO_2/FiO_2>120 FiO_2≤0.5

注：HR，心率；SBP，收缩压；VT，潮气量；RR，呼吸频率；ABG，动脉血气；NIF，吸气负压；PF，流速峰值；PEEP，呼气末正压。

三、循环功能管理

在休克早期，往往需要给予大剂量的容量复苏治疗，但是近年来，越来越多的研究显示，ICU 内液体输入量与患者结局不良相关，即长时间的液体正平衡入量可能增加机体负担和第三间隙液体滞留，从而加重组织损伤和器官功能障碍。因此，大多数重症医学科医生在容量管理中可能会选择限制性容量管理策略。然而，也有研究显示，在开放性、限制性和目标导向性容量管理策略中，输液量过大和输液量过少均可能导致患者围手术期并发症增加，补液过多可增加肺损伤发生率，而补液不足则可增加急性肾损伤发生率。因此，容量管理可能还需根据伤员特征进行个体化制订，目标导向液体治疗仍是循证医学依据最强的容量管理策略，且仍有很多循证依据显示目标导向液体治疗可能可降低术后并发症发生率，却对患者最终结局无显著影响。因此，有学者开始探索更多的容量指标目标，如将传统的动脉压、中心静脉压、尿量等指标拓展至乳酸、每搏量变异度、心输出量等更精确的指标，但是这些策略仍有待更多的临床研究来证实。容量治疗时仍需要利用血栓弹力图等手段监测凝血功能变化，及时给予血制品与凝血药物纠正凝血功能障碍，这样被称为手术结束后的二次复苏，以确保凝血因子和血小板充分恢复，防治 ATC 或 TIC 进一步恶化。

四、急性肾损伤

战创伤有多种因素可导致急性肾损伤（AKI），如休克、脓毒症、挤压综合征、横纹肌溶解等，发生 AKI 时伤员的住院时间和死亡率将明显增加。因此，在战创伤早期即需要进行快速复苏以恢复足够的肾灌注。发生 AKI 时，围手术期应严密监测水、电解质平衡及尿量变化，各类药物如抗生素、镇静镇痛药需根据肾功能状态进行及时调整，必要时还需要行连续性肾脏替代治疗（continuous renal replacement therapy，CRRT）。有学者曾提出，对于 AKI，需要尽早给予 CRRT，但是近年来的循证依据证实早期 CRRT 和常规 CRRT 相比并无优势，反而容易增加不良事件发生率。

五、消化系统和营养支持

损伤控制性手术策略要求控制出血和控制腹腔内污染并保持腹部开放，因此术后胃肠道并发症发生率可能较高。战创伤早期充分的液体复苏可能会导致肠道水肿，从而影响8天时间窗内关闭腹腔的目标。因此，术后仍需接受大量液体复苏的伤员需密切监测腹内压，及时防治腹腔间隔室综合征。战创伤后应尽早启动营养支持治疗，肠内营养是营养支持的首选途径，一旦血流动力学稳定，且排除肠梗阻、肠穿孔、肠缺损等消化道问题后应尽早启动肠内营养。对于伴有肠道损伤且需旷置，或有多个吻合口和瘘管的患者，则需早期开通肠外营养。需要时还可行肠外营养和低剂量肠内营养进行支持，有利于保护胃肠道黏膜并维持肠道菌群正常。

六、感染与脓毒症

感染在战创伤中普遍存在，一旦发生脓毒症，伤员死亡率将明显增加，而且随着近年来医学水平的发展，脓毒症的死亡率并未获得显著下降。2016年，脓毒症定义被更新为感染引起的宿主反应紊乱和器官功能障碍，重在提高脓毒症定义的特异度和灵敏度。诊断标准中需评估序贯器官衰竭评分（SOFA），感染征象或证据复合急性SOFA评分升高2分即可诊断脓毒症。然而SOFA评分系统略复杂，且需要结合检验结果，因此也有学者提出qSOFA评分来促进脓毒症的快速识别。qSOFA包括收缩压≤100 mmHg，呼吸频率≥22次/min和意识改变三个指标，达到2个指标以上时即应怀疑脓毒症的诊断。脓毒症的治疗主要依托于拯救脓毒症运动（surviving sepsis campaign，SSC）提出的集束化治疗指南，包括初始复苏、抗菌治疗、感染灶鉴别与清除，以及各脏器支持治疗，目前尚无针对脓毒症病因的有效治疗措施。近年来，越来越多的证据表明，脓毒症患者早期即可存在免疫抑制的发生，大部分脓毒症患者的最终死因是严重的免疫抑制和顽固的继发感染，因此，脓毒症免疫抑制的干预和治疗可能成为脓毒症的下一个治疗靶点，但仍有待临床研究的证实。

（王嘉锋）

参考文献

[1] Benz D, Balogh Z J. Damage control surgery: current state and future directions [J]. Curr Opin Crit Care, 2017, 23(6): 491 - 497.
[2] Quintero L, Meléndez-Lugo J J, Palacios-Rodríguez H E, et al. Damage control in the emergency department, a bridge to life [J]. Colomb Med (Cali), 2021, 52(2): e4004801.
[3] Wang T, Deng X, Huang Y, et al. Road to perioperative medicine: a perspective from China [J]. Anesth Analg, 2019, 129(3): 905 - 907.
[4] Fitz-Henry J, Riley B. Thyrotoxicosis in a patient with multiple trauma: value of "AMPLE" history taking [J]. BMJ, 1996, 313(7063): 997 - 998.
[5] Hagberg C A, Kaslow O. Difficult airway management algorithm in trauma updated by COTEP [J]. ASA Newsletter, 2014, 78: 56 - 60.
[6] Eick B G, Denke N J. Resuscitative strategies in the trauma patient: the past, the present, and the future[J]. J Trauma Nurs, 2018, 25(4): 254 - 263.
[7] Spahn D R, Bouillon B, Cerny V, et al. Management of bleeding and coagulopathy following major trauma: an updated European guideline [J]. Crit Care, 2013, 17(2): R76.
[8] Odor P M, Bampoe S, Gilhooly D, et al. Perioperative interventions for prevention of postoperative pulmonary complications: systematic review and meta-analysis [J]. BMJ, 2020, 368: m540.
[9] Li P, Li L X, Zhao Z Z, et al. Dexmedetomidine reduces the incidence of postoperative delirium after cardiac surgery: a meta-analysis of randomized controlled trials [J]. BMC Anesthesiol, 2021, 21(1): 153.
[10] Wang J F, Wang Y P, Xie J, et al. Upregulated PD - L1 delays human neutrophil apoptosis and promotes lung injury in an experimental animal model of sepsis [J]. Blood, 2021, 138(9): 806 - 810.

第四章 · 颅脑创伤

颅脑创伤是指头部受到外力作用或其他因素引起的对颅骨、脑组织和相关结构的损害。颅脑创伤是一种常见的外伤形式，而且随着社会现代化程度的不断提高，高风险运动、交通事故、职业性伤害等，使颅脑创伤的发病率呈持续增高的趋势，常与身体其他部位的损伤合并存在。

颅脑创伤按照受伤的解剖层次可分为头皮和颅骨创伤，以及脑组织和相关附属物两部分创伤。根据创伤特点可将颅脑创伤分为局部和弥漫性创伤，在局部脑创伤中，创伤会导致头皮裂伤、颅骨骨折、脑挫伤和血肿的发生，从而出现颅内占位效应造成脑移位形成脑疝；在弥漫性脑损伤中，致伤力使得轴索膜功能障碍，同时膜两侧离子分布失衡，最终导致轴索持续去极化，失去神经传导功能，造成广泛神经功能障碍。

在舰艇环境中，由于甲板湿滑、舱室狭小、楼梯众多、海况复杂等原因，易发生摔倒、头部碰撞等导致的颅脑损伤。海战中，舱室爆炸等会导致更加严重的颅脑创伤。现代战争中颅脑创伤往往较重，需后送的比例很高，但海战中后送困难，因此提高颅脑创伤的早期救治水平，及时有效进行损伤控制性手术极为重要。

第一节 · 颅脑创伤的诊断

诊断颅脑创伤的方法和步骤通常包括以下内容。

（1）病史采集：询问患者或目击者关于颅脑创伤发生的细节，如事故发生的时间、受伤的经过、头部受伤的部位及患者的症状等。

（2）体格检查：首先进行生命体征的评估，之后进行头部和颈部的体格检查，包括观察头部外伤、检查颅骨是否有骨折、触诊头皮、颈部和颅骨等。

（3）神经功能评估：评估患者的神经功能，包括意识水平、瞳孔反应、肢体活动度、语言能力等。这有助于判断是否有脑创伤和创伤的严重程度。

（4）影像学检查：头颅创伤的影像学检查包括 X 线片检查、CT 检查和 MRI 检查。X 线片有助于颅骨骨折、颅内积气、颅内骨片或异物诊断，但敏感度较低，现已较少采用。CT 检查是最常用的头颅创伤的检查，可以快速如实反映创伤范围及病理，还可以动态观察病变的发展与转归。MRI 检查较为费时且对于伤者配合程度要求高，对于轻度脑挫裂伤、小灶性出血、薄层血肿有优势，但不适于躁动、不合作或危急患者。

（5）其他辅助检查：根据需要，医生可能会进行其他辅助检查，如颅内压监测、脑电图（EEG）、眼底检查等，以更全面地评估患者的脑创伤情况。

一、颅脑创伤机制

颅脑创伤的病理改变是由致伤因素和致伤方式决定的。了解患者损伤机制，对推测脑损伤的部位、估计受损组织的病理改变及制订适当的治疗方案都有指导意义。

（一）直接暴力

外力直接作用于头部而引起损伤。

1. 加速性损伤

相对静止的头颅突然遭到外力打击，由静态转为动态。此时通常冲击性损伤严重，而对冲性损伤较轻。其损伤效应有以下 4 种情况：①在受力点处造成冲击性损伤，即受力部的颅骨因受外力的作用而产生暂时性局部凹入变形，致使位于其深面的脑组织受到冲击力而受伤。当外力作用停止，颅骨弹回原状时，在颅骨内板与脑组织之间又形成一暂时性负压腔隙，使受损的脑组织在压力梯度突变的作用下再次受损。②在外力作用的对侧，即受力点的远侧端产生脑组织的对冲性损伤，在遭受打击之后，相对静止的头颅立即向着暴力作用的方向移动，但头部的运动因受到身体的限制而停止，此时脑组织因惯性作用冲撞在颅腔的内壁上，造成对冲性损伤。但头部被迫运动时，往往身体也随之而动，不是绝对静止，因此在某种程度上缓冲了脑组织与颅腔的冲撞力，从而减轻了对冲伤的程度。③当外力作用在完全静止或被固定的头部，即不能随暴力方向移动以缓冲打击的强度时，其着力部位的损伤明显加重，而且常导致颅骨凹陷性或线形骨折。由于头颅固定未动，减少了脑组织在颅腔内的冲撞，对冲性损伤反而较轻。④在某些特定的条件下打击头部，如拳击、用头部顶球等，由于头部遭受外力时的状态、着力部位、体姿势及致伤物的质量、速度等多方的影响，虽为加速性损伤，但由于头部亦处于运动状态具有较大的缓冲作用，因此局部冲击性损伤往往轻微，而对冲性损伤较重。

2. 减速性损伤

运动着的头颅突然碰撞在外物上，迫使其在瞬间内由动态转为静态。其损伤效应主要是对冲性脑损伤，其次为局部冲击伤。如枕部着地，常致额颞前端和脑底部挫裂伤，而顶部着地，可致额叶眶面、颞前叶和同侧枕叶内侧面损伤等。减速性损伤致脑对冲伤的规律：①枕部正中着力，常致双侧额颞前端及底部脑挫裂伤。②枕部侧方着力，可使同侧较轻而以对侧为主的额、颞前端及底部损伤。③顶枕部着力，多引起对侧额、颞底部及外侧的损伤。④顶部着力，若力轴向额部，则导致额叶底面及颞叶前端损害；若力轴向枕后，则产生同侧枕叶内侧面的挫伤；若力轴向对侧，则引起对侧额颞底部外侧及前端的损伤。⑤颞部侧方着力，多为对侧颞叶前外侧受损，在外侧裂区亦常有广泛的表浅挫伤，暴力作用侧局部也可有小范围挫伤。额部着力，则以暴力作用局部脑损伤为主，枕叶一般都无损伤或较轻微，这可能与小脑幕光滑、富于弹性而起到一定的保护作用有关。⑥面部着力，因面颌部的生理骨腔和与颅底的骨缝衰减了暴力强度，脑损伤一般较轻，着力点越靠近颅底部损伤越重，脑损伤多以对冲伤为主。

3. 挤压性损伤

头颅在相对固定时，因两侧相对的外力挤压而致伤，由于没有加速性或减速性损伤效应，故脑组织往往没有显著损伤。

（二）间接暴力

外力作用于身体其他部位而后传递至颅脑。

（1）挥鞭样损伤：躯体突然为暴力所驱动，作用力经颅颈连接部传至头部，迟动的头颅与颈椎间，以及脑组织与颅腔间，甚至脑实质内各不同结构的界面间出现剪应力。

(2) 颅颈连接处损伤：又称脑传递样损伤，坠落伤时，臀部或双足先着地，冲击力由脊柱向上传导至枕骨髁部，而引起损伤。

(3) 胸部挤压伤：又称创伤性窒息，胸壁突然遭受巨大压力冲击，致使上腔静脉血流逆行入颅，可造成脑损伤。

二、颅脑创伤的临床表现和神经系统评估

头皮擦伤和擦破伤通常由摩擦或刮擦引起，表现为头皮表面的擦伤或破损。症状可能包括疼痛、出血、局部肿胀和创面脏污。头皮撕裂伤通常由尖锐物体或撞击造成，表现为头皮组织的撕裂和出血。伴随的症状可能包括剧烈疼痛、出血、肿胀和局部压痛。颅骨骨折可导致局部的头皮肿胀，严重的颅骨骨折可能导致颅内急性硬膜外血肿。颅底骨折可以导致出血引起双眼黑眼圈，即“熊猫眼征”；耳出血或流液，甚至脑脊液耳漏；前颅底的损伤可能导致鼻出血或脑脊液鼻漏。

颅内的损伤症状包括意识障碍、头痛和呕吐、视神经乳头水肿、瞳孔改变，严重者导致生命体征的改变，甚至危及生命。瞳孔的检查对于颅脑创伤患者至关重要，能够及时发现患者病情变化，检查内容包括观察瞳孔大小、形状、位置、是否规则及对称，以及直接和间接对光反射。瞳孔正常直径为 3～4 mm，规则圆形，双侧等大，位置居中。在室内光线下，瞳孔<2 mm 称瞳孔缩小，>5 mm 称瞳孔扩大。小脑幕切迹疝(天幕疝)和枕骨大孔疝(小脑扁桃体疝)的患者，初期瞳孔可变小或忽大忽小(交感神经受压迫)，此后随着病情进展出现瞳孔散大、对光反射消失，同时压迫延髓可发生心跳呼吸骤停、血压下降等而危及生命；桥脑损伤可出现针尖样瞳孔、瞳孔固定及对光反射消失。

1. 根据意识障碍的程度，颅脑创伤由轻到重分为 5 级

(1) 嗜睡：对刺激反应淡漠，可被唤醒，停止刺激随即入睡，回答简单问题基本正确，生理反射(瞳孔、角膜及吞咽反射)和生命体征正常。

(2) 昏睡：对刺激反应迟钝，可有轻度烦躁，能主动变换体位，不能正确回答问题，语无伦次，生理反射和生命体征无明显改变。

(3) 浅昏迷：对语言刺激基本无反应，刺痛可躲避，深浅反射尚存。

(4) 中昏迷：对语言刺激无反应，痛刺激反应迟钝，浅反射消失，深反射减退或消失，角膜和吞咽反射尚存，常有溺尿。

(5) 深昏迷：对刺激无反应，深浅反射消失，瞳孔光反射迟钝或消失，四肢肌张力极低或强直，尿潴留，生命体征严重紊乱。

2. 根据病情轻重分类

(1) 轻型：指单纯性脑震荡，可伴有或无颅骨骨折。

1) 伤后昏迷时间 0～30 min。

2) 有轻微头痛、头晕等自觉症状。

3) 神经系统和脑脊液检查无明显改变。主要包括单纯性脑震荡，可伴有或无颅骨骨折。

(2) 中型：指轻度脑挫裂伤，伴有或无颅骨骨折及蛛网膜下隙出血，无脑受压者。

1) 伤后昏迷时间 12 h 以内。

2) 轻度神经系统阳性体征。

3) 体温、呼吸、血压、脉搏有轻微改变。主要包括轻度脑挫裂伤，伴有或无颅骨骨折及蛛网膜下隙出血，无脑受压者。

(3) 重型：指广泛颅骨骨折，广泛脑挫裂伤及脑干损伤或颅内血肿。

1) 伤后昏迷时间 12 h 以上，意识障碍加重或出现再度昏迷。

2) 有明显神经系统阳性体征。

3) 生命体征(体温、血压、脉搏、呼吸)有明显改变。包括广泛颅骨骨折、广泛脑挫裂伤及脑干损伤或颅内血肿。

(4) 特重型

1) 脑原发损伤重，伤后深昏迷，有去皮质强直或伴有其他部位的脏器损伤、休克等。

2) 已有晚期脑疝，包括双侧瞳孔散大，有生命体征严重紊乱或呼吸已近停止。

3. 格拉斯哥昏迷量表

格拉斯哥昏迷量表(GCS)仍然是最广泛和便于应用的临床分级标准。它通过对患者眼睛的反应、言语反应和运动反应进行评估，得出一个总分，最高分为 15 分，最低分为 3 分。具体的评分标准如下。

1) 眼睛反应(eye opening response)：①4 分：自发睁开眼睛。②3 分：对声音刺激睁开眼睛。③2 分：对疼痛刺激睁开眼睛。④1 分：无眼睛反应。

2) 言语反应(verbal response)：①5 分：能够回答问题，语言清楚有意义。②4 分：能够回答问题，但语言不清楚或无意义。③3 分：能够发出语音，但无法回答问题。④2 分：发出随机的声音。⑤1 分：无言语反应。

3) 运动反应(motor response)：①6 分：能够遵循命令做出适当的运动反应。②5 分：能够做出适当的局部运动反应。③4 分：能够做出适当的退缩性(刺激性)痛觉反应。④3 分：能够做出非适当的局部运动反应。⑤2 分：出现异常姿势(异常肌张力)。⑥1 分：无运动反应。

按照 GCS 评分简单划分为：GCS 13～15 分，伤后意识障碍在 20 min 以内为轻型；GCS 9～12 分，伤后意识障碍时间在 20 min 至 6 h 为中型；GCS 3～8 分，伤后昏迷或再昏迷时间在 6 h 以上为重型。

三、颅脑创伤的 CT 表现

(1) 头皮血肿、头皮软组织损伤：最主要的表现是帽状腱膜下血肿，呈高密度影，常伴凹陷骨折、急性硬膜下血肿和脑实质损伤。

(2) 颅骨骨折：CT 能迅速诊断线性骨折或凹陷骨折伴有硬膜外血肿或脑实质损伤。CT 骨窗像对于颅底骨折诊断价值更大，可以了解视神经管、眼眶及鼻窦的骨折情况。

(3) 脑挫裂伤：常见的脑挫裂伤区多在额、颞前端，易伴有脑内血肿，蛛网膜下隙出血等表现，呈混杂密度改变，较大的挫裂伤灶周围有明显的水肿反应，并可见脑室、脑池移位变窄等占位效应。

(4) 颅内血肿：①急性硬膜外血肿典型表现为颅骨内板与脑表面有一双凸透镜形密度增高影。②急性硬膜下血肿表现为在脑表面呈新月形或半月形高密度区。慢性硬膜下血肿在颅骨内板下可见一新月形、半月形混杂密度或等密度影，中线移位，脑室受压。③脑内血肿表现为在脑挫裂伤附近或深部白质内可见圆形或不规则高密度或混杂密度血肿影。

四、颅脑创伤的现场急救

颅脑创伤患者现场接诊处置：①观察意识状态和瞳孔变化，确定伤情。②监测生命体征(呼吸、心率、血压等)。③全身检查，确定有无胸、腹、脊柱、四肢等复合伤，作出初步诊断，给予适当的急诊处置。颅脑创伤时，损伤控制性手术的最重要目的首先是控制活动性出血，以避免伤员出现失血性休克，例如，使用三角巾或者绷带对头皮裂开伤口进行快速止血包扎等;其次是控制继发性脑损伤所导致的脑疝,因为避免脑疝直接导致伤员的快速致命;最后是尽可能防止继发性的颅内感染,预防由感染导致的严重的致残、致死。

现场救治原则:①抢救生命(ABCD原则:A. 保持呼吸道通畅;B. 人工呼吸;C. 维持有效循环;D. 转运、药物治疗等)。②怀疑高颅压、脑疝的伤员,临时给予甘露醇脱水,控制高颅压。③头部伤口包扎止血。④抗休克治疗。⑤头皮外伤应简单止血,包扎后再转送。对于活动性出血,采用血管钳临时止血包扎后转送。⑥对于脑组织外露的患者,采用碗或其他器具盖在外露脑组织上面,简单包扎后转送,切勿加压包扎。⑦对于生命体征平稳的颅脑创伤伤员应该转院治疗。

颅脑创伤伤员是否能够后送,需要考虑战创伤现场状况,以及伤员的伤情。对于不能及时后送的伤员,应该尽量给予必要的处理,以稳定伤情,等待后送。

现场伤情评估时常将颅脑创伤伤员的伤情分为3级。

(1) Ⅰ级:清醒,轻到中度神经功能障碍。

(2) Ⅱ级:昏睡,严重的神经功能障碍。

(3) Ⅲ级:濒死或者深昏迷,双侧瞳孔散大,眼球固定,呼吸困难或不规则。

Ⅰ级伤员,应尽快后送,能明显改善预后;Ⅱ级伤员,积极后送,密切观察,如果有往Ⅲ级发展的趋势,尽快使用损伤控制技术,予以控制而后继续后送;Ⅲ级伤员,应就地抢救,如有转机再后送。

第二节·颅内高压和脑疝非手术治疗

脑挫裂伤、创伤性脑水肿、外伤性颅内血肿、弥漫性轴索损伤等均可导致颅内压增高,严重者可导致脑疝危及生命。对于以上导致颅内高压的各种病因,无论是否手术治疗,非手术治疗都是首先应采取的基本治疗措施。

颅内压(intracranial pressure, ICP)指脑组织、脑脊液和脑血流在颅内所产生的压力,成人正常ICP为70～200 mmH$_2$O(1 mmH$_2$O=0.009 8 kPa),儿童为50～100 mmH$_2$O。一般情况下,当颅腔内容物体积增加超过5%时,颅内压开始增高。

颅内压增高后可引起一系列病理生理学变化,包括以下内容。

(1) 脑血流量的降低、脑缺血:在ICP增高的代偿期内,ICP增高,脑灌注压(CPP)下降,脑血管自动调节功能的存在,可使脑血管扩张和脑血管阻力下降,使脑血流量保持稳定;ICP继续增高至失代偿期,一般在CPP持续低于50 mmHg(1 mmHg=0.133 kPa)后,脑血管自动调节功能失效,脑血流量下降,造成脑缺血。

(2) 脑移位、脑疝:ICP增高可造成脑组织移位,移位脑组织挤入生理或病理性孔道后出现脑疝。

(3) 脑水肿:ICP增高后造成脑组织代谢和血流改变,出现脑水肿。

(4) 库欣反应:ICP增高后可出现脉搏减慢,呼吸节律减慢,血压升高改变。

(5) 胃肠功能紊乱及消化道出血:ICP增高引起下丘脑神经调节功能紊乱,应激性溃疡发生率升高。

(6) 神经源性肺水肿:ICP增高可导致神经源性肺水肿发生率升高。

脑组织创伤发生之际,也就是继发性脑损害开始之时,两者密切相连、互为因果,所以尽早进行合理的治疗,是减少伤残率、降低死亡率的关键。非手术治疗的目的,首先是防止脑伤后一系列病理生理变化加重脑损害,其次是提供一个良好的内环境,使部分受损脑细胞恢复功能。因此,正确的处理应是既着眼于颅内又顾及全身。

降低颅内压一般采用阶梯治疗方式(表 4-1)。

表 4-1 降低颅内压治疗流程

治疗步骤	措　施
第 1 步　原发疾病治疗	消除导致颅内压增高的原因
第 2 步　基本治疗	床头抬高 30° 镇痛镇静(咪达唑仑、丙泊酚、硫喷妥钠等) 胸内压和腹内压控制
第 3 步　药物治疗	渗透性利尿剂(甘露醇、高渗盐) 麻醉剂(苯巴比妥、硫喷妥钠) 其他药物(呋塞米)
第 4 步　过度通气治疗	短暂(<60 min)过度通气($PaCO_2$ 目标:30 mmHg)
第 5 步　低温治疗	目标温度 33～35 ℃,持续 24～72 h,主动缓慢复温,防止 ICP 反跳
第 6 步　手术治疗	颅内占位病变清除术 侧脑室穿刺脑脊液引流术,或腰池穿刺脑脊液引流术 部分颅骨切除减压术,必要时切除部分脑组织

对轻型和部分创伤反应较小的中型脑组织创伤患者,主要是对症治疗、防治脑水肿,密切观察病情,及时进行颅内压监护及(或)复查 CT 扫描。对处于昏迷状态的中、重型患者,除给予非手术治疗外,应加强护理。有条件时可送入 ICU(加强监护病室),采用多通道生理监护仪,进行连续监测和专科护理。患者宜侧卧,保持气道通畅,间断给氧。若预计患者于短期内(3～5 天)不能清醒时,宜早行气管切开,以便及时清除分泌物,减少气道阻力及无效腔。尽可能缩短(<30 min)颅内压增高患者胸部物理护理(气管内吸痰、振动排痰、体位引流、叩背)时间,以避免 ICP 进一步增高。

一、基础治疗

颅内压增高患者应将床头抬高 30°,以降低颅内压;以利于颅内静脉回流、降低颅压。维持正常二氧化碳分压目标于 35～40 mmHg。每日出入量应保持平衡,维持血钠 140～150 mmol/L。含糖液体补给时,应防止血糖过高以免加重脑缺血、缺氧损害及酸中毒。必要时应适量给胰岛素予以纠正,并按血糖测定值及时调整用药剂量。若患者于 3～4 天后仍不能进食,可放置鼻饲管,给予流质饮食,维持每日热能及营养。此外,对重症患者尚需定期送检血液的生化及酸碱标本,以便指导治疗措施,同时,应重视心、肺、肝、肾功能及并发症的防治。

二、特殊处理

严重脑组织创伤患者常因挣扎躁动、四肢强直、高热、抽搐而致病情加重,应查明原因给予及时有效的处理。可选咪达唑仑、丙泊酚、硫喷妥钠,以控制躁动,维持颅内压稳定。芬太尼有升高 ICP 作用,不予推荐。对伤后早期就出现中枢性高热、频繁去大脑强直、间脑发作或癫痫持续发作者,宜行冬眠降温及(或)巴比妥治疗。外伤性急性脑肿胀又称散性脑肿胀,是重型脑损伤早期广泛性脑肿大,可能与脑血管麻痹扩张或缺血后急性水肿有关,好发于青少年。一旦发生应尽早采用过度换气、巴比妥、强力脱水,同时冬眠降温、降压也有减轻血管源性脑水肿的作用。

三、药物降低颅内高压

最常用的渗透性降颅压药物是甘露醇和高渗盐水，必要时可辅助甘油果糖、白蛋白、利尿剂等。采取上述措施后，如ICP持续增高应启动降颅内压二线治疗方案，包括亚低温治疗、巴比妥治疗。

（一）常规首选甘露醇

1. 甘露醇降低ICP的作用机制如下。

（1）甘露醇可使血浆渗透压迅速提高，形成血-脑脊液间的渗透压差，这种渗透梯度促进了水分从脑组织和脑脊液转移入血循环，由肾脏排出，进而导致细胞内外液减少，从而减轻了脑水肿。

（2）可以加速脑脊液的吸收，从而促进颅内蛛网膜下腔脑脊液的清除。

（3）可以通过短暂的充血和降低血液黏度来提高脑血流量，引起脑动脉补偿性反射的血管收缩，从而减少脑血容量。由于甘露醇的高反射系数，因此其跨血脑屏障时具有强大的渗透作用力。

输注甘露醇后，很快脑组织水分开始减少并逐渐达峰效应，患者的高渗状态通常可维持数小时，但其颅内压减少作用时间一般较为短暂。因为血液中的糖会缓慢渗入大脑，并使水分滤过梯度达到平衡。为了防止水分滤出梯度效应逆转，水分重新进入脑内，有必要保持持续的高渗状态。0.25 g/kg剂量甘露醇可达到和0.5～1.0 g/kg及1.0 g/kg剂量甘露醇同等的降颅内压效果。低剂量甘露醇能够避免引起渗透压失衡和严重的脱水，能有效地改善脑血流动力学指标。重复施用100 mL的剂量比起始就给出500 mL甘露醇更有效。

2. 甘露醇的临床治疗方案如下。

（1）甘露醇的作用快捷，静脉注射后20 min内起作用，2～3 h降压作用达到高峰，持续4～6 h。因而在首次给药后如果仍需实施渗透治疗来降低颅内压，在监测颅内压和血浆渗透压的情况下，应在4～6 h后重复给药。如果重复给药后仍达不到ICP控制目标，需采用其他降颅压方案。

（2）甘露醇输注方案包括连续输注或脉冲式给药，脉冲式给药较连续输注效果更好，常规推荐剂量为0.25～1 g/kg体质量经外周或中心静脉导管在10～20 min的时间内静脉输入。脉冲式给药一般推荐0.25 g/kg小剂量给药，100 mL的甘露醇制剂能覆盖到体重80 kg以下的患者。在突发颅内压增高的情况下，可以使用更高的剂量，一般使用约60 g(1 g/kg)的剂量。

短期使用甘露醇(1.0～2.0 g/kg)通过减少脑细胞外液可以最大化地减小脑容积，临床常应用于紧急降低颅内高压的暂时性治疗，比如脑疝患者，外科手术操作中为了增加暴露等，但同时也可能带来水电解质紊乱、血浆渗透压的改变引起颅内压反跳等并发症。在其后续的治疗过程中，为了达到同样的脱水降低颅内压的效果，往往需要增加甘露醇的使用剂量，才可能达到同等降低颅内压的效果。因而脉冲式给予甘露醇尤其是时间较长者，使用小剂量的甘露醇是非常重要的。

3. 甘露醇使用禁忌证

下列情况应禁用或者慎用甘露醇：①没有ICP增高病理改变的疾病；②急性肺水肿或严重肺淤血；③合并肾功能损害或潜在性肾病；④充血性心力衰竭；⑤代谢性水肿；⑥孕妇及老年人；⑦低血压状态；⑧颅内活动性出血患者慎用，需手术者除外。

4. 甘露醇治疗ICP增高中的常见不良反应

（1）血浆渗透压过高：急性血浆渗透压快速增高时，会引起脑细胞内失水，脑细胞皱缩会引起机械性脑血管牵扯，继发脑血管损害。高血浆渗透压可引起体液容量的变化，导致有效循环血容量剧减，加剧脑损伤。细胞内的水会向细胞外移动，可导致严重的肺水肿，甚至多脏器功能不全。

（2）渗透性肾病：渗透性肾病是指在肾细胞水平发生的结构性变化，主要发生在近端小管，在某些溶质存在的情况下，细胞内浆液泡化和管状细胞肿胀。甘露醇引起尿中溶质排泄增加，从而刺激致密斑，激发强烈的肾小球-小管反应，导致入球小动脉收缩，引起肾小球滤过下降。

（3）颅内压反跳加重脑水肿：脑脊液中的甘露醇比血浆中的甘露醇排出更慢，当血中的甘露醇经肾脏迅速排出后，血浆中的渗透压明显降低，而甘露醇仍然在脑组织中滞留，从而使水分从血液中向脑组织中转移，颅内压重新增高，引起脑压反跳。长时间高剂量使用甘露醇，可导致脑组织中的浓度更高，引发脑水肿的加重，致颅内压反跳。甘露醇在脑组织中的累积是时间依赖性的，小剂量使用甘露醇可以减轻脑水肿加重和反跳。

（4）其他并发症：甘露醇的不良反应还包括药物浸润所致的皮肤脱落、利尿所致的低血容量、低钾血症和碱血症，以及在糖尿病和老年患者中出现的高血糖性高渗状态等。

（二）高渗盐降低颅内压

由于高渗盐降低颅内压幅度和持续时间比甘露醇更具优势，亦可选择高渗盐降颅压。推荐3%高渗盐水的配置方法为：100 mL 0.9%氯化钠注射液+30 mL 10%浓氯化钠注射液，如果要用更多剂量，可以按此比例类推计算后配制。目前，临床常用的高渗盐水的输注方式有弹丸式推注、连续输注、先弹丸式推注再持续滴注，用药剂量从0.50～5.35 mL/kg，目前关于最适剂量及给予方式尚无一致意见。高渗盐水的禁忌证包括：高钠血症、严重肾功能不全、严重心功能不全、凝血功能紊乱、静脉炎等。应用高渗盐水治疗脑水肿和(或)颅内高压合并低钠血症的患者时，血钠速度上升过快时存在导致脑桥中央髓鞘溶解风险。推荐使血钠上升速率不超过8～10 mmol/d可避免脱髓鞘的发生。需注意长期、大量输注渗透性利尿剂引发的药物不良反应，如肾前性肾功能障碍、充血性心功能障碍、高钠血症、渗透性脑病等。应用高渗盐水需停药时，要逐渐减量，避免脑水肿和ICP反跳。

四、其他二线治疗方式

必要时，可采用短暂(<60 min)过度通气降低颅内压治疗，$PaCO_2$ 管控目标值为30 mmHg。

低温脑保护为通过人工物理的方法降低患者全身体温或者局部脑温，进而降低脑氧耗、促进脑功能恢复的一种治疗方法。目前国际上将低温划分为：轻度低温(33～35 ℃)、中度低温(28～32 ℃)、深低温(17～27 ℃)、超深低温(4～16 ℃)。其中轻度低温和中度低温归属亚低温，临床应用最为普遍。多数研究表明，33 ℃是亚低温治疗最合适的温度，对缺血损伤保护效果最佳。亚低温治疗开始于缺氧缺血原发损伤阶段，持续到整个继发性损伤阶段。亚低温治疗越早、降温速度越快，其治疗效果越好。脑缺氧耐受时限只有5 min，故应尽早实施亚低温治疗策略，建议颅脑创伤后6 h内开始亚低温治疗；由于各种原因超过6 h未能启动亚低温治疗者，也应在条件满足后尽早开始实施。亚低温治疗持续时间超过48 h能降低创伤性颅脑损伤患者的病死率。

目前，亚低温脑保护方法主要包括全身体表降温、血管内降温及局部降温等。

（1）体表降温：常规使用冰袋、冰帽。可用毛巾包裹冰袋，置于头部和大血管体表部位，该方法简单、易行，但不推荐使用冰水浸浴或冰屑(特殊紧急条件下除外，如野战创伤不具备医疗条件下)。

推荐使用降温毯及亚低温治疗仪等可控电子化降温设备实施靶向目标降温。

（2）血管内降温

1）静脉输液法：30 min内静脉输注4 ℃晶体液(等渗林格液，30 mL/kg)，对于心功能较差或容量负荷过重的患者需谨慎使用。

2）体外循环法：建立体表血管通路（股动静脉建立循环），经体外循环机变温器或者体外膜肺氧合（ECMO）进行降温，该方法效果最显著，但创伤较大，需全身肝素化；对于脑出血患者不建议使用，其可增加出血面积及出血量。

3）血管内热交换法（将闭合的冷盐水循环管路置入静脉系统内进行降温）：与体表降温、复温相比，血管内降温、复温更加迅速、均匀，温差小，对血流动力学影响小。

（3）局部降温：选择性头部降温应用于临床已很长时间，但由于设备的限制及临床疗效较差，曾一度被否定。

对于颅脑创伤患者，短期（24～48 h）的亚低温治疗难以获得较好的临床效果，建议此类患者亚低温治疗时间应至少维持 3～5 天；亚低温开始的 24～48 h 更易引起颅内压反跳，应积极观察病情变化并采取对症处理措施。

尚无静脉输注大剂量皮质类固醇激素降低 TBI、脑卒中患者颅内压和改善预后的证据，不予推荐。

第三节 · 头部软组织清创

熟知头皮的层次结构、动脉血供和神经支配的走行方向等，对头皮损伤的处理至关重要。头皮分为表皮层、皮下组织、帽状腱膜层、帽状腱膜下疏松结缔组织、骨膜层（图 4-1）。头皮的血供大部分来自颈外动脉系统（图 4-2），通常走行于皮下组织层，损伤后容易弹性回缩至组织内，造成止血困难。因此战创

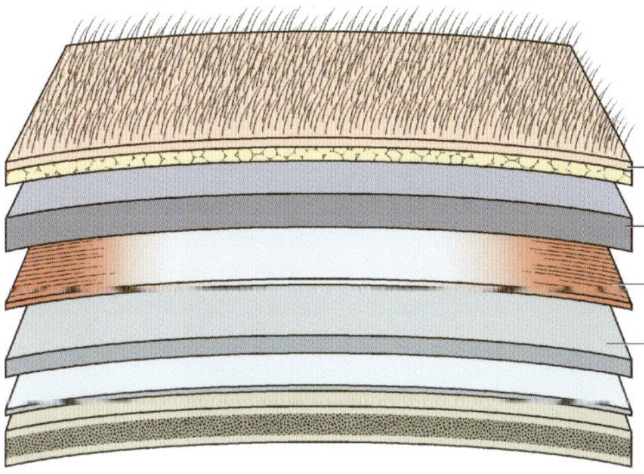

图 4-1　头皮的 5 层解剖结构

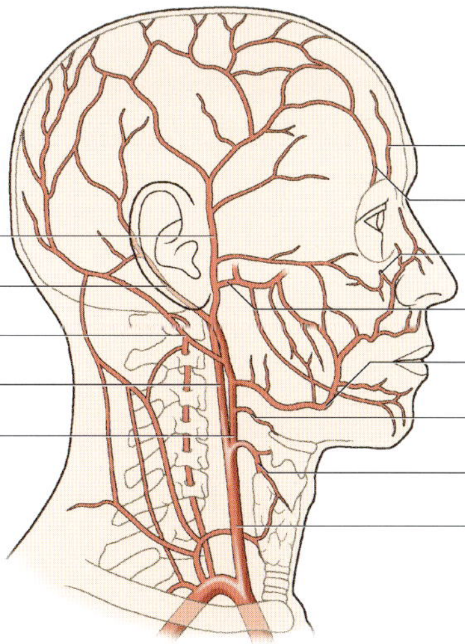

图 4-2　头皮供血动脉的走形

伤时，如果没有双极电凝，对于动脉性快速出血，可以选择结扎止血，或缝扎止血。缝扎止血时，务必垂直于动脉打结，否则很难起到压闭动脉的效果。

一、头部软组织的识别和诊断

头皮血供非常丰富，因此损伤后出血明显，如果不及时止血，可能会造成失血性休克。有时血痂和污物可能掩盖对伤口的观察。因此当发现伤员头部出血，则需要按照顺序快速判断伤员是否存在下面几个重要的情况。

（1）按 MARCH 顺序法进行快速伤情评估，依次评估伤员有无致命性大出血、气道阻塞、张力性气胸和开放性气胸、循环功能障碍和低体温，且应在伤情评估的同时对致命性伤情进行处理，避免因为头皮止血而延误了整体救治。

（2）检查头皮的完整性，如果有大块的皮肤缺损提示存在头皮撕脱伤可能，同时不能使用缝扎止血，需要头皮夹止血或血管结扎止血，并局部加压包扎。

（3）判断是否有颅骨的凹陷、骨折甚至缺失。严重的颅骨损伤可能有头部的明显变形容易判断，而凹陷性骨折或火器穿通伤，由于入口小，颅骨损伤隐匿，往往需要在初步清创止血后才能完成。此时避免加压包扎，否则加重颅骨变形移位，增加颅内出血机会。

（4）了解有无明显可见的脑组织损伤。如"脑浆"（破碎脑组织、血、脑脊液的混合物）流出，这提示脑损伤严重，并且是开放性损伤。

头皮损伤需要尽快处理的主要是头皮裂伤出血（图 4－3）、头皮撕脱伤（图 4－4）和头皮血肿（图 4－5）。头皮血肿按照出血的部位，分为皮下血肿、帽状腱膜下血肿和骨膜下血肿。

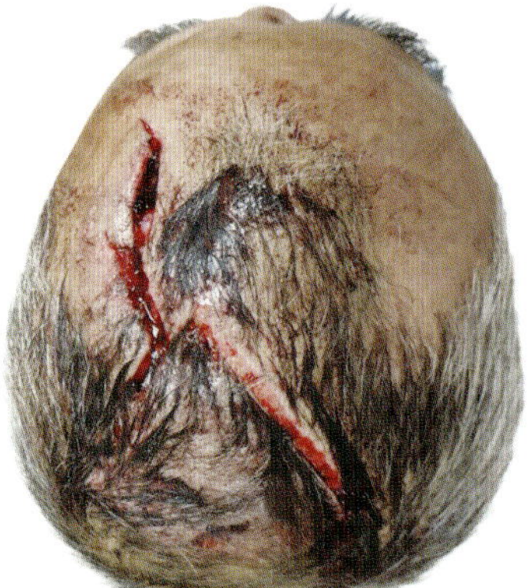

图 4－3　头皮裂伤

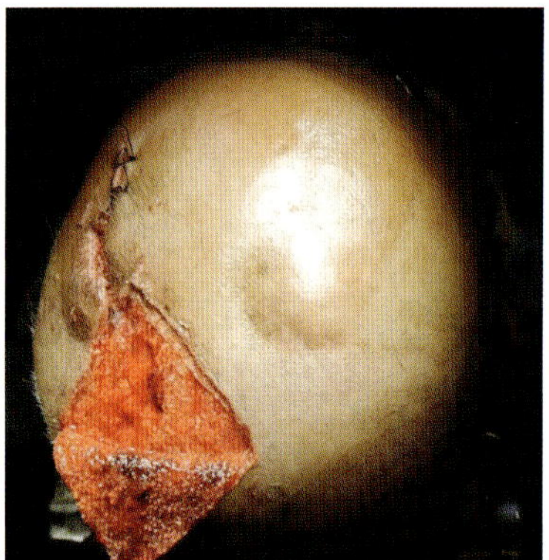

图 4－4　头皮撕脱伤

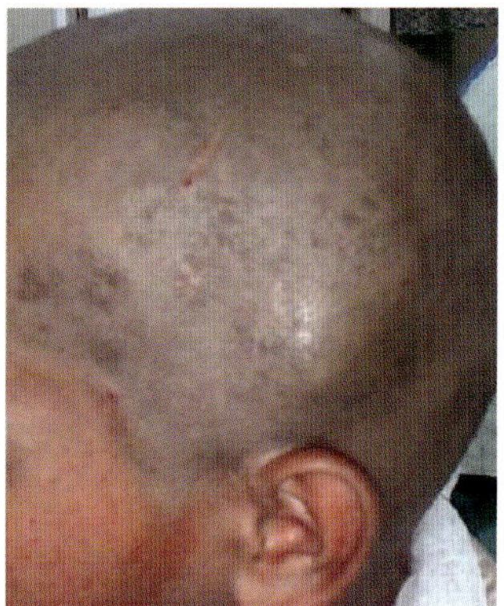

图 4－5　头皮血肿

二、治疗原则

（一）头皮出血的治疗原则

尽快止血，同时避免损伤脑组织，尤其是颅骨凹陷或存在多发性骨折时，一定不要按压颅骨。严禁在查看伤口时探查累及颅内的伤道或者取出颅内异物，以防止发生难以控制的颅内出血。

（二）头皮撕脱的治疗原则

使用头皮夹或缝扎止住快速的动脉出血，然后加压包扎止血，尽快后送。如果可以找到缺损的头皮，放在 4℃左右的冰盒（不直接和冰接触，也不要接触水）中，与伤员一起后送，以备可能进行的血管吻合头皮植回术。

（三）头皮血肿的治疗原则

快速识别帽状腱膜下出血，给予加压包扎止血。

三、头部软组织清创损伤控制技术及要点

擦伤、浅的裂伤、头皮撕脱伤的止血、帽状腱膜下血肿：一般在伤口消毒后采用压迫包扎止血。头部血运丰富，充分消毒后不做处理，压迫包扎令其自然闭合的做法是最简便易行的。

（一）撕脱伤

部分撕脱伤，蒂部有血供者，清创复位后缝合；完全性头皮撕脱伤，污染不重者，行显微手术吻合血管头皮再植术；不能吻合血管时，可将撕脱头皮制成中厚皮片，回植于裸露的骨膜或筋膜上；若创口污染严重，可先行清创包扎，创面肉芽形成后再植皮；若骨膜也撕脱，可在裸露颅骨上钻孔至板障或磨除颅骨外板，待肉芽形成后再植皮。

（二）头皮裂伤

对于头皮裂伤应施行彻底的清创缝合术，给予足够的重视，并认真对待。清创应在手术室时进行，对于较局限裂伤，可采用创周局部浸润麻醉；戴上手套用肥皂水及盐水对创周头皮反复刷洗和冲洗，然后清除伤口内的异物，对创口用生理盐水反复冲洗，拭干后，常规消毒铺巾；更换手术器械和手套后，先探查其深面骨膜是否完整，颅骨有无异常，清除一切污物和异物，毛发和血块，止血彻底；直接缝扎止血适用于深的裂伤且有活动性动脉出血的头皮损伤。裂伤边缘可适当修剪，但不可剪除太多，否则伤口难以缝合；如伤后时间较短，污染较轻，头皮尽可能分层间断缝合或者全层间断缝合；若时间较长，挫伤或污染较重，行全层间断缝合。在缝合头皮时要求对合良好并且无张力，如果有张力则应该适当松解伤口周围皮下组织。应给予肌内注射破伤风疫苗预防，全身预防性应用抗菌药物治疗。

1. 清创分期处理

（1）早期清创术：伤后 48 h，若伤口无明显污染，可延长至伤后 72 h。

（2）延期清创术：伤后 4～6 天，创面已有感染征象或有脑脊液外溢。

（3）晚期清创术：开放伤 1 周以上，创面感染严重。

2. 晚期清创手术操作要点

颅脑开放伤 1 周以上，感染严重的伤口，不宜急于外科处理，应保持伤口引流通畅，及时更换敷料，改善伤员营养状况，增强抵抗力。选用敏感的抗生素控制感染，同时创面采用弱消毒剂冲洗，高渗盐水湿敷以促进肉芽生长，争取二期植皮，消灭创面。

3. 注意事项

（1）术前、术后应用敏感抗生素。

（2）术中止血宜用双极电凝，尽量少用或不用各种人工止血材料，如明胶海绵、骨蜡、止血纱布等。

（3）引流管宜经头皮戳孔引出颅外，勿经手术切口留置任何引流物。

（三）头皮感染

局部红肿热痛，边界不清，易形成脓肿，全身症状明显，可引起败血症，伴全身畏寒、发热等中毒症状。先采用保守疗法，全身应用抗生素。如有脓肿形成则做切开引流，清除脓液及坏死组织，留置引流管，并用抗生素盐水冲洗脓腔，继续全身抗感染治疗 1～2 周。引流管于 4～6 天内拔除。

（四）开放凹陷骨折清创术

颅盖部开放性凹陷骨折，由于有继发感染的潜在威胁，均应采用清创手术治疗，即施行头皮及颅骨的清创术。凹陷骨折一般多位于头皮裂伤之深面，但因头皮在颅骨上有一定的活动度，有时两者之间可有一段距离，故当头皮清创时，该处有可能扪不出骨折异常。

首先要施行头皮清创术，可将头皮裂伤边缘失活组织做梭形切除，而后根据骨折范围，向两端呈弧形延长，形成S形切口或弧形切口，清除创口内一切污染的毛发、异物、血块等。显露骨折区域，如为粉碎骨片与骨膜脱离者，可予摘除。若下陷骨折片相嵌甚紧，则须在折线旁行颅骨钻孔，咬除周围骨质，待其松动后，将骨折片轻柔揭起，注意不要增加骨折内板对硬膜及脑的损伤，骨膜应尽量保留，不应随意切除。凡为骨膜覆盖的较大骨折片，不应过多摘除，粉碎小骨片可自创口摘出。如硬脑膜未破，张力不高，深面不发蓝，术前检查未见颅内异常者不需要切开。若硬膜张力高，则应切开探查。若脑膜已经裂开，应追踪至正常硬膜处1 cm，探查和处理硬膜下或脑内病变。

普遍认为凹陷骨折复位手术方式仅适用于处理闭合性凹陷骨折，而对于开放性凹陷骨折则应清除下陷骨折片；现今有人认为硬脑膜完整或已修补缝合后，若污染不重，伤后时间尚短，清创后应适当保留复位的骨折片，因其系自体骨，并不致增加术后感染率，且可减少颅骨缺损，但此观点尚需进一步证实。

清创后，硬脑膜裂口应严密连续缝合，如缺损应以带蒂骨膜片修补，未摘除骨折片应复位。表面以骨膜覆盖，骨窗边缘硬膜悬吊缝于骨膜上，头皮分层或者全层缝合。术后遗留较大颅骨缺损，可在伤后3个月后行颅骨修补术。

第四节 · 颅骨钻孔术

颅骨钻孔术(sphenotresia)就其本身来说，它既是一种小型、简便和基本的开颅术，又是开颅术的共同基础。颅骨钻孔术是颅脑创伤现场急救的关键技能，也是神经外科手术的基本构成要素。在所有的创伤类型中，以颅脑创伤进展快，致残和致死率也最高，早期行颅骨钻孔探查术减轻脑组织受压可降低颅脑创伤患者的死亡率和残疾率。

颅骨钻孔术是兼有治疗和诊断目的的开颅手术途径。就诊断方面看来，对于危重头伤迅速恶化患者，根据临床征象可以确诊和定位的占位血肿，虽无影像学检查可资参考时，颅骨钻孔术仍是一种快速而简便的手术探查性诊断措施。此外，通过颅骨钻孔造口术进行颅内脑或脑室穿刺、插管或安放颅内压监测装置等是有助于临床诊断的。随着现代影像学检查技术的发展和应用，术前大多已明确定位及定性诊断，探查性颅骨钻孔已大为减少。颅骨钻孔术可以成为治疗某些颅内病变，如急性硬膜外血肿、硬脑膜下血肿的损伤性控制手术，积液、积脓的冲洗、引流等的主要手术途径。

一、钻孔位置的术前规划

根据CT显示血肿所在部位，行钻孔引流术，若属术前来不及定位的紧急钻孔探查，则应按致伤机制及着力点，结合患者临床表现做出定位，然后按序钻孔；若属对冲性损伤，应首先在颞前部钻孔，其次额部，然后顶部；若系直接冲击伤，则先在着力部，继而于对冲部位钻孔探查。发现血肿后，应将钻孔稍加扩大，以方便冲洗和清除血肿。如为液状血肿，又无活跃性出血时，可于血肿较厚的部位再多做1～2个钻孔，然后经各孔间插管冲洗常可将血肿大部排出。

二、操作步骤

1. 第 1 步

术前常规剃发,将拟行小切口以甲紫在头皮上标出,常规消毒、铺单。

2. 第 2 步

切皮:主刀医生一手绷紧皮肤,一手执刀垂直刺入;45°切开头皮及骨膜。用乳突自持牵开器将已切开头皮向两侧张开,即可达到头皮止血目的。

3. 第 3 步

暴露颅骨:使用骨膜剥离子将骨膜从骨面上向两侧剥离,用乳突牵开器将头皮连同骨膜向两侧牵开,彻底暴露颅骨。

4. 第 4 步

钻孔:不论选用手摇钻还是电钻,都必须使颅钻与颅骨切点垂直,以防滑脱。如采用手摇钻钻孔,则先以尖钻头施钻,至其尖端小骨孔中刚显露硬脑膜即可,随即更换圆钻头,继续摇钻以磨大骨孔,当手有滞涩感或转动受限时,即可停钻。若使用一次性钻头,则无须中途更换,直接用钻头一次完成钻孔。若采用电钻,开始以低转速试钻,当钻入颅骨外板后加大转速,钻透颅骨内板后即自动停钻。电钻以垂直于颅骨的方向开始钻孔,助手固定头部,并用注射器间断往钻孔处冲水降温。在颅骨钻孔中,要求握钻要稳定,施压要适当,必须防止因骨质变薄或用力过猛,以致钻孔陷入颅内,造成严重脑损伤。

5. 第 5 步

探查硬膜外:钻透颅骨全层后,用神经剥离子探查硬膜外间隙,并将硬脑膜从颅骨内板上剥离。

6. 第 6 步

扩大骨孔:使用枪状咬骨钳向四周扩大骨孔,注意避免损伤下方硬脑膜。

7. 第 7 步

切开硬膜:硬膜出血可用电凝止血。先以尖切刀将外层硬膜刺破,以脑膜钩提起切开硬膜,置入有槽探针,保护脑皮质,将硬膜做十字形切开,如行脑穿应电凝,使用尖刀切开硬脑膜,注意避免损伤脑组织及表面的血管。“十”字剪开硬脑膜。

8. 第 8 步

探查硬膜下和脑内:探查硬膜下是否有血肿。如怀疑存在脑内血肿时,可使用脑穿针向脑内穿刺,进入血肿腔可有落空感,用空注射器抽吸可见陈旧血块。如为液状血肿,又无活跃性出血时,可于血肿较厚的部位再多做 1～2 个钻孔,然后经各孔间插管冲洗常可将血肿大部排出。此时,若颅内高压得以缓解,脑搏动良好,即可终止手术。于低位留置引流管一根,持续引流 24～48 h。

9. 第 9 步

关颅:依次缝合硬脑膜、帽状腱膜和皮肤。术毕。

三、术后关注要点

(1) 术后患者取平卧位,适当限制头部活动范围,活动及翻身时避免牵拉引流管。

(2) 若需要搬动可暂时夹闭引流管,防止脑脊液逆流或引流过度,平稳时切记重新调整引流瓶的高度,并观察引流是否通畅。

(3) 保持引流管通畅,避免打折、脱落、受压,观察引流液的颜色、性质、量,出现引流不畅、颜色异常等时，及时通知医生给予相应处理。

(4) 引流时间一般为 3～4 天，不宜超过 7 天。拔管前应试夹管 24 h，观察是否有头痛、呕吐等颅内压增高的表现，若有立即开放引流管，引流期间及时更换敷料及引流瓶。

四、简要步骤

手术简要步骤如图 4 - 6。

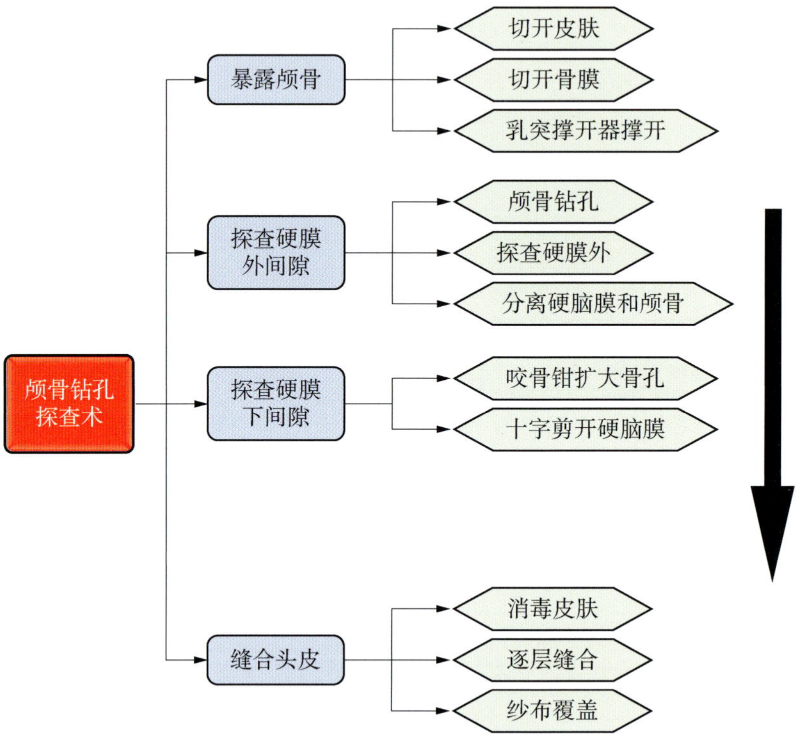

图 4 - 6　手术简要步骤

五、手术视频

见视频 1。

视频 1　颅骨钻孔探查术

第五节 · 去颅骨瓣减压术

当重型颅脑创伤、大面积脑梗死、脑出血等引起难治性颅内高压，经脱水、利尿等降颅压治疗无效时，去颅骨瓣减压术是挽救生命的最后手段和有效措施。

一、去颅骨瓣减压术前规划

(一) 适应证

(1) 重型颅脑创伤瞳孔散大的脑疝患者。

(2) CT 显示脑挫裂伤、出血、脑水肿、脑肿胀和脑梗死等占位效应明显，伴有中线移位和基底池受压，经脱水利尿等一线治疗方案无法控制颅高压，意识障碍进行性加重的患者。

(3) 颅内压>30 mmHg,持续时间超过 30 min 的重型颅脑创伤患者。

(二) 禁忌证

(1) 双侧瞳孔散大固定、对光反射消失、GCS 3 分、无自主呼吸和血压不稳定等濒死的特重型颅脑创伤患者。

(2) 严重脏器功能不全,不能耐受麻醉和手术者。

目前大部分去颅骨瓣减压术采用标准反问号形切口,手术切口开始于颧弓上耳屏前 1 cm,于耳郭上方向后上方延伸至顶骨正中线,与距离中线 2~3 cm 处平行中线向前延伸,然后沿正中线向前至前额部发际内。

二、操作步骤

1. 患者体位

患者置仰卧位,头偏向对侧。

2. 定位切口

头皮切口起自耳屏前 1 cm,颧弓的颞部之上,向上及向后越过耳部上方,绕过顶骨而达正中线,然后继续沿正中线向前而止于发际,可延伸至发际稍下。

3. 消毒铺单

常规消毒铺单,注意消毒范围至少距离切口 15 cm,且耳郭内注意消毒彻底。

4. 切开皮肤

若术前病情严重,急需暂时减压时,可先快速施行小的颞肌下骨窗开颅术,即在原预定以头皮切口的耳前及耳上部分头皮切开,钳夹帽状腱膜翻转止血,剪开颞肌筋膜,肌纤维方向分开颞肌及骨膜,以自持牵引器将软组织张开,行颅骨钻孔并咬除部分颅骨,形成小的骨窗已如前述。清除硬脑膜外或切开硬膜清除硬脑膜下积血,以暂时缓解颅内高压和减轻脑受压和移位;随即按预定计划,施行正规的骨瓣开颅术。

头皮切口延长前,应沿切口线行头皮内加压注入含有微量肾上腺素的生理盐水,并在切口旁两侧并指加压,分段切开头皮,长度以 5 cm 为宜,以减少头皮出血,切开头皮后用头皮夹钳夹以达到头皮暂时止血的目的。

5. 翻转皮瓣

头皮全线切开后,沿帽状腱膜下间隙与肌筋膜或骨膜之间分开,直至全部皮瓣能向前额翻转,创面以电凝止血后,将翻转的皮瓣以纱布保护,并用弹簧拉钩牵引固定。

6. 骨瓣形成

骨瓣应以颞肌附着部作为基底,其内缘近正中线(相距 2 cm 为宜)并与之平行,下缘应较低,在翼点之下经过额骨底部、蝶骨大翼而达颞骨,必要时可将蝶骨大翼外侧部分咬除。除原已施行的颞肌下小的开颅骨窗外,另需间隔 5 cm 做 5 个颅骨钻孔。当颅骨钻孔均已完成后,在锯开颅骨之前,先以剥离器试探钻孔周围的颅骨内板与硬脑膜之间有无粘连,用线锯或者铣刀锯开颅骨,如硬脑膜与颅骨内板有粘连,可用骨膜剥离器划至骨瓣下,骨瓣以纱布保护牵引固定。总的原则是,不论钻孔或锯骨时,都应从不易出血处开始,最后才行容易有较多出血处如矢窦旁或颞前部,以便紧急时能迅速开瓣加以处理。

7. 剪开硬膜

硬膜切开与缝合悬吊完硬脑膜后清除硬膜表面骨末、积血,并以电凝止血。在切开硬膜前应设法降低颅压，除加快静脉输入高渗性脱水剂外，若遇硬膜下呈蓝色，硬膜张力较高时，可先切一小口，排除少量积血，暂时降压后再继续切开；或原已施行颞肌下小骨窗开颅，并已切开硬膜排出积血、颅压已稍降，可将硬膜切口分别向前及向后继续切开，形成弧形瓣，以正中线为其基底，翻向矢状线。但在硬膜张力较高，象征颅压较高时，切开硬膜应先以尖刀刺破硬膜外层，并用脑膜钩或小圆针挑起，再刺破硬膜内层，放入有槽探条，并在其保护下，继续切开硬膜。硬膜切缘应距离骨窗边缘至少 0.5 cm，以便于缝合。硬膜切口外缘应以缝线牵引暂时固定在骨窗旁软组织上，硬膜切缘出血可以电凝止血。

8. 逐层关颅

硬膜可不缝合，为减压也可行硬脑膜与人工脑膜做减张缝合，目的是防止脑皮质与软组织粘连，防止脑膨出，减少脑脊液切口漏，头部切口内的出血或感染可能隔离于硬脑膜之外等。硬脑膜外置一硅胶引流管并经切口旁引至颅外。头皮切口应全层或者分层间断缝合。为减少出血，应采取边松开头皮夹钳边缝合，缝合要求对位良好，且无张力。头部切口消毒后以无菌干敷料覆盖。

三、术后关注要点

术后及时复查头颅 CT 判断颅内伤情，术后患者取平卧位，适当限制头部活动范围，避免压迫去骨瓣后的脑组织，活动及翻身时避免牵拉引流管。密切观察患者生命体征、瞳孔变化，密切观察术后切口渗血渗液等，如放置颅内压探头，可结合颅内压监护有效监测颅内压变化。

四、简要步骤

手术简要步骤如图 4-7。

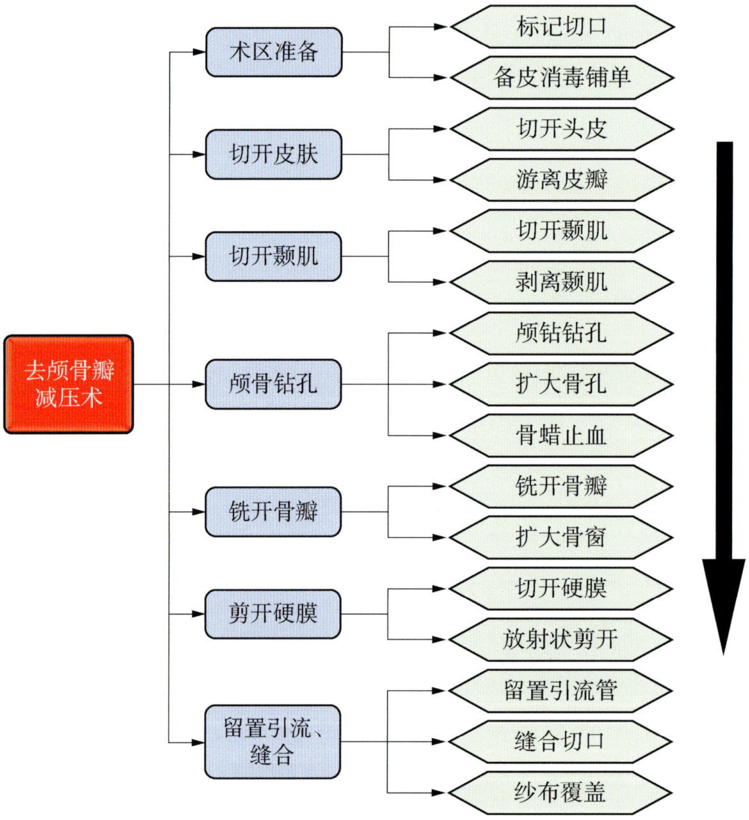

图 4-7 手术简要步骤

五、手术视频

见视频 2。

视频 2　去颅骨瓣减压术

（张永鑫　吴　曦）

参考文献

[1] 钟鑫,宗兆文,贾益君,等.以动物模型为基础的颅脑战伤损伤控制手术模拟训练[J].海军医学杂志,2023,44(7):667-671.
[2] 黄昌尧,徐溥澄.实用神经外科学[M].天津:天津科技翻译出版公司,2018.
[3] 赵继宗.神经外科疾病诊断治疗指南[M].北京:中国协和医科大学出版社,2004.
[4] 周良辅,赵继宗.颅脑创伤[M].武汉:湖北科学技术出版社,2016.
[5] 中华医学会神经外科学分会,中国神经外科重症管理协作组,中国神经外科转化与循证医学协作组,等.高渗盐水治疗脑水肿及颅内高压的专家共识[J].中华医学杂志,2022,102(17):1258-1266.
[6] 程一恒,凌冬兰,许川徽,等.成年人重症脑损伤患者颅内高压护理的最佳证据总结[J].中国实用护理杂志,2023,39(26):2051-2059.
[7] 江基尧.中国颅脑创伤颅内压监测专家共识[J].中华神经外科杂志,2011,27(10):1073-1074.
[8] 宋鲁平,孙炜,吴毅,等.中国重型颅脑创伤早期康复管理专家共识(2017)[J].中华医学杂志,2017,97(21):1615-1623.
[9] 中华神经外科学会神经创伤专业组.颅脑创伤去骨瓣减压术中国专家共识[J].中华神经创伤外科电子杂志,2015,1(2):6-8.

第五章 · 颈颌面部创伤

颈颌面部常处于暴露状态，且不易防护、解剖复杂，神经、血管密集，人体的多种感受器官又聚集于此，与呼吸、消化、平衡等多种功能密切相关。因此该区域的创伤往往可导致听力、嗅觉、呼吸、言语或吞咽等多种功能障碍，且发生后相关生理功能急剧受损，伤员常会出现惊恐、焦虑甚至抑郁等严重社会心理障碍。这种心理问题往往会远重于身体其他部位所受的创伤。

有资料统计，无论平时还是战时，颈颌面部创伤(trauma of the neck and maxillofacial)在战创伤中所占比例不小。萨斯特里(Sastry)等于1982—1987年对139家北美医院的87 174例创伤伤员进行回顾性研究，发现颈颌面部的创伤发生率高达34%。马尔比(Marby)等将1993年10月发生在索马里首都的摩加迪沙之战与先前美军参与的越南战争的伤亡情况进行了比较，发现与越南战争相比，摩加迪沙之战的致命穿透伤也包括头面部，并且两者同样具有较高的致命率(36%∶35%)。俄罗斯联邦卫生部总结其近年来的战创伤，与第二次世界大战相比，头颈面部伤占了44%。据统计，2003年3～4月，美国海军在“伊拉克自由行动”中，海军陆战队和水兵伤员共279人(不包括阵亡和因伤死亡人数)，按解剖部位分类，颈颌面部创伤占10.1%。

颈颌面部在解剖结构和生理功能上的复杂性、特殊性，以及“脸面”在社会活动中的重要性、独特性，都对专科处理有很高的要求，且往往涉及耳鼻咽喉头颈外科、口腔颌面外科、整形外科等诸多专科的共同参与，救治环节中不仅需要抢救生命、减少残疾，同时需要整复畸形、重建功能。由于头部有头盔防护，躯干有防弹衣保护，而颈颌面部属于相对无防护或防护较弱的暴露部位。因此，对于颈颌面部的损伤控制性外科研究，对于提高战创伤的救治成功率具有重要的现实意义。

第一节 · 颈颌面部创伤的诊断

一、颈颌面部创伤的伤情分类

现代战争各式新型武器层出不穷，技术迭代日新月异，使得现代战争中的伤情结构发生显著变化。布莱恩 · J. 伊斯特里奇(Brian J. Eastridge)等于2012年分析了包含美军“伊拉克自由行动”(Operation Iraqi Freedom, OIF)及“持久自由行动”(Operation Enduring Freedom, OEF)等在内的连续10年(2001—2011)的各类大小战争中产生的4 596名战场死者数据，分析结论得出近75%的伤亡与爆炸物碎片和枪伤有关。布雷特 · D. 欧文斯(Brett D. Owens)等根据2001年10月～2005年1月在OIF和OEF中的1 566名伤亡人员的6 609处战伤分析数据，发现颈颌面部创伤占比为13%，枪弹伤比例为18%，而爆炸伤比例高达78%，高于第二次世界大战、朝鲜战争、越南战争等以往大规模冲突。

基于乌克兰国家军事医学临床中心接收的伤员数据，阿纳托利 · 卡兹米尔丘克(Anatoliy Kazmirchuk)

等发文介绍了 2022 年 2～4 月俄乌冲突中乌军伤员伤情分布，并与 2014—2021 年武装冲突的 6 353 名伤员的致伤机制分布进行了比较，结果显示两个时间段的穿透性爆炸伤比例相同(75%)；2022 年 2～4 月爆炸伤比例有所升高，为 16%(2014—2021 年仅为 9%)；而枪弹伤占比有所下降，为 8%(2014—2021 年为 14%)。

战场环境下，颈颌面部创伤通常不仅仅是单一软组织损伤，常同时合并咽喉、气管、食管、眼、颅脑及颈椎和脊髓损伤。因此，早期伤情评估和分类务必全面、细致、准确、快速。按致伤因素分类，颈颌面部创伤可分为火器伤(firearm wounds)和非火器伤两大类，前者又可进一步分为枪弹伤(shotgun wounds)、爆震伤(blast wounds)；按致伤类型分类，可分为闭合性创伤、开放性创伤和贯通伤等。值得注意的是，各分类方式之间可同时存在(如火器伤也可同时为贯通伤)，灵活掌握各种常见分类方法，而不拘泥于某种特定分类，有利于检伤分类时对伤情作出综合判断。

按致伤因素分类如下。

(一) 火器伤

火器伤既可是贯通伤，也可是非贯通伤。非贯通伤是高速投射物击中人体并存留于体内所形成的只有入口而无出口的创伤。在相同致伤条件下，非贯通伤由于致伤投射物将能量全部消耗在组织内，故伤情常比贯通伤更严重。高速投射物致伤时，除投射物的直接致伤作用外，产生的冲击波效应、瞬时空腔效应等致伤因素，还可造成邻近甚至远离伤道组织器官的并发损伤，这种伤道外的并发损伤是现代火器伤的一个重要特点，且这种损伤更为隐蔽，容易漏诊、误治。

约翰 · 布伦南(John Brennan)等对 OIF 期间伊拉克巴拉德美国空军战区医院 30 个月内施行的 112 例颈部穿透伤探查术进行了回顾性分析，发现高达 98%为火器伤(弹丸、爆炸物碎片或其他高速投射物所致)，其中颈部 1 区(分区解剖示意见图 5-7)损伤发生率为 10%，2 区损伤发生率为 77%，3 区损伤发生率为 5%(分区解剖示意图见图 5-4)；1、2 区合并损伤发生率为 5%，2、3 区合并损伤发生率为 3%。术中探查发现需要损伤控制性手术者占 69%(77/112)。

1. 枪弹伤

了解枪弹伤的致伤机制，必然需要了解其基本物理学知识。弹道学(ballistics)是研究各种弹丸或其他发射体从发射开始到终点的运动规律及伴随发生的有关现象的学科。弹道是指各种弹丸或抛射体从发射起点到终点的运动轨迹。弹道可分为以下三种：①内弹道(internal ballistics)：弹丸自发射到离开枪口之间的运动情况，在此阶段，弹丸获得最大动能；②外弹道(external ballistics)：弹丸在离开枪口向靶标行进过程中的运动情况；③终端弹道(terminal ballistics)：弹丸击中目标后的运动情况。

终端弹道决定了弹丸的杀伤威力，而弹丸最终杀伤威力主要取决于三个因素：①枪口动能[muzzle energy，$E_k=\frac{1}{2}mv^2$，其中 E_k 是弹丸的枪口动能(J)，v 是弹丸的枪口速度(m/s)，m 是弹丸的质量(kg)]；②子弹本身设计形式，如成分、形状、外壳、重量分布等；③靶组织组成及弹性。

由以上公式可看出，枪口速度在很大程度上决定了子弹的枪口动能。熟悉常见枪弹的基本参数，有助于在战场环境下对枪弹伤伤情做出判断(表 5-1，foot-pound，英尺镑，简称 ft · lb 或 lb · ft，约等于 1.355 8 J)。

表 5-1　美军常见制式武器的口径、枪口速度和能量

口径	枪口速度	能量(ft · lb)
0.32	745	140
0.357	1 410	540

（续表）

口径	枪口速度	能量(ft · lb)
0. 38	855	255
0. 44	1 470	1 150
0. 45	1 850	390
9 mm	935	345
0. 243 Winchester	3 500	1 725
M16(0. 223 cal 或 5. 56 mm)	3 650	1 185
7. 62 Nato rounds	2 850	1 535
AK47	3 770	1 735

注：摘自 Resident manual of trauma to the face, head, and neck, 1st edition, 2012。

弹丸的偏航(yaw)是指弹丸绕行进轴的偏转程度。如果偏航很小(即弹丸仅轻微偏向)，子弹近似垂直于身体表面进入，则子弹将穿过组织，而传递的能量较低。而产生翻转(tumble)、形变(deformation)和碎裂(fragmentation)作用的弹丸常常会造成更广泛的周围组织损害(图 5-1)。在所有情况下，都需要对创伤部位进行全面而细致的检查，避免遗漏伤口。

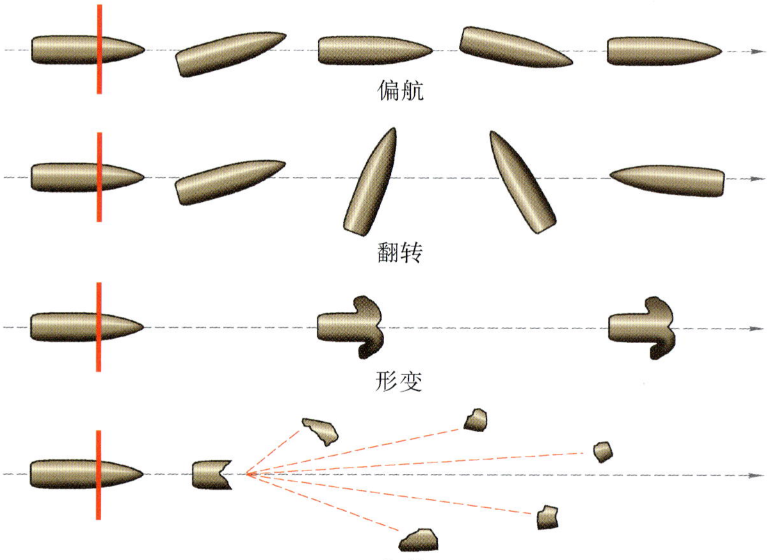

图 5-1　弹丸被射出后的四种变化特点

2. 爆震伤

爆震伤(blast injury)是炸弹、气浪弹、鱼雷、核武器等超高能武器产生的冲击波(shock wave)对人体直接或间接作用而造成的创伤，爆震伤可以发生在陆地、空中或深海等空间位置。尽管现代战争中防弹衣和战斗战术有所改进，但战场上绝大多数最复杂的创伤仍然由爆炸装置造成。早在数十年前，美国和英国的军医们就已经意识到，当专注于显而易见的伤口时，可能会错过“看不见的”创伤。小的穿透伤有时是潜在致命性创伤的唯一线索。爆炸压力波(原发性爆炸创伤)可对眼、耳、肺、心血管、肌肉骨骼和神经系统造成隐匿性创伤。

爆震伤的危害可概括为以下几方面。

（1）爆炸压力波可通过强烈的压缩力和剪切力直接造成组织损伤。

（2）爆炸物碎片可造成穿透伤和钝性伤害。

（3）爆炸物碎片携带的热能可导致组织烧伤。

（4）爆炸物携带的有毒物质可引起接触性、吸入性损伤或全身中毒。

（5）伤员经历爆炸事件后可能产生的即时或延迟心理创伤同样不可忽视。

（二）非火器伤

1. 开放性非火器伤

锐器伤（如切割伤、刺伤）多见。锐刀器对颈部软组织的切割或刺入组织造成的损伤。由于创伤部位不同，症状不一（图 5－2）。常见原因如下。

（1）刀砍伤：刀砍伤是颈部切割伤中最常见的致伤原因。战场情况下多见于短兵相接时的肉搏战。

（2）锐器切割：这类切割伤多为玻璃、锐利铁器等所致。有时也可能是爆炸物炸碎玻璃等易碎物而产生的二次间接伤害。

（3）刺伤：刺伤是一类特殊的切割伤，可以是刀（匕首）、剑等各种尖锐器物所致。特点是皮肤进口小，但致伤部位较深。刺伤除皮肤裂口外，常常伴有深部组织（包括肌肉、血管、神经以及气管和食管）创伤，严重者可致生命危险。

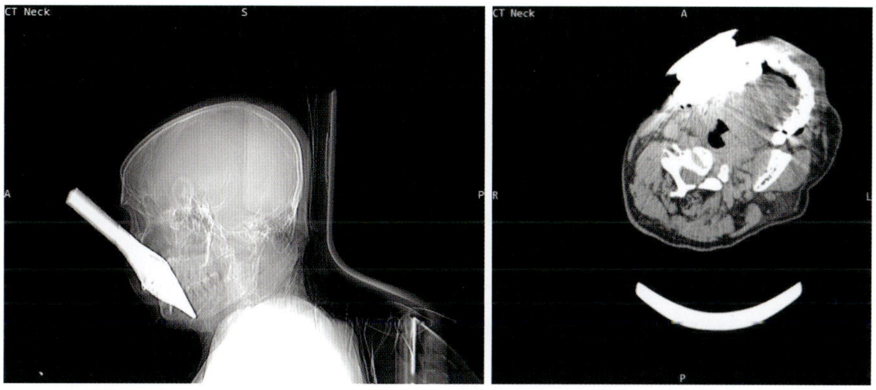

图 5－2　一例右侧颌面部刀刃型锐器伤伤员的 CT 影像

2. 闭合性非火器伤

颈部闭合伤一般是指没有皮肤裂口的创伤。钝挫伤最大的特点是皮肤没有裂口，可因舌骨或喉软骨骨折而出血，喉支架塌陷，同时喉内黏膜水肿而出现窒息。由于不能直观地看到受损伤的部位和结构，因此对伤情的判断有时较为困难，有遗漏严重并发症的危险。水肿高峰常在伤后 4～6 h 出现，最大的危险是喉或气管破裂，可很快发生气肿，气肿从伤口扩展到纵隔，有大静脉受压和张力性气胸的危险，而破裂的位置往往难以确定。颈部撞击伤还可引起颈椎或颈髓的损伤，从而导致严重的并发症。

颈部顿挫伤的治疗因伤情不同而异，轻者只需休息及对症处理即可。有皮下血肿者可在早期（24 h 内）局部冷敷，以减少出血。以后改为热敷来帮助淤血吸收。一般情况下不做穿刺抽吸，以防引起深部的感染。应予以颈部制动。如有大血管或气管、喉等器官的损伤，则给予相应处理。

二、颈颌面部创伤的伤情评估和战现场急救程序

准确的伤情评估和诊断是检伤分类及治疗的基础，2017 年 8 月定稿的《我军战伤伤情评估和诊断方法的专家共识》推荐使用 MARCH 顺序法进行快速伤情评估，依次评估伤员有无致命性大出血、气道阻

塞、张力性气胸和开放性气胸、循环功能障碍和低体温,且应在伤情评估的同时对致命性伤情进行处理。

(一)现场环境评估

现场环境安全是开展战场伤员评估的首要前提,避开双方交火区域或寻找有效掩体,接近伤员并规划将伤员安全转运出战场的路线。现场环境评估主要包括"四个确定"。

(1)确定携带防护装备:在战创伤救治过程中,医护人员要时刻注意自身防护,防止遭遇敌方袭击。

(2)确定现场安全:战场环境复杂,随时可能引发二次爆炸,医护人员要确保自身安全,才能有效开展救援救治。

(3)确定受伤机制:受伤机制的确定有利于发现隐藏的损伤,战场环境下颈颌面部创伤常见的受伤机制包括爆震伤、烧伤、枪弹伤等,复合伤发生率较高,弄清受伤机制后对后续救治有很大帮助。

(4)确定伤员数量:当了解受伤机制后,需要进一步确定伤员数量,以便指挥员决定是否需要额外人员或者资源支援、是否需要特殊救援救治装备。

(二)初步评估

由于战场环境条件限制,现有的医疗设备仅限于医护人员携带到前线,医护力量较薄弱,而且伤员往往批量送达,无法立刻对伤员进行全面系统评估。简单的初步评估也是十分重要的,目的是按照伤员病情轻重程度排序,确定有无气道阻塞等短时间内致死的伤情,以便立即展开紧急救治及有序后送,除非有气道阻塞或心搏骤停等危及生命的病情需要立刻救治,否则不要中断初步评估。

1. MARCH 顺序法

战现场伤情评估需在无敌人火力威胁的情况下进行,推荐使用 MARCH 顺序法进行快速伤情评估,依次评估伤员有无致命性大出血、气道阻塞、张力性气胸和开放性气胸、循环功能障碍和低体温,且应在伤情评估的同时对致命性伤情进行处理。

2. START 法

START 法广泛应用在灾害救援中评估批量伤员,美国、英国、澳大利亚及部分北约国家的军队战时也使用此方法进行检伤分类。该评估方法可概括为"30-2-can-do"法则。其中"30"是指呼吸频率是否超过 30 次/min,"2"是指毛细血管充盈时间是否大于 2 s,而"can-do"是指伤员是否可听从命令行走。通过评估将伤员分为四类,即紧急处置、优先处置、常规处置和期待处置,分别为伤员佩戴红、黄、蓝、黑四种颜色的标识,并据此确定伤员救治和后送顺序。

(三)颈颌面部创伤的伤情评估

1. 气道评估

对伤员进行气道评估的目的是了解伤员呼吸状态,识别存在和潜在的呼吸障碍,应从气道完整性、呼吸运动、呼吸频率、呼吸深度和节律、呼吸音及呼吸道分泌物等维度综合评估。

战场环境下可依据一些特殊症状和体征评估气道阻塞的程度,主要表现为吸气性呼吸困难、吸气性喘鸣(当声门下黏膜肿胀时,可产生犬吠样咳嗽)、吸气性软组织凹陷、声音嘶哑;根据病情轻重可分为 4 度。

(1)Ⅰ度:平静时无症状,活动时有轻度吸气性呼吸困难。

(2)Ⅱ度:安静时有轻度吸气性呼吸困难,活动时加重,缺氧症状不明显。

(3)Ⅲ度:吸气期呼吸困难明显,喉鸣音较响,胸骨上窝、锁骨上窝等软组织吸气期凹陷明显,称"三凹征"。伤员常因缺氧而出现烦躁不安、脉搏加速、血压升高。

(4)Ⅳ度:极度呼吸困难、发绀、脉搏细弱、心律失常、血压下降,如不及时抢救,可因窒息或心力衰竭而死亡。

（四）颈颌面部创伤的战现场急救程序

颈颌面部创伤急救的重点是在战场上利用现有材料，对颈颌面部战创伤进行气道管理、止血、抗休克治疗、包扎、固定、搬运后送等初步急救处理的过程。战现场急救技术并不复杂，所用器材也较为简单，如制式三角巾、绷带、止血带等，甚至可现场就地取材，取树枝、木棍、布料等临时应急使用。

现场急救一般按以下基本程序进行。

（1）评估现场环境：快速接近伤员，立即脱离危险环境，避开火力直接打击。

（2）快速验伤：主要检查伤员意识、呼吸，以及有无出血、骨折、窒息等情况。

（3）快速判断：是否遭受核辐射（nuclear radiation）或战用毒剂如芥子气、氯气（chlorine）等生物化学武器侵袭，对核辐射和化学毒剂做初步洗消。

（4）快速解除呼吸道梗阻：快速解除伤员上呼吸道阻塞、分泌物多等呼吸道梗阻因素，应用手指抠出法或海姆立克法等，将伤员气道内血液、痰液、呕吐物或异物排出，并快速应用仰头提颏法等给予伤员吸氧。必要情况下可行环甲膜切开术，待呼吸困难缓解后再改行常规气管切开术。

（5）快速处理：快速对创伤部位进行止血、包扎、固定。

（6）快速后送：准备好搬运工具，及时后送。

三、颈颌面部创伤的治疗原则

在初步评估中，高级创伤生命支持（advanced trauma life support，ATLS）指南要求对伤员进行快速而彻底的初步评估。除了控制明显的大出血，还应通过气管插管、环甲膜切开术或气管切开术来重点确保气道安全。气道保护对于颈部穿透伤的患者尤其重要，因为血肿或水肿会导致病情急速恶化。颈颌面部创伤一般同外科创伤救治原则。根据其创伤特点及伤员具体情况应注意以下几点。

（一）保持呼吸道通畅

尽快去除口、鼻、咽喉部异物、血块、黏痰或呕吐物。使用仰头提颏法，将舌拉出，或放置口咽通气管，或插入麻醉插管。对于喉气管开放性损伤伤员，可自伤口内直接置入插管，以保持呼吸道通畅，然后再做气管切开术。如为闭合性喉气管创伤，则行常规或低位气管切开术。

原则上来说，Ⅰ度呼吸困难需要严密观察病情，积极处理原发疾病；Ⅱ度呼吸困难需要给予激素、抗生素对症治疗，密切观察病情，做好气管插管或气管切开准备；Ⅲ度呼吸困难应考虑气管插管、面罩给氧或气管切开，若病情紧急，应尽早行环甲膜切开术；Ⅳ度呼吸困难应立即行环甲膜切开术紧急开放气道。

（二）止血和抗休克

颈颌面部血管丰富，又有重要大血管，损伤时常有大量出血，如不及时止血和抗休克治疗，可导致伤员死亡。止血应根据不同部位及现场条件进行，如压迫止血、结扎止血。如重要血管损伤不能结扎，可进行血管修补或移植。近颅底深部血管、颅内无法结扎的血管、外伤性假性动脉瘤或动静脉瘘，有条件时可用采血管介入技术，如血管内放海绵或弹簧圈栓塞治疗。在止血同时应积极输血输液预防休克。

（三）加强抗感染意识和处置

颌面部含气窦腔丰富，腔内常有定植细菌存在，咽喉部又与食管气管相通，伤后容易发生感染。在处理与窦腔相通伤口或喉气管开放性伤口时，应尽量一期清创缝合，消灭瘘口及死腔，通畅引流；同时全身抗感染及加强局部换药，以减少感染概率。

（四）尽可能保留组织或器官

耳鼻咽喉及颌面部为构成面容及呼吸、发音、吞咽等功能的重要部位，在处理伤口时应尽量保存有活力的组织，按解剖关系进行缝合。喉气管软骨骨折错位应予以复位缝合，喉气管腔内放置支撑器，以预防瘢痕狭窄。面神经、喉返神经损伤应尽量争取吻合以减少面瘫或声嘶、饮水呛咳或呼吸困难等后遗症。

（五）营养支持

颌面、咽喉及食管损伤后会严重影响吞咽功能，疼痛刺激，唾液分泌增加，唾液流失量也随之增加。除输液补充外，应早期留置鼻胃管给予足够营养支持，这对减少创伤后脓毒血症等并发症有积极意义。对一些严重复合伤者，临床上常出现胃肠道功能紊乱，造成肝功能受损，全身营养代谢障碍，自身抵抗力下降，脓毒血症加重，消化功能进一步恶化，严重影响预后。因此，加强营养支持不容忽视。

第二节・颈颌面部的解剖特点

颈颌面部的解剖特点决定了该部位受伤的特殊性。首先，该部位是呼吸道的起始部位，受伤后容易导致呼吸困难甚至窒息，特别是颈部、喉、气管等处的创伤，一般需紧急处理。其次，颈部有颈内、外动脉等重要血管，且位置相对表浅；颌面部又是血运丰富的区域，所以颈颌面部一旦出现严重的多发性创伤，出血量往往较大，可导致伤员短时间内大量失血，甚至休克、死亡。在严重的颈颌面部创伤，或者合并其他部位的多发伤伤员中，有效的气道管理和大出血控制往往对伤员的救治起着决定性作用，应优先考虑。

一、颈部的解剖特点

颈部是连接头颅和躯干的部分，重要结构多，毗邻关系复杂。在战创伤时，颈部最易致伤的结构有气管、大血管（颈内、外动静脉等）、重要神经（迷走神经、舌咽神经、喉返神经等）（图 5－3）。如果这些部位的

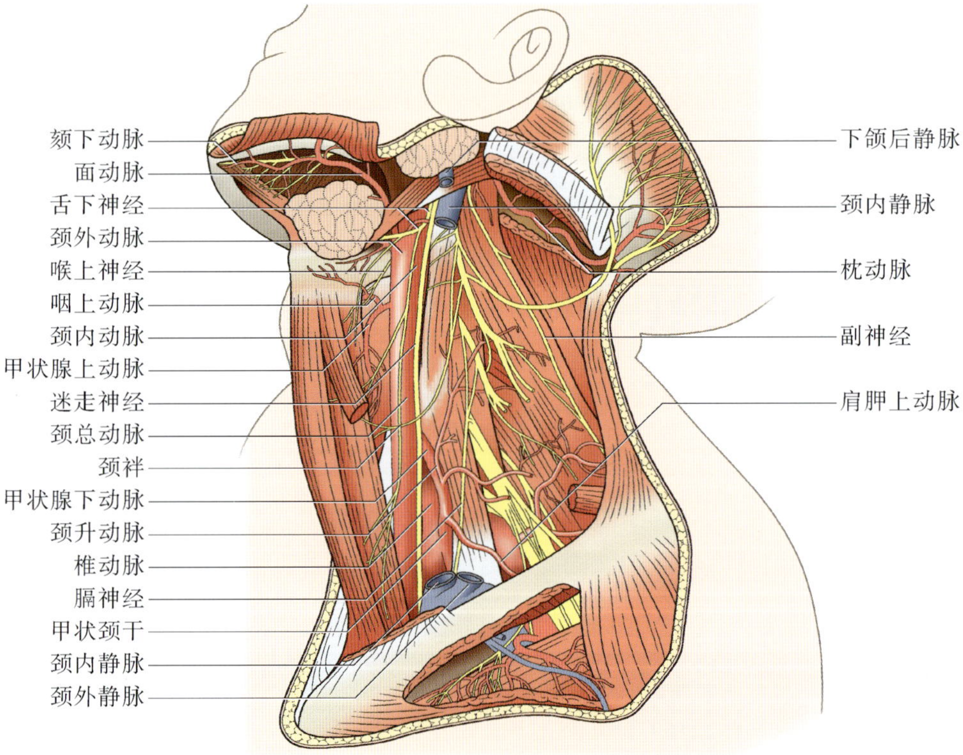

图 5－3　颈部解剖

创伤处理不当或不及时，可很快发生呼吸道梗阻或大出血，从而危及生命。

（一）五大功能组

（1）呼吸道：咽、喉和气管。

（2）主要血管：颈总动脉、颈（内、外）动脉和颈（内、外）静脉等。

（3）消化道：咽和食管。

（4）颈部重要神经：迷走神经（颈段）、舌咽神经等脑神经、喉返神经等。

（5）颈部骨性结构：颈椎、下颌骨和茎突。

（二）两个三角区

胸锁乳突肌将颈部分成前、后两个三角区，前三角区包括血管、神经、气管、食管和唾液腺，后三角区则包括颈椎和肌肉。

颈阔肌是颈部浅层和深层结构之间的边界。如果创伤没有深入颈阔肌，则不被归类为颈部穿透伤。由于颈横静脉在颈阔肌浅表走行，切断后可致大量出血，但很容易被直接压力控制，而且可以通过简单的结扎来控制出血。

（三）三个解剖区（图 5－4）

1. 一区

一区为 3 个解剖区中最近心端的区域，下起锁骨/胸骨切迹下方（包括胸廓入口），上至环状软骨中点所在水平面。该区域内的结构包括：①颈总动脉近端；②椎动脉和锁骨下动脉；③锁骨下静脉、无名动脉和颈静脉；④气管；⑤喉返神经和迷走神经；⑥食管；⑦胸导管。一区的血管创伤救治具有挑战性，死亡率很高。

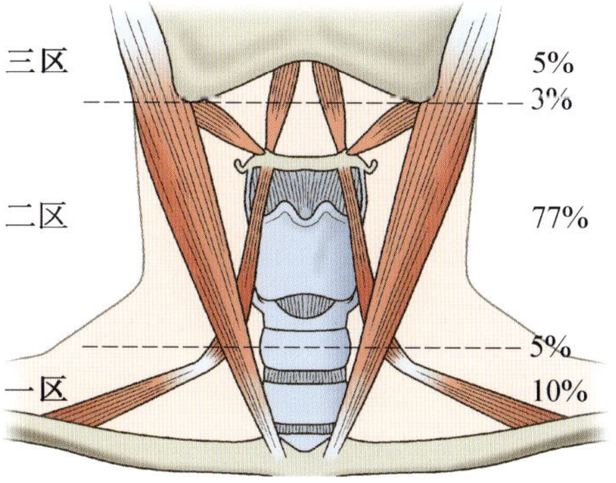

图 5－4　在评估颈部创伤时，可将其分为三个解剖区，以便进行快速的初步评估，并根据每个区域手术探查和出血控制的特点进行损伤控制；由近心端至远心端，分别为一区、二区、三区

2. 二区

二区下界位于环状软骨中点所在水平面，上界位于下颌角所在水平面。该区域创伤一般可方便地选择垂直或水平方向的颈部探查切口，包括：①颈动脉；②颈静脉和椎静脉，咽和喉；③气管起始段；④喉返神经和迷走神经；⑤脊髓。

3. 三区

三区位于下颌角所在水平面与颅底之间。三区的解剖结构包括：①颈动脉颅外段和椎动脉；②颈静脉；③脊髓；④第Ⅸ～Ⅻ对脑神经；⑤交感干。由于颅面骨骼的存在，手术进入三区很困难，故此区域血管创伤的外科救治很具有挑战性，颅底损伤的相关死亡率很高。高位颈动脉损伤可能需要进行开颅手术探查止血。

以上分区对战创伤急救具有重要的实际指导意义：由于胸骨的原因，手术进入一区时，可能需要劈开胸骨或开胸探查来控制出血；倘若二区遭受穿透伤，当伤员出现进行性或巨大扩展性血肿、喘鸣或广泛性皮下气肿，应立即手术探查，否则可能因大出血或气道梗阻而使伤员迅速毙命；手术进入三区时，可能需要开颅，或是下颌骨截断术、下颌骨前移术等术式；无论是一区还是三区的创伤，手术处理的难度都较大，故对生命体征相对稳定的伤员，在密切观察伤情的前提下，应争取完善 CT、内镜等辅助检查明确诊断，制订周全的治疗方案。

二、口腔颌面部的解剖特点

（一）血运丰富

口腔颌面部血运丰富，一方面，组织再生修复与抗感染的能力较强，创口易愈合；另一方面，由于血运丰富，伤后一般出血较多，可发生出血性休克。有时也会出现仅有面部中小型裂伤，但出血波及全面部，造成貌似严重损伤的情况；此外，面颈部组织疏松，出血在组织间隙内扩散，容易形成血肿。面部组织水肿反应快而明显，如口底、咽旁、舌根等部位损伤，可因血肿、水肿、组织移位、舌后坠、血凝块和分泌物的阻塞等而阻塞呼吸道，甚至引起窒息。

颌面部受伤后，应按伤口处置原则，争取在6～12 h内做好清创缝合，以降低感染率，提高伤口的一期愈合率。但针对多发伤，应首先进行危及生命的伤情救治，尽快对颌面部伤口做简单的缝合或包扎。较为复杂和细致的手术，如缺损的整复手术、面神经修复等，应留待伤员整体情况好转后进行。由于颌面部血供丰富，抗感染能力较强，面部伤口即使在伤后48 h，甚至更长一些时间，只要创面无明显感染，仍可在彻底清创后进行初期缝合，但应放置引流管并适当应用抗生素。若伤口已有明显感染，清创后应予延迟缝合，创面可进行湿敷，并控制感染。

（二）呼吸道开口

口腔颌面部是呼吸道的开口部位，伤后常因局部组织肿胀、损伤组织移位（如舌后坠、上颌骨骨折后下坠、下颌骨骨折后错位等）、口咽部的血凝块、牙齿碎片和骨折游离碎片的阻塞、口咽部的血液或分泌物，抑或是伤员坠海后海水的误吸等造成阻塞性窒息和吸入性窒息。因此在创伤的现场救治中，首先要清除口鼻部及咽腔的异物、凝血块和分泌物等，牵出后坠的舌体，悬吊下坠的上颌骨块，必要时行紧急气管插管或者气管切开术，以确保呼吸道的通畅。

（三）面神经和涎腺

面神经颅内段损伤的常见原因是颅中窝岩骨部及乳突部的骨折，当颅面部骨折线累及颞骨岩部时，往往损伤面神经和听神经，出现周围性面瘫、听力丧失、眩晕或平衡障碍等，因此，颌面伤伴有侧颅底骨折时应注意是否有面神经损伤。而面神经颅外段走行于面部皮下和腮腺组织内，位置表浅，易遭受损伤。面神经损伤性面瘫可影响面部容貌，造成口、眼闭合障碍，妨碍口、眼功能，难以后期康复。因此在面部挫裂伤时，应注意检查是否存在面神经断裂损伤情况，尽可能在初期清创时进行吻合修复。腮腺及其导管位于面颊部皮下，表浅而易受到损伤。下颌下腺和舌下腺有下颌骨的保护，故受到创伤的概率相对较少。腮腺损伤的主要原因是面部裂伤或挫裂伤，面颊部纵裂伤伤员，要注意检查有无腮腺腺体损伤，特别是腮腺导管的损伤。当腺体或导管受到损伤后，会引起涎漏或导管瘘，影响伤口愈合，也可形成腮腺潴留性囊肿，初期清创中应注意探查并处理（图5-5）。

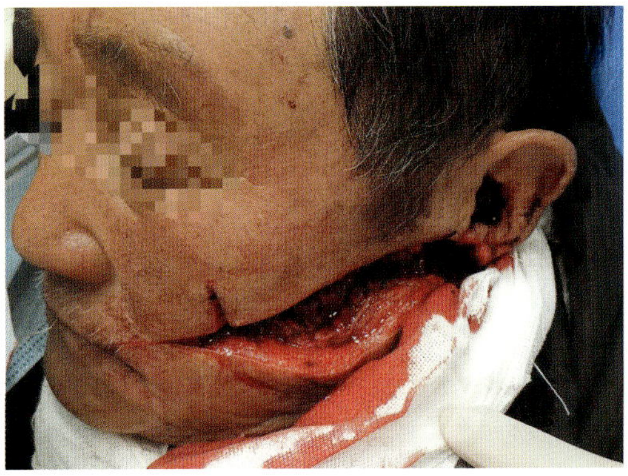

图5-5 颌面部开放性锐器伤，腮腺外露

（四）毗邻重要结构

口腔颌面部上接颅脑，下接颈部，严重的口腔颌面部损伤，常可合并颅脑创伤、颅底骨折、颈椎损伤、眼球损伤和颈部大血管损伤等。颅脑创伤包括脑震荡、脑挫裂伤、颅内血肿等，其主要临床表现是伤后有昏迷史。颅底骨折时可有脑脊液鼻漏或耳漏。颈椎损伤常见的为寰枢椎的脱位或骨折，而严重的颈椎骨折可引起高位截瘫。眼球的损伤处理不及时常导致失明，甚至因感染的坏死眼球摘除不及时而引起颅内感染，危及生命。颈部大血管损伤后可能引起动静脉瘘或假性动脉瘤。因此，严重的口腔颌面部损伤要掌握抢救主次，应以抢救生命为主，特别是伴发颅脑创伤的救治，在生命体征平稳后，再行面部损伤的确定性治疗，同时关注其他重要组织、器官的损伤救治。

第三节 · 颈颌面部创伤的分类、特点及注意事项

按创伤部位分类，颈颌面部损伤可分为颈部、口腔颌面部、耳、鼻、咽喉及气管等处的损伤；按致伤因素分类，可分为枪弹伤、爆炸伤、刃器伤、烧伤等；按伤型分类，可分为贯通伤、穿透伤、擦伤、撕裂伤、切线伤等。临床实践中，往往需要根据不同的致伤因素，结合伤员的具体伤势进行具体分析和救治。针对伤情严重的伤员，应"先救命，后治伤"，即优先处理可能危及生命的致伤因素，设法维持伤员主要生命器官的功能，恢复其已经受损的生理状态，挽救生命。总的来说，在战创伤中，颈颌面部创伤除了可能带来致命的气道阻塞，其丰富的血供还可以造成难以控制的出血，且往往较难处理。

简易爆炸装置（improvised explosive devices，IED）是现代战场环境中常见的致伤因素来源，有回顾性分析显示，OIF 和 OEF 中约 78%的战斗伤亡来自 IED。IED 具有二次爆炸效应——其产生的高速爆炸物碎片，击中人体所造成的"小型穿透伤"，表面上看可能并不太起眼，但可能潜藏致命性伤害。

一、耳部及颞骨损伤

单纯的耳部及颞骨创伤（trauma of the ear and temporal bone）往往较少威胁生命，但此部位若损伤较重，则通常可合并颅脑创伤。因此，在处理耳部及颞骨创伤时，需着重评估伤员的生命体征、意识及瞳孔的变化。若救治时伤员已出现昏迷、意识不清等症状，则应在抢救的同时尽快完善相关神经查体。在生命体征平稳及颅脑创伤控制的前提下，可考虑予以后续处理（图 5-6）。

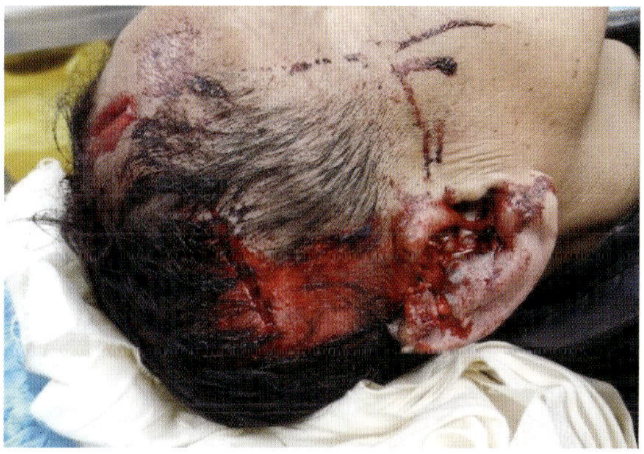

图 5-6　一例耳郭撕裂伤合并颅脑创伤伤员

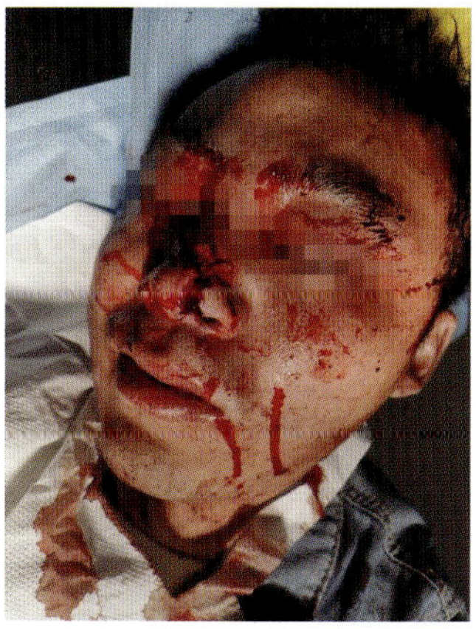

图 5-7　一例开放性鼻部外伤伤员

二、鼻部创伤

鼻部突起于颜面中部，在战时极易受到外伤，解剖学上自鼻根部至前鼻孔各部分软组织均可能受到各种致伤因素的打击而发生不同程度的损伤。鼻部一般软组织伤在鼻部外伤中较为常见，根据致伤原因可以分为非火器性伤和火器性伤；根据伤口情况可以分为闭合性伤和开放性伤；根据是否合并骨与软骨的损伤分为单纯软组织伤和鼻部多发伤。处理鼻部软组织伤时需要注意，创伤严重程度并非取决于致伤范围的大小，而是与外伤性质有关。如范围较大的切割伤，只要早期予以正确清创缝合处理，预后往往较好；而有些非贯通伤（盲管伤）伤口，看似伤口很小，但组织内部可能损伤广泛而严重，预后反而较差。鼻部软组织伤的救治重点是尽量维持鼻部外观，

减少鼻部出血，对于局部软组织缺损较大的伤员，在前方紧急处置后应尽早后送，以及时获得专科规范化治疗(图 5－7)。

(一) 临床表现与伤情判断

鼻部遭受钝器打击后常出现鼻部闭合性创伤，除可出现局部皮肤表皮擦伤、软组织挫伤、血肿形成外，常伴有鼻腔出血、鼻骨骨折、眼眶周围软组织血肿，甚至眼眶骨折等。因此，检伤过程中除了检查外鼻及鼻腔，还应特别注意伤员眼球运动情况、牙齿咬合关系是否正常、颜面是否对称等，以便初步排除有无合并颜面部骨折。若鼻部遭受锐器损伤或爆炸物致伤，常存在开放性伤口，应重点注意伤口深度、受损情况、局部软组织缺损范围等。

鼻部火器伤具有损伤入口小、弹道复杂、组织热损伤重等特点。常常出现伤情与检查所见不符的情况，为避免漏诊、误诊，检伤时要重点注意伤口形状(明确是贯通伤还是非贯通伤)、深度、伤口内有无重要神经血管损伤、是否有弹片等异物存留、有无上气道阻塞等。同时，应特别注意有无上呼吸道烧伤，尤其是在伤员出现明显上气道阻塞之前，应提前判断是否存在上呼吸道烧伤，注意有无鼻毛烧焦及鼻腔黏膜颜色改变，如果存在上述情况，提示有气道烧伤可能，应做好气管插管、气管切开术等相关准备。

三、颈部创伤

由于颈部处于上接头颅、下连躯干的特殊位置，且是大血管(如颈内、外动静脉等)、神经(迷走神经、喉返神经、舌下神经、颈交感干等)、气道(喉、气管)、食管等重要器官集中的部位。战时多为火器伤，伤情累及颜面、颅内和上胸的重要器官，可导致危及生命的大血管损伤、颈部重要神经损伤、气道阻塞，故伤员一旦颈部受伤落水，除非只涉及表浅软组织损伤或一些闭合性损伤，否则无法及时抢救，救治成功率极低。即使对于轻微的颈部开放性损伤，由于海水具有高渗性、多菌性及低温性的特点，伤口也更易感染，组织坏死、肿胀程度明显重于其他类型的伤员，易对局部大血管或气道产生压迫，影响通气或阻碍头颅供血，如抢救不及时也有生命危险。

四、口腔颌面部创伤

(1) 口腔颌面部血供丰富，组织的抗感染能力和再生能力强，伤口易于愈合，所以口腔颌面部的伤口在伤后 48 h 之内如果无明显的感染迹象，可在清创后做一期缝合。而在清创缝合时可尽量保留组织，这样瘢痕少，不影响美观，这一点与全身其他部位伤口的处理有所不同。然而由于血供丰富，伤后出血多，水肿出现得也快，程度也比较重，口腔颌面部受伤后其外形与实际伤情有时不完全一致，如在口底、咽旁、舌根部的水肿可影响呼吸道的通畅，甚至引起窒息。

(2) 口腔颌面部腔洞较多，如口腔、鼻腔、鼻窦等。这些腔洞中常有大量细菌存在，伤口如果通到这些腔洞，容易继发感染，因此，在清创缝合伤口时，应尽早关闭伤口与这些腔洞的通道。

(3) 口腔颌面部在呼吸道的上端，如口底、咽旁及舌根等部位受伤后，可因组织移位、水肿、舌后坠，分泌物或血凝块的阻塞等原因造成呼吸道梗阻；颌面部的上部为颅脑，上颌部损伤容易并发颅脑创伤，如脑震荡、脑挫伤、颅内血肿和颅骨骨折。颅底骨折时可有大出血，脑脊液由鼻孔或耳道流出；口腔颌面部下部为消化道起始部，损伤后会严重影响咀嚼和吞咽功能。口腔是消化道入口，损伤后常妨碍正常饮食，需选用烹调精细的饮食和特殊的进食方法，如管饲、胃造口等，以维持伤员的营养，注意保持口腔清洁卫生，预防口腔感染。

(4) 颌面部有众多的表情肌、感觉和运动神经分布，因此，口腔颌面部发生损伤后，应尽量使其修复完整，或力争给予整形。

五、颈颌面部战创伤救治过程中的注意事项

(1) 颈颌面部创伤，尤其是昏迷或意识不清的伤员，应针对相关病史、症状及体征，重点排查有无合并颅脑创伤，并予以相应处理，而不可随意应用止痛剂或镇静剂。

(2) 若出现气道阻塞，应立即采取气管插管、气管切开术等急救措施，以保障气道通畅。

(3) 若合并大出血，应采取包扎、缝合或填塞等简易措施予以止血。

(4) 如怀疑颈动脉等大血管破裂出血，在止血的同时应立即开放静脉通路补液、输血，稳定循环。

(5) 如怀疑合并颈椎创伤，切不可随意搬动头颈部，应采用颈托等支具固定。

第四节・颈颌面部创伤的损伤控制性外科处理技术及要点

严重的颈颌面部创伤将使伤员面临危及生命的并发症，如气道阻塞、大出血甚至失血性休克。这需要高效而迅速的诊断、决策及治疗，以及外科医生和麻醉医生之间的充分配合。出血是该部位创伤后死亡的主要原因之一。在最初的创伤之后，低温、酸中毒和凝血障碍（“致命三联”）的发生将进一步导致严重失血性创伤伤员的不良预后。在过去几年中，损伤控制性手术（DCS）和损伤控制性复苏（DCR）的新策略在急危重症伤员的管理中越来越受到重视。DCS 可以被看作是对出血和污染的快速控制、对伤口的暂时性闭合、在重症监护病房（ICU）中恢复正常生理状态，以及后续的再治疗或确定性手术。DCR 则被定义为非手术策略，用于预防或逆转“致命三联”的影响和结果，主要包括低血压（允许性低血压）和止血复苏。DCR 和 DCS 应在参与治疗伤员的所有医务人员之间的密切协作下同时进行。

已有不少相关报告证明，将 DCS 理念应用于颈颌面部创伤的优势。然而，如何正确地选择能从 DCS 理念中获益的伤员也非常重要，因为不恰当地应用该理念，显然会使伤员接受额外的不必要程序。在出血控制的前提下，颈颌面部损伤的首要任务是评估和保护气道，同时考虑到颈椎损伤的潜在可能。

对于颈颌面部创伤伤员，ATLS 中关于气道评估提出要求采取颈椎防护措施，但这在战场环境中存在争议。Ramasamy 等的一篇评论指出，大多数与战斗穿透性弹道颈部创伤相关的颈脊髓损伤伤员在现场死亡。在他的评论中，在最初受伤后幸存的 3 名伤员中，其中 2 名在抵达医院后不久死亡，剩余的 1 名幸存伤员，手术探查结果表明，颈椎损伤是由最初的创伤所致，而并非由未经颈托固定造成。因此，对于严重的颈颌面部创伤伤员，颈椎防护措施可以在不延误关键干预措施的前提下进行。

一、颈颌面部创伤中大出血的损伤控制性外科

和四肢、躯干等部位不同，颈颌面部战创伤不适合使用绷带等止血装置做缠绕性加压止血。

近年来，美军研发的一系列新型止血装置和材料，逐渐投入实战应用，其中有可用于开放性伤口的快速止血装置 iTClamp® 和止血剂 XSTAT®（图 5 - 8、图 5 - 9）。美军 2020 版《医疗人员战术战伤救治（TCCC）指南》中，对于大出血的处理要点，对两者均有所提及。

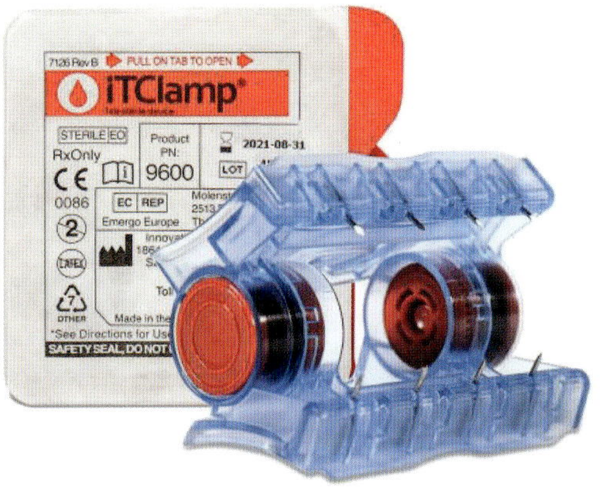

图 5-8 iTClamp® (来源:https://combatmedical.com/product/itclamp/)

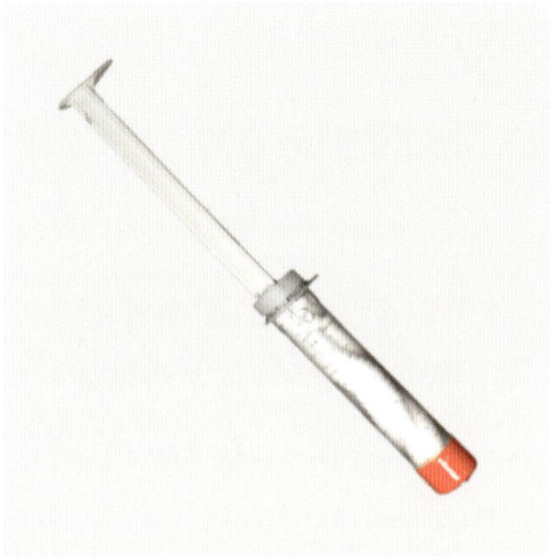

图 5-9 XSTAT® (来源:https://www.revmedx.com/xstat/)

Eastridge 等在 2012 年的战场上(2001—2011)死亡研究表明,7.5%的院前死亡是由可能存活的损伤引起的,原因是颈部外出血。越来越多地使用战伤救治(tactical combat casualty care, TCCC)和其他医疗干预措施,大大降低了美军与战斗相关的死亡率;然而,不受控制的出血仍然是可能幸存的战斗创伤的第一大原因。此外,在对抗美军的武器中使用个人防护设备和改装已经导致战斗创伤中伤口分布模式的变化。头颈部伤口比例显著增加,可能导致出血难以控制。超过 50%的战斗伤员会头部或颈部受伤。iTClamp® (Innovative Trauma Care Inc., Edmonton, Alberta, Canada)是第一个,也是唯一使用血肿的静水压力来填塞伤口内受伤血管的出血控制装置。iTClamp® 已获得美国食品药品管理局(FDA)的批准,可用于多个部位,并适用于所有可压缩区域,包括大面积和不规则撕裂伤。iTClamp® 的独特设计使其成为控制头颈部外出血的理想选择。iTClamp® 已在超过 245 个现场应用中被证明是有效的。该设备小巧轻便,易于应用,任何级别的急救人员都可以使用,只需很少的培训,并有助于保持出色的技能。iTClamp® 用 4 对相对的针重新接近伤口边缘。这种作用机制已证明对患者和提供者都是安全的应用,引起最小的疼痛,并且不会导致组织坏死,即使该装置长时间留在原位。美国战术战伤救治委员会(CoTCCC)建议使用 iTClamp® 作为主要治疗方式,连同 CoTCCC 推荐的止血敷料和直接手动加压(DMP),用于颅颌面损伤和外出血的穿透性颈部损伤的出血控制。iTClamp® 主要用于颈部和头皮可对合伤口的出血;若组织缺损较大,伤口无法对合,则不适宜使用。使用时,按下 iTClamp® 双侧的红色按钮,其开口便可张开,将张开的双排钉齿对准伤口便可将其夹闭控制出血,操作简单便捷(图 5-10)。

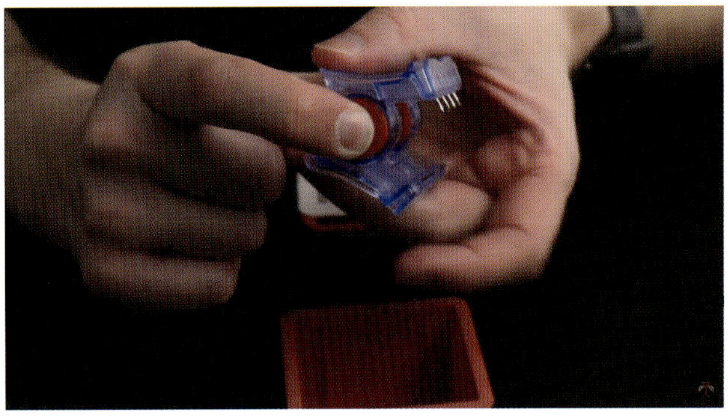

图 5-10 iTClamp® 的使用方法(来源:PrepMedic)

XSTAT® 则最适合用于深部或狭窄的交界处伤口的止血,如枪弹伤和较深的锐器伤,其外形类似注射器,使用时将可快速膨胀的海绵颗粒注射至伤口内,这些海绵颗粒接触血液后,体积可快速膨胀 10 倍,从而对腔隙产生压迫止血作用(图 5-11)。

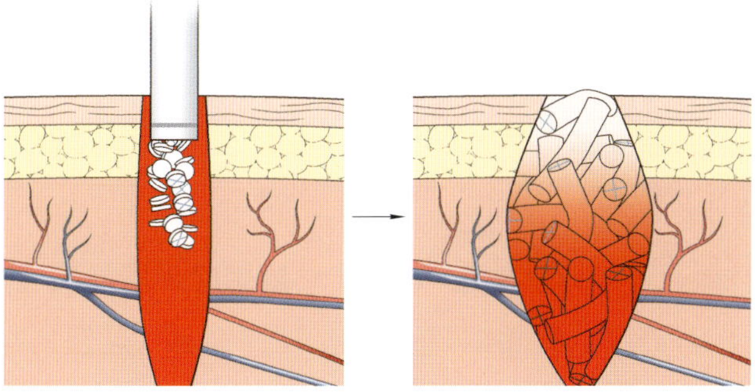

图 5 - 11　XSTAT® 的作用原理示意

二、颈颌面部创伤中气道阻塞的损伤控制性外科

根据是否存在表皮开放性伤口，可将颈颌面部创伤分为闭合性创伤和开放性创伤两大类，其他特殊类型的创伤还有爆炸伤、烧伤、冻伤等特殊类型。无论何种类型的创伤，诊断和救治过程中都必须有整体观念，将抢救生命放在首位。

（一）颈颌面部闭合性创伤

颈颌面部闭合性创伤常由钝性暴力所致，伤后表面皮肤往往并没有明显伤口，不易被及时发现，但事实上，内部创伤程度通常会比外部表现严重得多，可伤及颈椎、颈部大血管、气管和食管等重要结构。颈颌面部闭合性创伤可分为：闭合性喉部创伤、闭合性气管创伤、颈部血管钝性损伤、创伤性颈动脉栓塞、闭合性颌面部创伤。

1. 闭合性喉部创伤

单纯的喉部闭合性创伤包括喉黏膜挫伤、撕裂伤及喉软骨支架骨折等。

无明显呼吸困难的伤员，可严密观察伤情，早期应用抗生素及糖皮质激素，可减轻喉黏膜水肿；一旦伤员出现呼吸困难或进行性呼吸困难加重，应立即行气管切开术；伤员虽无呼吸困难，但有咯血、颈部皮下气肿者，也可行预防性气管切开术。颈部 CT 具有重要的诊断价值，可较清楚地显示喉部创伤的范围及严重程度。

（1）临床表现

1）喉部疼痛，查体时可有颈部压痛。

2）声音变化或嘶哑。

3）吞咽困难。

4）呼吸困难。

5）喘鸣音：喘鸣音的类型可能表明损伤的位置：吸气性喘鸣音提示可能是由水肿或血肿引起的声门上型阻塞（图 5 - 12）；而呼气性喘鸣音通常是声门下来源的，如气管损伤；若吸气相与呼气相均有喘鸣，意味着声门水平的喉部损伤可能性大。

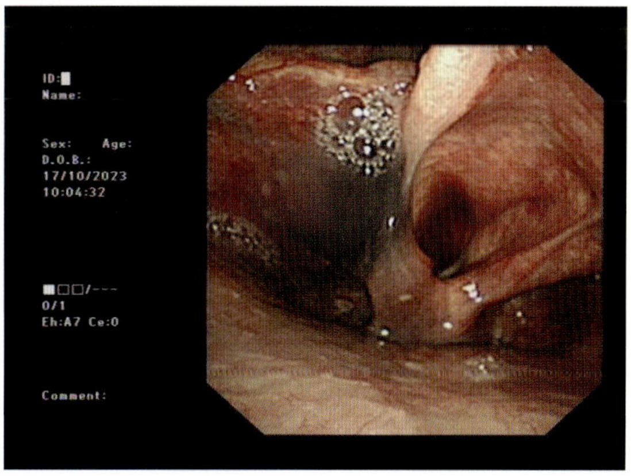

图 5 - 12　闭合性喉外伤可见喉腔黏膜肿胀、充血

6）咯血。

7）颈部瘀斑。

8）颈部皮下气肿。

9）甲状软骨切迹等喉部解剖标志触诊不清。

10）触诊时喉软骨摩擦音消失：当触诊喉部并向左右侧移动时，正常喉关节通常可引出“咔哒”声；而喉部受到创伤后，此项体征常可消失。

（2）影像学评估

1）所有喉外伤伤员都必须通过影像学检查（如颈椎 CT）排除颈椎损伤可能。

2）胸部 X 线平片有助于排除气胸、气管偏曲或纵隔气肿（提示气道损伤）。

3）可行喉/气管 CT 检查可辅助判断是否存在喉部骨或软骨骨折，且可为后续的骨折重建手术提供依据。

（3）分类：根据 Shaefer 分类法，可将喉部创伤分为以下 5 类（表 5－2）。

表 5－2　喉部创伤的 Shaefer 分类法

类别	具 体 标 准
第 1 类	轻微的喉内血肿或撕裂伤（无骨折）
第 2 类	较严重的水肿或血肿、轻微的黏膜破损（无软骨外露）或非移位性骨折
第 3 类	大范围水肿、黏膜撕裂、软骨外露、移位性骨折或声带固定
第 4 类	同第 3 类，但更严重；伴有喉体前部断裂、不稳定性骨折、2 条或 2 条以上骨折线或严重的黏膜损伤
第 5 类	完全性喉气管分离

（4）治疗

1）第 1 类：可通过软管纤维喉镜检查以仔细评估气道，由于损伤程度较轻，可采用保守治疗，往往不需要手术干预。可应用糖皮质激素、抗生素、抗反流药物及气道湿化或雾化吸入治疗，同时需要嗓子休息。

2）第 2 类：应进行直接喉镜检查和食管镜检查，而不建议使用软管纤维喉镜（可能加重损伤）。此外，还可结合喉/气管 CT 检查，因为该类损伤可能会进行性加重。保守治疗方案同第 1 类，少部分伤员可能需要气管切开。

3）第 3 类：该类伤员通常需要气管切开以保障气道安全，且同样需要进行直接喉镜或食管镜检查，如有条件，最好在手术室内进行，因为往往需要手术治疗。具体手术指征包括：①前联合断裂；②严重的喉内撕裂伤；③声带断裂；④声带固定；⑤软骨暴露；⑥移位性软骨骨折；⑦杓状软骨半脱位或脱位。

4）第 4 类：必须进行直接喉镜和食管镜检查，需气管切开，而且需要放置支架（如 T 形硅胶管）以重塑喉部结构完整性。

5）第 5 类：该类伤员会出现严重的呼吸困难，必须进行气管切开术，由于解剖结构改变，可尝试低位气管切开术，待获得稳定气道后，可通过二期手术重建喉气管结构。

（5）后期康复措施：大部分喉部损伤伤员会出现嗓音问题，后期的嗓音治疗及康复，应在喉部损伤治疗结束后尽快进行。

2. 闭合性气管创伤

（1）闭合性气管创伤者，若无出现呼吸困难，可行密切观察。

（2）伤员如出现呼吸困难、进行性皮下气肿或纵隔气肿，应立即行气管切开术。

（3）若伤员短时间内出现极度呼吸困难，应考虑到气管离断的可能，当情况紧急或急救时，条件及时间有限，无法行CT检查，可尝试经口气管插管；但如果置管阻力较大、难以推进，应立即停止置管操作，进行气管切开术，以防将断端以下的气管推入胸腔；若经口气管插管顺利，但呼吸困难和皮下气肿、纵隔气肿反而加重，往往表明管腔未进入断裂之远端气管，此时应紧急行气管切开术，并稍扩大切口，以便于寻找远端气管。

3. 颈部血管钝性创伤

（1）若证实钝挫伤的血管已闭塞或脑动脉栓塞，可按慢性闭塞性颅外血管疾病进行治疗。

（2）若伤员出现短暂性脑缺血发作、进行性神经损伤，或血管造影证实为钝挫伤引起的轻度神经功能损伤，均应考虑手术治疗。

（3）对于是否可采用非手术的全身抗凝治疗防止远端血栓形成和栓塞，目前尚存争议。

4. 创伤性颈动脉栓塞

（1）致伤机制和病理生理：当颈部发生闭合性创伤时，颈动脉管壁可受到直接挤压而发生损伤；颅底骨折时，颈动脉可在岩骨骨管内受到挫伤；颈部过度后伸或扭转也可使颈动脉突然受到牵拉而受到损伤。在上述因素作用下，颈动脉外壁常保持完整，但内膜层可发生撕裂或卷曲等损伤，并在创面上形成较小血栓且逐渐增大，严重者可将颈动脉管腔完全闭塞。这种栓塞最常发生在颈部动脉分叉平面以上1～3 cm范围内。

（2）临床表现：创伤性颈动脉栓塞的主要临床表现为颈部血肿、脑缺血和神经受压征象。颈部血肿发生于颈上三角和颈前三角区时，可闻及血管性杂音；脑缺血性症状主要有突发性肢体无力，甚至瘫痪、感觉障碍、失语、单眼短暂性失明等，但较少发生意识障碍；血肿增大可压迫颈交感干、舌咽神经、迷走神经和舌下神经，引起Horner综合征、咽反射消失、声音嘶哑及伸舌偏斜等。

（3）诊断：颈部闭合性创伤后，如果伤员出现上述临床表现，即应高度警惕颈动脉栓塞的可能。DSA检查是最可靠的诊断方法，如条件有限，头颅CT、MRI和脑血流图检查，也有一定诊断价值。

（4）治疗：治疗原则为解除血管痉挛，阻止血栓形成或进一步加重，改善脑动脉血液供应。

伤员应保持安静，绝对卧床休息，严格限制头颈部活动。可选用解除血管痉挛的药物，如妥拉苏林、利多卡因；抗凝药物，如肝素；防止血栓形成的药物和溶栓制剂等。但如怀疑合并有颅内出血者，这些药物应当慎用。对上述保守疗法无效而颅内症状加重者，应尽早手术清除颈动脉血栓。但往往手术风险大，术后并发症严重，很有可能导致术后病残甚至死亡，应加以警惕。

（二）颈颌面部开放性创伤

战场环境下，颈颌面部开放性创伤主要由枪弹、爆炸物及其他高速投射物所致，可分为开放性喉部创伤、开放性气管创伤、颈颌面部血管穿透伤等。根据约翰・布伦南等在OIF得出的战场经验，颈颌面部穿透伤伤员在所有需要人工气道干预者中占比高达77%。最常用的人工气道干预措施为气管切开术、环甲膜切开术和经口插管术等。

1. 开放性喉部创伤

处理开放性喉外伤时，应注意以下要点。

（1）保持呼吸道通畅

1）经伤口处气管置管或置入带气囊的Y形气管套管，并膨胀气囊，防止血液流入下呼吸道。

2）可在原开放的瘘道或稍加扩大后放入气管套管或中空导管应急。

3）必要时应行环甲膜切开或紧急气管切开术。

（2）止血及抗休克治疗

1）急救时，填塞压迫是简单有效的止血方法。如无条件进行进一步手术时，切勿随意取出填塞物，以免再次引起大出血。

2）大出血、填塞压迫无效时，可用手指压迫止血，待病情稳定或到有条件的地方再行血管钳夹、结扎。

3）只有当出血无法控制而危及生命时，方采用颈总动脉、颈内动脉结扎术。

2. 开放性气管创伤

（1）开放和维持气道通畅。开放性气管外伤者，因气管已存在与外界的异常通道，此时可经伤口处或扩大伤口后置入气管套管，保障呼吸道通畅。

（2）及时止血、清创。必须注意的是清创时，应尽可能保留伤口内具有活性的组织，便于后续修复手术。

3. 颈颌面部血管穿透伤

动脉创伤处理方法的选择如下。

（1）可以不行血管修复的血管创伤

1）颈外动脉：因颈外动脉与脑的血液循环关系不大，且面部又有丰富的侧支循环，外伤时可直接结扎。

2）椎动脉：因该动脉暴露困难，若强行暴露，可致严重的医源性损伤，极少行椎动脉修复。可先采用填塞，后行介入治疗栓塞椎动脉。

（2）须行血管修复的血管创伤

1）颈总动脉。

2）颈内动脉。

（3）结扎颈总动脉或颈内动脉指征

1）血管外伤伴有严重的神经功能损伤。

2）CT 扫描显示脑部有较大的梗死灶，但神经系统检查正常。

3）闭塞性血管损伤，其修复程序复杂或技术条件所限。

（三）颈颌面部血管创伤

颈部重要的血管有颈总动脉、颈外动脉、颈内动脉、椎动脉及颈内静脉。动脉创伤可分为三大类：穿透伤、钝性伤及减速伤。血管创伤可呈现为三种形式：非断裂损伤、部分断裂损伤和完全断裂损伤。颈部血管穿透伤往往导致大出血，尤其是血管呈部分断裂损伤及完全断裂损伤时。休克、昏迷和神经功能损伤是预后不良的标志。

1. 颈部动脉创伤

颈部开放性创伤等引起的颈动脉破裂，出血迅猛，往往来不及救治，伤员可在短时间内死亡，死亡率高达 50%以上。如果皮肤伤口小或者为闭合性创伤，则血液流入筋膜间隙内形成巨大血肿，引起呼吸道梗阻。颈部大动脉创伤中，以颈总动脉最为常见，其次为颈内动脉、锁骨下动脉及颈外动脉损伤。

颈总动脉或颈内动脉损伤可以通过结扎、血管壁修复、切除和一期吻合或移植（自体或合成）来治疗。米塔尔（Mittal）等指出，一期吻合切除与介入移植修复相关的术后并发症没有差异。如果颈动脉严重挫伤，并且管腔内存在血凝块和痉挛的证据，则应小心去除血凝块。如果这些血管壁严重受损，最好切除受伤的部分。值得注意的是，高速损伤往往会损伤血管内膜，损伤范围超出明显损伤部位，并且可能需要在修复之前对动脉壁进行仔细清创，使其恢复正常外观的内膜。如果切除范围不太大，端-端动脉缝合术是首选修复方法。当无法对受损血管进行初步修复时，应使用自体静脉移植物进行介入移植。由于伤口感染的可能性，自体材料通常是外伤性伤口的首选。如果伤口特别干净，可以使用合成移植物。

开放性手术和腔内治疗是颈部血管损伤的重要治疗方法。当颈部损伤出现以下情况时，提示有血管损伤，需要手术干预。

(1) 颈部伤口活动性出血，血压下降，损伤部位的远端动脉搏动减弱或消失。

(2) 颈部非贯通伤或刺伤。

(3) 鼻腔、口腔或下咽腔活动性出血，但无上述部位的创伤。

(4) 颈部血肿扩大或血肿伴有收缩期杂音，气管移位致呼吸道受压。

(5) 上纵隔增宽，CT 等检查提示咽侧间隙增宽或颈椎横突损伤。

(6) 上肢动脉、颈浅动脉、面动脉及视网膜动脉无脉搏。

(7) 进行性中枢神经系统功能障碍。

(8) 颈动脉造影阳性。

(9) 已确诊动脉钝性损伤，非手术治疗无效，症状逐渐加重者。

(10) 对于合并神经功能损害的伤员，术后可能出现出血性或者缺血性脑卒中，既往对于是否手术存在争议，目前更多的证据显示，血管修复并不加重神经功能障碍，应及时进行手术以修复血管损伤。

当颈动脉损伤确诊后，应施行紧急手术，裂口不太大可行单纯缝合修补，裂口较大不能行单纯缝合修补者，可用补片修补。断裂者应根据情况决定能否行端-端吻合、自体静脉或人工血管重建动脉，对于开放性损伤、有感染可能，一般不推荐使用人工血管作为重建材料。如损伤严重无法修补重建者，为阻止继续出血，可行动脉结扎，但有出现急性脑卒中或上肢缺血的风险。若颈内动脉损伤，多采用颈外动脉切断，近侧断端与受损的颈内动脉的远侧断端吻合以保证颅内血供和脑细胞的存活。锁骨下动脉损伤时，如果加以结扎，约 10%的伤员可出现上肢坏死，同时增加椎动脉缺血的风险。故应尽力施行血管吻合或血管移植。

手术方法如下。

(1) 传统手术方法：包括血管修补、加用补片血管成形、直接吻合和自体大隐静脉或人工血管移植等。血管重建前应清创血管边缘至正常内膜，切除到距水肿缘 2 cm 的正常血管壁。高速投射物等火器伤，要超过创缘 1～2 cm，如有血栓应行取栓术，并切除水肿、坏死的血管组织。行血管移植时，开放性损伤尽量采用自体静脉作移植物，以提高抗感染能力，闭合性损伤可选用自体静脉或人工血管。

1) 血管结扎术：除颈总动脉及颈内动脉外，甲状腺上动脉、甲状腺下动脉、颈外动脉、椎动脉及颌外动脉等损伤，均可予以结扎，不致造成严重后果。

2) 血管壁修复术：对于颈总动脉分叉部位或颈内动脉较小裂伤，大多数可采用血管壁直接修补进行修复，当动脉壁有缺损时，可用静脉或人造材料进行修补。

3) 血管吻合术：颈总动脉、颈内动脉完全断裂或侧壁修补术后发生血管狭窄而影响血液循环时，可切除损伤部分，当长度不超 1 cm 时，可进行端端吻合，吻合时动脉两端避免张力、狭窄和扭曲。

4) 转位修复术：颈内动脉的近端部分损伤或者完全断裂，而颈总动脉分叉处无损伤时，可采用转位修复术。首先结扎颈内动脉损伤近端，然后切断颈外动脉，将颈外动脉近端与颈内动脉损伤的远端行端端吻合，以维持颈内动脉的血液循环。

5) 血管移植术：①自体血管移植术，用自体静脉移植替代颈总动脉或颈内动脉的缺损段，对于有感染的伤口比用人造血管移植的存活率高，并且自体静脉移植很少发生栓塞，移植材料以大隐静脉和颈内静脉较为理想;②人造或同种异体血管移植只适用于管径较大血管的修复,当动脉缺损太大或自体静脉腔太小,可采用此方法,但并发症较多(图 5-13)。

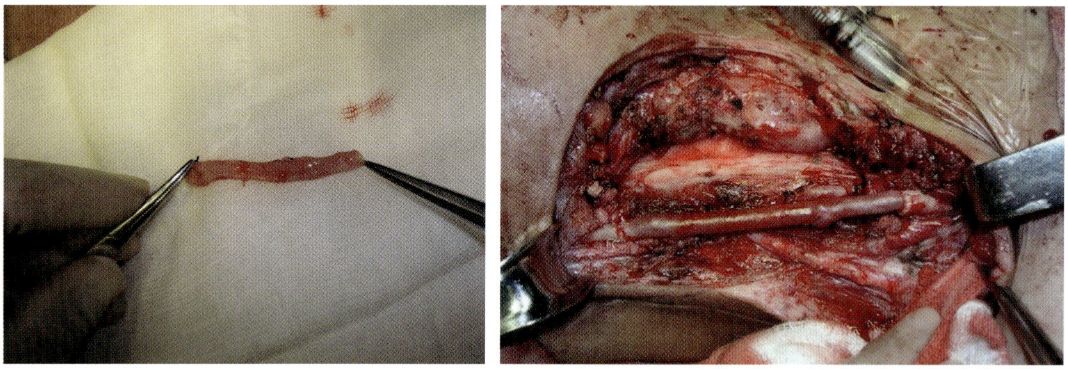

图 5-13 一例利用自体大隐静脉移植修复颈内动脉的伤员

(2) 腔内手术治疗

1) 支架植入成形术:对于颈动脉夹层、内膜撕脱等病变,植入支架后可达到贴覆内膜、恢复血流通畅的目的。

2) 支架型人工血管植入修复术:其主要适应证是动静脉瘘与假性动脉瘤,支架型人工血管能够封闭瘘口,手术效果确切且创伤小;支架型人工血管植入修复术的主要问题是易引起管腔狭窄,术后需长期口服阿司匹林等抗血小板药物,术后 1～2 周应加用低分子肝素抗凝,以提高长期通畅率。对于开放手术难以控制的大出血、造影时发现的锐性破口、解剖位置造成开放性手术困难的血管锐性损伤,亦适合支架型人工血管植入修复术。

3) 栓塞治疗:适合动静脉瘘、假性动脉瘤和非重要血管的活动性出血。腔内栓塞技术的优点之一是当血管造影发现血管损伤时即可进行干预。优点之二是操作不受解剖结构的限制,特别是对于Ⅰ区和Ⅱ区的颈动脉创伤,腔内治疗的优势尤为明显,但颈内动脉、颈总动脉禁止盲目栓塞,尽管目前腔内修复的短期疗效已得到肯定,但长期疗效仍在观察中。

第五节 · 颈颌面部创伤的外科手术

一、环甲膜切开术(以实验犬为例)

环甲膜切开是临床气道急救中重要和基本的操作技能之一。在呼吸道急性梗阻,特别是喉梗阻的危急情况下,无法经口插管或者不能顺利完成常规气管切开时,环甲膜切开是快速开放气道、解除喉梗阻最有效的急救办法。尤其当伤员因严重缺氧出现躁动,常规气管切开不但增加血管损伤和胸膜顶损伤的风险,而且用时过长还会造成伤员一过性甚至永久性严重脑缺氧。环甲膜切开术操作的关键是把握切开时机,当常规气管切开不能顺利进行时,就必须迅速果断选择环甲膜切开,避免在严重缺氧状态下坚持常规气管切开术,结果造成伤员大脑缺氧甚至死亡。

环甲膜切开术几乎都是在气道阻塞最紧急情况下实施的,此时患者缺氧、躁动,手术现场常常物品配备不足,这种情况下要实现环甲膜的准确定位、果断切开环甲膜、准确完成插管,减少不必要的气管损伤至关重要。

（一）操作步骤

1. 快速定位环甲间隙并固定喉部框架

一般术者站于伤员右侧面，左手（优势右手时）拇指及中指合诊定位环甲间隙，并迅速固定甲状软骨板左右两侧，示指触摸定位环甲膜（图 5－14）。

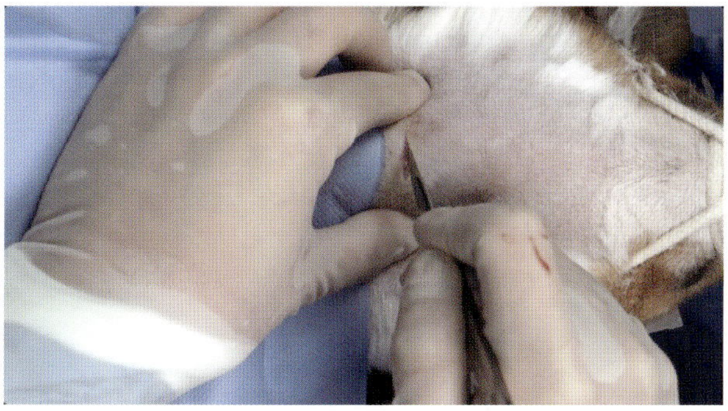

图 5－14　固定甲状软骨板左右两侧，示指触摸定位环甲膜

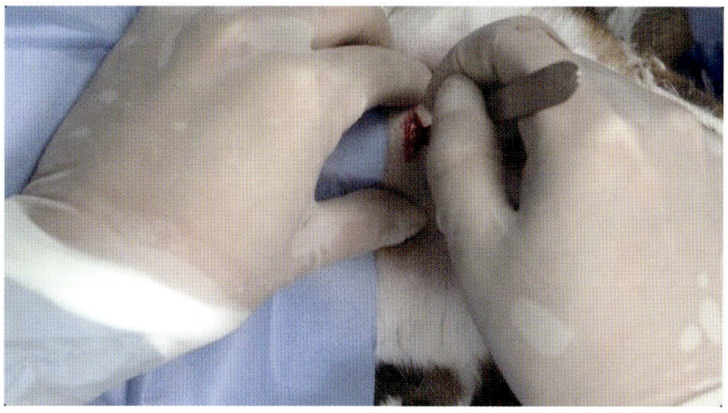

图 5－15　于颈前正中环甲膜处做横行或纵行切口，一次性快速切开皮肤及皮下组织

2. 定位环甲膜后做切口（纵行或横行）

于颈前正中环甲膜处做 2～4 cm 横行或纵行切口，一次性快速切开皮肤及皮下组织。做横切口时，常造成颈前正中处浅静脉断裂出血，此时立即用示指按住出血位置，一方面可以止血，防止环甲膜切开后继续出血流至气管；另一方面还可以再次确认环甲膜的解剖位置，因为此时已切开皮肤和皮下组织，示指直接确认环甲膜变得更加容易。纵行切口可避开颈前正中的静脉横断，出血较少，也更有利于暴露解剖标志（图 5－15）。

3. 切开环甲膜

确认环甲膜后立即用尖刀片于颈前正中处垂直切开环甲膜，并使用血管钳稍扩大切口。此步骤核心要点是果断、垂直切开。从此处刺入较为安全，没有大血管及重要神经，环甲膜后部有环状软骨后弓遮挡，一般不会伤及食管。切口左右两侧有环甲关节的保护，可以将切口向左右适度延长。切开后会有大量痰液或者血性分泌物，快速吸除（图 5－16）。

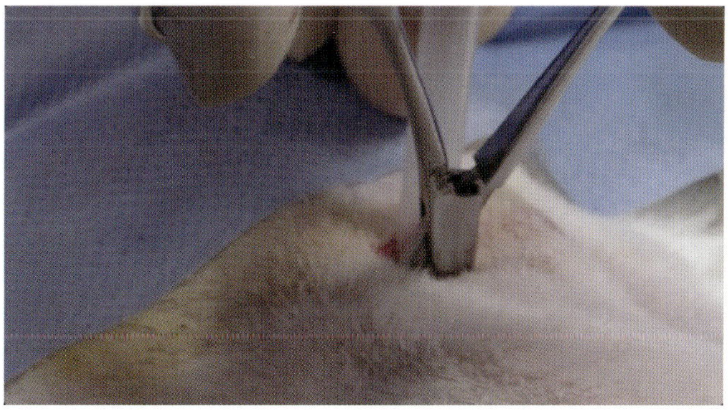

图 5－16　使用血管钳稍扩大切口

4. 准确插管

尽量选用最细的气管插管，从上往下插入。成人气道急救可以选择 5 号硅胶气管插管，尽快进入气道，缓解呼吸困难，最大限度减少了插入难度，同时从上往下插入可以避免患者躁动时将气管插管插入喉口到口腔的可能。一个简单的鉴别方法是，插管一般呈弧形，弓背向上意味着插管进入气管。

（二）简要步骤

手术简要步骤如图 5 - 17。

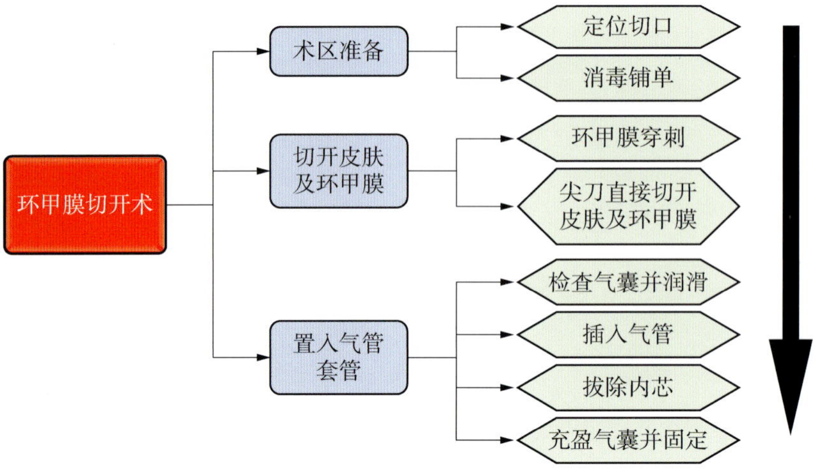

图 5 - 17　手术简要步骤

（三）手术视频

见视频 3。

视频 3　环甲膜切开术（简要步骤）

二、气管切开术（以实验犬为例）

（一）目的要求

（1）掌握气管切开术的适应证和禁忌证。

（2）掌握气管切开术的操作方法和步骤。

（二）术前准备

1. 学习气管切开术的适应证及禁忌证

（1）适应证：①各种原因引起的喉梗阻、呼吸困难，在病因不能很快解除时应行气管切开术，如喉水肿、喉外伤、喉部异物嵌顿等；②各种原因引起的下呼吸道分泌物潴留，必要时可行气管切开，便于吸除呼吸道分泌物，保持呼吸道通畅；③气管切开术也是某些大手术的前置手术，如喉、咽部手术，可先行气管切开，以便于手术操作，防止血液、分泌物流入下呼吸道。

（2）禁忌证：①严重呼吸循环障碍，不能耐受手术；②严重的凝血功能障碍尚未得到纠正；③气管切开部位以下的占位性病变引起的呼吸道梗阻。

2. 备皮位置

将实验犬只气管区部位皮毛剃去，备皮范围在预定切口周边至少 15 cm，上方应超过环状软骨，两侧可至颈侧，备皮后肥皂水清洁并擦干。

3. 麻醉方式

采用盐酸赛拉嗪注射液（2 mL：0.1 g）肌内注射麻醉，按 0.2 mL/kg 计算用量。

4. 手术体位

捉绑实验犬只，取仰卧位，双上肢、双下肢分别向两侧固定，颈部稍垫高后仰，口部捆绑后固定，注意保持中线居中。

5. 器械准备

气管切开包、碘伏、气管套管(6号)、小圆针(1/2 7×17)、大角针(1/2 9×24)、1号丝线,50 mL 注射器针头1个,10 mL 及 5 mL 注射器。除此以外,在台下还应配备氧气及吸氧装置、吸引器、头灯等补充照明设备。

(三) 操作步骤

1. 人员分工

3人一组:主刀1人,助手1人,台下1人。助手负责台上协助主刀操作,台下负责吸痰及血液,补充照明,维持犬只体位等。

2. 术区准备

(1) 定位切口,主刀确定切口位置:距环状软骨下缘 3 cm 处平行皮纹标记 4～5 cm 横切口;助手戴手套,打开气管切开包,整理器械,检查气管套管气囊是否漏气,并在外部做好润滑备用;台下检查实验犬只麻醉深度,注意保持体位维持下颌、环状软骨及气管位于中线位置,检查吸引器及吸氧装置情况。

(2) 消毒铺单,主刀夹持碘伏纱布,消毒2遍;注意由切口向外周消毒,范围距切口 10 cm 以上,中间不留空白区。铺无菌洞巾一块,切口位于洞巾正中;助手配合术者消毒铺单。

3. 切开皮肤

助手准备刀柄并安装刀片(圆刀、尖刀各1把),协助主刀绷紧术区皮肤及拉钩。术者绷紧术区皮肤,使用圆刀片,抓持式持刀,刀尖向下刺破皮肤层,刀柄与皮肤倾斜 45°,沿预定切口切开皮肤全层,注意保持切开深度相同,避免一次切割层次过深。止血后皮肤拉钩牵开切口,暴露皮下组织。注意拉钩两侧用力均匀,保持中线居中。

4. 切开皮下组织及肌肉

主刀使用血管钳横行钝性分离颈部浅层,直达颈深筋膜浅层。血管钳提起颈深筋膜浅层,组织剪剪一小口后横行剪开颈深筋膜浅层,暴露胸骨舌骨肌和胸骨甲状肌;识别颈前带状肌中线形成的白线,血管钳继续沿其两侧肌肉钝性分离,暴露气管前壁。助手协助主刀使用拉钩暴露术野,并使用血管钳及组织剪协助主刀逐层分开皮下组织及肌肉。甲状腺峡部通常位于第2～4气管环前壁,若甲状腺较大遮挡术野,使用血管钳沿下缘钝性分离后向上牵开,暴露气管前壁。台下监测实验犬只呼吸并保持头颈部正中位。

5. 切开气管

主刀分开气管前筋膜显露气管后,使用尖刀片尖端刺穿气管2～3软骨环中间的环韧带约1 mm 小口,而后横行做 1.5～2 cm 切口。血管钳固定第3气管环,以组织剪在切口两端向下剪开第3气管环,形成倒U形瓣。使用小圆针和1号线将U形瓣上端向下缝合固定于切口下方软组织。助手协助主刀切开气管,缝合及剪线。

6. 置入气管套管

助手确认气管套管气囊充盈正常,无漏气,插入内芯并充分润滑气管套管外壁。术者将气管套管沿气管切口插入气管内,拔除内芯,充盈气囊,验证位置正确。台下监测实验犬只呼吸,吸除血液及气管内分泌物,维持犬只正中体位。

7. 止血缝合

主刀再次探查术腔,彻底止血,确认无活动性出血(尤其是甲状腺下静脉分支较多,务必彻底止血),使用大角针,1号线在套管两侧全层缝合1～2针,若套管两端腔隙较小,可不必缝合;过度缝合封闭切口,可能会造成皮下气肿。其余间隙如有渗血，可以用无菌凡士林纱条填塞术腔止血，头端留于切口外，24～48 h 后取出。助手协助主刀缝合，剪线。台下记录填塞纱条数量。

8. 固定套管

主刀使用角针及 1 号线将气管套管与皮肤缝合固定。再将系带穿过气管套管预留孔，绕颈一周后固定，松紧度以下方可通过一横指为宜。助手协助主刀缝合，并固定气管套管。

（四）术后关注要点

（1）注意犬只的切口情况，防止犬只将气管套管咬出。

（2）若术后犬只需人道处理，可将气管套管拔除后逐层缝合切口。

（五）简要步骤

手术简要步骤如图 5－18。

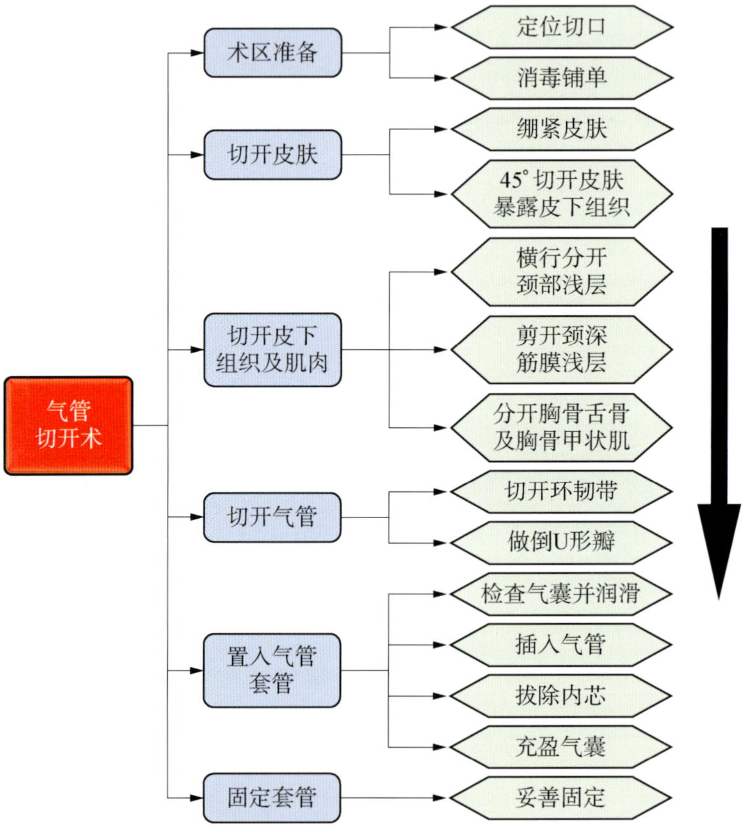

图 5－18 手术简要步骤

（六）手术视频

见视频 4。

视频 4 气管切开术

三、颈部血管伤探查止血术（以实验犬为例）

颈部血管伤探查止血术是在明确有颈部血管损伤，其他方法不可行时经颈行血管损伤探查止血的手术，防止发生脑卒中、失血性休克等严重不良事件。

（一）目的要求

（1）掌握颈部血管伤探查止血术的适应证和禁忌证。

(2) 掌握颈部血管伤探查止血术的操作方法和步骤。

(二) 术前准备

1. 学习颈部血管伤探查止血术的适应证和禁忌证

(1) 适应证:①明确有颈部血管损伤,按压止血效果不佳,而其他方法不可行时应立即行颈部血管伤探查止血术;②有明确颈部外伤史,可触及逐渐增大的血肿,而其他方法不可行时应立即行颈部血管伤探查止血术;③有明确颈部外伤史,已知存在颈部其他损伤,在处理的同时应探查有无颈部血管损伤;④有足够的血源保证,条件及技术水平具备者。

(2) 禁忌证:①有严重失血性休克或并发多脏器损伤,全身情况不稳定,不能耐受手术者;②术前准备不充分,不能保证手术正常进行;③有更好的替代方案可以实现止血时,应避免行颈部切开探查止血术。

2. 备皮

剃除手术部位及周围毛发,防止手术后感染,备皮范围至少超过切口 15 cm。

3. 器械准备

聚维酮碘(碘伏)、纱布、刀片、齿镊(有齿和无齿)、血管阻断钳、吊带、血管带针缝线、普通缝线和针、生理盐水、吸引器、电刀、10 mL 及 5 mL 注射器等,同时还应准备好抢救药品。

(三) 手术步骤

1. 人员分工

3 人一组:主刀 1 人,助手 1 人,台下 1 人。助手负责台上协助主刀操作,台下负责传递物品、动物麻醉,补充照明,维持犬只体位等。

2. 手术步骤

(1) 麻醉、气管插管:选择全麻方式,保持呼吸道畅通,因要打开颈部血管,最好气管插管。

(2) 快速消毒、铺单:采用仰卧位,头偏向对侧,沿乳突至胸锁关节切口,长 6~8 cm,消毒范围要超过切口范围。

(3) 切皮,分离颈部肌肉及软组织:一般沿乳突至胸锁关节切开皮肤,沿胸锁乳突肌前缘逐层打开,注意避免损伤神经,若遇到横跨的粗大静脉时,可离断、结扎,方便暴露大血管。

(4) 暴露并探查颈部大血管:打开颈部大血管外鞘,分离血管后仔细探查出血部位,远近端悬吊。

(5) 修复血管损伤:用不可吸收血管缝线修复血管损伤,注意检查吻合口有无狭窄,管腔是否通畅,远近端搏动是否良好,周围有无渗血等情况。

(6) 温盐水冲洗伤口:若是开放性伤口,在操作前应快速清创,血管修复后再彻底消毒,然后用温盐水冲洗伤口。

(7) 关闭切口:检查无活动性出血或渗血后,皮下肌肉间断缝合一层,放置引流后,皮肤间断缝合一层。注意:颈部切口一般不使用连续缝合,以免延迟性出血造成颈部血肿压迫气管引起窒息。

(四) 术后关注要点

(1) 切口暴露要充分:暴露颈部损伤时,因组织、器官较丰富,切口可以适当大一些,以免观察不清,避免在狭窄的空隙内操作。

(2) 分离动脉时要轻柔:分离动脉时,不要将动脉从周围组织中分离出来,而是要将周围组织从动脉分离出来。

（3）术中止血要严密：颈部血供丰富，血管损伤修复后要彻底止血。若发现血管离断，应修剪血管残端后做端端吻合，若断端回缩明显，长度不够时，应及时用大隐静脉或补片修复。

（4）注意神经保护：颈部血管周围伴行重要神经，操作时尽量避免钳夹、牵拉神经，以预防术后并发症发生。

（五）简要步骤

手术简要步骤如图 5－19。

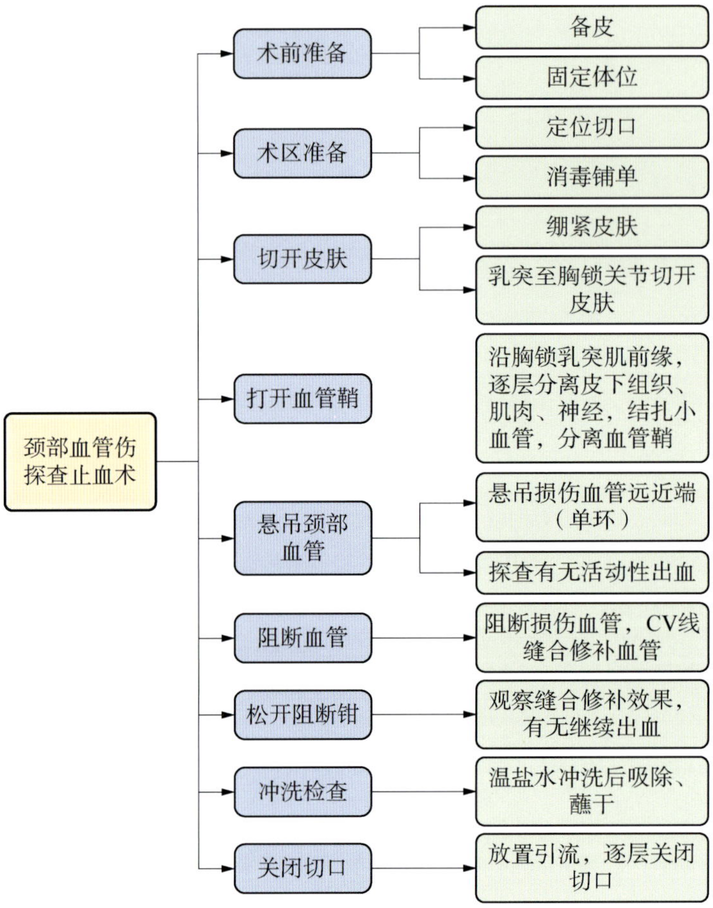

图 5－19　手术简要步骤

（六）手术视频

见视频 5。

视频 5　颈部血管伤探查止血术

（喻国宁）

参考文献

[1] 陈文弦.耳鼻咽喉头颈部创伤及修复学[M].北京:人民军医出版社,2007.
[2] 杨仕明.中华战创伤学.第5卷,耳鼻咽喉头颈部战创伤[M].郑州:郑州大学出版社,2016.
[3] Eastridge B J, Mabry R L, Seguin P, et al. Death on the battlefield (2001—2011): implications for the future of combat casualty care [J]. J Trauma & Acute Care Surg, 2012, 73(6 Suppl 5): S431 - S437.
[4] Owens B D, Kragh J F Jr, Wenke J C, et al. Combat wounds in operation Iraqi Freedom and operation Enduring Freedom [J]. J Trauma, 2008, 64(2): 295 - 299.
[5] Paul W F, Bruce H H, Valerie J L, et al. Cummings otolaryngology: Head and neck surgery [M].7th Edition. Amsterdam: Elsevier, 2020.
[6] U.S. Army Medical Center of Excellence. Textbooks of Military Medicine. Otolaryngology/Head and Neck Surgery Combat Casualty Care in Operation Iraqi Freedom and Operation Enduring Freedom [M]. Office of The Surgeon General Department of the Army, United States of America and US Army Medical Department Center and School Fort Sam Houston, Texas, 2015.
[7] Brennan J, Lopez M, Gibbons M D, et al. Penetrating neck trauma in Operation Iraqi Freedom [J]. Otolaryngol Head Neck Surg, 2011, 144(2): 180 - 185.
[8] 宗兆文,张连阳,秦昊,等.我军战伤伤情评估和诊断方法的专家共识[J].解放军医学杂志,2018,43(3):181 - 188.
[9] 中国人民解放军总后勤部卫生部.战伤救治规则(2019年试行版)[S].北京:中国人民解放军总后勤部卫生部,2019.
[10] American Academy of Otolaryngology-Head and Neck Surgery Foundation. Resident Manual of Trauma to the Face, Head, and Neck [M]. 2012.
[11] Montgomery H R, Drew B. Tactical combat casualty care (TCCC) update [J]. J Spec Oper Med, 2020,20(2):152 - 153.
[12] Meghoo C A, Dennis J W, Tuman C, et al. Diagnosis and management of evacuated casualties with cervical vascular injuries resulting from combat-related explosive blasts [J]. J Vas Surg, 2012, 55(5): 1329 - 1337.
[13] Ramasamy A, Midwinter M, Mahoney P, et al. Learning the lessons from conflict: pre-hospital cervical spine stabilization following ballistic neck trauma [J]. Injury, 2009, 40(12): 1342 - 1345.
[14] Onifer D J, McKee J L, Faudree L K, et al. Management of hemorrhage from craniomaxillofacial injuries and penetrating neck injury in tactical combat casualty care: iTClamp Mechanical Wound Closure Device TCCC Guidelines Proposed Change 19 - 04 06 June 2019[J]. J Spec Oper Med, 2019, 19(3): 31 - 44.
[15] Mittal V K, Paulson T J, Colaiuta E, et al. Carotid artery injuries and their management [J]. J Cardiovasc Surg, 2000, 41(3): 423 - 431.
[16] 陈晓红,陈新军,左尔东,等."四步法"改良紧急环甲膜切开术的技术要领[J].国际耳鼻咽喉头颈外科杂志,2020,44(2):121 - 122.
[17] 孔维佳,周梁.耳鼻咽喉头颈外科学[M].3版.北京:人民卫生出版社,2015.
[18] 中华人民共和国国家卫生健康委员会.下颌骨骨折诊疗指南(2022年版)[S].2022.
[19] Brennan J, Gibbons M D, Lopez M, et al. Traumatic airway management in Operation Iraqi Freedom [J]. Otolaryngol Head Neck Surg, 2011, 144(3): 376 - 380.
[20] Walls R M, Hockberger R S, Gausche-Hill M, et al. Rosen's Emergency Medicine: Concepts and Clinical Practice [M].10th Edition. Elsevier, 2022.

第六章 · 眼部创伤

眼部创伤是急诊中常见的创伤性疾病。主要的伤型是机械性、开放性眼外伤。按照致伤原理分为由内而外机械力作用的眼钝挫伤和由外而内切割致伤的穿通伤、贯通伤，以及具有特别临床意义的眼内异物伤、眼球破裂伤；由于解剖、功能等的密切相关性，眼部创伤往往合并有颅脑、颌面部等全身其他部位的外伤，部分患者的伤情复杂且严重，及时、合理、有效的处理对于保留患者眼球、部分视功能和避免产生严重后果有重要意义。“视力救护”也成为“生命救护”之外的又一个紧急救治的重点，而眼部创伤的专科救治作为整个救治体系的一部分，也更强调时效性、策略性。因此，采用损伤控制的方法救治眼部创伤合并多发伤的患者，能够有效地稳定患者的生命体征，安全度过创伤急性反应期，进而提高患者的救治成功率，降低并发症的发生率，以及改善患者的预后。

第一节 · 眼部创伤的临床表现

眼部的损伤往往是锐性穿通及钝力挫伤共同作用造成的混合伤，除了打击部位直接损伤，还会引起眼内及邻近组织的间接损伤，依伤情不同而表现各异。

一、钝挫伤

1. 眼前段挫伤

包括角膜挫伤、虹膜睫状体挫伤、晶状体的挫伤。可能出现疼痛、畏光、流泪、视力下降，伴有复视等症状，严重者可无光感。眼部外伤史。体征：充血瞳孔异常散大或缩小，不规则、虹膜根部离断、前房积血、房角后退、眼压升高或降低、晶状体脱位，白内障形成，虹膜炎外伤性虹膜炎症（一般伤后 3 天内出现）。

2. 眼后段挫伤

包括玻璃体积血、脉络膜裂伤、视网膜挫伤、视神经挫伤、眼眶骨折、球后出血，可伴有眶内异物等。

3. 眼球破裂

包括疼痛、视力下降甚至无光感，“热泪”流出，外伤史。

体征：眼压低、角巩膜全层裂伤、前房极深或极浅、眼内容物脱出、眼球向破裂方向运动受限。余同眼后段挫伤。

二、穿通伤

(1) 角膜穿通伤、角巩膜穿通伤、巩膜穿通伤（贯通伤）。

（2）眼异物伤（在穿通伤中具有特别的临床意义）：疼痛、视力下降，病史；体征：角膜或巩膜伤口，穿孔性外伤体征，眼内异物，磁性或非磁性，可通过眼部B超、眼眶CT等检查明确。

三、并发症

1. 外伤性眼内炎

急性化脓性炎症，伤后1～3天，起病急，发展快，病情重。

2. 交感性眼炎

双眼弥漫性肉芽肿性葡萄膜炎，多发于伤后4～8周。

3. 增生性玻璃体视网膜病变

过度修复、纤维组织增生，导致视网膜脱离。

第二节 · 眼部创伤的治疗原则

开放性眼外伤的专科处理原则：密切监测病情变化；初期救治：预防感染并恢复组织结构完整性；后续治疗：重建功能并中断异常、过度修复，有效防治严重并发症，改善预后。

一、初期救治

（一）预防、控制感染和创伤性炎症，酌情使用

（1）抗生素：特别是伤口污浊、异物、穿通性损伤，一般受伤6小时内全身、局部应用；抗生素眼液，每日4次或频点（按需要）；抗生素眼膏，每日2次。

（2）激素：全身、局部应用类固醇、抗生素-激素复方制剂等。

（二）破伤风抗毒素血清

开放性眼外伤常规注射。

（三）散瞳

一般伤后3天内出现外伤性虹膜炎症，睫状肌麻痹剂1%阿托品眼液，每日2次。

（四）控制眼压

外伤性高眼压、低眼压，全身或局部用药。

（五）促进愈合

眼表愈合不良患者可用不含防腐剂的人工泪液；结合病情酌情使用软性角膜接触镜。

（六）包扎

眼罩保护伤眼，伤后24 h内避免加压包扎。

（七）急诊检查

为进一步明确破裂或异物，颅脑、眼眶CT检查（矢状位和冠状位）；金属异物禁行MRI检查。

（八）急诊手术（伤后24～72 h内）

1. 清创缝合术及眼部冲洗

第一次的伤口探查和清创缝合对愈后有决定性意义，必须严格遵守原则；污染伤口建议先暴露以待二期手术。

眼部冲洗，特别是结膜囊冲洗，是眼科常用的治疗操作之一，其主要目的是帮助减轻炎症反应、预防感染、促进组织修复，防止并发症，以及重建正常的眼表环境等。分为急救冲洗和常规治疗冲洗两种。

急救冲洗是为了尽快清除致伤、致残的化学物质、导致眼部损伤的异物及坏死组织等。急救冲洗主要用于：①眼部化学伤：溅入眼内的酸、碱性的溶液、粉尘或颗粒。②眼部物理损伤：包括热烧伤和异物损伤：高温熔化的金属、燃烧的煤渣、鞭炮及火花等致伤后的残留物；进入眼内细小的泥沙、尘土或植物等。③眼睑皮肤裂伤的伤口内大量残留的尘土、泥沙、碎玻璃及爆炸物等细小颗粒，这些在清创缝合前都要尽量清除干净。

常规治疗冲洗是在初步处理的基础上进一步彻底清除结膜囊内的异物、中和腐蚀性化学物质或冲洗结膜炎等疾病导致的大量脓性分泌物等。此外，结膜囊冲洗也是内眼手术前准备的必要操作之一。

（1）急救冲洗方法：现场急救，要在受伤的第一时间尽快、彻底地冲洗眼部。生理盐水、自来水、井水、河水等清洁水源均可，冲洗时间不少于 15 min，必要时可剪开球结膜，行结膜下冲洗。有条件的可滴用表面麻醉药物，以减轻眼部刺激症状，更有利于患者配合，以充分冲洗；冲洗的同时注意清除固体致伤物，特别是隐藏在睑板沟及上、下穹窿部结膜囊内的残留物。

（2）常规冲洗方法

1）冲洗准备：①冲洗前先询问进入眼内物质的性质及进入的方式。碱烧伤患者可在冲洗液内加入弱酸溶液（如3%硼酸溶液）；酸烧伤者可加入弱碱性溶液（如1%碳酸氢钠溶液）进行冲洗；如无条件，则只用生理盐水冲洗即可。②冲洗前要向患者讲明冲洗操作的目的和方法，争取患者的理解和配合。③冲洗用具可根据条件选用注射器、吊瓶、洗眼壶或洗眼杯等。④无论是哪种溶液，均不能少于 1 000 mL，最多可达 5 000 mL。⑤冲洗液的温度一般以 30°左右为宜，不宜过高或过低。

2）冲洗方法：①患者取仰卧位或坐位，头部略偏向冲洗侧。②助手协助或让患者手持受水器或肾形弯盘，使受水器或弯盘的凹面对准并紧贴冲洗侧颧骨突下方，保持水平位，准备接水。③医护人员立于患者卧位头部上方或患眼旁侧，一手持洗眼器，另一手拇指和示指将患眼眼睑牵开，固定于上、下眶缘处。④从鼻侧进行冲洗，出水口距离眼部 3～4 cm，不能接触患眼以免冲洗器被污染；先冲洗患侧眼睑及其周围皮肤，再冲洗结膜及结膜囊内；冲洗过程中嘱患者向各方向转动眼球，同时医生不断牵动或翻转上、下眼睑，以保证结膜囊内各个部位均能冲洗干净。⑤冲洗结束，用消毒棉球擦拭干净眼睑皮肤，取下受水器，再进一步检查和处理。

3）注意事项：①冲洗前擦净眼部的药膏或污物，避免影响眼睑的牵开和翻转，导致冲洗不彻底。②冲洗液不能直接冲向角膜，会刺激角膜导致患者反射性紧闭双眼，进而影响冲洗操作。③眼球破裂伤、较重的眼球穿通伤患者不宜行冲洗治疗，以免将异物、细菌等冲入眼内，或因为挤压导致眼内容物脱出或脱出更多而加重伤情。④常规冲洗时，冲洗用具及冲洗液应尽量保持无菌，使用后的冲洗用具要严格消毒才能再用，如患眼有传染性疾病，注意不要使冲洗液流至健眼或溅入操作者眼内。⑤眼部爆炸伤患者多数合并有全身其他重要组织器官的损伤。治疗前要注意检查伤者的体温、脉搏、呼吸和血压等生命体征，在排除危及生命的脏器损伤及生命体征平稳的情况下，方可处理眼部的损伤。

2. 异物取出术

门诊或手术室，结膜及角膜异物剔除，一般应尽早去除干净。

（1）结膜异物剔除术：去除球结膜表面或睑结膜的异物，睑结膜异物可位于睑板沟或穹窿部，以减轻患者眼痛、异物感等刺激症状，并消除、减轻异物的继发性损伤。

1）结膜异物剔除方法：①伤员取坐位或仰卧位，头部固定；表面麻醉：1%地卡因眼液局部点眼。②异物表浅者用生理盐水溶液冲洗或者浸润生理盐水的棉签轻轻擦除。③异物深者可用注射器针头挑除或用镊子夹除；伴有结膜裂伤者，酌情用 10－0 线缝合结膜伤口。④睑结膜面、睑板沟、穹窿部结膜异物取出：需翻转眼睑，并转动眼球，暴露充分，用生理盐水浸润的棉签擦除异物。⑤涂抗生素眼膏，局部包封。

2）结膜异物剔除注意事项：①多发性结膜异物者，尽量一期剔除干净，对于小的异物，可用生理盐水冲洗结膜囊后，再擦除异物。②结膜下细碎的惰性异物不需要全部取出，避免造成广泛结膜瘢痕形成。③化学性异物伤，进行彻底冲洗后，尽早在手术显微镜下将异物剔除干净，减轻或消除化学性物质对组织的进一步损伤。④合并全身严重伤情者，优先处理危及生命的外伤。

（2）角膜异物剔除术：治疗眼部异物伤，去除角膜表面及各层异物，缓解角膜刺激症状，尽可能恢复视力并尽量避免严重并发症发生。

1）角膜异物剔除方法：①伤员取坐位或仰卧位，头部固定，嘱患者注视目标，必要时可置入开睑器，以暴露角膜；表面麻醉：1％地卡因眼液局部点眼。②角膜异物剔除：a. 角膜表面或表浅异物，可用生理盐水直接冲洗出或生理盐水浸润的消毒棉签从角膜表面擦除。b. 嵌入角膜表层至基质浅层异物，用放大镜或在裂隙灯下用无菌异物针或注射针头轻挑，剔除异物；注意针头斜面向上，针尖朝向角膜缘方向；如有铁锈形成，应同时剔除。c. 角膜深基质层或部分进入前房的异物，应于手术显微镜下进行。在异物两侧扩大伤口或做异物旁的角膜板层"V"形切口，尖端指向角膜缘，扩大切口或者角膜瓣下，在显露异物后直视下取出异物；磁性异物可用电磁铁吸除，非磁性异物直视下镊子夹持取出；酌情行角膜切口、伤口缝合；用生理盐水冲洗干净眼表。③术毕抗生素眼膏包封术眼。④术后局部使用抗生素眼液、眼膏；酌情使用促修复眼液。

2）角膜异物剔除注意事项：①异物剔除器械必须严格消毒、无菌。②一旦发现异物应尽快取出，避免继发病变或感染等严重并发症，或金属异物形成锈环，增加取出困难。③尽量一期异物取出干净，避免残留碎屑及锈迹；如铁锈环较深，浸润重，不能一次完整取出时，应待 24 h 后周围组织松解后二次剔除；多发性异物，可分期多次剔除。④异物取出后局部用药防止感染，滴用抗生素眼液及涂眼膏，必要时用散瞳治疗。⑤术后第二天必须复诊，观察病情变化。⑥合并全身严重损伤者，优先处理危及生命的外伤。

3. 初期眼球缝合术

严格控制一期眼球摘除，凡有可能保存的眼球力争修复；眼球摘除已不依赖于无光感和术前常规评价。

4. 眦角切开术和眦角分离术

急诊实施有效减压术救治球后出血（急性出血一般小于 6 h）。

（九）服用药物

必要时口服止痛药，如对乙酰氨基酚、非甾体类药物等。

（十）申请相关科室会诊

神经外科、骨科、耳鼻喉、口腔颌面外科、内科会诊停用抗凝药等。

二、后续诊治

（一）全面的眼科检查

视力、眼压、散瞳检查、房角镜等；眼部 B 超、UBM 检查（裂伤未处理注意操作轻柔或不做），进一步明确常规未能发现的裂伤、异物(非金属异物等)、脉络膜或视网膜的裂孔脱离等。

(二) 延期或晚期治疗

开放性眼外伤往往前、后节都累及,一般在伤后 2～4 周,外伤组织炎症末期、增生前期、粘连性瘢痕引起并发症前行伤道内部清创,组织结构重建。

(1) 内眼或玻璃体手术:伤后 1～2 周内行探查性、异物取出、视网膜脱离复位等内眼或玻璃体手术。尽早完成清理伤道、术中评价等操作,力争挽救重伤眼球;以尽量保留外形、恢复部分有用功能,防止增生性病变发生;如有感染迹象,需做实验室培养及药敏试验。

(2) 眼球摘除术:术前严格、谨慎判定无光感;严重外伤无复明可能、不治的眼球危象等,一般 7～14 天内行眼球摘除术。

(3) 眶壁骨折:如果无视力下降,不需要 24 h 内急诊处理;伤后 48 h 内完成眼科相关的详细检查,非必需则可择期手术。

(4) 眼表手术:结合病情发展,适时实施羊膜结膜遮盖术、睑裂缝合术、角膜清创缝合术、角膜移植术、角膜缘干细胞移植术等。

(5) 泪小管断裂吻合术:一般可在 3～7 天内手术。

三、并发症处理

(1) 外伤性眼内炎:局部全身应用抗生素、糖皮质激素;散瞳;结膜囊刮片、眼内液实验室培养、药敏试验;尽早行玻璃体手术联合注药等治疗。

(2) 交感性眼炎:尽快清创修复眼球穿通伤,尽快取出异物,积极控制炎症,促进伤口早期愈合。

(3) 增生性玻璃体视网膜病变:玻璃体视网膜手术治疗。

四、随诊

结合病情,长期随诊。

第三节 · 眼部创伤的损伤控制性外科技术及要点

眼外伤损伤控制救治新理念认为合并眼部损伤的多发性、重症创伤患者的救治主要有四个环节:快速评估伤情、分级救治、优先救治、稳定生命体征(图 6 - 1);损伤控制的简化手术紧急处理原发性损伤;ICU 恢复生理状态;分段、有序、微创的确定性、计划性分期手术。这种多发伤科学化、标准化的应急分期手术理念、策略性的救治方法显著降低了救治相关并发症的发生率,并且提高了患者的生存率、保全了受伤器官功能、改善了生活质量。

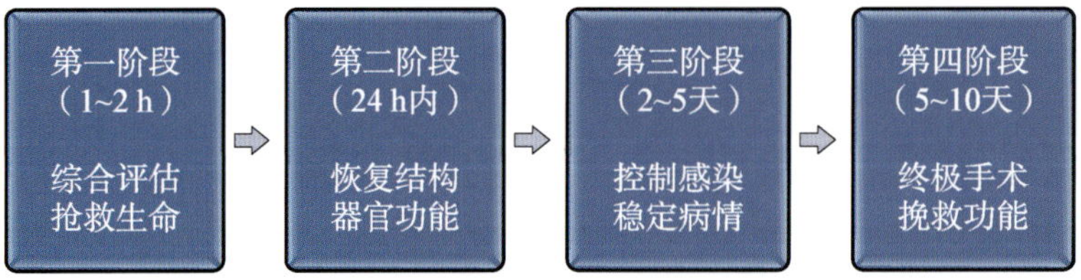

图 6 - 1 损伤控制流程图

一、评估伤情并稳定生命体征

(1) 成立损伤控制小组:组织成立创伤救治相关多学科专家及护理团队。

(2) 超快速综合伤情监测、评估及生命支持。立即分析危害预后最为严重的因素。对于合并全身重要脏器损伤者,尽快控制、救护威胁生命的紧急症状,即刻进行损害控制性有效复苏,并完成手术前各项必要的实验室、床旁影像学检查,保障基础生命支持及各项指标适宜手术;多种治疗手段来遏制低体温、凝血功能障碍及代谢性酸中毒的进一步发展,从而引起不可逆的损害。眼科第一时间采用眼外伤评分系统评估眼部创伤,并制订初次简化手术方案。

二、过渡阶段

(一) 眼科损伤控制技术原则

(1) 快速、简单、及时、有效的操作进行探查、止血、清创,控制污染及副损伤等因素导致的并发症,减轻二次手术打击。

(2) 明确创伤部位,快速关闭伤口,尽量缩短手术时间,手术时间不超过 90 min。

(3) 掌握手术时机,避免复杂的大手术、长时间的麻醉及创伤暴露产生的再次打击;即使眼部损伤未得到正规救治,也要在生命不可逆阶段发生前终止处理。

(4) 处理伤道外口,最大限度地保存眼球的完整性和视功能,为后续确定性治疗打好基础,治疗操作的时间和水平是影响预后的关键因素。

(二) 眼科损伤控制技术

初次简化救治,严控手术适应证,保证抢救时间和疗效。

(1) 眼部皮肤裂伤:清创缝合时,尽量保留组织,避免剪除太多皮肤,造成更多组织缺损,以及缝合困难;咬伤或污染的眼部皮肤裂伤:不伴有眼球损伤,可伤口清创后暴露,待行二期修复手术治疗。

(2) 无眼球破裂的活动性出血可加压包扎处理;明确的眼球破裂伤,需眼罩遮盖保护伤眼,以免在搬运或检查过程中造成二次损伤、避免施压导致更多的眼内容物脱出而加重损伤,随即转送手术室,急诊在显微镜下实施眼科显微手术,做好清创缝合处理,加快愈合,控制并发症,降低后续治疗的难度。

(3) 大于 3 mm 的角膜伤口:显微手术缝合,恢复前房,关闭伤口为主,不做解剖修补和吻合。脱出的眼内组织力争送还眼内,待二期修复,争取后期的功能恢复;损毁严重不能还纳者,果断剪除或切除,以免引起严重并发症。

(4) 贯通伤:急诊早期缝合入口,不必过多修复。

(5) 外伤性球后出血出现视神经病变:即刻行外眦角切开及下方眦角分离术,手术成功 15 min 见效;避免错过 90 min 的抢救时间而导致永久性视力丧失。

(6) 眼眶爆裂性骨折:一般骨折可不予以处理;大块游离骨片回植、小骨块及软组织缺损加压包扎,待二期治疗;伴有肌肉嵌顿和不能缓解的眼心反射,并导致心动过缓、传导阻滞等的患者,立即行嵌顿肌肉松解术,以降低永久性斜视发生率及缓解全身症状。

(7) 眶内惰性异物,未造成视神经病变,为了避免取异物导致医源性视神经损害等并发症,可先做伤口探查、清创、观察;如果有感染或炎症迹象、有机或木质异物,或者合并副损伤,有可能损害视功能,则必须及时手术探查,尽可能取出干净。

三、ICU 复苏阶段:恢复生理状态

初步处理及手术完成后,转送患者至 ICU 进一步观察与治疗。科学合理地处理“死亡三联征”,纠正低体温、酸中毒和凝血功能障碍等;恢复血容量、预防及控制感染,予以呼吸、营养支持,镇静止痛,改善免疫功能,使患者生理功能尽快恢复。当病情初步稳定,各项指标达到再次手术的标准时,进一步完善各项相关辅助检查项目,多科室联合会诊,制订详细方案,择期予以二期确定性手术治疗;动态监测、记录患者的生命体征及相关辅助检查指标,为确定性手术做好充分的准备。

四、后续处理阶段

首次术后 24～72 h,患者基本生理功能恢复正常后,根据患者病情适时实施眼科完整、规范的修补和重建手术。

(一) 玻璃体显微手术的应用

(1) 清理伤道内口:充分合理并清除内部出血、渗出、异物,阻止粘连性角膜白斑、睫状体脱离、增生性玻璃体视网膜病变、眼球萎缩等严重并发症发生。

(2) 挽救并及时处理并发症:早期玻璃体手术治疗眼球破裂、晶状体破裂,玻璃体大量积血,视网膜裂孔、脱离或锯齿缘离断等。

(3) 贯通伤:伤后 1 周左右做玻璃体手术,清除积血,清理伤道,切除增殖牵拉组织,激光、冷冻处理视网膜裂孔及贯通伤出口等。

(4) 眼内炎:伤后 1～3 天,全身、局部药物治疗基础上,做眼内液实验室培养及药敏试验,敏感药物眼内注射,尽早行玻璃体手术联合药物灌注。

(5) 眼内异物:一般尽早手术取出,特别是位置靠后,需玻璃体手术取出,同时处理并发症。

(二) 前房积血

最大量药物控制眼压后仍大于 60 mmHg,持续 48 h 以上,为防止视神经萎缩等病变,需行前房冲洗等手术治疗;眼压大于 25 mmHg,大量积血超过 5 天,为防止角膜血染,需手术干预。

(三) 合并颅脑及其他脏器损伤

合并颅脑及其他脏器损伤的视神经挫伤患者,确认生命体征平稳后,采用损伤控制的理念,结合病情需要,适时联合眼科、神经外科、创伤外科、眼耳鼻喉科医生实施不同路径的手术,以缓解对视神经的刺伤及压力损伤,保全生命的同时减轻神经功能缺损程度,提高救治效率,以改善预后。

(四) 眼眶骨块及软组织缺损

二期整形、移植术处理。

第四节 · 外伤性视神经病变

外伤性视神经病变(traumatic optic neuropathy, TON)是一类因为眼外伤导致的视神经及其周围组织的损伤性病变,多合并有颅脑创伤,在闭合性脑外伤中的发病率为 0.5%～5.0%,主要是暴力打击、高空跌落、车祸外伤等多种因素导致的眶部和头颅损伤,特别是眼眶外上方额颞侧、眉弓外侧等部位的暴力打击,导致视神经的直接损伤或间接冲击等引起的病变。患者受伤后可出现视力的急剧下降,甚至失明、

视野缺损、相对性传入性瞳孔传导阻滞(relative afferent pupillary dysfunction，RAPD)等；68%～78%的患者伤后即无光感，严重影响了患者的视功能。目前，治疗上可采用大剂量糖皮质激素冲击、营养神经、改善微循环等保守治疗及手术等方法，虽然其实际治疗效果不佳，也无充分的循证医学数据证明哪种治疗方法对TON来说确切有效，但此类损伤导致的视力障碍会严重影响患者的日常生活，因此，TON还是应该尽早给予积极的治疗，以挽救患者的视功能。

TON损伤的致病机制非常复杂，目前还不完全明确。临床上多数认为TON的视神经损伤机制包括原发性直接损伤和继发性间接损伤。解剖上来说，视神经从视盘至视交叉总长约50 mm，可分为眼内段、眶内段、视神经管内段和颅内段四部分；其中视神经管内段在各段损伤中概率最高，约占71.4%。主要是因为解剖学上的特点使视神经管内段鞘膜与视神经管骨膜紧密连接，且视神经管空间狭小，外力损伤视神经管时，活动的余地小，导致视神经的直接损伤；其中作用于额颞部的外力通过骨传导造成视神经管冲击、震荡、剪切、扭曲等，还有眶顶、蝶骨小翼等处的骨折可使视神经骨管破裂变形、骨折碎片压迫、切割、刺伤视神经，造成视神经断裂、挫伤、视神经鞘膜下出血或视神经水肿，导致不同程度的视力下降；如果视神经的轴索中断，伤者在受伤后即刻就会出现视功能的严重受损。而继发性间接视神经损伤较为多见，外伤后骨折移位、鞘膜下或鞘内血肿形成压迫视神经及其营养血管，引起血管痉挛、栓塞等损伤，造成视神经束肿胀、缺血缺氧、神经递质传递障碍、炎性细胞侵入并介导炎症反应等继发性损伤，启动神经元凋亡程序，神经节细胞大量受损减少，轴突发生进行性退化，最终导致细胞凋亡，患者在伤后数小时或几日内出现视力下降，甚至视力丧失。

TON的临床表现与体征：患者有头面部外伤史，受伤当时或以后发生不同程度的视力下降甚至视力丧失无光感(伤侧眼，也可为双眼)、视野缺损，伤侧眼局部和眼底可以没有异常表现；对于合并有颅脑创伤的患者，视力障碍并不能完全反映颅脑外伤的严重程度，但颅脑外伤患者常常伴有昏迷、意识不清、语言障碍、嗜睡及其他系统异常症状，如运动障碍、呼吸异常、心脏等多系统器官的问题。所以，当颅脑外伤患者不能配合查体时，无法判断视功能者，在监测及救治生命的同时，医生要注意观察患者眼部情况，如RAPD：患侧瞳孔较另一侧瞳孔散大，直接对光反射减弱或消失，间接对光反射存在，对侧眼直接对光反射存在，间接对光反射消失；昏迷的患者，则可根据瞳孔直接对光反射的异常判断是否为TON；而双眼受累的患者是可以没有RAPD的，但患者的瞳孔对光反射异常。如全身情况允许，眼科根据条件可以完善视力、视野、视觉诱发电位、色觉、视神经纤维检查、光学相干断层扫描检查、影像学(CT、MRI)检查等；部分患者眼底检查未见明确异常，但3周后可能出现视神经萎缩、视野中心性暗点或上/下半部视野缺损；视觉诱发电位检查出现波幅减低或消失等表现；螺旋CT检查、高分辨率CT扫描(high resolution computer tomography scanning，HRCT)、三维CT重建对于视神经管骨折的检出率高，可确诊视神经管骨折。

TON专家共识(2016年)确定一般可被明确诊断的必要条件是：①存在颅、眶、颌面部，尤其额、颞部外伤史；②伤后急性视功能受损，如视力减退或失明、视野缺损、色觉障碍等，排除既往疾病所致。支持条件；①RAPD阳性，而眼内无导致RAPD阳性的异常改变。②F-VEP检查视觉波形消失或P_{100}波潜伏期延长、波幅降低，眼底未见视网膜严重病变。单眼受累或双眼受累程度不一致时，具备支持条件①，而双眼受累程度相似时，具备支持条件②，再具有两条必要条件，即可确诊TON。眼眶HRCT(水平位和冠状位)、MRI亦可提供参考依据。值得注意的是，HRCT发现视神经管骨折则多存在TON。没有明确的视神经管骨折影像，只要具备上述诊断标准，亦可确诊TON。

TON的治疗是要尽量保护、挽救视神经，争取保留一定的视功能。有文献报道认为，视神经损伤患者要尽早干预治疗。但临床上部分患者合并有意识障碍等颅脑损伤，且眼眶周围软组织肿胀；在全身病情比较重的情况下，患者不能自诉视力下降，且医生易忽略神经眼科查体，导致患者苏醒后，甚至苏醒一段时间后才关注到视力丧失的情况，再采取治疗措施，往往疗效更差；所以，TON 的伤情也决定了治疗的不确定性。此外，患者在外伤送至医院后，多数合并有颅脑外伤，即使经 CT 等相关检查确认合并视神经管骨折，一般也会送往神经外科或头颈外科，极少不合并头颈颅脑外伤的患者可至眼科就诊，眼科受到手术范围及条件限制，一期一般采取观察合并大剂量糖皮质激素冲击治疗；神经外科或头颈外科则会采取经颅或鼻内窥镜视神经管减压术的一期治疗。所以，TON 的治疗方法主要有药物和手术治疗，药物有糖皮质激素冲击疗法、神经营养、改善微循环等；手术主要视神经管减压术。大剂量糖皮质激素冲击治疗和视神经管减压术均有一定的疗效，但由于视神经损伤治疗预后的不确定性，也没有有力的循证医学证据证实任何单一或联合治疗方法对 TON 有确切疗效；所以，目前临床上对于视神经损伤的相关治疗尚无标准的方案。临床工作中，医生会根据实际所有的医疗条件、医疗水平，本着对视神经损伤治疗有积极治疗作用的原则决定采取哪种治疗的方式。由于手术本身亦为一种创伤，术中手术器械损伤、术后缺血-再灌注损伤，以及炎性反应等，均可能导致受损的视神经进一步损伤；尽管如此，多项临床研究提示视神经管减压术是一种积极有效的治疗手段，而且随着神经内镜技术的发展，经鼻视神经管减压术具有手术径路直接、术野清晰、微创、减压充分等优点，在临床得到了推广和采纳。

药物治疗：激素在人体内具有稳定细胞膜、减少自由基形成的作用；通过药物可达到阻断炎症介质及相关血管活性物质的释放，减轻视神经炎症、水肿等，还可以改善周围组织的循环，减少视神经细胞的凋亡，从而保护视神经治疗。TON 患者入院完善检查后，根据患者情况，尽早给予糖皮质激素治疗，结合病情可考虑大剂量糖皮质激素冲击。常规方法是醋酸甲泼尼龙 500～1 000 mg/d（儿童每千克体重按 15～30 mg 给药，但建议不要超过 1 000 mg/d），冲击治疗 2～3 天，视力无好转或有恶化酌情行手术治疗。激素治疗期间需要密切关注患者的全身情况，避免出现感染、消化道溃疡出血、血压或血糖波动、组织不愈合等激素使用的不良反应。辅以改善微循环、神经营养等药物。神经营养、保护及修复治疗：外源性神经生长因子、B 族维生素等；改善微循环治疗：如复方樟柳碱等改善眼部微循环药物的使用；辅助应用高压氧等治疗方法，均可提高 TON 的疗效，并获得更长时间的治疗效果。

手术治疗：视神经管减压术包括经颅入路、经眶入路和神经内镜经鼻入路等手术方式；视神经管减压术属于高难度、高风险、高精度手术；术者需要掌握局部解剖学和影像学知识、具备娴熟的手术操作经验与技巧。因此，手术应由具有丰富的神经外科、鼻内镜鼻窦外科手术与眼眶手术操作经验的、具有高级卫生专业技术职称的神经外科或头颈外科医生完成；并且建议在具备手术设备、器械和麻醉等条件的三级医院实施手术治疗，而且有条件者在手术过程中也可进行实时的导航监测等。术后全身应用一定剂量的糖皮质激素、神经生长因子、甲钴胺和复方樟柳碱等改善微循环药物，对提高疗效也有积极的作用。

第五节 · 典型病例

脑外伤合并眼损伤

患者男性，26 岁，因“千斤顶砸伤后昏迷半小时”至我院急诊，因病情危重，由神经外科、眼科、急诊科、烧创伤 ICU 多学科协作救治。急诊科在抢救室行气管插管等抢救措施，眼科在抢救室行临时清创、去除异物、缝合等基本的伤口处理，尽量保留组织，以控制出血、保护眼组织及预防感染。神经外科行一期手术处理后，转至烧创伤 ICU 监护，予补液、抗感染、营养支持等治疗。术后第 3 天患者生命体征平稳，脱离生命危险，行眼部创伤二次修补手术治疗，术后恢复良好(图 6－2)。

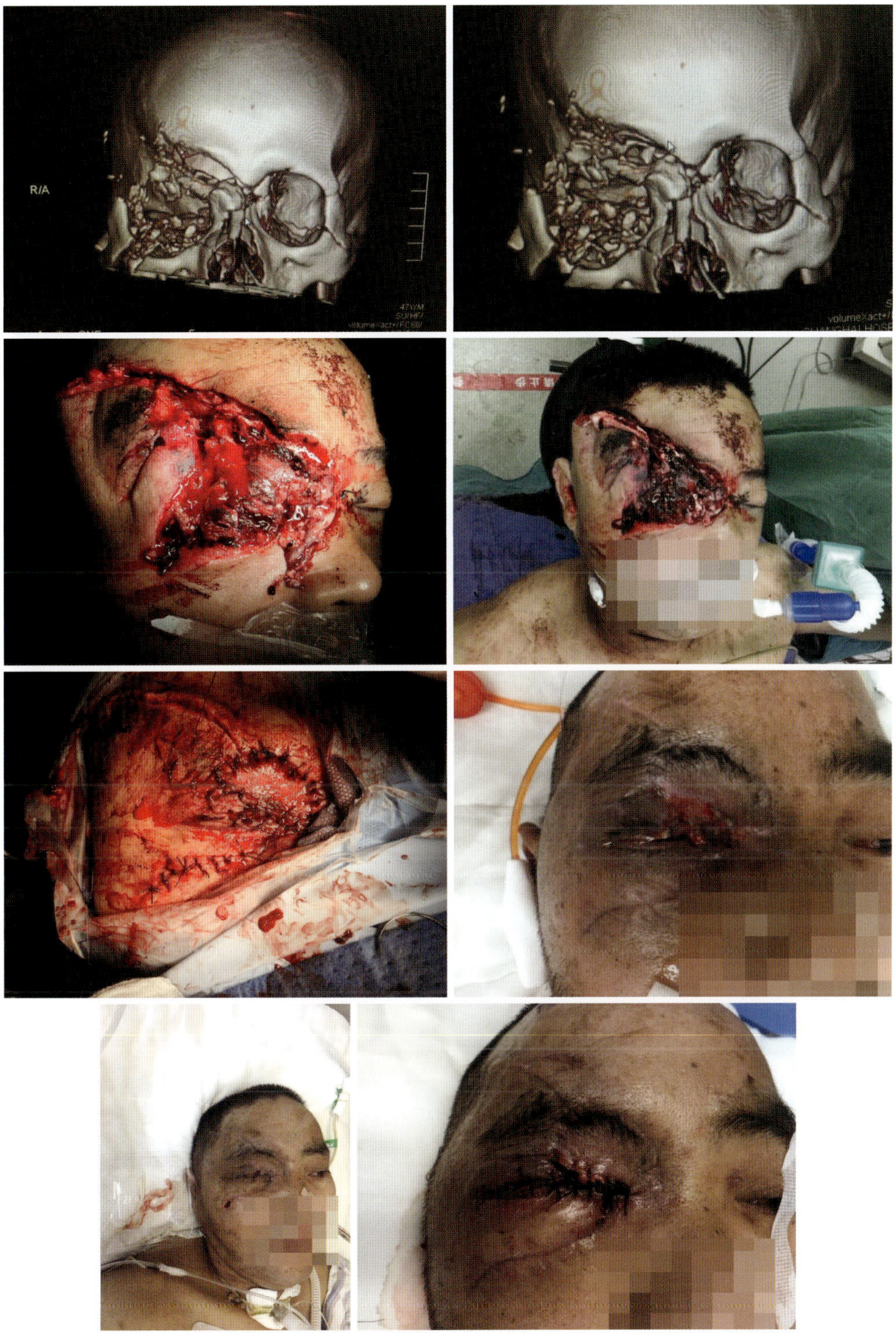

图 6－2　典型病例：脑外伤合并眼损伤

（张　媛）

参考文献

[1] 黎介寿.损伤控制性外科技术[M].北京：人民军医出版社，2009：100－103.

[2] 宋维贤，孙华.不同入路视神经管减压开放术疗效分析[J].眼科，2002，11(5)：286－288.
[3] 傅继弟，宋维贤，张天明，等.眶尖减压术治疗外伤性眶尖综合征[J].中华眼科杂志，2004，40(12)：804－807.
[4] Jensen S D，Cotton B A. Damage control laparotomy in trauma [J]. Br J Surg，2017，104(8)：959－961.
[5] Benz D，Balogh Z J. Damage control surgery：current state and future directions [J]. Curr Opin Crit Care，2017，23(6)：491－497.
[6] Pratn J，Meyer A D，Ingalls N K，et al. Rotational thromboelastometry significantly optimizes transfusion practices for damage control resuscitation in combat casualties [J]. J Trauma Acute Care Surg，2017，83(3)：373－380.
[7] Chen S X，Yang J Z，Zhang L，et al. Progress on combat damage control resuscitation/surgery and its application in the Chinese People's Liberation Army [J]. J Trauma Acute Care Surg，2019，87(4)：954－960.
[8] Leibner E，Andreae M，Galvagno S M，et al. Damage control resuscitation [J]. Clin Exp Emerg Med，2020，7(1)：5－13.
[9] Stokken J，Gumber D，Antisdel J，et al. Endoscopic surgery of the orbital apex：outcomes and emerging techniques [J]. The Laryngoscope，2016，126(1)：20－24.
[10] 张卯年，姜彩辉.中华战创伤学——第4卷：眼部战创伤[M].郑州：郑州大学出版社，2016.
[11] 张卯年.眼创伤诊疗指南[M].北京：军事医学科学出版社，2009.
[12] 叶剑，陈春林.我军眼战伤专科前救治专家共识[J].解放军医学杂志，2019，44(9)：721－723.
[13] Benz D，Balogh Z J. Damage control surgery：current state and future directions [J]. Curr Opin Crit Care，2017，23(6)：491－497.
[14] 中华医学会眼科学分会神经眼科学组.我国外伤性视神经病变内镜下经鼻视神经管减压术专家共识(2016年)[J].中华眼科杂志，2016，52(12)：889－893.
[15] 巩顺，侯立军.视神经损伤治疗方式选择的相关问题[J].中华创伤杂志，2018，34(3)：193－195.
[16] 徐远志，薛亚军，汤俊佳，等.神经内镜经筛蝶窦入路视神经管减压术治疗创伤性视神经病变的临床疗效[J].中华神经外科杂志，2020，36(2)：168－172.

第七章 · 胸部创伤

胸部创伤在平战时均较为常见，属于严重的创伤。胸部的基本结构是骨性胸廓支撑保护胸内肺和心脏大血管等脏器，是维持呼吸和循环功能的重要部位。胸部创伤严重性不仅取决于骨性胸廓和胸内脏器的损伤范围与程度，还取决于损伤所导致的呼吸和循环功能的紊乱程度。正常胸膜腔双侧均衡的负压维持纵隔位置居中。一侧胸腔积气或积液，直接压迫伤侧肺，还会导致纵隔移位，使健侧肺受压并使腔静脉扭曲影响血液回流，导致呼吸循环功能障碍。现代战争胸部战伤的发生率和伤死率受武器装备、单兵防护和战争形式等因素的影响发生很大变化，尤其是单兵防护的提升使其发生率逐步下降，但在阿富汗和伊拉克战争中，简易爆炸装置的广泛使用又使得发生率有了一定的上升。胸部创伤在各类创伤中占有重要地位，其发生率仅次于四肢伤和颅脑伤，但在创伤致死原因中居首位，占死亡总人数的 20%～25%。死亡大多发生于现场，以心脏破裂、大血管破裂为主要死亡原因。造成胸部创伤早期死亡的原因还有气道阻塞、张力性气胸、大量血胸、心脏压塞等。

海战中，舰艇空间逼仄，舱体金属为主，且易发生爆炸使海战伤中胸部创伤比例更高。由爆炸冲击造成的钝性重伤比例高，伤情通常复杂、严重且易隐匿。海战中海水浸泡和淹溺对胸腔脏器影响最大。现代战争中胸部伤需后送的比例、要求更高，但海战中后送困难。

随着麻醉学、放射学及各种抗生素的发展，胸部创伤的诊治技术水平也不断提高。人们对胸部创伤的生物力学、分子生物学、致伤机制的研究加深了对严重胸部创伤发生机制的认识，其特点是伤情复杂、病情变化快及救治难度大。因此，提高严重胸部创伤的早期救治水平，仍是一大难题。早期快速准确诊断，及时有效进行损伤控制性手术极为重要。

根据暴力性质不同和是否造成胸膜腔与外界沟通，胸部损伤(chest trauma or thoracic trauma)可分为钝性伤(blunt injury)和穿透伤(penetrating injury)。钝性胸部损伤多由减速性、挤压性、撞击性或冲击性暴力所致，损伤机制复杂，钝性暴力可破坏骨性胸廓的完整性，并使胸腔内的心、肺发生碰撞、挤压、旋转和扭曲，造成组织广泛挫伤，继发于挫伤的组织水肿可能导致器官功能障碍或衰竭。伤员多有肋骨或胸骨骨折，并且常合并其他部位损伤；器官组织损伤以钝挫伤与裂伤为多见，继发于心肺组织广泛钝挫伤的组织水肿常导致急性肺损伤、心力衰竭和心律失常；伤后早期临床表现隐匿，容易误诊或漏诊，大多数钝性伤患者不需要开胸手术治疗。穿透性胸部损伤多由火器或锐器暴力致伤，损伤机制较清楚，损伤范围直接与伤道有关，早期诊断较容易；器官组织裂伤所致的进行性出血是伤情进展快、患者死亡的主要原因，相当部分穿透性胸部损伤患者需要开胸手术治疗。

依据危及生命的严重程度和可能发生的时限，胸伤可分为快速致命性胸伤(immediately life-threatening chest injury)，多数导致伤员在现场死亡，包括主动脉破裂、心脏破裂、心搏骤停、气道阻塞；早发致命性胸伤(early life-threatening chest injury)，可能在伤后短时间(1～2 h 内)危及伤员生命，包括张力性气胸、开放性气胸、进行性或大量血胸、心脏压塞、主动脉挫伤或夹层形成等；潜在迟发致命性胸伤(potentially late life-threatening chest injury)，包括连枷胸、食管破裂、肌破裂、肺挫伤心脏钝挫伤等。对于快速致命性胸伤应在院前急救和医院急诊时给予快速有效的处理，并警惕和搜寻是否存在潜在致命性胸伤的证据。

第一节·胸部伤诊断

一、创伤分类

胸部创伤通常按机制分类为钝性、穿透或爆炸伤害。虽然钝器伤更为常见，但穿透机制可能严重危及生命。贯穿性损伤通常局限于穿透路径，损伤程度与穿透物体在其路径上向组织传递的能量有关。传递的能量取决于损伤的速度；穿透物的质量和表面积；组织密度也会受到影响。密度大的器官，如肝脏比密度小的器官如肺能吸收更多的能量。低速穿透伤，如由刀造成的伤，对直接受影响的组织产生有限的损伤。然而，受伤的严重程度将取决于刺伤物体或武器路径内的组织和器官的类型。射入伤可能具有欺骗性，重要的是要注意肋间血管的潜在损伤及血气胸的风险。直接肺实质损伤伴低速穿透伤通常不需要手术干预，通常会随着时间的推移而解决。气枪和手枪的子弹造成的相对低速穿透伤，会在弹丸直接路径上的组织中造成永久性空洞。高速弹丸，如军用火器，将更大的能量转移到周围组织，从而对实质和热组织造成更大的破坏性损伤。

(一) 闭合伤

胸部闭合伤在平时多见，常由钝性暴力或冲击波撞击所致，其特点是胸壁皮肤完整，胸腔不与外界相通。其损伤严重程度不一，可从单纯胸壁软组织伤到胸腔内脏器严重挫裂伤等。

1. 钝性伤

多由钝器打击、交通事故或高处坠落等引起。

(1) 直接损伤：致伤因素作用部位的局部胸壁软组织损伤和(或)肋骨骨折，可伴有血胸、气胸乃至脏器损伤。

(2) 减速伤：身体在高速运动中突然减速，因惯性，胸内脏器继续原运动状态所导致的损伤，如气管断裂、肺挫裂伤，可伴有胸壁损伤。

(3) 挤压伤：常见于重物挤压胸壁使胸廓变形，从而引发胸壁及胸内脏器损伤，如连枷胸、血气胸、肺挫裂伤，严重者还可引起腹腔内脏器损伤，如肝脾破裂等。

2. 冲击伤

冲击伤多由爆炸产生的高速和高压冲击波作用于胸部所致，战时多见。冲击波不仅可在与身体接触部位直接产生损伤，也可将人体抛掷、投射物体撞击或建筑物倒塌压砸而产生间接损伤。

(二) 开放伤

胸部开放伤是火器投射物或锐器击中胸壁或进入胸腔造成的胸壁及胸内脏器的损伤，其特点是胸壁皮肤不完整，胸腔与外界相通。

1. 火器伤

以战时常见，投射物如弹片或弹头等穿入胸部组织，可以直接击穿或撕裂组织器官，也可释放高能热量造成组织坏死，形成原发伤道。另外，投射物的侧冲力会对伤道产生巨大压力，从而形成瞬时空腔，随之产生的负压将伤道出入口的污物回吸，造成继发损伤和伤口内污染。根据投射物是否破坏胸膜完整性可分为穿透伤和非穿透伤。穿透伤又可根据伤道走形分为贯通伤和盲管伤，而非穿透伤可分为贯通伤、盲管伤和切线伤。盲管伤因为异物残留常有感染。穿透伤可发生在肺、心脏及大血管等部位从而造成不良预后。由于心脏及大血管内充盈血液，其压缩性差、冲击传播速度快，所以心脏大血管的损伤较肺损伤更严重。

2. 锐器伤

平时较多见，一般由锐器直接作用于胸部导致。锐器伤同样可分为穿透伤和非穿透伤。严重锐器伤，如损伤肺、心脏和大血管等可导致死亡。受伤部位、伤道方向及深度对判断病情十分重要。

二、伤情评估

处理重大胸部创伤首先要识别和预测到与损伤机制相关的损伤。关键目标是降低早期死亡率和相关并发症的影响，以加快康复并使患者恢复到受伤前的状态。虽然影像学对于确定胸部创伤的程度至关重要，一些病可能需要立即治疗。大多数患者可以通过充分的胸腔引流进行治疗，但呼吸衰竭和气体交换不良可能需要无创或有创通气。保护患者免受气压创伤、腹部创伤和呼吸机引起的肺部损伤等并发症式镇痛策略是重要的。疼痛的处理对于减少呼吸道并发症至关重要。使用局部麻醉或多模式策略可以减少阿片类药物使用的呼吸方面不良反应。通过最佳的疼痛管理，可以充分利用物理疗法来减少呼吸道并发症并促进早期康复。应尽早咨询胸外科医生，以考虑特定损伤的外科治疗。随着对损伤机制的进一步了解和对可用资源的适当利用，可以在这组患者中获得有利的结果。总的来说，多学科和整体治疗的方法可以获得最佳的患者结局。

胸部钝性损伤通常由机动车事故、从高处坠落、身体攻击或钝性物体损伤引起。当所施加的力超过胸腔的强度并导致肋骨骨折时，就会发生胸部压缩损伤。肋骨骨折与更严重的胸部损伤有关，如气胸、血胸、肺挫伤或肺撕裂。同样，肋骨骨折可能会引起严重的疼痛，也是呼吸恶化的预兆。连枷胸，两处或多处至少三根相邻肋骨骨折，易发生痰液堆积、潮气量减少、肺不张和肺炎。在自主呼吸的患者中，连枷胸在临床上被认为是矛盾呼吸，与高达35%的死亡率有关。老年患者尤其危险，因为肋骨骨折发生的力量明显较小；从站立位置跌落可能导致骨折，再加上老年人口中出现的呼吸储备减少，与患有肋骨骨折的匹配的年轻队列患者相比，年龄大于65岁的患者预后更差。相反，由于儿童的胸壁顺应性好，因此对能量的吸收要高得多，所以有一部分儿童在钝性胸部损伤后没有肋骨骨折，但会有严重的胸部损伤。

虽然平民爆炸伤相对不常见，但恐怖主义活动的潜在增加意味着对初始爆炸伤的理解越来越重要。文中描述了四种不同类型的冲击伤，尽管它们可能同时存在于同一患者身上。这些是由气压创伤造成的初始爆炸伤，通常局限于爆炸点附近的一小块区域；从爆炸装置或爆炸中移动的其他物体产生的抛射物造成的二次爆炸伤；由冲击波造成的三次爆炸伤，个人与周围物体碰撞；以及烧伤或有毒气体造成的第四次爆炸伤。

肺是暴露于原发爆炸后第二大最常受伤的器官，但也是爆炸后期死亡的主要原因。原发爆炸性肺损伤由即刻自主神经反应引起，以呼吸暂停为特征，接着是出血、肺实质损伤，最后是炎症反应期。这是在空气和相关弹片大量运动之前从爆炸中心发出的快速压力波造成的。肺损伤可包括气肿、肺撕裂、气胸，以及静脉和动脉空气栓塞。局部出血可立即引起呼吸功能损害，甚至出血进入大气道。此外，渗出的血液引发炎症过程，导致进行性肺损伤和急性呼吸窘迫综合征（ARDS）。原发性爆炸肺损伤可能不是孤立发生的，常与肺挫伤并存，伴有穿透性肺损伤，以及毒性吸入损伤。高达80%的原发性爆发性肺损伤患者可能需要机械通气，但总体而言，单独的爆炸性肺损伤恢复良好，患者有望恢复正常运动耐受力和肺功能测试。

快速准确地发现最直接威胁伤病员生命的紧急情况和损伤部位至关重要。采集病史的重点为致伤因素、受伤时间、伤后症状及处置情况。体格检查应关注生命体征、呼吸道是否通畅，胸部伤口位置及外出血量，胸廓是否对称、稳定，呼吸音及心音情况，是否存在皮下气肿、气管移位和颈静脉怒张等。结合病史及体格检查，预判损伤部位和伤情进展程度与速度。在能够转运或送达医院的伤病员中，应警惕气道梗阻、张力性气胸、心脏压塞、进行性血胸及严重连枷胸等情况。诊断较困难且致命的胸部创伤为创伤性主动脉破裂、气管支气管损伤、钝性心脏损伤、膈肌损伤、食管损伤和严重肺挫伤。

胸部创伤的穿透性和钝性机制均可损害呼吸，导致气胸、连枷胸或气血障碍和气体交换中断。通常有多种因素导致胸部创伤相关的呼吸衰竭。

在钝性损伤中，快速的加速和减速会导致剪切力，从而导致肺挫伤和撕裂。肺撕裂伤也可以由穿透性创伤引起。肺组织的撕裂可以充满血液（导致球形血肿）、空气（创伤性肺气肿），或两者兼而有之（充满液体的空洞）。肺实质内撕裂伤呈球形，是肺组织向四面八方向离心力拉伸的正常弹性回弹力所致。在胸部X线片上，肺撕裂伤可能被周围的挫伤所掩盖，因此最容易被CT扫描发现。与肺挫伤不同，肺撕裂伤可能需要几个月的时间才能愈合，并且在CT成像上可能被视为多个囊性间隙。并发症可能包括肺脓肿和支气管胸膜瘘的形成。

在所有钝性胸部损伤中，肺挫伤的发生率高达25%～35%，其定义为肺泡毛细血管损伤和血液渗入肺间质而不破坏肺实质。损伤是由能量从撞击到覆盖的胸壁直接传递到肺部造成的。微小出血导致周围水肿，肺泡充满液体而塌陷，气体交换受损。血液中的白细胞、巨噬细胞的激活、氧自由基和细胞因子的产生加速了炎症阶段，表面活性物质的破坏导致了肺泡功能的进一步衰竭。炎症反应增加黏液的产生，导致随后的塌陷和实变，但也可能损害未受伤的对侧肺，导致ARDS，因为双侧浸润物进一步阻碍了气体交换。不断增加的通气/血流不匹配导致缺氧性血管收缩和肺血管阻力增加。患者可能会出现低氧血症、高碳酸血症和呼吸功增加，尽管症状的程度不一定与挫伤的程度相关。

挫伤在最初的胸部X线片上可能是没有的，通常在受伤后6～24 h内出现，尽管它们通常可以通过CT成像立即发现。与吸入和肺炎不同，挫伤并不局限于解剖节段和肺叶。挫伤往往会在几天内消失；然而，肺炎是一种常见的并发症，在严重挫伤和损伤的患者中，ARDS的发生率为50%～60%。

三、紧急处理

（一）院前急救

院前急救包括基础生命支持和严重胸部创伤的紧急处理。基础生命支持的原则主要包括：控制大出血、维持气道通畅、保证通气和氧合、保持循环稳定，以及预防低体温等，迅速转运。威胁生命的严重胸外伤需在现场施行特殊急救处理。低氧血症和低灌流是两种主要的病理生理后遗症。低氧血症是由通气/血流不匹配、分流和换气不足引起的。低灌注量是每搏输出量减少的结果，最常见的原因是低血容量，但也可能是心脏充盈受阻。其他一些机制也在启动，包括凝血功能障碍、代谢性酸中毒和体温过低三联征，这些通常是由治疗引起的，包括大量输血。

在急性创伤的情况下，应使用低流量装置开始补充氧气，如1.5 L/min储存袋。在肺爆震伤中，一些学者主张使用更高比例的吸入氧气（>0.8）来帮助溶解空气栓子，但这方面的证据主要来自动物研究。

钝性或穿透性创伤后可发生张力性气胸。随着气体在胸腔内的逐渐积聚，胸膜内负压逐渐增大，同侧肺塌陷并被压缩，导致呼吸不足和分流增加。随着压力的持续增加纵隔被对侧挤压，伴随着腔静脉的压迫和腔静脉心房交界处的扭曲，从而导致舒张期心脏充盈和心输出量的下降。单纯性气胸可在气管插管和机械通气后迅速发展为张力性气胸。

这种阻塞机制也见于大量血胸，定义为在插入引流管后引流＞1500 mL（或血容量的1/3）和（或）持续出血 200 mL/h[3 mL/(kg・h)]≥4 h。除了大量的低血容量血症，在胸膜腔内加压聚集大量血液可导致类似的肺和中心静脉压迫。在心脏压塞时，即使在心包间隙内积聚少量血液，也会限制舒张期心脏充盈，从而减少前负荷和随后的每搏输出量。

（二）院内急救

虽然大约 25％的早期死亡可归因于胸部损伤，但大多数危及生命的损伤可以通过胸膜腔减压、手指胸膜造口术、肋间引流和适当的容量复苏来明确控制。对于大量出血患者，需要输注血制品，其中红细胞悬液和血浆的比例为 1∶1。穿透性胸部损伤伴严重休克，动脉收缩压＜80 mmHg，或呈濒死状态且高度怀疑心脏压塞者，应紧急施行急诊室开胸手术。钝性伤伤员有以下情况，也应行急诊开胸探查术。

（1）胸膜腔内进行性出血。

（2）心脏大血管损伤。

（3）严重肺裂伤或气管支气管损伤。

（4）食管破裂。

（5）胸腹联合伤。

（6）胸壁大块缺损。

（7）胸内留存较大异物。

创伤性心搏骤停的存活率与非创伤性院外心搏骤停相当，但具有更好的神经预后。克莱伯（Kleber）等发现创伤性心搏骤停的可逆原因是失控出血（48％）、张力性气胸（13％）、窒息（13％）和心脏压塞（10％）。

创伤性心搏骤停后成功复苏的机会高度依赖于干预的原因和时间。西蒙（Seamon）等的一篇综述发现，对于穿透性创伤，复苏开胸术后的总存活率和神经完整性分别为 11％和 90％，而钝性创伤分别为 2％和 59％。从生理意义上讲，在维持循环容量的情况下纠正阻塞性原因（张力性气胸和心脏压塞）的预后比失血好。同样，如果患者在急诊失去了脉搏，但仍有生命体征（反应性瞳孔、呼吸活动、自主活动、有组织的心电节律），则比在≥心肺复苏 15 min 后患者抢救的机会更大。事实上，也许最有可能存活下来的心搏骤停情况是患者因单独心脏刀刺伤而导致心脏压塞。在复苏开胸手术后，出现单一休克的患者中有 35％存活，但没有生命迹象的患者中只有 20％存活。因此，对创伤性心搏骤停进行干预的目标应该是在 15 min 内“手动按压”。如果心肺复苏 15 min 后没有生命迹象，存活是如此罕见，因此停止复苏将是合适的。

总之，对于有生命体征的无脉搏穿透性胸部损伤患者，强烈建议增加复苏性开胸术。对于无生命体征的穿透性胸部创伤患者、有或无生命体征的穿透性胸部创伤患者或有生命体征的钝性创伤患者，有条件的建议进行复苏性开胸手术。钝性损伤后无生命体征的患者不建议进行复苏性开胸手术。在创伤性心搏骤停的处理过程中，应提供 100％的氧气以确保气道安全。

在低血容量、张力性气胸或心脏压塞的情况下，体外心脏按压不如同等其他心搏骤停有效，而且心脏按压的优先级低于处理可逆性病因。双侧指胸造口术应在腋中线前的第4或第5肋间间隙进行，以纠正张力性气胸生理学，由于组织厚度（如脂肪组织、肌肉块）经常超过标准插管长度，因此现在更适合于针刺减压。

如果可能存在心脏压塞，并且有适当的专业知识和设备，如果生命体征消失或心肺复苏持续时间小于15 min，则应考虑立即进行复苏开胸手术。填塞物通常由穿透性创伤而非钝性创伤引起。eFAST上的可见心包积液对诊断有意义，但如果临床怀疑很大（任何穿透性胸部损伤，尽管进行了双侧胸腔引流手术仍有进行性休克），缺乏可见液体可能仅仅是血液分层在心脏后面且未被检测到，或间歇性地通过相关的心包伤口排入胸腔。

在仰卧位患者的复苏开胸手术中，胸膜腔通过第4或第5肋间隙被打开，并穿过胸骨延伸到一个横行切口。在这种情况下，这种手术入路是首选的，因为它提供了对胸部两侧的良好暴露，并且可以在设备有限的陌生环境中由受过处理这种情况的非心胸外科医生进行手术。心包可以敞开，解除任何填塞，检查心脏。可存活的心脏损伤通常相对容易控制或修复。可以进行直接心脏按压，也可以直接注射药物和除颤。胸腔内大出血是可以控制的。复苏性开胸手术还可以夹闭或手动压迫胸主动脉，以改善后负荷，增加冠脉和脑血流灌注，减少膈下出血，但代价是下半身缺血。如果患者的情况有所改善，他们应该被转移到手术室进行损害控制手术，或一旦患者的代谢状态改善，根据需要进行胸部、腹部、骨盆或四肢的最终修复。

在复苏开胸手术中胸主动脉阻断的血流动力学效应可以通过经股动脉插入球囊导管来实现，该导管被充气以闭塞下胸主动脉（复苏性血管内球囊闭塞主动脉；REBOA）。这个位置的通胀旨在减缓膈下出血，同时有组织地进行最终控制。在仅有盆腔出血的情况下，气囊可以在肾下动脉充气，从而保持腹部内脏的灌流。使用REBOA可能会有远端组织缺血或医源性动脉损伤和植入部位血栓形成的风险。

1. 呼吸支持

严重呼吸衰竭和气体交换不良的患者需要机械通气，无论是由于连枷胸中呼吸力学的破坏，还是广泛肺挫伤引起的肺泡血气交换屏障破坏。其他非胸部损伤也可能需要气管插管和机械通气。气胸和控制性支气管胸膜瘘均不应被视为正压通气的绝对禁忌证。有创正压通气有多种模式，包括完全强制控制模式与间歇同步呼吸。正压可以是容量控制或压力控制通气，并施加不同程度的呼气末正压（PEEP）。尽管有无数种通气模式可用，但似乎没有一种通气形式对胸部相关的肺损伤更有效。然而，与所有形式的急性肺损伤一样，基本规则适用，机械通气包括限制平台压<30 cmH_2O，将潮气量限制在<6 mL/kg，预防气压伤，容积伤和呼吸机引起的肺损伤。在原发性肺冲击损伤中，有一些证据表明气道压力释放通气可能优于其他模式。气道压力释放通气是一种压力控制模式，它是时间循环的，提供几乎连续的正压，然后在较低的压力下短时间间歇性释放。患者可以自主呼吸，事实上较高的平均气道压力意味着肺泡在整个过程中得到最大限度的复张。相反，间歇性有创通气期间的自主呼吸会导致患者呼吸努力得不到支持时胸壁反常运动增加。与气道压力释放通气相比，传统的通气模式有利于短暂的复张，然后给予PEEP以防止肺泡塌陷。呼气末正压应谨慎用于肺气肿和气胸，但对于维持"开肺"策略至关重要，可滴定肺顺应性。

无创通气（NIV）可用作逆转与胸外伤相关的呼吸系统损害的管理方法，或在需要时用作为机械通气的桥梁。在可能的情况下，NIV越来越多地用作一线呼吸支持，可能足以缓解连枷段的机械通气损害。高流量经鼻氧疗可提供40～60 L/min流量的加湿氧气，足以抵消与肺损伤相关的呼吸功，这些非侵入性呼吸支持替代方案可降低侵入性通气肺损伤的发生率。在没有禁忌证(如吸入风险、面部损伤、显著的血流动力学不稳定)的情况下,在重症监护环境中,患者最初接受 NIV 支持是合理的,在这种情况下可以密切监测患者,并且可避免与有创通气相关的并发症,包括使用镇静剂、神经肌肉阻滞、精神错乱、呼吸机相关性肺炎、呼吸机相关性肺损伤。在呼吸功能恶化的情况下,NIV 的使用不应延迟机械通气。

与胸外伤相关的肺损伤的其他重症监护注意事项应包括理疗、营养和体液平衡。多处受伤的患者可能在初始阶段进行了液体复苏和止血,但总体而言,谨慎的做法是避免此后过度使用晶体液,并在液体正平衡的情况下考虑使用利尿剂。管理 ARDS 患者的保守液体平衡方法可改善氧合作用并增加无呼吸机天数,而早期使用利尿剂可能与较低的死亡率相关。体外膜肺氧合也可用于治疗与创伤相关的严重呼吸衰竭。然而,事实上只有某些中心能够提供,并且需要全身抗凝治疗,因此排除了一些多发伤患者。

2. 胸部外伤的镇痛

穿透性和钝性胸部损伤都需要有效的镇痛,以防止进一步的呼吸系统并发症,如肺不张、黏液堵塞、气体交换受损和肺炎。肋骨骨折特别痛苦,镇痛剂的需求随着肋骨骨折的数量和移位程度的增加而增加。初始口服镇痛应包括常规对乙酰氨基酚和非甾体抗炎药(NSAID)。非甾体抗炎药具有阿片类药物部分的特性,应尽可能定期开具处方,但禁用于严重心力衰竭患者,并应谨慎用于缺血性心脏病、严重肾功能不全和高危人群胃肠道不良事件。经常需要使用阿片类药物,可以通过患者自控镇痛(PCA)输注或按需要定期间歇推注给药。几乎没有可用证据比较吗啡和其他强效阿片类药物在疗效、毒性和耐受性方面的优越性。吗啡或羟考酮是最常用的强阿片类药物,可用于 PCA 输液或作为口服制剂,持续时间因速释或改良释放形式而异。

在可能的情况下,局部镇痛技术可具有显著的镇痛效果。这些技术已在别处讨论和总结。最近,筋膜平面阻滞作为一种替代镇痛选择获得了推崇。尽管证据基础不断增加,但它们良好的安全性和对超声引导实践的日益熟悉意味着越来越多地使用诸如竖脊肌平面(ESP)和前锯肌平面阻滞来帮助减轻与胸部损伤相关的疼痛。

竖脊肌平面阻滞可能是最广泛使用的新型筋膜平面阻滞。它们操作简单,可以单侧或双侧使用,并且可以对凝血功能异常的患者进行。据称,一旦局部麻醉剂扩散到组织平面,它们就会通过阻断椎旁空间的脊神经来发挥作用,可能在注射部位上方和下方传播 3～4 个部分。单次射击技术将持续几个小时;然而,对于长时间镇痛,需要导管方案。另一种方法是前锯肌平面阻滞,仅适用于前外侧肋骨骨折并阻滞肋间神经的外侧分支。这些可以是单侧或双侧的,局部麻醉剂沉积在前锯肌和背阔肌之间的平面上。

除了区域镇痛技术,其他阿片类药物的全身镇痛也越来越多地被使用。可乐定是一种 α_2 受体激动剂,对急性和慢性疼痛均有作用。它可引起镇静和低血压,但在没有其他血流动力学损害证据的患者中大多耐受良好。氯胺酮主要阻断 N-甲基-D-天冬氨酸(NMDA)受体,但也与其他受体相互作用并具有抗炎作用。它可以在非标准 PCA 输液中与阿片类药物结合使用。如果不使用基于导管的区域麻醉技术,利多卡因贴片也是一种可能有助于控制肋骨骨折疼痛的治疗方式。如果疼痛持续存在或阿片类药物的不良反应不能很好耐受,则可以选择静脉输注利多卡因方案,并应将其视为多模式方法的一部分。普瑞巴林等药物对神经性疼痛有效,可能在胸部创伤继发的急性疼痛管理中发挥作用,人们认识到及时提供多模式镇痛方法,同时考虑到患者的特定因素,如年龄、创伤程度和其他并存的损伤,应允许根据具体情况精确调整镇痛,并减少与胸部创伤相关的发病率。

3. 胸部创伤的物理治疗和康复

物理疗法可以帮助动员和清除分泌物、改善咳嗽、增加肺活量、增强肌肉力量和改善氧合作用。早期物理治疗与减少呼吸系统并发症和住院时间有关。这些研究鼓励在生命体征稳定后尽早进行物理治疗，并对刺伤进行引流，每天进行多次物理治疗以达到类似的效果。

康复是成功治疗胸部外伤的重要组成部分。最初的目标是改善通气，然后促进和优化恢复。通过深呼吸改善通气和通过咳嗽清除分泌物是早期康复的主要手段，其有效性取决于足够的镇痛。激励性肺活量测定法在预防胸部或腹部手术后呼吸恶化方面的证据有限，但至少在没有专业监督的情况下用于胸部损伤的证据目前很少。由于腹部内容物对膈肌的向上压力，仰卧姿势的肺容积和容量最低，因此活动是重要的早期康复目标。由于其他原因无法提前步行的地方受伤或医疗需要，如果可能的话，患者仍应保持更直立的姿势。急症康复临床医生应该能够使用专业设备，如支撑座椅、倾斜台和坐站辅助器具，并在这些设备的使用方面具有专业知识。

胸部外伤通常发生在多发伤或其他复杂需求（如长期健康状况、残疾和虚弱）的情况下。任何有复杂需求的人最初都应在大型创伤中心接受治疗，该中心可获得外科和医学专科，包括儿科和老年医学，以及由康复医学顾问监督的专业康复多学科团队。专业康复团队应具备预测和预防并发症、可能影响长期结果的医疗和治疗管理、个人功能结果的预测、确定康复需求，以及制订和实施康复干预措施方面的专业知识。康复医学顾问通过协调复杂的护理在管理患者路径方面发挥关键作用，向患者和家属传达计划和预期结果，并确保在最合适的时间在最合适的环境中对患者进行管理。重要的创伤系统的构建具有稳健性和灵活性，以确保患者无论在何处接受治疗都能获得高质量的胸部创伤管理和专科康复，这一点至关重要。

第二节 · 胸腔闭式引流

胸膜腔是胸膜的脏壁两层在肺根处相互转折移行所形成的一个密闭的潜在腔隙，内含少量浆液。正常状态下，胸膜腔内为负压，并且其内的压力随呼吸运动存在节律性的变化。胸膜腔的正常结构保证了呼吸系统的正常功能。胸腔引流系统（chest drainage system，CDS）是心胸外科常用的装置之一，其功能在于引流胸膜腔内异常存在的气体和液体、阻止液体或气体进入胸膜腔、保持胸膜腔内负压及促进肺复张，在心胸外科术后、气胸、脓胸、血胸患者的治疗中广泛应用。

胸腔闭式引流术是将引流管的一端置入胸腔，另一端连接水封瓶等引流装置，以便排出胸腔内积气和积液，从而促进肺复张的技术，是胸外伤急救技术中最基本、最重要的操作。仅通过保守治疗或闭式引流术就能治疗大于80%的胸部创伤。因此，这项技术是每个医生都必须掌握的技能。

胸腔引流记录最早出现于公元前5世纪的古希腊，Hippocrates 率先通过外科引流的方式成功救治一位脓胸患者。1875年，德国医生 Gotthard 发明了胸腔闭式引流。随着胸腔引流系统在心胸外科的广泛应用，胸腔引流装置也在不断地发展，时至今日，更安全更人性化的设计成为该引流系统发展的方向。胸腔引流技术的发展，是以患者为中心，人类智慧的体现，技术得以不断改进和完善的结果。胸腔引流系统包括单瓶系统、双瓶系统、三瓶系统和数字化胸腔引流系统。

单瓶系统是在单瓶上连接一根引流管，瓶口有一个通往大气端的开口。一个瓶体既要作为水封又要作为收集容器，需要有排气口来释放压力，仅仅用于重力引流，通常仅用于气胸。气体从胸中引出，引流系统开始工作。但是如果液体引出，它会增加水封的水位。水位增加时无法观测引流液，同时阻止了进一步引流。

双瓶系统最早出现于20世纪20年代,双瓶系统增加了一个瓶体作为水封腔,引流的液体将首先储积于收集瓶中,不会导致水封瓶中的液面上升,有利于大量胸腔积液的引流。由于收集瓶的加入,引流系统的死腔体积增加,从而降低了引流系统的效率。双瓶系统和单瓶系统一样,需要依靠高度差产生的虹吸作用完成引流,缺点是如直接接负压源,当负压过大会拉伤肺部。

三瓶式胸腔引流系统出现于1952年,按顺序依次为收集瓶、水封瓶及调压负吸瓶,三瓶装置与两瓶装置区别在于多了个"安全瓶(腔)",起到调压的作用,当负压吸引过大,压力超过瓶中水柱高度时,便会有外界空气进入,保护肺不被拉伤。研究表明,肺部分切除术后使用连接负吸装置的胸腔闭式引流瓶,能够减少患者发生长期气体渗漏的风险。相较于传统三瓶系统,现今临床广泛使用的胸腔闭式引流瓶有了众多的改进和优势,它可以连接更强的负压吸引,同时具有使用简单、消除气泡噪声、压力稳定等优势,目前在国内外普遍被使用。

数字化胸腔引流系统(digital drainage system, DDS)最早出现于2006年。它由引流收集装置、单向引流阀、负吸调节器、传感器和电子屏幕构成。DDS作为一个封闭的引流系统,避免使引流出的气体进入周围环境,保证了医疗环境的生物安全;值得一提的是负压控制接近于目标负压,不受体位控制,同时可以自动冲洗,防止管路堵塞,DDS内置有报警系统,在导管阻塞、导管脱落等情况下能够及时警示医务人员,保证引流的安全进行,更重要的是DDS还可依据患者的漏气速率和液体引流量,生成数字化、标准化的漏气速率曲线和引流液体柱状图,使引流数据更标准,可以及时并准确地通过分析数据决定拔除引流管的时机。

一、适应证

(1) 自发性气胸、大量胸腔积液、经反复穿刺抽吸疗效不佳者。

(2) 支气管胸膜瘘、食管吻合口瘘、食管破裂者。

(3) 胸腔积血较多,难以通过穿刺抽吸解除者。

(4) 脓胸积液量较多且黏稠者,或早期脓胸,胸膜、纵隔尚未固定者。

(5) 开放性胸外伤、开胸术后或胸腔镜术后须常规引流者。

二、禁忌证

非胸腔内积气、积液,如肺大疱、肺囊肿等禁用。

三、常见操作分类及特点

(一) 经肋间穿刺置管(细管,6～10 Fr)

(1) 一般用于排出胸内积液、积气或抢救时应用。

(2) 管径较细,操作简单,临床上经常应用。

(3) 对排出较稠的液体如积血、脓液等不甚通畅。

(二) 经肋间切开置管(粗管,20～24 Fr)

(1) 可以经肋间插入较粗的导管。

(2) 操作简单,可引流血液等较为黏稠的液体。

(3) 长时间带管容易引起疼痛。

四、术前准备

该操作属于急诊操作，可以在病房或急诊室进行。

五、麻醉与体位

患者半卧位。以局部注射利多卡因浸润麻醉。

六、器械与物品准备

胸穿包(内含洞巾、线剪、手术刀、缝线、缝针、持针器、镊子、血管钳等)，聚维酮碘溶液、油纱、普通纱布，胸管，水封瓶等。

七、手术步骤

手术步骤如图所示(图 7-1)。

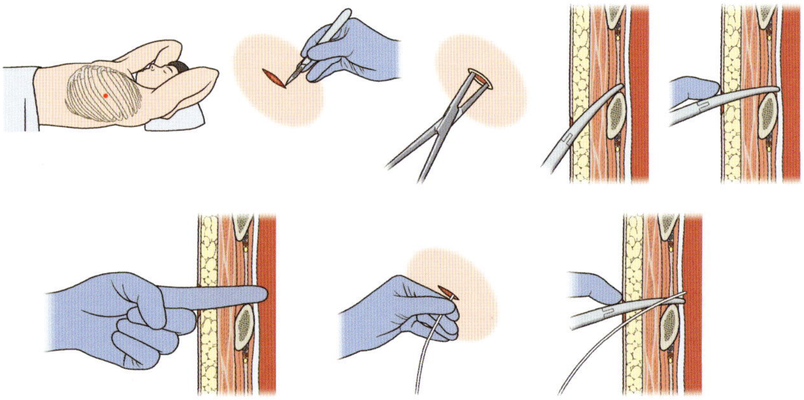

图 7-1 胸腔闭式引流步骤

1. 定位

(1) 排气：锁骨中线第二肋间。

(2) 排液：腋前线 3、4、5 肋间(可根据体型选择更高肋间)。

2. 准备

消毒、铺无菌单、以标记处为中心使用聚维酮碘环形消毒 2 遍并铺无菌洞巾。

3. 局部浸润麻醉

局部麻醉使用 2%利多卡因注入皮下，做出皮丘，沿切口方向形成一个长约 1.5 cm 的局部皮肤麻醉区域，沿切口逐层浸润麻醉胸壁各层组织，尤其是胸膜及骨膜，充分的麻醉有助于减轻操作后疼痛，麻醉时注意回抽防止注入血管注意：麻醉要充分，减轻操作后疼痛。

4. 切开

沿肋间切开 1.5～2 cm 切口，切开皮肤及皮下组织。

5. 分离

使用血管钳平行于肋间，钝性分离胸壁各层肌肉，需要注意的是，分离时入路斜向上，紧贴下一肋骨上缘，避免损伤位于上一肋骨下缘的肋间神经血管束。直至突破壁层胸膜，进入胸膜腔，在胸腔积气或积液时，此时可见气体及液体溢出。用血管钳再次撑开、充分扩大创口，可用示指探查是否已进入胸腔。手指分离皮下组织。

注意：分离时要紧贴下一肋的上缘，方向垂直胸壁。

6. 置管

将胸管尾端使用血管钳夹闭，另一把血管钳沿长轴夹住引流管前端，顺之前胸壁通道将引流管送入胸腔，多向后上方送入，便于气体或者液体的充分引流确保胸管侧孔都在胸腔内部，一般其末端侧孔距离皮缘至少 5 cm。

注意：侧孔需全部进入胸腔内胸管向上方放置。

7. 连接

胸管临时固定于洞巾上助手协助将胸管远端与水封瓶管道牢固连接并松开血管钳，观察水封瓶中水柱波动是否良好，判断引流管在位情况，气胸时可见气泡自水柱中溢出。

8. 固定

缝合胸管一侧或两侧皮肤及皮下组织，注意不要缝住胸管打结，距线结约 1 cm 处再次打结将剩余缝线缠绕于胸管数圈后在胸管上打结固定。用无菌开口纱布覆盖置管处。

9. 固定

撤去洞巾，胶布固定纱布。操作结束后，观察患者生命体征，必要时行胸部 X 线检查以评价引流管位置以及胸腔残余积液和积气情况。

10. 拔管

当达到拔管要求需要拔除引流管时，揭去纱布敷料消毒创口及胸管近胸壁处，剪去缠绕胸管的缝线，注意不要将缝合皮肤的缝线拆除。可轻轻转动胸管确保未被缝线缝住，待患者呼气末迅速拔除胸管并立即用纱布按压创口，以及透明敷贴密封加固创口。

八、术后关注要点

1. 胸膜反应

置管过程中出现心悸、气促、血压下降，应立即停止操作，吸氧，必要时使用肾上腺素。

2. 出血

出血多由引流的位置靠近肋骨下缘损伤肋间血管所致，少数由胸内粘连带断裂或直接损伤心脏、大血管引起。

3. 复张性肺水肿

对于肺萎陷时间较长者，大量排除积气或积液后，受压肺泡快速复张可能引起该并发症，突然出现气促、泡沫样痰等表现。置管后排气或排液速度不能过快，交替关闭、开放引流管，可预防肺水肿及纵隔摆动的发生。

4. 重要脏器损伤

操作过于暴力导致肺损伤或置管位置过低造成肝、脾、膈肌损伤。

九、简要步骤

手术简要步骤如图 7－2。

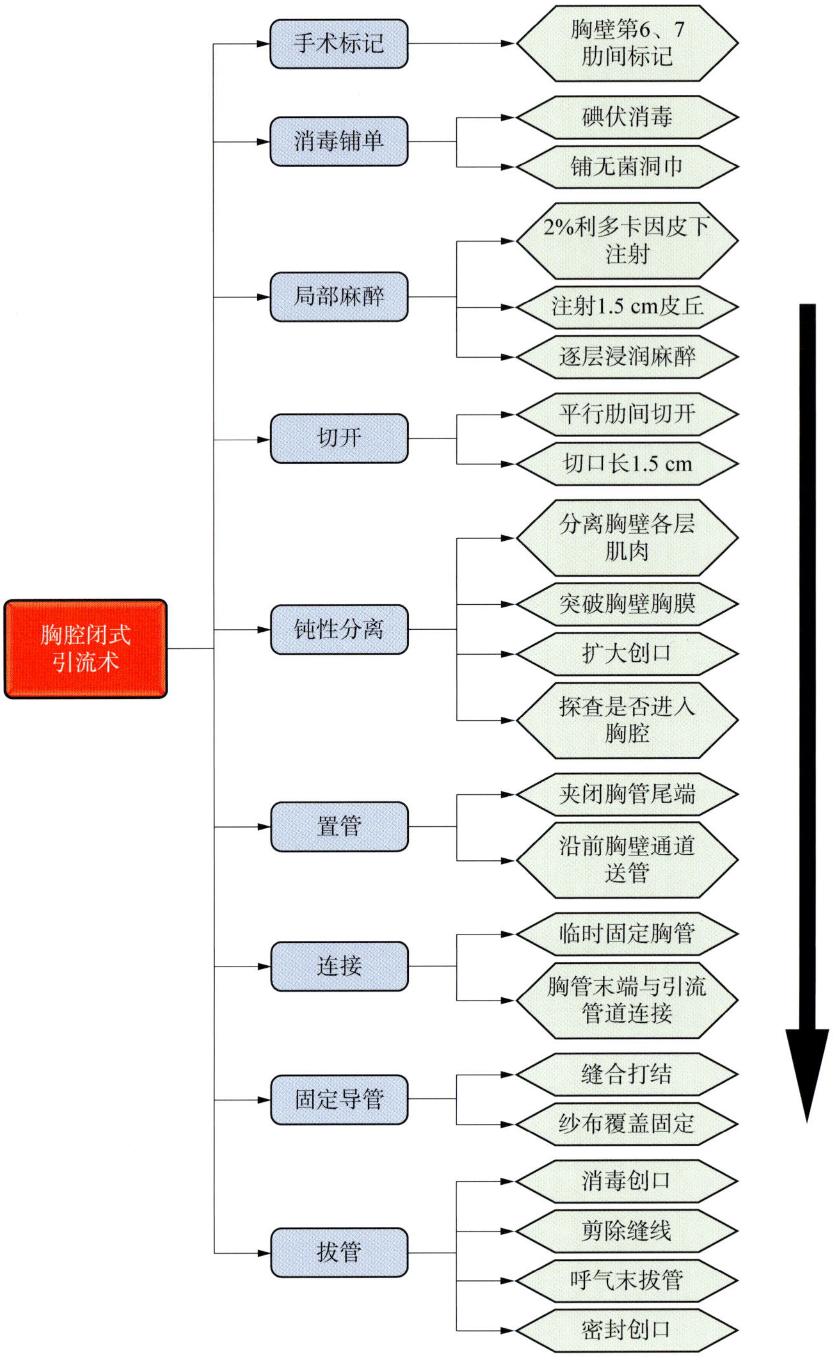

图 7-2 手术简要步骤

十、手术视频

见视频 6。

视频 6 胸腔闭式引流术

第三节・肋骨骨折固定

肋骨骨折在胸部外伤中最为常见，在战时胸部外伤患者中占 40%～60%，在胸部闭合伤中可占 8%左右，肋骨骨折在胸部外伤中可单独存在，也可同时合并其他脏器和组织损伤。肋骨骨折是钝性外伤后最常见的并发症，在创伤患者中约占10%。美国每年有超35万名患者遭受肋骨损伤。尽管肋骨骨折固定应用率较以往大大提升，但据国家创伤数据库最近数据显示，仅不到1%的连枷胸患者接受过肋骨骨折固定。它们与住院时间、发病率和死亡率的增加有关。患者年龄和肋骨骨折数量是发病率和死亡率的最大决定因素。在多发肋骨骨折的情况下，入院后几天病情恶化的情况并不少见。肺挫伤、疼痛和胸壁力学受损导致塌陷程度增加和随后的胸壁畸形。连枷片段可以从CT图像中识别出来，尽管它们可能与临床无关。临床诊断的连枷节段由反常运动导致通气量减少。这在正压通气和瘫痪患者中被否定。因此，气管插管且有连枷节段的患者可能不一定需要肋骨固定。降低肺炎风险、延长通气支持时间、在ICU停留时间及更快恢复工作是肋骨固定的常见好处，已在选定的患者中反复证明。

尽管缺乏严格的证据，但肋骨固定术在英国越来越普遍。为了解决这个问题，正在进行研究以确定手术肋骨固定是否会降低胸部创伤患者的死亡率或提高生活质量。要克服的首要挑战之一是就肋骨骨折的统一分类达成一致。

尽管对肋骨固定的指征尚未达成共识，但普遍认为气管插管且呼吸支持未能脱机、自主通气患者适当镇痛后呼吸功能恶化、胸壁明显畸形可考虑。尽管使用了最大限度的镇痛，但仍会导致肺容量减少、持续疼痛和呼吸系统受损。肋骨固定的目的是恢复呼吸力学并改善肺容量。这可能不需要固定所有肋骨或所有骨折部位。肋骨固定的力学恢复应该与了解肋骨的进入需要胸壁肌肉的分裂，以及开胸术后用力肺活量降低65%的知识相平衡。大多数肋骨骨折与进一步的胸部病变有关，如肺挫伤、血胸或气胸。这些并发症的处理可能需要在肋骨固定期间进行干预。应与外科团队讨论单腔或双腔管的考虑。

手术肋骨固定的时机可能受并发损伤和血流动力学稳定性的影响。固定在最初的72 h内已被证明对ICU和住院时间、机械通气持续时间和降低肺炎发生率有利。与肋骨骨折的非手术治疗相比，固定超过7天没有任何好处。此外，一些证据表明，入院后超过3天的手术固定比早期固定的住院结果更差。

一、适应证

（1）所有连枷胸患者均应考虑肋骨骨折固定术。

（2）多处严重（双皮质）移位骨折的患者应考虑肋骨骨折固定术。

（3）无论影像学骨折类型如何，早期合理保守治疗失败的患者应考虑采用肋骨骨折固定术。

（4）肺挫伤不应被视为肋骨骨折固定术的绝对禁忌证，应针对肺挫伤患者进行个性化肋骨骨折固定术评估。

（5）创伤性脑损伤（TBI）不应被视为肋骨骨折固定术的绝对禁忌证，应针对创伤性脑损伤患者进行个性化肋骨骨折固定术评估。

二、禁忌证

应在伤后72 h内完成，伤后72 h内更易操作。随着时间的推移，一旦炎症和愈伤组织形成开始或骨折进一步移位，骨折复位就会变得更困难。不能早期行肋骨骨折固定术的情况包括：血流动力学不稳定、其他高优先级损伤和部分尝试性非手术治疗。

三、术前准备

1. 术前影像

患者术前应接受胸部CT检查。胸部CT能为肋骨骨折的数目、位置、移位和手术计划提供了有价值的信息。支持常规使用胸部CT来评估胸壁创伤患者的肋骨骨折程度。胸部平片(CXR)已被降级为创伤患者的初筛工具，其对骨折特征和胸腔内病理的敏感性较低，单纯平片评估可能增加漏诊率和死亡率。

2. 肋骨选择

肋骨骨折应该按顺序修复。选择要修复的骨折需考虑包括肋骨数目、骨折在肋骨上的位置，以及骨折本身的特征(即移位、成角和骨丢失的程度)。当前的肋骨内固定术式，需要在骨折线两侧有足够的肋骨长度(≥2.5 cm)以牢固地固定螺钉确保足够的稳定性。

(1) 第1、2、11和12肋骨的修复不会在胸壁稳定性或疼痛控制方面带来额外的益处。一般不选择内固定手术，仅特殊情况下，如明显移位、血管受累或局部顽固性疼痛，可考虑修复这些肋骨。

(2) 横突2.5 cm范围内的骨折不建议修复。

(3) 肋软骨2.5 cm以内的骨折可以通过固定在软骨或胸骨上来修复。

四、手术方式

1. 包扎固定

加压包扎法局部应用敷料充填暂时加压包扎，使软化胸壁下陷，消除反常呼吸。可用胶布和胸带包扎固定，适用于肋骨骨折数量少并有良好的心肺功能伤员，由于此法固定后能限制呼吸运动，故老年患者慎用。胶布固定法是用宽5～7 cm胶布条，于伤员呼气末胸廓萎缩至最小时自肩胛线经脊柱向前贴于胸壁，其前端超越胸骨的中线5 cm。自下而上呈叠瓦状相互重叠1/3。固定范围应包括断肋上、下各2根肋骨(图7-3)。有毛发、乳头及皮肤挫伤处应用纱布加以保护，为增加胶布黏度及保护皮肤，伤侧皮肤可先用乙醚脱脂，然后涂布安息香酸酊，固定时间一般为2周。由于胶布固定易引起皮肤水疱和过敏反应等，现已少用，而多用胸带固定法。

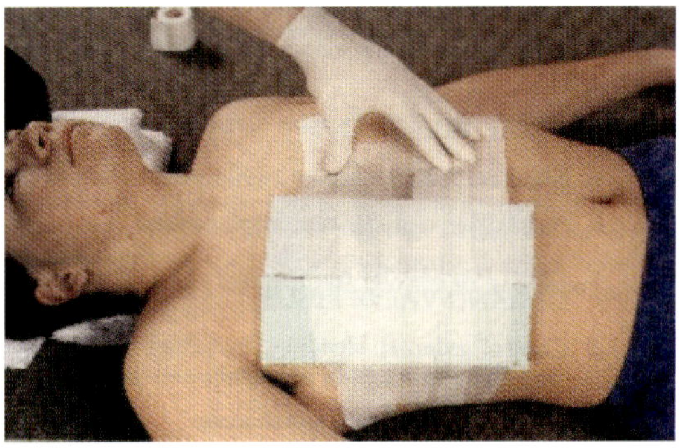

图7-3 胶布绷带固定浮动胸壁

2. 床旁重力牵引固定法

应用手巾钳夹住浮动胸壁的断肋中部，通过滑轮在床架上做重力牵引。牵引重量以恰能使反常呼吸消失为宜(一般为2～3 kg)，牵引时间2周左右，其缺点是治疗期间伤员需要长期卧床，不能活动(图7-4)。

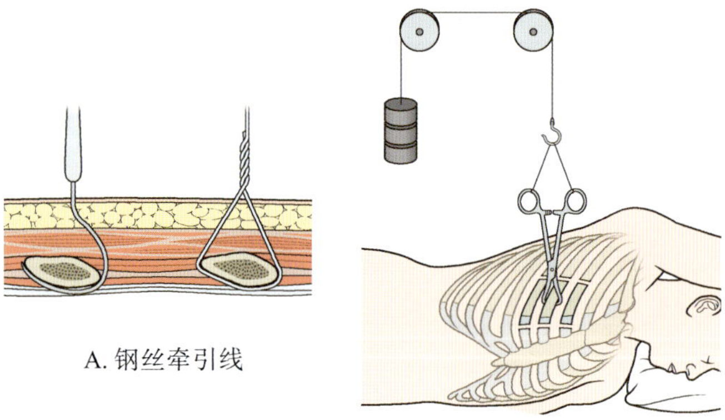

A. 钢丝牵引线

B. 手巾钳牵引线

图7-4 床旁重力牵引固定法

3. 肋骨切开内固定

切口位置应基于骨折类型。只要有可能，就应尽可能保护肌肉。切口位置选择的目标是：①提供足够的暴露；②最小化肌肉损伤；③美容。

根据骨折类型的切口可大致分为前部（腋前线前）、侧部（腋前线和腋后线之间）和后部（腋后线后）。仰卧位的患者，可通过乳房下皱襞的斜切口暴露前部骨折。侧卧位的患者可通过沿背阔肌前边缘开 7～9 cm 纵向切口来接近侧位骨折。由于靠近横突、肋骨成角和肩胛下位置，后部骨折通常是最难修复的。这些骨折可以在患者处于俯卧位并且同侧手臂支撑在相对于手术台降低 20～32 cm 的台上的情况下手术（图 7-5）。

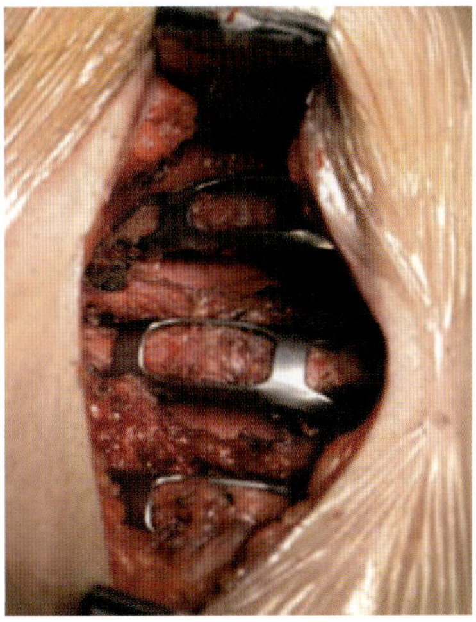
图 7-5 肋骨切开内固定

4. 经皮肋骨内固定

经皮肋骨内固定已经从使用克氏针和髓内支架发展到现在的套管针，套管针是现代腹腔镜器械的衍生物。肋骨内固定的经皮技术尚未直接与任何其他外科手术方法相比较，因此术式如何仍然是外科医生偏好的问题。

5. 胸腔镜内固定

大多数胸部外伤可以保守治疗。在需要干预的患者中，插入胸腔引流管足以应对大多数血胸和气胸。电视辅助胸腔镜手术（VATS）越来越多地用于胸部外伤的治疗。在接受胸腔引流的患者中，需要每日评估以确保胸膜腔充分引流。对于胸片上胸腔引流不充分的患者，与单独插入胸腔引流相比，VATS 管理滞留血胸可减少胸膜腔感染、呼吸机依赖性和住院时间。视频辅助胸腔镜手术可以更好地观察胸腔内结构，同时限制对胸壁力学的影响持续的出血源、肺裂伤或膈肌撕裂是可以通过 VATS 方法治疗的进一步病症。

胸腔镜手术由于切口更小、改善了胸廓内结构的可视性、减少了术后疼痛和更快地恢复工作而彻底改变了胸外科的实践。胸腔镜检查可在开放式肋骨内固定手术中作为辅助手段，以实现骨折序列的识别、残留血胸的排空和局部麻醉导管的放置等目标（图 7-6）。与开放式肋骨固定术相比，胸腔镜肋骨固定术在理论上具有多项优势，包括通过小切口从后向前宽视角观察 3°～10°肋骨，消除肩胛骨回缩，消除内皮层固定导致的可触及钢板，将胸膜内结构损伤降至最低，以及增加后骨折的边缘。但是目前受现有技术的限制，无法实现充分的复位和固定。例如，大多数市场上可买到的板都是预先成型以模仿肋骨外皮层。此外，复位和固定工具都不是专门为胸腔镜手术设计的。

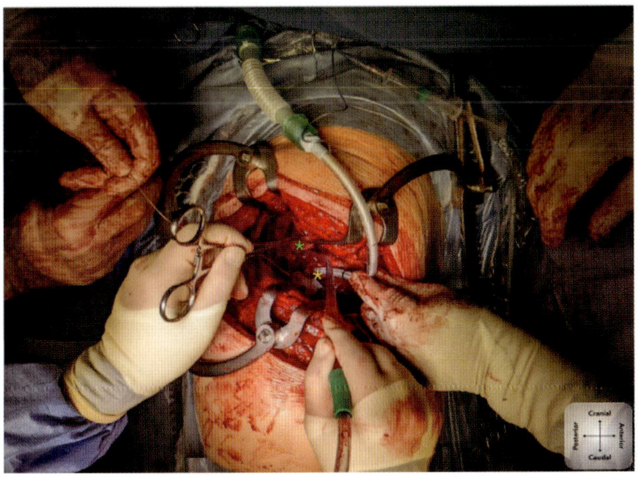

图 7-6 胸腔镜下开放式胸骨内固定术

五、固定方式

肋骨骨折可以用钢板或髓内支柱固定。所有与结构强度、金属疲劳、钢板柔韧性和螺钉强度相关的研究都是在置于外皮层的系统上进行的。所有板的轮廓都位于外皮层，钢板应放置在肋骨的外皮层。

六、胸腔引流

没有足够的证据推荐在常规肋骨固定使用胸腔镜评估胸膜腔。肋骨固定时血胸应作为手术的一部分，通过肋骨固定切口或胸腔镜术进行引流。如果在肋骨固定时发现胸膜腔被侵犯，应放置胸腔导管。如果胸膜腔保持闭合且没有血胸或气胸，可无须放置胸腔管。

闭合性创伤后残留血胸是继发脓胸的既定风险因素。在许多急性肋骨骨折病例中，胸膜腔已经在外伤时被侵犯，或者在骨折复位和固定过程中被侵犯。在肋骨固定时通过切口进行胸膜冲洗和引流的患者可以降低继发脓胸的发生率。

七、术后关注要点

1. 镇痛

包括使用非麻醉性镇痛剂、肌肉松弛剂、局部麻醉和用枕头手工夹板固定。应尽可能减少麻醉剂。

2. 排痰

包括鼓励深呼吸、咳嗽、雾化、激励性肺活量测定和间歇正压。

3. 活动

应该鼓励接受过肋骨固定手术的患者尽早下床。

第四节 · 气胸封闭包扎(缝合术)

开放性气胸是指外伤(穿透伤、撞击伤等)导致胸壁损伤至胸膜腔，致使胸膜腔与外界相通的病理状态。气胸导致肺压缩较多时引起呼吸功能障碍。如果胸壁的破口比较大，空气随着呼吸进出胸膜腔，导致胸腔内压力不断变化，形成纵隔摆动，影响循环，不及时救治甚至会危及生命。

临时胸腔闭合，可以恢复胸廓的完整性，减少体内热量损失。如有胸壁大块缺损，需对伤口进行封堵，保证闭合性能的装置都能满足需要，如三角巾急救包的包皮封堵，加大块纱垫覆盖或凡士林纱布填充等。用消毒敷料堵塞缺损胸壁，在没有胸引流管的情况下，应在 3 个方向加以固定，另外一方形成摆动式阀门，防止张力性气胸。一般情况下，当胸内出血已明显减轻，只有从胸壁来的少量出血时，可以考虑用巾钳跨切口放置，临时关闭胸腔，但这样并不能对胸壁出血起到止血作用。在生理状况允许的情况下，也可采取肌肉和皮肤交锁缝合方式，将胸廓全部关闭。这样可以提供较好的胸壁止血。对处于应激、扩张状况下的心脏，关胸可导致低心输出量，造成低血压或通气障碍。在这种状态下，可用无菌塑料袋或其他无菌包装材料，临时覆盖胸廓，并注意不给胸内施加不适合的压力(图 7-7)。

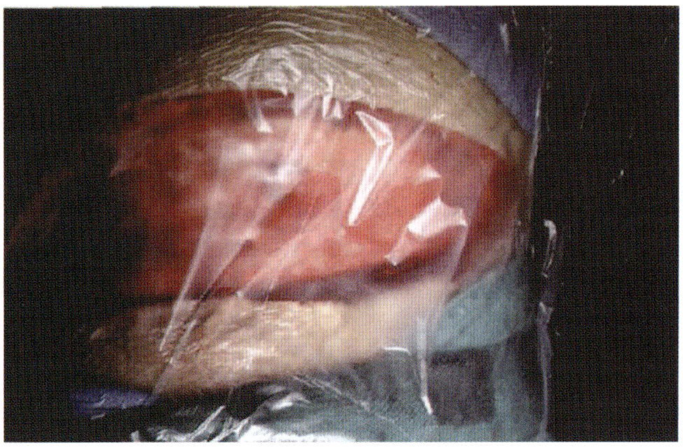

图 7-7 无菌材料覆盖临时关闭胸腔

一、临床表现

(1) 胸壁可见明显缺损，缺损处有气流通过。

(2) 呼吸困难，气管向健侧偏移，可闻及纵隔摆动声。

(3) 严重低血压，呈休克状态。

(4) 可迅速出现昏迷、发绀乃至死亡。

二、治疗原则

紧急闭合创口，使开放性气胸尽快变成闭合性气胸，然后按闭合性气胸原则处理。

战场急救：开放性气胸封闭包扎，转为闭合性气胸。

开放性气胸封闭缝合：清创＋胸腔闭式引流术＋封闭缝合术。

三、术前准备

该操作属于急诊操作，可以在病房或急诊室进行。

四、麻醉与体位

患者半卧位。以局部注射利多卡因浸润麻醉。

五、器械与物品准备

凡士林纱布，皮镊，大敷料及绷带；小切开包，聚维酮碘(碘伏)棉球，皮镊，蕈状导尿管及胸腔闭式引流瓶。

六、手术步骤

1. 消毒

对于开放性气胸的伤口，首先是使用碘伏棉球给伤口消毒，消毒范围要够大(以伤口为中心直径10 cm 以上)，从外到内，前两遍消毒不要消毒伤口，第三遍仔细消毒伤口。

2. 气胸封闭包扎

以大敷料包裹凡士林纱布覆盖气胸伤口(凡士林纱布取 4～5 层重叠，大小需能完全覆盖气胸伤口)，覆盖完毕，以胶布及绷带固定敷料，完成将开放性气胸转为闭合性气胸的急救工作。

3. 开放性气胸清创缝合＋胸腔闭式引流术

脱离战场环境，转运至有条件的场所，比如海上编队救护所、救护艇医疗队、海军支队(基地)救护所、码头救护所等实施紧急救治手术：开放性气胸清创缝合＋胸腔闭式引流术。

4. 开放性气胸清创缝合＋胸腔闭式引流术

首先患者需全麻气管插管，暴露气胸创面后给伤口消毒铺单，消毒方法流程同前，其次以碘伏纱布消毒并探查开放伤口，消毒时需以碘伏纱布反复擦拭开放性气胸的创面，发现出血点需结扎止血，消毒探查伤口完毕，可以用干净的大纱布擦拭创面，确定有无活动性出血。如无活动性出血，则在伤口下一肋间放置胸腔闭式引流管方便引流积液积气。首先沿平行肋间方向切开 1 cm 左右皮肤切口，以中弯钝性分离至胸膜腔，取蕈装导尿管(24～28 F)，剪去头端后以中弯将引流管放至胸腔，头端放至肋膈角。胸管切口 U

形缝合一针固定胸管，打结时记得打活结，方面后续拔管操作。如积气引流不畅，可考虑于胸骨左缘第二肋间置管引流积气。

分别以圆针及角针逐层缝合胸壁，行胸壁修补，闭合开放的伤口分别以圆针及角针逐层缝合胸壁，行胸壁修补，闭合开放的伤口。胸腔闭式引流瓶水封腔需加水在水位线以上，吸引控制腔与水封腔压差不低于 8～12 cmH_2O，以利于引流积液及积气。

七、手术操作要点

（1）如伤员出现发绀或循环不稳定，应立即气管插管。

（2）用辅料封闭缺损胸壁，范围应超过创缘 5 cm，3 个方向固定，预留一方形成摆动式阀门，防止出现张力性气胸（图 7－8）。

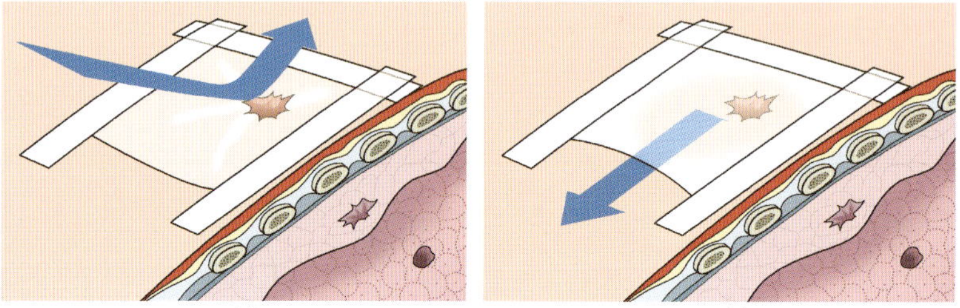

图 7－8　辅料封闭缺损胸壁

（3）尽快行胸腔闭式引流术，引流管应尽量远离伤口（具体方法见第二节）。

（4）尽快行急诊剖胸探查清创止血术，并治疗胸内损伤（具体方法见第六节）。

八、简要步骤

手术简要步骤如图 7－9。

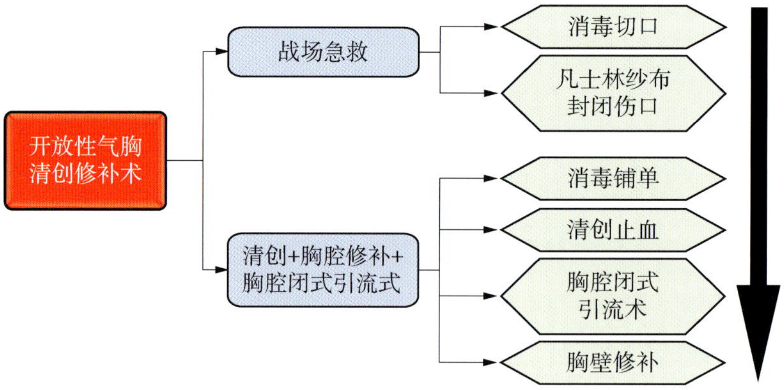

图 7－9　手术简要步骤

九、手术视频

见视频 7。

视频 7　开放性气胸清创修补术

第五节 · 心包穿刺术

心包积液是由外伤、感染、肿瘤及自身免疫等原因引起的心包疾患，是临床常见的心脏病征之一，随着心包积液量的增加，患者可出现胸闷、气短等症状，病情严重会发生心脏压塞，急性心脏压塞可危及患者生命，须及时救治。目前临床上常用的治疗方法有超声引导下心包积液穿刺置管引流术、心包开窗术等，各种方法应用范围及疗效不尽相同。心包穿刺术是当心包膜腔内有积液、积血或积脓时，心包穿刺术既可作为确诊的措施，又是解除心脏压塞的紧急治疗措施。

一、心包穿刺方式

心包穿刺有超声下引导、心电监护下引导和盲穿三种常用的方式，由于心脏超声引导具有绝对优势，目前在临床上应用广泛。根据进针位置不同，分为两种途径：剑突下途径和胸骨旁途径(图 7-10)。

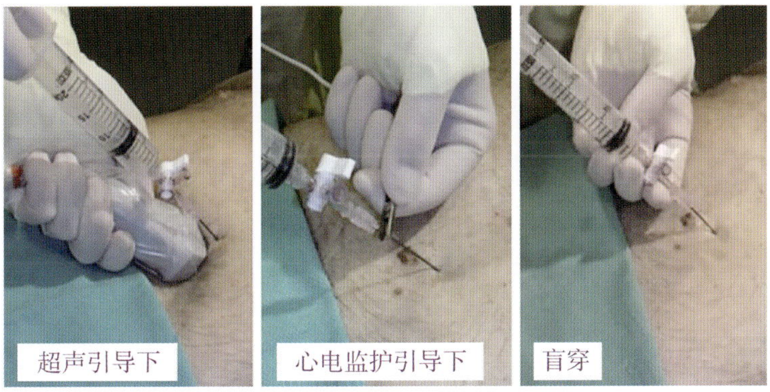

图 7-10　心包穿刺方式

1. 剑突下途径

剑突下途径常在盲穿时使用。

选择进针位置：剑突左侧，肋缘下 1 cm 处进针。

进针方向：朝向左肩关节，与腹壁成 30°～45°。

剑突下途径的穿刺道靠近肝脏左叶，可能造成肝脏左叶、膈神经、膈肌等组织损伤。

2. 胸骨旁途径

进针位置：左侧胸骨旁第 5 肋间心浊音界内 1～2 cm 沿第六肋间上缘进针，穿刺针自下而上垂直向脊柱方向缓慢刺入心包腔。

此途径可以避免损伤左肺，也可以避免损伤左侧乳内动脉。

二、适应证

战场心外伤可能导致心包大量积液，当心包有大量积液时，患者的血液循环受到严重干扰，静脉血不能顺利回到心脏，心脏的排血功能发生障碍，产生心脏压塞，严重情况下可能会导致休克甚至死亡，而心包穿刺放出大量积液便可使患者症状减轻，甚至消失。

三、术前准备

术前宜行超声检查，以便决定穿刺部位及估计积液程度；积液量少者不宜施术。嘱患者于术中勿咳嗽或深呼吸,必要时术前可给予适量的镇静剂。

四、麻醉与体位

选择适宜体位,如从心尖部进针常取平卧位;如选择剑突下进针常选斜坡卧位,腰背部垫枕。局部浸润麻醉。

穿刺位置:粗的穿刺针从心前区穿刺,于左第 5、第 6 肋间隙心浊音界内侧进针,向后、向内指向脊柱方向刺入心包腔。进入心包腔后,经导丝置换置入心包引流管(单腔深静脉置管),然后以 50 mL 针筒经心包引流管抽取心包积液。抽取完毕可按情况将心包引流管固定后外接引流袋继续引流。

五、器械与物品准备

心包穿刺包(单腔深静脉置管)、聚维酮碘(碘伏)棉球、利多卡因、引流袋等。

六、手术步骤

1. 暴露穿刺点

B 超定位后,主刀医生向患者交代病情及操作,取得患者配合,患者取平卧位,取心前区穿刺点,消毒铺单。于左侧第 5 肋间隙,心浊音界左缘向内 1～2 cm 处(以 B 超定位为准),沿第 6 肋上缘向内向后指向脊柱进针。

2. 心包穿刺置管

先以 2%利多卡因局部浸润麻醉。穿刺针途径皮肤、浅筋膜、深筋膜和胸大肌、肋间外韧带、肋间内肌、胸内筋膜;纤维性心包及壁层心包,进入心包腔。进针深度成人为 2～3 cm。穿刺针进针时保持负压状态,进入心包腔后有突破感,同时,有心包积液进入针筒。退出麻醉针,记录穿刺针的深度,如心包积液为鲜血,需将血打入小腰杯内静止,如短时间内凝固,则需考虑进入心脏或有活动性出血可能,需紧急床边超声检查明确诊疗。同时抽取准备好麻药、穿刺针,注意观察心包积液性质。

3. 心包积液引流

按麻醉针的位置、方向及深度穿入穿刺针,确定进入心包腔后经导丝交换置入心包引流管,然后以 50 mL 针筒经心包引流管抽取心包积液,抽取完毕可按情况将心包引流管固定后外接引流袋继续引流。术后嘱患者静卧,24 h 内严密观察脉搏、呼吸及血压情况。置入引流管,固定引流袋。

4. 拔管

消毒心包穿刺点周围区域,拆除心包引流管固定线后迅速拔除心包引流管,以纱布挤压穿刺点周围皮肤及肌肉,闭塞穿刺孔,包扎穿刺点,嘱患者卧床休息,注意观察生命体征。

七、手术操作要点

(1) 穿刺需垂直进针,速度要慢,术中密切观察患者的脉搏、面色、心律、心率变化,如有虚脱等情况,应立即停止穿刺,将患者置于平卧位,并给予适当处理。

(2) 如发现引流出来的血性积液很快凝固,则需考虑引流管进入心脏可能,需尽快行超声检查,如明确诊断,尽快安排开胸探查。

(3) 术后静卧,24 h 内严密观察脉搏、呼吸及血压情况。首先彻底清除污染坏死组织;其次操作中要注意熟悉解剖位置,切勿暴力操作,避免副损伤;操作完成后需注意判断胸管是否在位,注意监测患者生命体征，最后记得术后予以抗感染及营养支持治疗，以利于伤口的康复。

八、简要步骤

手术简要步骤如图 7－11。

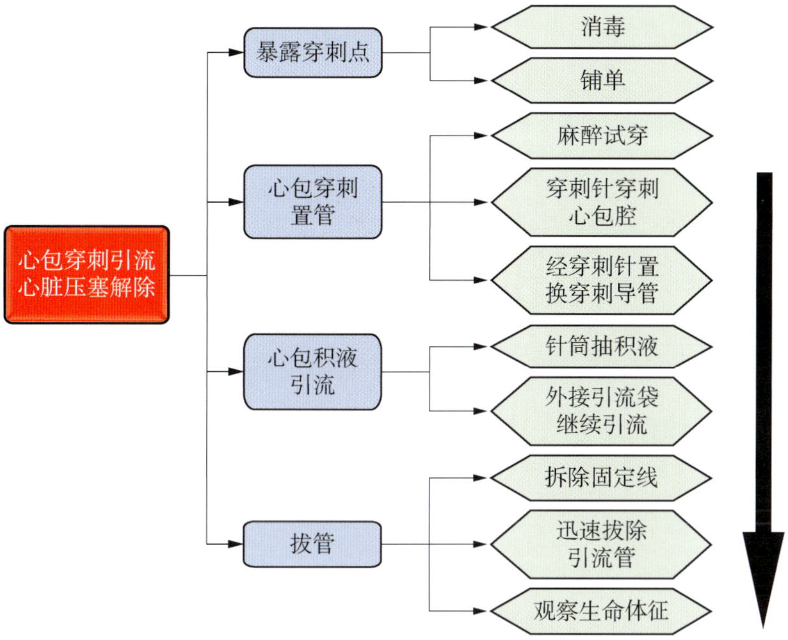

图 7－11 手术简要步骤

九、手术视频

见视频 8。

视频 8 心包穿刺、心脏压塞减压术

第六节 · 剖胸探查术

传统的开胸手术指征：胸腔内活动性出血、气管或大支气管断裂至持续漏气者、胸腔内有威胁安全的异物及胸腹联合伤等应该当机立断，做好术前准备后立即开胸探查。对此类患者术前特别要注意血常规、生化、凝血功能及全身 CT 的情况变化，准备好充足的血源及血液替代品，及时胸腔闭式引流并仔细观察引流的情况。术中明确出血来源，如大量血块集中的地方、肋骨断端附近、开胸器撑开处及胸顶粘连带处等是常出血的地方；修补气管和支气管时要注意局部血运的情况、周围污染因素、修补后的张力及狭窄的存在等；异物取出时注意异物进入的角度、深度及周边心脏大血管的情况，最好准备术中透视定位系统及时定位以预防异物小难以找到等；合并其他器官和四肢等损伤最好同时处理，特别是合并颅脑、腹部损伤要充分重视。对待严重多发伤，首先要对伤者做全面细致检查，最严重的须优先处理，如有无心脏大血管损伤、张力性气胸、颅脑创伤；其次是腹腔脏器损伤，腹腔穿刺、彩超、X 线及 CT 检查均有助于明确诊断。胸腹联合伤一经确诊，首先纠正休克，输血、补液、抗感染，伤情稳定后手术；对血气胸或张力性气胸，先行胸腔闭式引流后急送至手术室对胸腹腔内损伤进行手术探查。对怀疑胸腹均有活动性出血者，剖腹探查，再经膈肌探查胸腔。对有进行性血气胸或心脏大血管损伤伴休克者，先行开胸探查，后经膈肌剖腹探查。

一、适应证

(1) 脉搏细弱而快，血压不易维持，经输血、补液等抗休克治疗措施不见好转，或暂时好转不久又恶化。

(2) 胸腔穿刺抽出血液很快凝固，提示仍有活动性出血。

(3) 胸腔穿刺抽血后，很快又见积血增多。

(4) 血红蛋白及红细胞进行性下降。

(5) 放置胸腔闭式引流者，每小时引流超过 200 mL，持续 3 h 以上；引流出的血液鲜红，其血红蛋白测定及红细胞计数接近周围血液；或 24 h 引流量超过 1 000 mL。

二、术前准备

胸部创伤后 3 周内应多次行胸部 X 线检查，以免迟发性血胸的漏诊及误诊。血胸的治疗原则主要是防治休克，对活动性出血进行止血，及早清除胸腔内积血，防治感染，及时处理血胸引起的并发症及合并症。

三、麻醉与体位

气管内插管，全身麻醉。根据切口取半侧卧或全侧卧位。

四、器械与物品准备

开胸包、消毒冲洗物品。

五、手术步骤

(1) 进入胸腔后清除积血，迅速找到出血部位。如为胸廓内血管或肋间血管出血，可用血管钳钳夹，贯穿缝合结扎即可止血。如为肺裂伤出血，常有血气胸，应找到出血、漏气的部位予以缝合结扎。如肺组织损伤严重，损伤血管也较大，一般缝合不能很好止血，应行肺叶切除。如为心脏、大血管损伤，应做相应处理。

(2) 妥善止血后，冲洗胸腔，低位放置闭式引流。

六、术后要点

(1) 氧气吸入。

(2) 镇静及止痛。

(3) 继续纠正血容量不足，防治休克。

(4) 保持胸腔闭式引流通畅，注意观察有无漏气及漏气程度。观察胸腔引流量，注意并发症。

(5) 鼓励伤员咳嗽排痰，尽可能将小气管内积血排出，预防肺部感染等并发症。

(6) 应用抗生素预防感染。

第七节 · 损伤食管改道/引流

绝大多数发生于颈部或纵隔的穿透伤。不同原因引起食管损伤的症状和体征不同。大部分患者有颈部或胸骨后剧烈疼痛，伴吞咽时加重。少部分患者有呼吸困难、心率增快、血压下降，甚至出现休克。几乎均有纵隔或下颈部皮下气肿，后期为纵隔脓肿或脓气胸。绝大多数病例有发热，白细胞计数增高。

一、临床表现

(1) 颈部食管损伤多出现呕血、皮下气肿等症状；颈部食管穿孔常发生在较薄的食管后壁，由于食管附着的椎前筋膜可以限制污染向侧方扩散。穿孔的最初几小时颈部可没有炎症表现，几小时后由于口腔或胃内的液体经过穿孔进入食管后间隙和沿着食管平面进入纵隔，引起纵隔炎症，患者诉颈部疼痛、僵直，呕吐带血性的胃内容物和呼吸困难。体格检查发现患者伴各种不同程度的呼吸困难。通常可听到经鼻腔呼吸发出的粗呼吸音。颈部触诊发现颈部硬和由于皮下气肿产生的捻发音。全身感染中毒症状常在 24 h 后发生。

(2) 胸部食管损伤多表现为纵隔气肿、皮下气肿、胸腔积液、感染等；与颈部穿孔不同，胸段食管穿孔直接引起纵隔污染，迅速发生纵隔气肿和纵隔炎。尽管早期仅是纵隔的污染，但可迅速发展为坏死性炎症过程。当薄的纵隔胸膜被炎症穿破，胃液及胃内容物经破口反流到纵隔和胸膜腔，引起胸膜腔的污染，形成纵隔和胸膜腔化脓性炎症。中上段食管穿孔常穿破胸腔。食管穿孔后引起的这种炎症过程和体液的大量蓄积在临床上表现为一侧胸腔剧烈疼痛，同时伴有呼吸时加重，并向肩胛区放射。在穿孔部位有明确的吞咽困难，低血容量，体温升高，心率增快，并且心率增快与体温升高不成比例。全身感染中毒症状、呼吸困难的程度，根据胸腔污染的严重性、液气胸的量，以及是否存在有气道压迫，而有轻重不同。纵隔镜检查后发生的食管损伤更不易诊断，有时甚至当患者发生纵隔炎和皮下气肿时或病理报告活检组织有食管黏膜或食管肌肉时才做出食管损伤或穿孔的诊断。体格检查可以发现患者有不同程度的中毒症状，不敢用力呼吸，肺底可听到杂音，当屏住呼吸时，可听到随着每次心跳发出的纵隔摩擦音或捻发音。颈根部或前胸壁触及皮下气体，当穿孔破入一侧胸膜腔时，出现不同程度的液气胸的体征。受累侧胸腔上部叩鼓音，下部叩浊音，病侧呼吸音消失。少数病例可发展为伴有气管移位，纵隔受压的张力性气胸，纵隔及胸腔的炎症产生对膈肌的刺激，可表现为腹痛、上腹部肌紧张、腹部压痛，应注意同急腹症相鉴别。

(3) 腹部食管损伤起始没有明显症状，后可出现膈下游离气体、腹腔积血等症状；食管腹腔段的损伤较少见，一旦损伤，由于胃的液体进入游离腹腔，主要引起腹腔的污染，临床表现为急性腹膜炎的症状和体征。有时这种污染可能不在腹腔而在后腹膜，这将使诊断更加困难。这是由于腹腔段食管与膈肌相邻近，常有上腹部疼痛和胸骨后钝痛并放射到肩部的较典型的特征。

(4) 碘水造影可检出：许多患者就诊时并非都具有典型症状，而表现为严重的呼吸困难、低血压、败血症、休克、昏迷，或是模糊不清的急腹症或胸部急症。因此，应对怀疑有食管穿孔而一般情况允许的患者用食管造影来肯定诊断，对普通 X 线提示有食管穿孔的病例也应用食管造影来明确穿孔的大小和部位。应注意，尽管使用造影作为常规诊断手段，但仍有 10%的假阴性，因此当造影阴性时也不能完全除外食管穿孔。

(5) 胸部 CT 有助于判断食管损伤。当临床怀疑有食管损伤而 X 线又不能提示确切的诊断依据时，进一步的诊断还包括选用胸部或腹部的CT检查。当CT影像有以下征象时，应考虑食管穿孔的诊断：①围绕食管的纵隔软组织内有气体。②在纵隔或在胸腔的脓腔紧靠食管。③充气的食管与一个邻近纵隔或纵隔旁充液的腔相通。胸腔积液特别是左侧胸腔积液则更进一步提示食管穿孔的可能。另外，用CT对患者进行最初疗效的随诊观察，也是特别有效的方法。

二、治疗原则

消除污染源并充分引流，加强抗感染治疗，充分营养支持。

三、麻醉与体位

全麻仰卧位，头偏向右侧充分显露颈前三角，选择左侧颈部纵向切口。

四、手术步骤

(1) 消毒铺单后，沿左侧胸锁乳突肌前缘切开皮肤，并可视情况延伸至胸骨切迹。

(2) 沿胸锁乳突肌内侧、气管外侧向深部分离以显露食管，如局部损伤严重，可提前留置鼻胃管帮助确认食管，显露食管后钝性游离周围组织，注意保护喉返神经。

(3) 显露损伤部位。

注意：如食管破裂口定位困难，可通过食管内注入生理盐水、美兰溶液或向切口内注水后食管内注气的方法来定位。

(4) 清创后行食管套带牵引，充分暴露损伤部位；使用3-OPDS可吸收线缝合破口。注意：缝合时可单层或双层，务必缝合食管黏膜，如合并气管、血管损伤，可使用胸锁乳突肌等肌瓣作为修补支撑材料。修补完毕后撤去牵引带，将食管置于原位。

(5) 经皮放置剪有侧孔的引流管，即Jackson-pratt引流管，将其头端置于近食管修补处。

(6) 固定引流管并逐层缝合切口，最后连接负压吸引装置。

注意：充分的引流对于食管损伤修补至关重要，无论是一期缝合、复杂伤情先行损伤控制延期缝合，还是术后发生瘘等并发症，都需要行充分的负压引流。

五、手术操作要点

(1) 如明确有穿透伤并高度怀疑食管破裂的，应行急诊手术进行探查。

(2) 颈部手术可从伤侧胸锁乳突肌内缘进入，近胸段可采用右胸第5肋间后外侧切口，远胸段则采用左胸第6肋间后外侧切口。

(3) 当伴有其他致命损伤时，可一期快速闭合食管断段，近端引流远端造口，二期行确定性食管重建手术。

六、术后要点

(1) 术后5～7天可视情况拔除引流管。

(2) 需密切关注有无伤口感染、脓肿形成、瘘等并发症。术后瘘的原因：清创不充分，损伤食管血供不佳，缝合后张力大，局部感染、未合理使用肌瓣等原因导致的缝合线裂开、食管皮肤瘘和气管食管瘘。经过充分负压引流、营养支持后多可自愈。

七、简要步骤

手术简要步骤如图 7－12 所示。

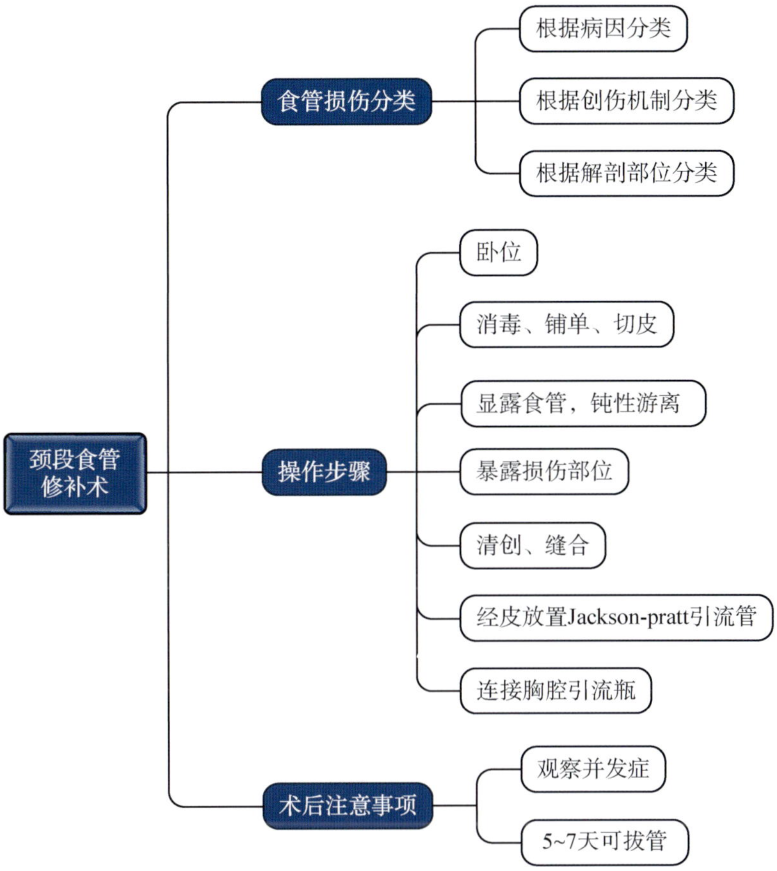

图 7－12　手术简要步骤

八、手术视频

见视频 9。

视频 9　颈部食管损伤修复术

第八节・胸腔大血管止血术

胸腔大血管伤探查止血术是在明确有胸腔大血管损伤，其他方法不可行时经胸行大血管损伤探查止血的手术，防止发生失血性休克等严重不良事件。大多由穿透伤导致，可由锐器或火器投射物造成，也可由肋骨骨折断段移位产生。

一、判断伤情

通过对患者受伤过程的了解，结合伤道轨迹辨认，以及胸部 X 线等检查情况分析，一般能够对胸部血管损伤部位做出判断。

1. 大量血胸

肺门损伤、左侧锁骨下动脉近端损伤、右侧无名动脉近端损伤、心脏损伤通过心包破口进入胸腔，以及肋间动脉、胸廓内动脉和奇静脉的损伤，均可导致大量血胸。循环不稳定的患者，如果闭式引流胸导管内没有血液引出，应选择血胸侧的合适切口进行剖胸探查。

2. 上纵隔血肿

可能会有无名动脉、无名静脉、锁骨下动脉、双侧颈总动脉、上腔静脉及心脏的损伤。最好的手术入路是通过胸部正中切口，必要时，可向颈部延长。

3. 中纵隔血肿

主要包括没有破入胸腔的心脏损伤，以及主动脉弓、无名动脉近端、左侧颈总动脉近端和锁骨下动脉损伤。最好的入路是胸部正中切口或左胸后外侧切口。

二、临时肺门阻断

(1) 单侧胸内严重创伤，肺实质或肺门大量出血、气管支气管损伤大量漏气时，即使在剖胸状态下，有时也很难对复杂的伤情进行正确判定，可采用伤侧肺门临时阻断术进行损伤控制性治疗。

(2) 临时阻断伤侧肺的通气和血供，可以迅速控制胸腔内大出血，有效地控制支气管及肺的漏气，防止气体及异物栓塞，避免开放性气胸、张力性气胸对机体的影响，维持正常通气血流比，改善气体交换。

(3) 允许临时闭合胸腔，暂时恢复胸腔的密闭性，加强创面保温，并利用压塞、压迫技术止血，以利于患者复苏、生命体征恢复及安全后送。

(4) 技术要点

1) 取前外侧切口，经第 4、5 肋间剪断第 4 肋软骨进胸。

2) 显露下肺韧带，于其近肺门处锐性分离一小孔或做简单的松解游离，然后一只手从下方包绕穿过肺门结构，引导血管钳或束带通过，以保证操作过程中无医源性损伤。

3) 采用医用输液管、绳带或 12 F 导尿管，越过上肺叶使之包绕整个肺门，将阻断条带适度收紧、打结，完成肺门阻断。

4) 也可直接用大直角钳夹闭肺门，完成阻断。

5) 紧急情况下，可游离下肺韧带，将肺门扭转 180°，阻断肺门。

(一) 肺门血管

1. 表现

损伤侧为大量血胸。

2. 暴露

伤侧前外侧入路或胸骨正中入路获得肺门控制。

3. 处理要点

利用手法压迫，可以初步控制肺门血管出血。快速分离下肺韧带，孤立和确定出血部位。活跃的大出血可以用临时肺门阻断的方法，暂时止血。如果需要，可以在心包囊内控制肺血管，以利于对近端肺动脉或肺静脉实施损伤修补。一般情况下，肺门血管的一期修补是可以进行的。若出血难以控制，还是应该尽早考虑肺段或肺叶切除，肺切割器及气管闭合器的应用，可以大大提高手术速度，缩短手术时间。全肺切除目前很少应用，紧急状态下的全肺切除，伴有很高的术后并发症发生率和手术死亡率。

(二) 主动脉和无名动脉

1. 表现

上或中纵隔血肿。若破入胸腔，可表现为大量血胸。

2. 暴露

正中切口可以有效暴露近端无名动脉和主动脉弓，结扎在前纵隔的无名静脉和胸腺组织，有利于主动脉弓的暴露。主动脉钝性撕裂伤往往位于动脉韧带的远端，左后外侧入路对近端降主动脉暴露良好，可以有效地实现这个位置的充分显露与修补。

3. 处理要点

1）主动脉弓损伤的控制较困难。小的损伤可以用手指压迫，并以侧壁钳加以控制，然后用带垫片无创线完成缝合修复。近端无名动脉损伤，可以结扎近端，而远端与主动脉之间做旁路血管移植。

2）钝性主动脉撕裂伤可以进行一期修复，或临时置入移植旁路。可采用不用分流的直接修补或在迅速有效的血管旁路后施行缝合。

（三）主动脉夹层瘤

大动脉壁撕裂包括动脉外膜和壁层胸膜受损，80%的患者当场死亡。幸存者往往动脉外膜尚完好，形成急性夹层动脉瘤，随时存在动脉外膜迟发破裂入纵隔或胸膜腔的危险。

1. 原因

（1）突然减速伤，如高处坠落、高速机动车撞击等。

（2）侧面或后部的猛烈撞击伤。

（3）动脉瘤突然破裂，可以迅速致命，幸存者血管壁上通常形成血肿，靠未受损的动脉外膜层张力维持，如有持续继发出血，则表现出持续或再发的低血压，对液体复苏有反应。

（4）大动脉撕裂伤后形成的急性夹层动脉瘤85%发生于动脉导管索附近，也可位于升主动脉、胸降主动脉或膈肌平面。

2. 处理要点

（1）如果需要，可气管置管建立通气道。

（2）控制且避免高血压，收缩压的控制目标是100 mmHg左右。

（3）若患者有尚处于稳定状态的纵隔血肿，且伴有腹部受损者，应先进行简单的剖腹探查手术。注意不要包紧腹部或夹紧主动脉，从而导致近端主动脉压力增高。术中食管超声可以用来评价胸主动脉受损情况。

（4）条件允许时，在X线下行腔内隔绝术，经股动脉或髂总动脉放置主动脉内覆膜支架。

（四）颈动脉

1. 表现

上纵隔或颈部血肿。体检时发现偏瘫，提示可能有颈动脉损伤。

2. 暴露

有近端颈动脉损伤者，考虑取正中入路沿胸锁乳突肌内侧缘向左颈部或右颈部延长。

3. 处理要点

小的破口可以一期修复，大的破损可用静脉或聚四氟乙烯人造血管做旁路移植。治疗可能包括结扎近端损伤血管和重构远端血流两部分，可用端端吻合的方法，由外部血管向颈内动脉做分流实现远端有效供血。

（五）锁骨下动脉

1. 表现

上纵隔血肿或颈部血肿。左侧近端损伤可表现为左侧大量血胸。

2. 暴露

右侧近端锁骨下动脉损伤取正中入路，适当向锁骨上延长，可以获得远端血管的控制。左侧近端锁骨下动脉可通过第3肋间取前外侧入路进胸，其远端可用锁骨下切口，必要时，考虑去除锁骨。

3. 处理要点

胸廓出口处出血，可经皮放置16号或18号Foley导尿管，穿过伤道，用30 mL水囊，在第1肋近锁骨处对着胸壁拉紧，填压损伤血管。在胸廓内的左侧锁骨下动脉第一段，可以放心结扎。其他部位先用手指压迫临时止血，改良切口，获得更好的暴露后，进行一期修复或聚四氟乙烯置入移植，实现远端血流旁路。

（六）上腔静脉

1. 表现

血胸，上纵隔血肿，心脏压塞，失血性休克。

2. 暴露

取正中切口进胸。

3. 处理要点

对破口较小的上腔静脉损伤，可直接采用无损伤缝线缝合修补，注意修补后内径不要小于原内径1/2，防止发生上腔静脉梗阻综合征。若不能直接缝合修补或缝合修补后血管狭窄严重，影响回流，可先经右心耳分流后再行修补，或选择行上腔静脉人工血管置换术或血管旁路移植术腔静脉损伤内分流缝合法：①带侧孔塑料管经右心耳插入裂口远侧，行内分流，并控制出血；②缝合上腔静脉裂口。

三、临床表现

（1）肺门、左锁骨下动脉近端、右无名动脉近端、肋间动脉、胸廓内动脉或奇静脉损伤后，血液进入胸膜腔，导致大量血胸，引发呼吸困难和失血性休克。

（2）无名动静脉、锁骨下动脉、颈总动脉、上腔静脉等血管损伤，血液局限在纵隔，产生上纵隔血肿。

（3）主动脉弓、无名动脉近端、左颈总动脉及左锁骨下动脉的损伤可产生中纵隔血肿。

四、治疗原则

胸部血管损伤一旦确诊，应在抗休克治疗的同时立即手术抢救。

五、麻醉与体位

全麻仰卧位。

六、手术步骤

（1）麻醉、气管插管：选择全麻方式，保持呼吸道畅通，因要打开胸腔，气管插管必不可少。

（2）快速消毒、铺单：采用仰卧位，左4、5肋间隙切口，长约10 cm，消毒范围要超过切口范围。

（3）切皮，逐层打开胸腔（图7-13）：沿左侧4、5肋间隙，逐层打开皮肤、皮下组织、肌肉、脂肪等软组织，进入胸腔。

（4）用胸骨撑开器撑开肋骨（图7-14）：用湿纱布保护肺脏。

（5）暴露胸腔大血管（图7-15）：充分暴露胸腔大血管，探查有无活动性出血。

（6）侧壁钳阻断降主动脉（图7-16）：用侧壁钳阻断降主动脉，用CV6线缝合修补血管，缝合方法同

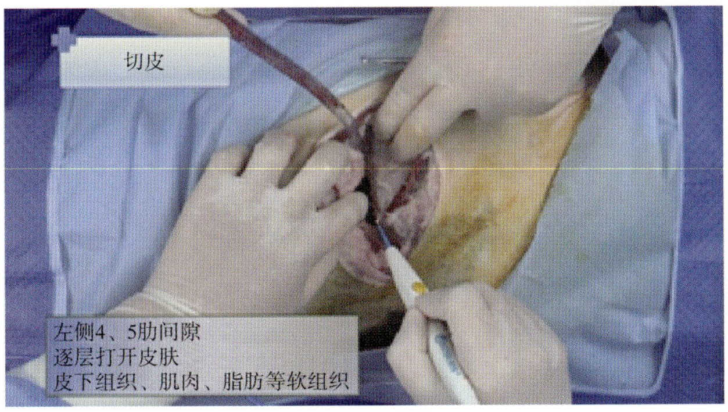

图 7-13 切皮,逐层打开胸腔

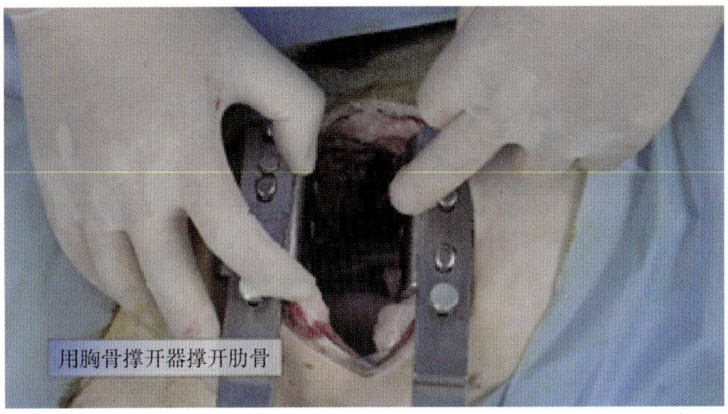

图 7-14 用胸骨撑开器撑开肋骨

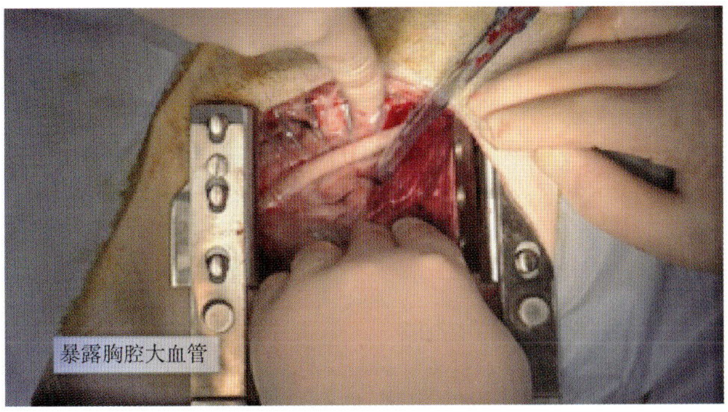

图 7-15 暴露胸腔大血管

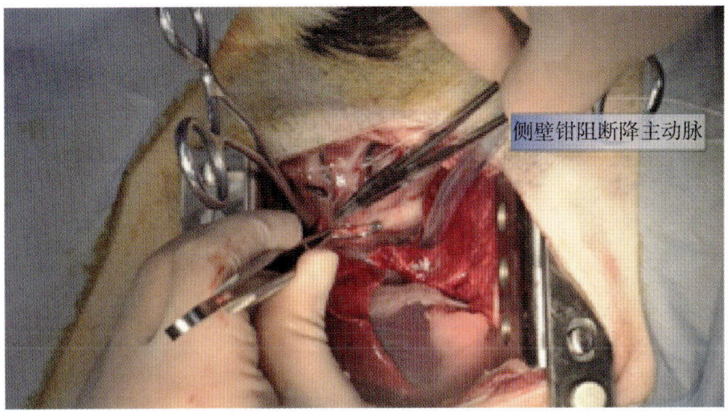

图 7-16 侧壁钳阻断降主动脉

四肢大血管损伤。

(7) 松开侧壁阻断钳,冲洗检查:松开侧壁阻断钳,用温盐水冲洗后再吸除,蘸干,检查有无活动性出血,有无漏血,有无假性动脉瘤等。

(8) 关闭胸腔:放置引流,逐层关闭切口。

七、手术操作要点

(1) 小的血管破口可用手指联合无创血管钳控制后直接缝合。

(2) 大动脉如主动脉弓损伤缝合时须加垫片以防切割。

(3) 大静脉如上腔静脉损伤缝合时应注意防止修复后的血管狭窄。

(4) 伤员病情平稳的情况下,也可采用 DSA 下置入覆膜支架以堵塞血管破口。

(5) 在严重大血管损伤情况下,可行腔内分流术控制出血后,再行修补,可采用人工血管置换术或血管旁路移植术。

(6) 在发生单侧胸内严重创伤,出现肺实质或肺门大量出血时,可采用临时肺门阻断控制出血,包括钳夹肺门或肺门扭转。

(7) 对于无法用覆膜支架植入来达到治疗效果的外伤性主动脉夹层瘤,必须考虑在全麻、体外循环下行主动脉置换术。

(8) 无名动脉和颈动脉应当尽量手术修复或与主动脉吻合,用人造血管旁路(架桥)后恢复正常血流,以保证脑部的充分供血。

(9) 左侧锁骨下动脉第一段可以结扎,其侧支循环仍能对左上肢保持血供,对上肢功能的影响不大。

(10) 头臂无名静脉汇集左侧颈内、外及锁骨下静脉血，部分伤者结扎后会出现左侧上半身肿胀，大多数可通过侧支循环逐步改善。如有可能，尽量吻合修补或用人造血管替代。

八、术后关注要点

(1) 预防感染：实验犬有舔舐的习惯，应注意预防切口感染，必要时可使用抗生素静脉输注。

(2) 术中止血要彻底：术中要仔细检查血管修复是否彻底，有无出血、渗血等情况。

(3) 注意血管吻合口：术中注意检查血管吻合口对位是否良好、有无狭窄等情况。

九、简要步骤

手术简要步骤如图 7－17。

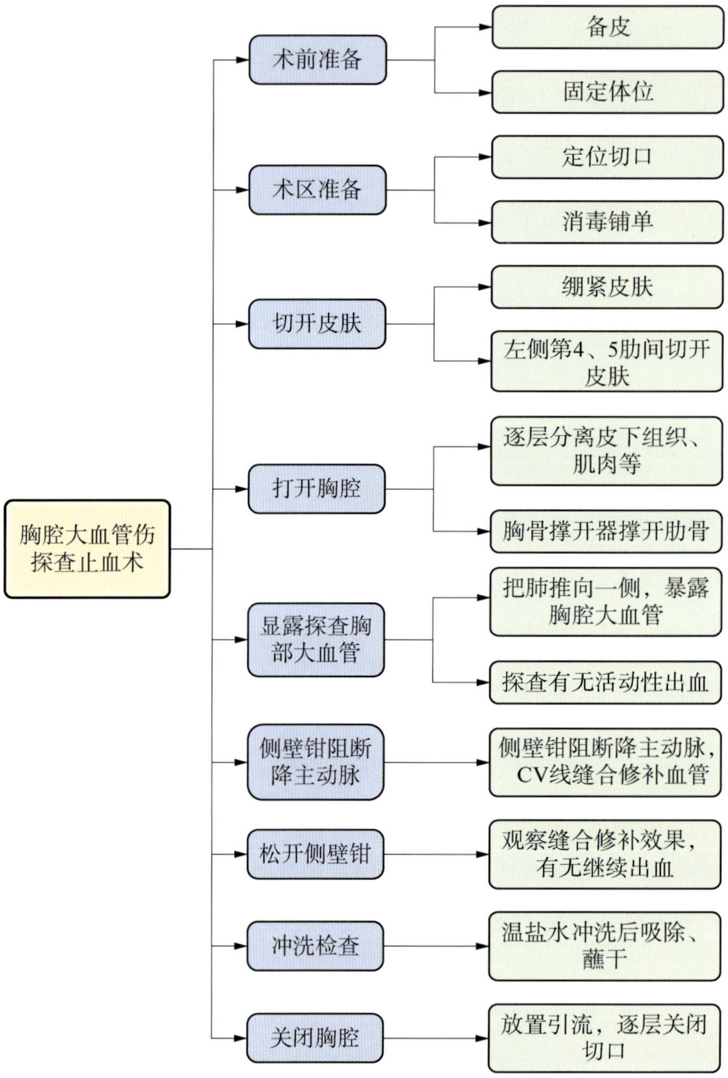

图 7－17　手术简要步骤

十、手术视频

见视频 10。

视频 10　胸(腹)腔大血管伤探查止血术

第九节 · 心脏压塞解除术

最常见于穿透性损伤,钝性伤少见。

一、临床表现

(1) 仅 33%的伤员出现典型 Beck 三联征,即颈静脉怒张、低血压及心音低钝;呼吸困难是心包积液时最突出的症状,严重时可呈端坐呼吸,身体前倾、呼吸浅速、面色苍白、发绀、干咳、声音嘶哑及吞咽困难;还可出现上腹部疼痛、肝大、全身水肿、胸腔积液或腹水,重者可出现休克。

(2) 吸气时,收缩压下降超过 10 mmHg 即表明出现奇脉,同时中心静脉压升高,Kussmaul 征阳性,可以确定为心脏压塞;心尖搏动减弱;心脏叩诊浊音界向两侧增大;心音低而遥远,积液量大时可于左肩胛骨下出现叩浊音,听诊闻及支气管呼吸音,称心包积液征(Ewart 征)。大量心包积液可使脉压变小。依心脏压塞程度,脉搏可减弱或出现奇脉。大量心包积液影响静脉回流,出现体循环淤血表现,如颈静脉怒张、肝大、肝颈静脉回流征、腹水及下肢水肿等。短期内出现大量心包积液可引起急性心脏压塞,表现为窦性心动过速、血压下降、脉压变小和静脉压明显升高。如果心排血量显著下降,可造成急性循环衰竭和休克。如果液体积聚较慢,则出现亚急性或慢性心脏压塞,产生体循环静脉淤血征象,表现为颈静脉怒张、Kussmaul 征,即吸气时颈静脉充盈更明显。还可出现奇脉,表现为桡动脉搏动呈吸气性显著减弱或消失、呼气时恢复。奇脉也可通过血压测量来诊断,即吸气时动脉收缩压较吸气前下降 10 mmHg 或更多。

(3) 心脏超声可以检出大量心包积液,阳性结果是有创操作乃至剖胸探查的指征,而阴性结果需要排除心包积液流入纵隔或胸膜腔而产生的假阴性;X 线检查:可见心影两侧增大呈烧瓶状,心脏搏动减弱或消失。特别是肺野清晰而心影显著增大是心包积液的有力证据,有助于鉴别心力衰竭。心电图:心包积液时可见肢体导联 QRS 低电压,大量渗液时可见 P 波、QRS 波、T 波电交替,常伴窦性心动过速。

(4) 急性心脏压塞可不被超声检出,快速的心包内出血,70~100 mL 即可引发心脏压塞。

二、治疗原则

一旦明确,应立即采取措施进行减压,同时予输血补液等抗休克治疗。

三、麻醉与体位

全麻仰卧位。

四、手术步骤

(1) 快速消毒、铺单:采用仰卧位,剑突下切口,长为 2~3 cm,消毒范围要超过切口范围。

(2) 在下剑突做一小切口,钝性分离皮下组织和筋膜。

(3) 切除剑突,进一步分离胸骨后面和筋膜前方的空间,确切止血。

(4) 可以通过心包特殊颜色来辨别心包,与经膈肌入路一样,用两个细血管钳抓住心包,中间开口进行心脏减压(图 7-18)。如发现心包腔内有活动行出血则立即正中剖胸,行心脏修补手术。

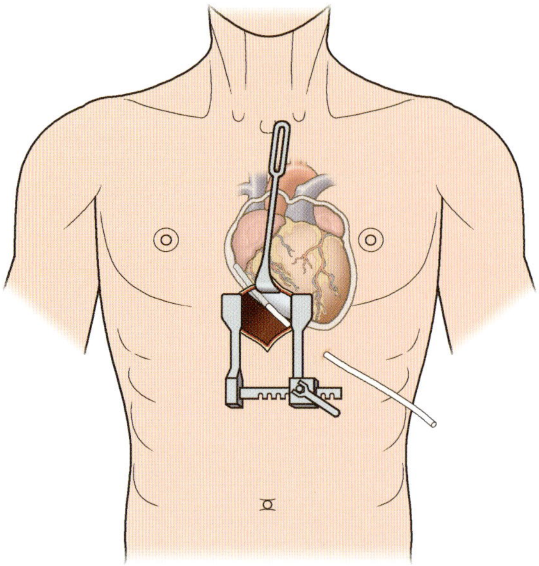

图 7-18 剑突下心包开窗术

（5）显露心脏破口，用手指按压减少出血，即可进行修补；大的心脏裂口，应及时补充血容量，可临时阻断腔静脉 1 min，迅速缝合；心房和心耳可使用心耳钳夹闭后进行缝合；心室损伤的修补需使用垫片，防止心肌切割；心脏裂口靠近冠状动脉时，应采用垫片进行水平褥式缝合，避免损伤冠状动脉；冠状动脉破裂可用 6-0 普理灵线直接修补，若冠脉断裂无法修补，则必须行冠状动脉旁路移植术；如怀疑有心脏后壁伤，应将心脏轻翻起，显示后壁予以缝合。心房后壁裂口不易直接缝合，可采用堵塞止血法，待二期体外循环下进行修补。

（6）心脏裂口修复后如出现震颤，则提示心内结构破坏，若心内结构破坏不直接影响伤员存活，则应待病情稳定后，二期体外循环下进行修复。

（7）如发现异物留存于心肌或心腔，在一期损伤控制性手术时应只处理易取出的异物，其他操作可待病情稳定后进行。

（8）修补心脏裂口后，应彻底检查，清洗心包腔，疏松缝合心包并开窗引流，防止心脏压塞。

五、手术操作要点

（1）可采用心包穿刺抽吸作为诊断性治疗及姑息性治疗，但成功率有限。

（2）剖胸探查术是治疗心脏压塞最确切有效的方法。如伤员处于濒死状态，应紧急左前外侧或正中开胸实施减压。如伤员病情稳定，可采用心包开窗术，剑突下做切口，切除剑突后钝性分离胸骨附着的膈肌，牵开膈肌暴露心包，在表面剪开 1～2 cm，如发现心包腔内有活动行出血则立即正中剖胸，行心脏修补手术。

六、简要步骤

手术简要步骤参见 P111 图 7-11。

七、手术视频

参见 P111 视频 8。

第十节 · 肺部分切除术

一、适应证

胸部创伤占全身创伤的10%～15%，以交通伤、高处坠落伤、枪伤、刀刺伤为多，而肺损伤是胸部创伤中最常见的损伤类型，会造成血胸、气胸等情况。胸部钝性损伤如车祸伤、挤压伤、高坠伤、爆炸伤引起肺组织受挤压，肺内毛细血管破裂或渗出，肺间质水肿，肺血管出现明显炎症反应、阻力增大，肺顺应性下降，气体交换受损。暴力范围可发生在双侧肺，造成的严重程度也不一。如果遇到损伤严重的肺脏出血等伤情，为了能及时处理肺损伤，减少并发症，需要快速、准确地控制原发创伤所造成的出血和污染，为后续治疗创造条件，赢得时间。这时，以精确分离肺动脉、肺静脉、气管，切除完整解剖学单位为目的的肺段、肺叶手术往往不可行，需要进行快速切除以达到损伤控制目的，比如非解剖性肺部分切除术。

控制性急救处理中，有时难以对肺的损伤程度及范围做出正确判定，有时需要第二次确定性手术。确定性手术必须仔细探查损伤部位，根据情况给予肺修补、肺段切除、肺叶切除或全肺切除。全肺切除的死亡率及并发症发生率较高，应尽量避免。沿伤道行肺叶切除，能尽最大限度地保存肺功能。近年来，在创伤修复治疗中获得普遍共识。

二、麻醉与体位

全麻侧卧位。

三、手术步骤

(1) 全麻侧卧位，行单肺通气。

(2) 消毒、铺单。

(3) 后经肋间隙进胸，撑开肋骨后暴露胸腔内部。

(4) 探查胸腔。

(5) 找到肺部损伤位置，血管钳直接钳夹肺组织。

注意：可根据损伤范围行U形钳夹，较大损伤需行多次钳夹或行整块肺叶结扎。

(6) 切除损伤肺组织、缝合肺断面

1) 方法一：使用细线行褥式交锁缝合，确保不留间隙；保持针距1 cm。注意：如针距过大会导致肺皱缩过度，不利于余肺扩张，且止血不可靠。

2) 方法二：切除损伤肺组织也可采用专用切割闭合器进行操作，找到损伤位置后使用闭合器直接将受损肺组织楔形切下，不仅操作快捷，止血效果也可靠。

(7) 检查缝合处或切割闭合线有无出血。

(8) 检查缝合处或其他肺组织有无漏气。向胸腔内注入生理盐水检查漏气情况，麻醉医生行双肺通气，膨肺并检查操作处或肺部其他部位有无气泡溢出。

(9) 检查完毕后，常规放置胸腔引流管并固定，逐层关胸。

(10) 引流管连接胸腔引流瓶。

四、术后关注要点

（1）监护生命体征。

（2）观察胸管引流情况。

（3）定期行胸部影像学检查，及时发现肺不张、肺部感染、肺漏气、胸腔出血、余肺扭转等术后并发症。

五、简要步骤

手术简要步骤如图 7－19 所示。

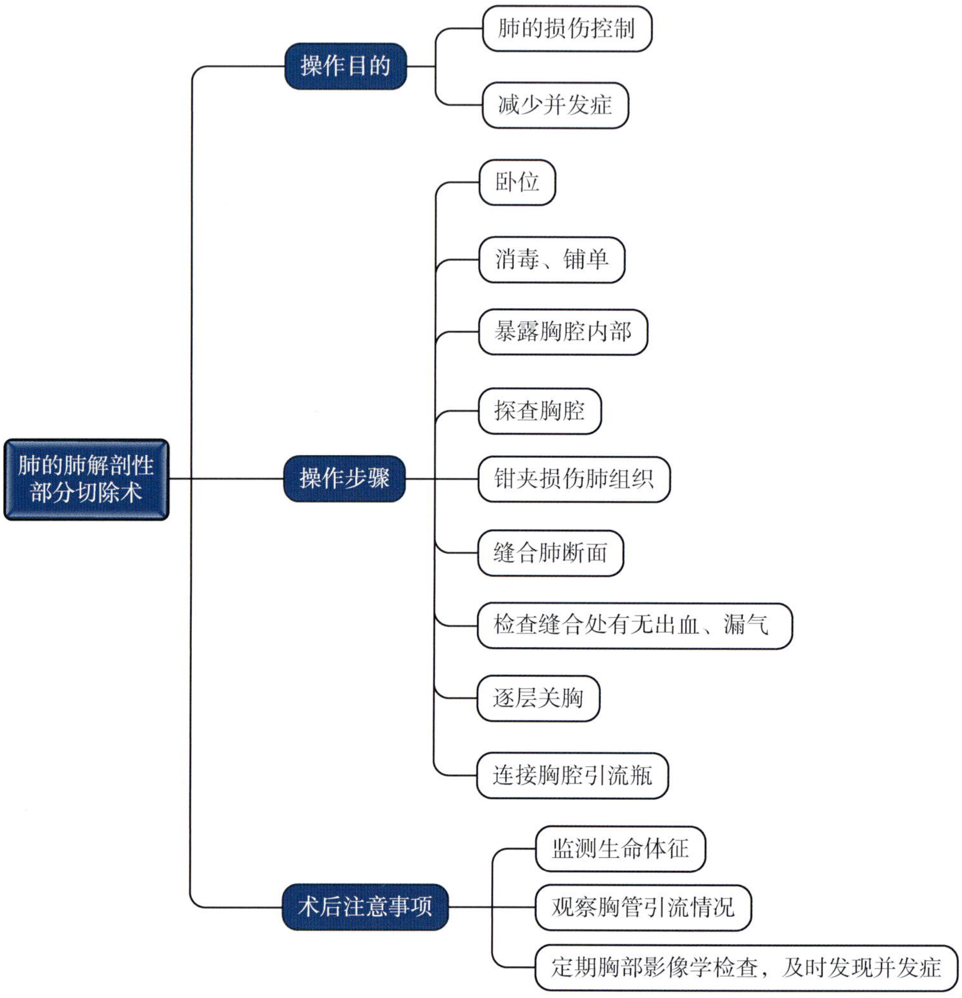

图 7－19　手术简要步骤

六、手术视频

见视频 11。

视频 11　损伤肺叶非解剖部分切除术

（杨　帆　周维正　白一帆）

参考文献

[1] 高劲谋.损伤控制外科的进展[J].中华创伤杂志，2006，22(5)：3.
[2] 陈仿，陈宁波.损伤控制外科技术在严重腹部创伤急救中的临床应用分析[C].中国现代医学杂志，2010(15)：3.

［3］王世杰.损伤控制外科技术在严重腹部创伤急救中的临床应用分析［J］.中国卫生产业，2014，11(22)：2.
［4］林虎，李永浩，苏广扬.损伤控制外科技术在严重腹部创伤急救中的临床应用效果评价［J］.现代诊断与治疗，2017，28(11)：2.
［5］哈斯叶提・亚库甫.损伤控制外科技术应用于严重腹部创伤急救中的护理价值研究［J］.中华护理杂志，2020，55(3)：216.
［6］Deb S，Fonseca P. Respiratory distress following pneumonectomy ［J］. Chest，1999，116(5)：1461－1463.
［7］Global War on Terrorism — Operation Iraqi Freedom：By Casualty Category Within Service，March 19，2003 Through June 30 2007. Available at：http://siadapp.dmdc.osd.mil/personnel/CASUALTY/OIF-Total.pdf. Accessed December 2007.
［8］Bellamy R F. Combat trauma overview. In：Zaitchuk R，Grande CM，eds. Anesthesia and Perioperative Care of the Combat Casualty ［M］. Textbook of Military Medicine. Washington，DC：Department of the Army，Office of The Surgeon General，Borden Institute，1995：1－42.
［9］Borgman M A，Spinella P C，Perkins J G，et al. The ratio of blood products transfused affects mortality in patients receiving massive transfusions at a combat support hospital ［J］. J Trauma，2007，63(4)：805－813.
［10］Ketchum L，Hess J R，Hiippala S. Indications for early fresh frozen plasma，cryoprecipitate，and platelet transfusion in trauma ［J］. J Trauma，2006，60 (suppl 6)：S51－S58.
［11］Repine T B，Perkins J G，Kauvar D S，et al. The use of fresh whole blood in massive transfusion ［J］. J Trauma，2006，60(6 Suppl)：S59－S69.
［12］Schreiber M A，Perkins J，Kiraly L，et al. Early predictors of massive transfusion in combat casualties ［J］. J Am Coll Surg，2007，205(4)：541－545.
［13］Holcomb J B，Hess J R. Early massive trauma transfusion：Current state of the art ［J］. J Trauma，2006，60(suppl 6)：S1－S59.
［14］Holcomb J B，Jenkins D，Rhee P，et al. Damage control resuscitation：Directly addressing the early coagu-lopathy of trauma ［J］. J Trauma，2007，62(2)：307－310.
［15］Cannon W B，Fraser J，Cowell E M. The preventive treatment of wound shock ［J］. JAMA，1918，70：618－621.
［16］Beecher H K. Preparation of battle casualties for surgery ［J］. Ann Surg，1945，121(6)：769－792.
［17］Bickell W H，Wall M J，et al. Immediate versus delayed fluid resuscitation for hypotensive patients with penetrating torso injuries ［J］. N Engl J Med，1994，331(17)：1105－1109.
［18］D dutton R P，Mackenzie C F，Scalea T M. Hypotensive resuscitation during active hemorrhage：impact on in-hospital mortality ［J］. J Trauma，2002，52 (6)：1141－1146.
［19］Holcomb J B. Fluid resuscitation in modern combat casualty care：lessons learned from Somalia ［J］. J Trauma，2003，54(suppl 5)：S46－S51.
［20］S sondeen J L，Coppes V G，Holcomb J B. Blood pressure at which rebleeding occurs after resuscitation in swine with aortic injury ［J］. J Trauma，2003，54(suppl 5)：S110－S117.
［21］Ketchum L，Hess J R，Hiippala S. Indications for early fresh frozen plasma，cryoprecipitate，and platelet transfusion in trauma ［J］. J Trauma，2006，60 (suppl 6)：S51－S58.
［22］Malone DLdl，Hess J R，Fingerhut A. Massive transfusion practices around the globe and a suggestion for a common massive transfusion protocol ［J］. J Trauma，2006，60(suppl 6)：S91－S96.
［23］McMullin N R，Holcomb J B，Sondeen J L. Hemostatic resuscitation. In：Vincent JL，ed. yearbook of intensive care and emergency medicine 2006［J］. Berlin：Springer-Verlag，2006：265－278.
［24］Perkins J P，Schreiber M A，et al. Early versus late recombinant factor Vlla in combat trauma patients requiring massive transfusion ［J］. J Trauma，2007，62(5)：1095－1099.
［25］Kauvar D S，Holcomb J B，Norris G C，et al. Fresh whole blood transfusion：A controversial military practice ［J］. J Trauma，2006，61(1)：181－184.
［26］Martini W Z，Dubick M A，Wode C E，et al. Evaluation of tris-hydroxymethylaminomethane on reversing coagu-lation abnormalities caused by acidosis in pigs ［J］. Crit Care Med，2007，35(6)：1568－1574.
［27］National Heart, Lung, and Blood Institute Acute Respiratory Distress Syndrome (ARDS) Clinical Trials Network, Wiedemann H P，Wheeler A P，et al. Comparison of two fluid-management strategies in acute lung injury ［J］. N Engl J Med，2006，354(24)：2564－2575.
［28］Zisis C，Tsirgogianni K，Lazaridis G，et al. Chest drainage systems in use ［J］. Annals of Translational Medicine，2015，3(3)：43.
［29］Meyer J A. Gotthard Bülau and closed water-seal drainage for empyema，1875－1891 ［J］. Annals of Thoracic Surgery，1989，48(4)：597.
［30］Kam A C，O'Brien M，Kam P C A. Pleural drainage systems ［J］. Anaesthesia，1993，48(2)：154－161.
［31］Lilenthal H. Thoracic surgery ［M］. Philadelphia：Saunders，1926：vol Ⅰ，24，52－56；vol Ⅱ，156－157.
［32］Leo F，Duranti L，Girelli L，et al. Does external pleural suction reduce prolonged air leak after lung resection? Results from the airINTrial after 500 randomized cases ［J］. Annals of Thoracic Surgery，2013，96(4)：1234.
［33］Manzanet G，Vela A，Corell R，et al. A hydrodynamic study of pleural drainage systems：some practical consequences ［J］. Chest，2005，127(6)：2211－2221.
［34］Dernevik L，Belboul A，Rådberg G. Initial experience with the world's first digital drainage system. The benefits of recording air leaks with graphic representation ［J］. European journal of cardio-thoracic surgery：official journal of the European Association for Cardio-thoracic Surgery，2007，31(2)：209.
［35］George R S，Papagiannopoulos K. Advances in chest drain management in thoracic disease ［J］. Journal of Thoracic Disease，2016，8(Suppl 1)：S55.
［36］ERICKSORNS. Mastering the ins and outs of chest drainage，Part 2［J］. Nursing，1989：1946－1950.
［37］Halabi M，Faranesh A Z，Schenke W H，et al. Real-time cardiovascular agnetic resonance subxiphoid pericardial access and pericardiocentesis using off-the-shelf devices in swine ［J］. J Cardiovasc Magn Reson，2013，20(15)：61.
［38］Fukuzawa K，Mori S，Kiuchi K，et al. Percutaneous pericardiocentesis for epicardial ventricular tachycardia ablation with the anterior approach not passing through the abdominal cavity ［J］. JACC Clin Electrophysiol，2017，3(5)：526－527.

第八章 · 腹部创伤

腹部创伤是指各种外源性致伤因素作用于人体，导致腹壁和(或)腹腔内部组织器官结构的完整性损害，以及同时或相继出现的一系列功能障碍，无论在平时还是在战时都是较为常见的严重创伤，其发生率在平时占各种损伤的0.4%～1.8%，在战时占5%～8%。腹部创伤的关键问题在于是否存在内脏器官的损伤，如果仅有单纯腹壁外伤，对伤员生命没有多大威胁，而重要的是内脏损伤所引起的大出血与休克、感染与腹膜炎，病情多危重，如不及时处置，其死亡率可高达10%～20%。因此，腹部创伤应尽早诊断和及时治疗。

腹部创伤以青壮年男性为多见，平时腹部创伤多见于交通伤、工程事故、斗殴、地震自然灾害等。战时多见于火器伤、爆震伤等。医源性损伤主要由肠镜、胃镜等有创诊疗操作所致。

腹部创伤的死亡率与伤后至确定性手术时间有密切关系，伤后2小时内获得正确治疗者，90%有望治愈，随着时间的延迟，死亡率明显增加。故要降低死亡率，首先要尽力缩短伤后至确定性手术时间，同时要提高抢救及诊治技术，防止漏诊。

第一节 · 腹部创伤与损伤控制性手术策略

一、腹部创伤的分类

腹部创伤有多种分类方法。战创伤常用分类是直接根据损伤的内脏器官和损伤性质等进行分类。

(一) 按皮肤完整性分类

1. 腹部开放性损伤

以战时最多见，主要是火器伤引起，亦可见于利器伤所致。如为贯通伤，则有入口和出口，盲管伤只有入口没有出口。

2. 腹部闭合性创伤

由挤压、碰撞和爆震等钝性暴力之后等原因引起，也可分为腹壁伤和腹腔内脏伤两类。与开放性损伤比较，闭合性损伤具有更为重要的临床意义，因为开放性损伤即使涉及内脏，其诊断常较明确。闭合性损伤体表无伤口，要确定有无内脏损伤，有时是很困难的。如果不能在早期确定内脏是否受损，很可能贻误手术时机而导致严重后果。

(二) 结合致伤机制和损伤结果分类

开放性损伤又可分为穿透伤和非穿透伤两类，前者是指腹膜已经穿通，多数伴有腹腔内脏器损伤，后者是腹膜仍然完整，腹腔未与外界交通，但也有可能损伤腹腔内脏器。

1. 腹部穿透伤

不仅皮肤完整性破坏，还存在腹膜完整性破坏，常伴内脏器官损伤。

2. 腹部钝性伤

腹膜腔完整，可伴有内脏器官损伤。

无论是穿透伤还是钝性伤，均可导致腹腔脏器的损伤。在穿透伤中常见损伤的内脏器官依次为肝、小肠、胃、结肠、大血管等。在钝性伤中依次为脾、肾、小肠、肝、肠系膜等。

二、腹部创伤救治的损伤控制性手术概念

损伤控制性手术的概念初步形成于20世纪80年代。1983年，斯通(Stone)等回顾性总结了剖腹过程中具有严重出血潜质的31例创伤患者的救治经验，发现采用常规输血补液、确定性手术、关闭腹腔并行引流的14例患者中仅存活了1例。而17例以尽可能快的速度结束剖腹探查以避免进一步的出血，术中仅行重要血管的修复，简单结扎切除肠管盲端，胃肠穿孔仅行荷包缝合修复，使用盐水纱布进行腹腔内填塞。通过纠正凝血功能障碍，12例存活患者在15～69 h后再次打开腹腔，完成确定性手术。17例患者中，被认为有致死性凝血功能障碍的11例得以存活。在初始手术时，经常会发生威胁生命的低体温、酸中毒和凝血功能障碍，如果不能及时控制活动性出血并纠正上述异常，围手术期内病死率很高。因此，认为早期施行损伤控制性手术，可以挽救原来认为无法挽救的危重患者。随后巴里(Bari)等结合损伤控制性手术的理念成功处置了1例多发伤患者，在进行损伤肠管的确定性重建手术之前，患者的初始手术被简略到足以积极纠正低体温、酸中毒和凝血功能障碍。巴里等认为就损伤控制而言，简略的初始剖腹手术是严重多发伤患者手术时的一种明智之举。随着更多学者的临床实践与探讨，认为损伤控制性手术是指针对严重创伤患者进行阶段性修复的外科策略，旨在避免由低体温、酸中毒、凝血功能障碍互相促进而引起的不可逆生理损害。损伤控制性手术包括3个不同的阶段：①采用快速临时的措施控制出血与污染，随后快速关闭腹腔。②进行致死性三联征的进一步纠正。③最后进行有计划的再次手术对损伤脏器以确定性修复。损伤控制性手术的合理应用可以有效降低复杂创伤患者的病死率。

三、损伤控制性手术的病例生理基础

创伤尤其是严重多发伤并发休克后出现严重的生理功能紊乱和机体代谢功能的失调，患者出现低体温、酸中毒和凝血功能障碍三联征，机体处于生理极限状态，这些并不是创伤的起始原因，而是患者在分子生物学、细胞学和血流动力学平衡失调的相对晚期表现。一旦出现上述情况，患者已经面临着死亡和出现严重并发症的危险。

1. 低体温

低体温是指机体中心体温<35 ℃。腹部创伤患者因低血容量、低血流状态及麻醉导致代偿性周围血管收缩反应丧失，很快引起机体低温，输注冷的液体又可加重低体温的程度。低体温抑制血小板功能，损害凝血功能机制，增加纤溶蛋白的活性，导致凝血功能障碍，还可造成致死性心律失常、全身外周阻力增加、心输出量减少、呼吸抑制、意识模糊、凝血功能障碍及氧离曲线的左移。低温时间越长，全身多脏器功能衰竭综合征的发生率越高，病死率越高。伯奇(Burch)等通过动物实验证实开腹手术时的热量蒸发是造成低体温的重要原因，关腹后马上可减少腹腔热量丧失，这正是损伤控制性手术的理论依据。

2. 代谢性酸中毒

腹部创伤致严重失血时，全身组织发生持续性灌注不足，细胞代谢失常，无氧糖酵解取代有氧糖代谢

而产生大量乳酸，血液 pH<7.25，导致乳酸性代谢性酸中毒。血乳酸水平高低与患者愈后相关，乳酸清除可反映患者复苏后氧传送和消耗的情况。乳酸清除率可预测严重创伤患者存活情况，在 24 h 内清除乳酸者存活率为 100%，而 48 h 内清除者则为 14%。因此，酸中毒的程度可以作为患者预后的一个精确的预测因子。

3. 凝血功能障碍

腹部创伤致失血性休克患者的凝血功能障碍可由多种因素所致。大量输血补液(超过患者血容量的 1 倍)后的稀释反应引起血小板和第Ⅴ、Ⅷ因子减少。低温使血浆凝血酶原时间和活化部分凝血活酶时间出现异常，从量和质上影响凝血反应，使凝血因子产生减少。低温也影响血小板的功能。动物实验表明，大量输液、休克和低体温激活纤溶系统。临床研究发现，创伤后不久出现高凝状态，表现为内源性纤溶活性和抗纤溶蛋白Ⅲ的降低。在血液稀释和酸中毒状态下，低温对凝血的影响更大，有的还可出现弥散性血管内凝血。因此，在低温、酸中毒和凝血功能障碍三者恶性循环下，创伤患者不能耐受长时间的确定性手术。

第二节・腹部创伤严重程度的评估

腹部战创伤救治的重点是控制内脏出血和腹膜炎，腹部创伤伤员除单纯腹壁创伤外，均应按严重创伤伤员处理，尽快后送。腹部严重创伤主要的病理生理变化是腹膜炎和腹腔内出血。腹痛、压痛、反跳痛、肌紧张、肠鸣音减弱或消失是最常见的症状和体征。

一、现场快速初步评估

(1) 在战创伤现场，按 MARCH 法进行现场快速评估和处理危及生命的伤情。MARCH 每个字母分别代表的是：M，大出血；A，气道检查；R，呼吸；C，循环；H，头部受伤/低体温症/低血症。评估顺序按如上开展。

M，大出血：首先在伤员身上寻找大量出血的迹象。当发现大出血时，使用止血带，固定位置应该较高，而且要扎紧。如果止血带无法控制出血，则需要使用止血剂。然后再次检查伤员，以防漏诊颈部、腋窝、腹股沟等特殊关键部位的大出血。同时在整个过程中保持与伤员交谈，从而评估伤员意识程度、呼吸道开放情况、大脑供血情况。

A，气道检查：如果伤员无法说话，应清理并查看口腔，打开呼吸道，仔细辨听呼吸声，同时，关注胸部起伏情况。观察时间至少持续 5～10 s。如果伤员失去知觉，需要确保他的呼吸道开放。通常情况下，可以将头向后倾斜并抬起下巴，保持气道的开放。特殊情况下，本环节应结合采取任何能帮助他呼吸的姿势：如颌面外伤伤员，口鼻有活动性出现，应取前倾坐位，而非仰卧位，从而更好地维持呼吸道畅通。

R，呼吸：暴露伤员胸部，然后寻找伤口和呼吸迹象。给胸口、腋窝和脖子上发现的所有伤口上贴上闭合性敷料。仔细检查锁骨、胸骨和肋骨是否断裂。抱起伤员对背部进行仔细检查。如果伤员有腹部/胸部的伤口，要注意是否还伴随着张力性气胸，必要时进行胸腔穿刺减压。

C，循环：评估全身伤口出血情况及止血效果，对伤口轻微静脉出血无须立即采取行动，对伤口活动性出血尽可能积极处理。感受伤员脉搏强弱，若无明显桡动脉脉搏，意味伤员存在休克的可能性大。随后，通过注意皮肤温度和汗液量来评估伤员的循环情况。在搬动伤员前，应检查骨盆是否骨折，必要时用夹板稳定疑似骨折的部分。此外，还应仔细检查胸骨和股骨等其他位置的骨折。积极做好抗休克处置。

H,低体温症/头部受伤/低血症:保持伤员的体温非常重要。为了保证伤员体温稳定,首先要做的是尽量减少其与外界的接触,例如,更换干燥衣服,用保温毯包裹。对轻微头部伤进行包扎处理,对于严重颅脑外伤,勿使躺下,积极吸氧,尽快联系神经外科医生会诊。评估休克情况,然后准备开始静脉输液,以便进行液体治疗。

(2) 现场腹部创伤处理。腹部创伤伤员的急救应先注意检查有无立即威胁生命的情况存在,并应迅速予以处理,首先要注意检查有无呼吸道梗阻和呼吸道功能障碍,清除呼吸道分泌物和异物,维持呼吸道通畅,如有开放性气胸、明显的外出血等立即威胁生命的情况时,应迅速予以处理。四肢如有骨折,在搬动前应初步固定。休克发生前应积极预防休克,如冬保暖、夏防暑,保持伤员安静,止痛(未明确诊断前,禁用吗啡等止痛剂)和补充液体,当休克发生后,必须快速输血、输液,以尽快恢复血容量,使血压回升,输入的静脉最好先用上肢,因为在腹部伤中,可能有下腔静脉系统的血管损伤,用下肢输血有增加内出血的可能。

当发现腹部有伤口时,应立即予以包扎。对有内脏脱出者,一般不可随便回纳以免污染腹腔。可用急救包或大块敷料严加遮盖,然后用碗盆盖住脱出的内脏,防止受压,外面再加以包扎。如果脱出的肠管有绞窄可能,可将伤口扩大,将内脏送回腹腔,因此时的主要矛盾是肠坏死而不是感染。脱出的内脏如有破裂,为防止内容物流出,可在肠破口处用钳子暂时钳闭,将钳子一并包扎在敷料内,随伤员后送。如果腹壁大块缺损,脱出脏器较多,在急救时应将内脏送回腹腔,以免因暴露而加重休克。

在急救处理同时,应用抗生素如破伤风抗毒素等疑有内脏伤者,一律禁食,必要时可放置胃肠减压管抽吸胃内容物。有尿潴留的伤员应导尿做检查,并留置导尿管,观察每小时尿量。急救处理后,在严密的观察下,尽快后送,后送途中,要用衣物垫于膝后,使髋膝呈半屈状以减轻腹壁张力,减轻伤员痛苦。

二、再次评估

在相对安全区域、后送过程中或医疗机构,由医疗救护人员对伤员进行再次评估和处理。再次评估的目的是判断有无内脏伤,使有适应证的伤员尽早手术。

(一) 受伤机制

致伤物种类或暴力作用形式、直接受伤部位、受伤时体位姿势等,有助于估计创伤的性质和范围。如直接暴力导致实质性器官破裂,突然升高的腹腔内压导致的空腔脏器破裂,突然的加速或减速导致的组织剪断损伤、穿透伤等。

无论是穿透伤还是钝性伤评估,主要判断内容为:是否存在内脏器官损伤;哪个器官损伤;是否存在多发伤。

获取 SAMPLE 病史(S:symptoms,症状;A:allergies,过敏史;M:medications,用药史;P:past medical history,既往史;L:last oral intake,最后一次进食时间;E:events preceding incident,事件发生经过)。

(二) 临床表现

1. 单纯腹壁损伤

症状和体征一般较轻,常见为局限性腹壁肿痛和压痛,有时可见皮下瘀斑。其程度和范围并不随时间的推移而加重或扩大。单纯腹壁损伤通常不会出现恶心、呕吐或休克表现。

2. 休克

如果伤及内脏,则随着出血量的增加,脉搏逐渐加快变弱,血压也随之下降,最后出现休克。胃肠道破裂对脉搏,血压的影响与损伤部位有关。胃、十二指肠破裂,腹膜受化学性胃肠液的强烈刺激,早期出现脉率加快、血压下降等休克表现，但经过短时间后多可好转，随后在细菌性腹炎明显时又再度恶化。回结肠破裂时，由于肠内容物刺激性较小，早期可无血压，脉搏改变。

3. 腹痛

腹内脏器伤几乎都具有腹痛症状。受伤后伤员有持续难以忍受的腹部剧痛，即说明腹腔内有严重损伤。早期伤员诉说疼痛最重的部位，常是脏器损伤的部位，对诊断很有帮助。

4. 恶心、呕吐

空腔脏器破裂出血均可刺激腹膜，引起反射性恶心、呕吐、细菌性腹膜炎，呕吐是肠麻痹的表现，多为持续性。

5. 腹胀

早期无明显腹胀，晚期由于腹膜炎产生肠麻痹后，腹胀明显。腹膜后血肿由于刺激腹膜后内脏神经丛，也可反射性引起肠麻痹、腹胀和腰痛等症状。

6. 腹部压痛、反跳痛和肌紧张等腹膜刺激征

除单纯脾破裂对腹膜刺激轻外，其他腹内脏器伤有较明显的腹膜刺激征。压痛最明显处，往往是损伤脏器所在部位。

7. 肝浊音界消失

肝浊音界消失对闭合伤有诊断意义，多表示空腔脏器破裂，气体进入腹腔形成膈下积气。

8. 移动性浊音

伤后早期出现移动性浊音是腹内出血或尿外渗的依据、破裂出血的脏器部位可出现固定性浊音，这是由脏器附近积存凝血块所致。

9. 肠鸣音减弱或消失

早期由于反射性肠蠕动受抑制，晚期由于腹膜炎肠麻痹，肠鸣音减弱或消失。

（三）辅助检查

1. 诊断性腹腔穿刺术和腹腔灌洗术

腹腔穿刺是借助穿刺针直接从腹前壁刺入腹腔的一项诊疗技术。腹部 4 个象限均可穿刺，以下腹部最常用。战创伤时，腹腔穿刺用于怀疑肝、脾、胃肠道等损伤伤员，特别是对外伤史不明、伤后休克、昏迷难以用其他部位创伤解释者。但对于腹胀或肠麻痹，明显肠道扩张，妊娠后期者禁忌穿刺。

腹腔灌洗：用于怀疑腹腔内损伤，而腹腔穿刺不成功的伤员；各种原因所致急性腹部闭合性损伤，或同时伴有严重的胸部、骨盆合并伤。

诊断性腹腔穿刺术和腹腔灌洗术检查结果符合以下任何一项即为阳性：腹腔液体中含有肉眼可见的血液、胆汁、胃肠内容物，或证明是尿液；显微镜下红细胞计数 $>100\times10^9/L$ 或白细胞计数 $>0.50\times10^9/L$；淀粉酶 >100 Somogyi 单位；灌洗液中发现细菌。

注意：腹腔穿刺或灌洗前应排空膀胱，以避免操作引起的膀胱副损伤。

2. 影像学检查

(1) X 线平片：有条件时可行胸片、腹部立卧位平片。重症无法站立的伤员，可采用侧卧位和卧位平片。

腹腔游离气体是胃肠道（主要是胃、十二指肠和结肠）破裂的佐证，一般腹腔内有 50 mL 以上游离气体时，X 线片上便能显示出来。立位可见膈下新月形阴影，或侧卧位时的“穹窿征”和“镰状韧带征”（正常情况下，镰状韧带在 X 线片下不可见。在腹腔内游离气体的衬托下，镰状韧带变得可见，显示为肝脏腹侧

面纵行线样致密影)，或卧位时的“双肠壁征”(在腹腔存在游离气体时，在肠道壁的两侧气体衬托下可见肠道内外侧壁，即双壁征)(图 8-1)。

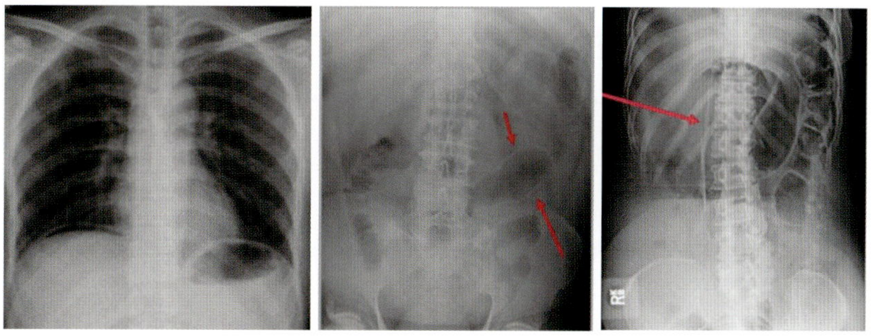

膈下新月形阴影　　双壁征　　镰状韧带征

图 8-1　X线片下腹腔游离气体的典型征象

腹膜内大量积血时，小肠多浮动在腹部中央，肠间隙增大。腹膜后血肿时，腰大肌影消失。脾破裂可表现为胃右移、横结肠下降、胃大湾有锯齿形压迹。肝破裂时可出现右膈升高、肝正常外形消失、右下胸肋骨骨折。

(2) 创伤重点超声评估：创伤重点超声评估(FAST)是在现场或床边进行的超声快速判断创伤伤员腹部相应区域是否存在游离液体，从而决定是否立即手术。FAST 能缩短急诊手术前时间，减少 CT 检查次数和并发症。

FAST 对腹腔内游离液体＞250 mL 时非常敏感，但不能确定出血的来源和实质性器官损伤程度。FAST 适用于血流动力学不稳定伤员的快速评估，但对骨盆骨折的敏感性较低；对血流动力学稳定伤员主要起到分诊作用，血流动力学稳定伤员如果怀疑腹腔内损伤的风险较大，即使已经进行了 FAST 检查，仍须结合 CT 检查；不作为腹部穿透伤的首选检查。

探查顺序依次为心包、右上腹、右下腹、左上腹、左下腹、盆腔(参见图 2-1)。

3. 实验室检查

动态监测血常规、凝血试验、动脉血气、血乳酸等以判断伤情变化、并发症发生、复苏效果等。

(四) 展开损伤控制性复苏策略

对于严重腹部创伤伤员应遵循损伤控制性复苏策略，进行止血性复苏、限制性液体复苏、允许性低血压、损伤控制性手术等。

三、腹部创伤早期治疗

对于确诊或高度怀疑腹部内脏器官损伤的伤员应尽快做腹腔探查术。但手术前应做好早期治疗，完善术前准备。

腹腔内出血和肠内容物刺激都可出现休克，这类伤员应紧急剖腹手术，但手术必然会加重休克，因此必须先输血或血浆代用品，将血压提升到 90 mmHg 以上，方行手术，如经过抢救，血压仍升高不到 90 mmHg，表示有持续内出血，而且出血速度很快，应在加强抗休克的同时进行剖腹止血处理内脏伤，只有止住了血，才能控制休克。

具体措施包括：①保持呼吸道通畅、吸氧。②立即用粗针头做静脉穿刺或静脉切开，建立一条通畅的输液通路，并抽血行血型鉴定，交叉配血。③立即静脉快速滴注平衡盐溶液或右旋糖酐 500～1000 mL，随即输血，多数患者血压能够回升。④安放留置导尿，记录每小时尿量。⑤放置胃管，接吸引器进行胃肠减压。⑥术前使用有效的抗生素，开放性腹部外伤者，应注射破伤风抗毒素。

第三节·腹腔探查术

一、剖腹探查术

剖腹探查术(exploratory laparotomy)是腹部战创伤时挽救伤员生命的关键损伤控制性手术。基本技术包括实施紧急手术(控制出血、控制污染和暂时性关腹)。

(一) 剖腹探查术适应证

剖腹探查术运用广泛，适应证众多。

1. 腹部损伤

(1) 有明显腹膜炎症状，腹腔穿刺抽出胃肠道内容，或X线检查有气腹者。

(2) 失血性休克，腹腔穿刺有不凝血液者。

(3) 胃肠道有出血或胃管内抽出血液者。

(4) 腹壁损伤在清创时，发现损伤已深及腹腔者。

(5) 腹壁伤口有气体、血液、尿液、胃肠内容或胆汁流出者。

2. 急性弥漫性腹膜炎

(1) 弥漫性腹膜炎诊断不明而无局限倾向者。

(2) 虽然腹膜刺激征不明显，但经腹腔穿刺证明有渗出液，而发病后病情恶化迅速者。

(3) 急性腹膜炎在非手术治疗过程中，出现下列情况者：病情未见好转；病情有所加重；体温逐渐上升；白细胞总数及中性粒细胞不断增高；有休克趋势。下列原因引起的腹膜炎，应采用非手术治疗：急性水肿性胰腺炎无并发症者；原发性腹膜炎；女性盆腔器官感染；腹膜后感染。

3. 急性上消化道出血

(1) 合并休克，非手术治疗病情不见好转者。

(2) 急性上消化道出血，经三腔管压迫并输血后，出血暂停，但放松三腔管压迫后又有出血者。

(3) 急性上消化道出血，在非手术治疗下时好时犯，治疗效果不稳定者。

(4) 过去曾有多次类似出血史者。

4. 腹部肿块

(1) 腹部有明显肿块，部分边缘明确，有关检查未能判明肿块的性质、部位及范围。

(2) 腹部肿块经短期治疗观察，情况未见改善。

(3) 腹部肿块有比较明显的症状，如腹痛、发热，但因病情不能行有关检查，且急待解决者。

(4) 腹部肿块病情突变，无法进行应有的检查者。凡疑有下列情况，不应手术，应反复检查，查明情况后再行处理：异位肾；多囊肾；多囊肝；代偿性肝肿大；妊娠子宫；膀胱尿潴留；大块粪结石；晚期癌肿腹腔内转移；肠系膜淋巴结结核；慢性淋巴结炎。

5. 急性肠梗阻

(1) 急性肠梗阻，有腹膜炎体征，疑有肠绞窄者。

(2) 急性肠梗阻，合并休克。

（3）急性肠梗阻，经非手术疗法治疗后病情未见好转，甚至有所加重者。

（4）急性肠梗阻，经非手术治疗时好时犯，效果不稳定。

特别要指出的是，在野战条件下腹部创伤的诊断与平时相比应注意下列几点：①野战条件下由于设备简单，某些常规检查在战地难以做到，因而，腹部创伤的诊断主要依赖临床体检，不应过分依赖化验，放射线检查及其他特殊检查。②对可疑的腹部创伤由于人力少，伤员流动性大，难以反复系统地长时间观察，要尽快做出果断的处理决定。③战时对腹部伤的诊断，只要肯定有内脏伤即使不能确定为某一或某些脏器伤亦应尽早进行剖腹探查。④战时腹部闭合伤或伤口在会阴部、臀部、阴毛区的伤员，如腹部有刺激征存在，则应仔细判断，不要漏诊或误诊。⑤临床检查难以排除腹内脏器伤者，可行剖腹探查术，切不可冒险将可疑内脏伤的伤员后送。战时剖腹探查术的适应证应较平时适当放宽，以免漏诊、漏治。剖腹探查术适应证如下（表 8－1）。

表 8－1　剖腹探查术的适应证

腹部影像学检查提示膈下游离气体
腹腔穿刺出不凝血
经积极抗休克治疗休克征象没有改善或恶化
腹部非穿透性外伤而呈现出弥漫性腹膜炎的体征
腹部穿透性外伤、伤口有气体或者有胃肠、胆道内容物的溢出
腹部贯通性火器伤、锐器伤

多数伤员通过传统外科处理均能得到有效治疗，但对于部分严重腹部创伤员，由于严重腹腔感染、大血管损伤、器官破裂出血和腹壁缺损等诸多因素导致低体温、代谢性酸中毒和凝血功能障碍等病理生理性变化，而低体温、凝血功能障碍和酸中毒，三者之间又相互促进，相互影响，形成死亡三联征，一旦发生将最终导致机体生理耗竭，直至死亡。此时伤员已处于机体的极限状态，代偿能力极差，无法耐受长时间的确定性手术所带来的打击和应激。因此应采取损伤控制性的原则，包括有效、快速地止血、控制感染、加强术后监护和复苏以逆转恶性病理生理改变，这对于快速纠正死亡三联征，降低术后并发症和死亡的发生率具有重要意义。因此，在腹部战创伤的损伤控制性手术救治过程中，应该明确。①损伤控制性手术是一种针对严重多发伤这一主要问题的生理学而非解剖学方法。②必须在伤员不可逆性伤情相关性病理生理过程发生前做出进行损伤控制性手术的决定。③重症监护是损伤控制性手术的一个重要阶段。④损伤控制性手术面临的是危重症伤员，风险仍然极大。这种外科策略是在危急情况下提供给伤员更多生存机会的一种手段和方法。

大多数腹部创伤伤员可按常规手术方式处理，并不需采取 DCS 模式处理。严重腹部创伤伤员的内环境严重紊乱，其生理功能临近或已达极限，即使技术上能达到Ⅰ期修复和重建，机体也难以承受复杂和长时间的修复重建手术，此种情况下必须采取 DCS 模式处理。DCS 处理模式指征（表 8－2）不同于一般创伤手术指征，其客观指征包括：体温＜35 ℃、酸中毒（pH＜7.2、碱缺失＞15 mmol/L）、凝血功能障碍（PT＞19 s 或 APTT＞60 s）、预计失血量＞4 L、输血量＞10 U、输液液体量＞12 L、手术时间预计＞90 min、收缩压＜70 mmHg、血乳酸＞5 mmol/L、术中出现心律节律异常；也包括损伤情况，如严重的肝脏及肝周血管伤[美国创伤外科协会（AAST）损伤分级]4～5 级、肝脏伤 AAST 3～4 级合并脾脏伤 AAST 4～5 级、髂血管损伤、严重胰十二指肠损伤、以腹部为主的多发伤（ISS≥25 分）。

表 8-2 需进行腹部损伤控制性手术的临床参数

体温过低≤35 ℃
酸碱度≤7.2
血清碳酸氢盐≤15 mg/L
输血≥4 000 mL 血液
输血≥5 000 mL 血液及其衍生物
手术时容量代用品≥12 000 mL
低凝状态的临床表现

(二) 剖腹探查术的手术技术

损伤控制性剖腹手术(damage control laparotomy, DCL)的目的是止血和减少感染,并尽量缩短手术时间。腹部战创伤损伤控制性手术实施步骤见表 8-3。

表 8-3 腹部战创伤损伤控制性手术实施步骤

步骤	措 施
1	选择接受 DCS 的伤员
2	施行 DCS
3	术后监护室治疗恢复内环境平稳
4	计划性二次腹部探查手术
5	确定性手术

1. 麻醉、体位及切口选择

(1) 麻醉:由于严重腹部创伤往往面临休克威胁,常为饱胃状态,因此宜选择气管插管全身麻醉,既可保证供氧,又可防止术中发生误吸,同时能取得满意的腹肌松弛,易于探查腹腔内脏器伤。

(2) 体位:一般采用平卧位。因可能存在下腔静脉损伤,应建立上肢、颈部等静脉通道。

(3) 切口选择:切口选择首先考虑是快速进入腹腔,同时兼顾切口对腹壁各层组织的损伤。切口一般应选择在最靠近损伤的部位,如果不能确定损伤部位,则首选切口为正中切口,其次旁正中切口和经腹直肌切口。这样便于需要时向上下延伸或向两侧横向扩大。对胸腹联合伤,如胸腹部均需手术,以尽可能不做胸腹联合切口,而于胸部及腹部分别做切口为宜。尽可能避免以创口做切口,以免术后切口感染或裂开。急性腹膜炎的剖腹探查宜采用右中腹直肌切口,切口的上 1/3 在脐上,下 2/3 在脐下。切口的长度以能容手进入腹腔为适宜,然后再根据需要做适当延长。急性上消化道出血的剖腹探查常采用上腹部正中或正中旁切口。必要时做横形扩大切口或胸腹联合切口。腹部肿块的探查切口应根据包块的所在部位及可能涉及的脏器来决定切口。一般正中或正中旁切口较横切口用得多。右上腹肿块可能涉及肝脏时,还应准备做胸腹联合切口。肠梗阻的剖腹探查以采用正中或右正中旁切口为宜。

2. 术中操作

(1) 开腹前评估:切至腹膜外时,应注意观察。腹腔内出血常可透过腹膜呈现蓝色;弥漫性腹膜炎的腹膜有充血、水肿的改变。切开腹膜时,应注意有无气体逸出,腹腔内有无积液,辨别积液的气味、颜色、数量及性质。如有血液流出,说明有实质性脏器或血管破裂,在女性患者还应考虑有宫外孕破裂可能;如有气体或胃肠道内容涌出，即有空腔脏器穿孔；如系粪样物或有粪臭者，则病变多在结肠或阑尾；如有胆汁样液体溢出，表示胆道或胃、十二指肠有病变；如有米汤样液体应注意是否回肠有伤寒穿孔或有腹膜结核；如腹腔内有血性浆液性液体溢出，则可能有内脏血液循环障碍(肠系膜血管栓塞、绞窄性肠梗阻、卵巢囊肿蒂扭转等)。此外，应搜集部分液体做涂片及培养，明确病原菌及对抗生素的敏感情况。

(2) 控制出血：进入腹腔后，首先用吸引器抽吸腹内的血液、胃肠液或渗出液。清除腹腔内积血积液后，首先控制出血，暂时性措施包括钳夹、填塞或压迫等方法，确定性措施包括血管结扎、实时性器官出血处理等。根据术前判断，最怀疑哪个器官出血就先探查哪个器官。如术前无法判断，则先探查积血多的位置或可见活动性出血的位置，可用大块纱布腹腔填塞(abdominal packing, AP)压住出血部位，吸净积血并逐步撤出纱垫，找到出血位置进行钳夹等初步控制出血，之后继续解剖决定下一步决策，如实质脏器出血处理、血管介入栓塞等。

对已明确出血点者，给予结扎止血；不能结扎或缝扎止血者，可采用间接止血方法，如填塞止血、肝气囊导管填塞、血管介入栓塞、临时支架再通等方法，节省时间且止血效果确凿。应主动实施AP，而不应等到其他方法都试用完毕后才想起AP。腹腔探查中，应迅速判断伤员的出血部位，止血主要采用结扎、填塞、分流甚至钳夹，不做任何解剖修复。

(3) 控制污染：控制污染是避免消化液、尿液、粪便污染腹腔或开放伤导致的污染，快速关闭空腔器官破损口是唯一迅速、有效的方法。

(4) 腹腔探查：完成紧急的出血控制和污染控制后，应全面细致探查腹腔。探查部位、步骤和重点，可根据具体病情来定。应先探查正常区，最后探查病区。探查应轻柔细致；应特别注意易被疏忽的部位，如胃后壁、胃小弯部、贲门附近，以及十二指肠、结肠的腹膜后部位。

各腹腔脏器探查要点如下。

1) 肝脏：用手在显露的肝面上滑动，触摸其韧度，配合视诊，探查肝脏有否损伤、炎症、囊肿、癌肿、硬化或结石。

2) 食管裂孔：对上腹部有疼痛和胀感的患者，探查食管裂孔部是必要的，部分食管裂孔疝的患者可呈这些症状。先用拉钩将肝左叶拉向右上方，用手将胃贲门推向左下方，即可显露贲门部。而后用右手触诊有无腹内脏器经食管裂孔进入胸腔，注意有无肿瘤及炎症病灶；并注意肝左叶有无肿块及转移癌病灶。

3) 脾区：腹部外伤患者，应常规检查脾区。脾包膜下破裂，不一定呈现腹腔积血，只有在触诊脾脏时，才发现有包膜下积血，这时也应行脾缝合修补或切除术。此外，还须检查结肠脾曲有无肿瘤等病变。

4) 胃：用右手触诊自贲门至幽门的整个胃前壁、大小弯、网膜及淋巴结。然后在小网膜下做一切口，并从胃大弯处分开胃结肠韧带，对胃后壁及胃床本身进行探查。

5) 十二指肠：沿幽门向右，探查十二指肠球部有无溃疡病变。穿透性溃疡常有较重的粘连，穿孔性溃疡则周围有脓苔和渗出液。

6) 胆道：先检查胆囊的大小、张力，有无粘连、水肿、化脓、坏疽，腔内有无结石等。然后，用左手示指伸入网膜孔(winslow孔)内，触诊胆总管的粗细，有无结石，周围有无肿大的淋巴结、粘连或肿块压迫。

7) 胰：提起横结肠，于横结肠系膜基部用手指向上后方按压触摸胰的头、体、尾部，了解其硬度，有无结节及肿块。于切开的胃结肠韧带口探查胰体部。必要时可分离十二指肠降部，以显露胰头部。

8) 小肠：将横结肠及其系膜拉向上方，确诊十二指肠悬韧带(Treitz韧带)后，提出十二指肠空肠曲，根据病情需要，从空肠起始部依次一直检查到回盲瓣。在检查小肠的同时，检查相应的肠系膜有无血液循环障碍等情况。检查时，应及时将检查过的肠段送回腹腔。

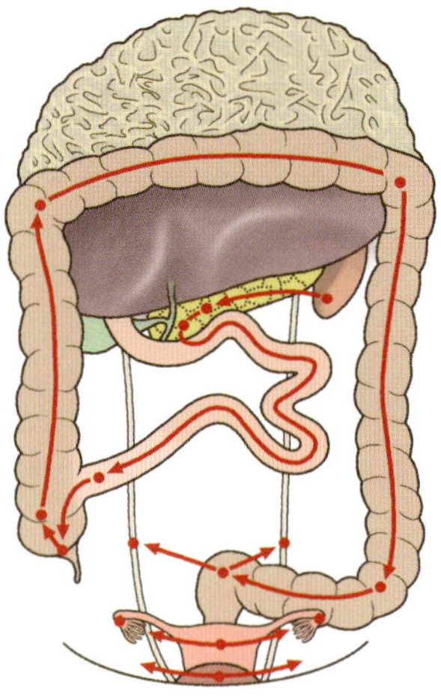

图 8-2 腹部外伤探查顺序示意图

9）阑尾和升结肠：急性腹膜炎时要特别注意阑尾。先找到回盲部，顺结肠带向盲肠顶端寻找，即可见到阑尾。然后，探查升结肠，并注意右肾和右输尿管有无病变。

10）横结肠和大网膜：提起大网膜和横结肠向上翻起，检查大网膜有无坏死或转移癌灶，有时大网膜与其他脏器发生粘连，还需检查可能引起的内疝、肠梗阻等。再自肝曲至脾曲检查横结肠有无肿瘤、狭窄或梗阻。

11）降结肠、乙状结肠和直肠：着重注意探查有无狭窄、梗阻、肿块、炎症病变和憩室等，并同时探查左肾和输尿管。

12）膀胱、子宫及附属器：术者手放入盆腔，检查膀胱。女性须查子宫、输卵管和卵巢情况；在疑及宫外孕时，必须检查附件。

腹部外伤探查原则：如腹腔内有大量出血，应首先寻找出血来源，控制出血，然后由出血脏器开始有步骤地探查其他各脏器。如腹腔内无出血，而有胃肠道内容物和气体溢出者，则先探查胃肠道，然后再探查各实质性脏器。一般顺序是先探查胃、十二指肠、胆道、胰、空肠、回肠、结肠、直肠、膀胱等，后检查肝、脾，最后探查盆腔脏器和腹膜后脏器（图 8-2）。

（5）根据探查结果，行损伤控制性手术：详见后续章节。

（6）清洁腹腔：脏器损伤处理后，应尽量将腹腔内的积血、肠液、粪便、组织碎块、异物等清除干净，然后用等渗盐水冲洗腹腔，直至冲洗盐水澄清为止，并尽可能将水吸净。冲洗时应注意膈下、结肠旁沟及盆腔等处，勿使污液积存。腹腔污染不重者，可用盐水冲洗腹腔。若腹腔已形成脓肿，或炎症已经局限，在脓液吸尽后不再用盐水冲洗，以免将感染扩散。关于腹腔内应用抗生素问题，如果腹腔污染轻，或无空腔脏器损伤，可不必灌注抗生素。但若腹腔内污染较重，或有空腔脏器损伤，尤其有结肠损伤时，腹腔内手术结束后可用低浓度的抗生素溶液置入腹腔，如头孢类或氨基糖苷类，溶于生理盐水中灌入腹腔，或用1%甲硝唑溶液冲洗腹腔。腹膜炎患者解除病因后，如病情允许，应尽量做到吸尽脓液，清洁腹腔。

（7）腹腔引流：下列情况的腹部外伤患者，必须放置腹腔引流：①肝脏损伤；②脾切除术后；③胆道损伤；④空腔脏器伤，尤其是腹膜外空腔脏器破裂；⑤伤处渗血不止；⑥缝合处愈合可能不良，或有可能形成瘘者。

对腹膜炎患者，手术后大多数需行腹腔引流，其适应证是：①无法切除的炎症性病灶，如阑尾穿孔未能切除者；②病灶已经切除，但因周围组织有明显炎症改变，缝合不牢，可能漏液者；③腹膜后有感染者（包括切开胰或十二指肠者）；④腹膜内已有限局性脓肿形成者；⑤胃肠道吻合而吻合口疑有渗漏可能者。

引流条可根据损伤的器官、腹腔流出液体性质和污染的程度而定。对有可能形成大量消化液排出的胆汁瘘、小肠瘘、胰瘘，可在膈下、肝下或盆腔放置双套管持续吸引，或用较大口径的软胶管做引流；对伤口渗血、污染较少及病源已做处理的腹膜炎，可用引流。引流条应在腹壁另戳创口引出，不宜通过原伤口或探查切口引出。引流口要足够大，引流条要用缝线固定于腹壁上，或用安全针固定，以免脱出或滑入腹腔内。

（8）关闭腹腔：一般均应一期缝合切口。切口有轻度污染者可用生理盐水冲洗干净后缝合。切口污染较重者，创口冲洗后于腹膜外或皮下，或两处均置胶皮片引流，再缝合切口。对贫血、低蛋白血症、腹内有感染的、年老、危重患者，估计术后愈合不良者，可加做腹膜外切口减张缝合，以免术后伤口裂口。如有特殊情况，可行暂时性关闭腹腔（temporary abdominal closure，TAC），即剖腹探查术后，腹壁各层不采用常规的分层缝合关闭方法，而是单纯采用皮肤或人工材料实施的简单腹腔关闭手术。

腹部严重创伤后，不可避免地造成腹腔污染、器官水肿和腹内压升高，尤其是肠管的暴露，会导致其干燥、坏死，大量蛋白质及体液的流失，也会带来严重的不良后果，因此 TAC 非常必要。可采用简单的连续缝合或用多把巾钳临时钳夹关闭腹腔，甚至将 3 L 塑料输液袋剪开覆盖或包扎。临时关闭腹腔的特殊优点在于能减轻内脏的粘连、避免腹膜回缩，为延迟性关闭腹腔创造了条件。

二、腹腔镜探查术

近 20 年随着腔镜技术的高速发展，腔镜探查术也已成为腹部创伤诊治中必须考虑的方法，成为腹部钝性伤的常用方法。腹腔镜探查术(diagnostic laparoscopy)在战创伤伤员中使用是怀疑伤员有腹膜穿透伤的可能，而体检、辅助检查等不足以明确诊断是否存在腹膜损伤的血流动力学稳定，可考虑腹腔镜探查术。

注意：对于腹部创伤救治首先以救命为主，因此严格掌握腔镜探查术的适应证非常关键。

腔镜探查术适应证：单纯闭合性腹部创伤伤员，怀疑有实质性器官破裂但无失血性休克；单纯闭合性腹部创伤伤员，有腹膜刺激征，怀疑有空腔器官破裂，但生命体征稳定，不能决定是否立即剖腹探查时；腹部有较小的开放性创伤，如刀刺伤；病情变化不能用其他部位损伤解释，怀疑存在腹部内脏器官损伤；多发伤，需要先排除腹部内脏器官损伤者。

腔镜探查术禁忌证：失血性休克严重，并高度提示腹部内脏器官损伤；颅脑创伤；严重胸部创伤；腹壁缺损；心肺功能无法耐受气腹；合并腹腔高压症或腹腔间隙综合征者。

目前，随着微创小切口手术在临床中的逐步推广应用，其切口小、创伤小、速度快、便于开展的特点使得该手术手段在损伤控制性手术应用方面展现出独特的优秀，应用前景值得期待。

第四节 · 实质脏器损伤

一、临床表现

(一) 腹内实质性脏器(肝、脾、肠系膜等)破裂的主要临床表现

主要是内出血(图 8-3)，常表现以休克为主。伤员在没有明显外出血时，出现休克表现，提示内出血可能。

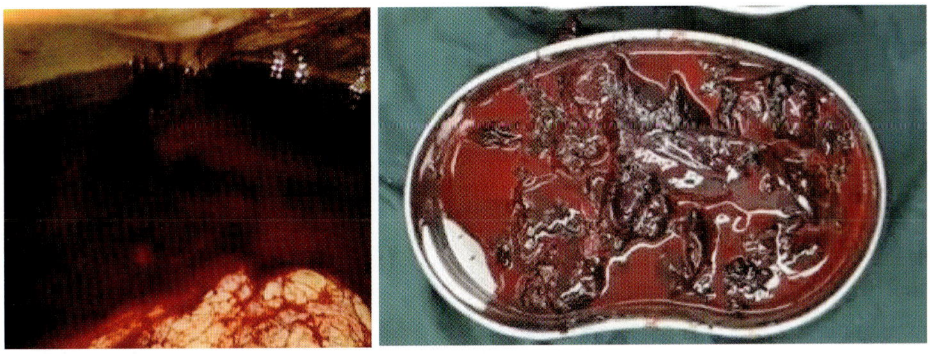

图 8-3　腹腔内大量积血及术中清理出的腹腔内积血及血凝块

(1) 全身情况:伤员常常处于过度精神紧张的状态,面色苍白,出冷汗,皮肤发凉。一般而言,他们没有意识障碍。然而,如果伤后出现意识障碍,应考虑是否并发颅脑创伤或休克。随着出血量的增加,脉搏会逐渐加快、变弱,血压也随之下降,最终导致休克。

(2) 腹部压痛、反跳痛和肌紧张等腹膜刺激征:除了单纯脾破裂对腹膜刺激较轻,其他腹内脏器损伤通常有较为明显的腹膜刺激征。压痛最明显的部位通常是损伤脏器所在的位置。

(3) 移动性浊音:伤后早期出现移动性浊音是腹内出血或尿外渗的依据。破裂出血的脏器部位可能出现固定性浊音,这是由脏器附近积存凝血块所致。

除了以上提到的临床表现,还有其他一些症状和体征可以帮助诊断腹内实质性脏器破裂。例如,伤员可能出现呕血、便血、血尿等症状,这可能提示存在消化系统或泌尿系统的脏器损伤。此外,腹部X线、超声、CT等影像学检查有助于确定脏器损伤的部位和程度。对于严重的实质性脏器破裂,往往需要紧急手术治疗,以控制出血和修复受损器官。因此,及时的诊断和治疗对于挽救伤员的生命至关重要。

(二) 肝损伤

开放性肝损伤较易诊断,但需同时注意是否合并有胸腹联合伤。闭合性损伤,伴典型失血性休克及腹膜刺激征者,结合外伤病史可作出诊断。但对一些有合并伤的伤员,如脑外伤意识不清、多发性骨折伴休克,年老体弱反应迟钝者要提高警惕,以免漏诊。腹部闭合性损伤是否合并肝损伤,涉及是否开腹手术的问题,因而对诊断的准确性要求高。诊断有疑问时经腹腔穿刺、腹腔灌洗及其他辅助检查多可协助诊断。

肝创伤严重程度分级目前普遍采用美国创伤外科学会(American Association for the Surgery of Trauma, AAST)分级量表。然而,在制订最佳治疗方案时还应当考虑到患者的血流动力学状态与合并伤的情况。因此,肝创伤最终是基于创伤患者的解剖问题和生理功能进行管理。

肝创伤严重程度分级普遍采用AAST分级量表(表8-4)。大部分的肝创伤患者为Ⅰ级、Ⅱ级或者Ⅲ级,并且都能通过非手术治疗(nonoperative management, NOM)治疗成功,近2/3的Ⅳ级或Ⅴ级创伤需要手术治疗(operative management, OM)。

表8-4 AAST肝创伤分级量表(1994版)

分级类型	损伤情况
Ⅰ	血肿肝包膜下血肿,占肝表面积<10% 撕裂伤包膜撕裂,实质裂伤深度<1 cm
Ⅱ	血肿肝包膜下血肿,占肝表面积10%~50%,实质内血肿直径<10 cm 撕裂伤实质撕裂伤深度1~3 cm,长度<10 cm
Ⅲ	血肿肝包膜下血肿,占肝表面积>50%或进行性膨胀,包膜下血肿破裂或肝实质内血肿 撕裂伤包膜下深度>3 cm
Ⅳ	撕裂伤肝实质裂伤占肝叶25%~75%
Ⅴ	撕裂伤肝实质裂伤累及肝叶>75% 血管损伤肝周血管损伤如肝后下腔静脉及中央主要肝静脉损伤
Ⅵ	血管损伤肝脏撕脱 对多部位损伤增加Ⅰ级直至Ⅲ级

然而,在许多情况下,AAST分级与患者生理状态之间没有相关性。此外,由于诊疗技术的改进,肝创伤的治疗在过去30年中显著变化,治疗结局显著改善,特别是在钝性创伤中。

在确定最佳治疗方案时，AAST 分类应辅以血流动力学状态和合并伤情况。肝脏病变的解剖学描述是治疗原则的基础，但不是决定性因素。事实上，在临床实践中，患者是否需要手术治疗或接受非手术治疗主要取决于临床条件和合并伤，并且较少依赖于 AAST 肝创伤分级。此外，在某些情况下，患者状况紧急需要转移到手术室，在手术探查之前没有时间定义肝脏创伤的级别，从而证实患者的整体临床状况的重要性。并且，创伤的管理离不开对解剖学损伤及其生理效应进行评估。

正如上述论文所述，WSES 包括来自全球的外科医生，这种分类和处理指南的目的是指导肝创伤的管理，明确了已被认可的替代治疗措施。在实际工作中，不是所有的创伤外科医生都在相同的条件下工作，并且具有相同的设施和技术。

2013 年 7 月在 WSES 世界大会上讨论了意见书，WSES 提出划分为轻度肝创伤（Ⅰ级、Ⅱ级）、中度（Ⅲ级）和重大/严重（Ⅳ级、Ⅴ级、Ⅵ级）肝创伤。这一分类以前没有被文献清楚地定义。通常低级别的 AAST 病变（Ⅰ～Ⅲ级）被认为是轻度或中度，并用 NOM 治疗。然而，一些高分级的患者（即Ⅳ～Ⅴ级撕裂伴实质破裂涉及超过 75%的肝叶或多于 3 个肝区段）可能是血流动力学稳定的且非手术治疗可以成功。另外，血流动力学不稳定的“轻度”损伤通常必须用 OM 治疗。这表明肝创伤的轻重不仅要考虑 AAST 解剖分类，更重要的是要考虑血流动力学状态和合并伤。

高级创伤生命支持（advanced trauma life support，ATLS）定义为“不稳定的”患者：血压＜90 mmHg，心率＞120 次/min，与皮肤血管收缩的证据（冷，湿冷，毛细血管再充盈减少），意识水平改变和（或）呼吸短促。

WSES 分类根据肝脏损伤情况分为 3 级，既考虑了 AAST 分类，也兼顾了血流动力学状态及相关病变（表 8-5）。

表 8-5　WSES 肝创伤分类

类别	WSES 分级	AAST 分级	血流动力学
轻度	WSES Ⅰ级	Ⅰ、Ⅱ	稳定
中度	WSES Ⅱ级	Ⅲ	稳定
重度	WSES Ⅲ级 WSES Ⅳ级	Ⅳ、Ⅴ Ⅰ～Ⅵ	稳定 不稳定

（三）脾脏损伤

在腹部闭合性损伤中，脾破裂（splenic rupture）占 20%～40%；在开放性损伤中，脾破裂占 10%左右。有慢性病理病变（如血吸虫病、疟疾、黑热病、传染性单核细胞增多症、淋巴瘤等）的脾更易破裂。按病理解剖，脾破裂可分为中央型破裂（破在脾实质深部）、被膜下破裂（破在脾实质周边部分）和真性破裂（破损累及被膜）3 种。前两种因被膜完整，出血量受到限制，故临床上并无明显内出血征象而不易被发现。如未被发现，可形成血肿而最终被吸收。但有些血肿（特别是被膜下血肿）在某些微弱外力的影响下，可以突然转为真性破裂，导致诊治中措手不及的局面。

临床所见脾破裂，约 85%是真性破裂。破裂部位较多见于脾上极及膈面，有时在裂口对应部位有下位肋骨骨折存在。破裂如发生在脏面，尤其是邻近脾门者，有撕裂脾蒂的可能。结合我国实际情况和脾损伤临床特点，目前仍采用第六届全国脾脏外科学术研讨会（天津，2000 年）制订的脾损伤 4 级分级法：Ⅰ级：脾被膜下破裂或被膜及实质轻度损伤，手术所见脾裂伤长度≤5.0 cm，深度≤1.0 cm；Ⅱ级：脾裂伤总长度＞5.0 cm，深度＞1.0 cm，但脾门未累及，或脾段血管受累；Ⅲ级：脾破裂伤及脾门部或脾脏部分离断，或脾叶血管受损；Ⅳ级：脾广泛破裂，或脾蒂、脾动静脉主干受损。

1. 临床主要表现

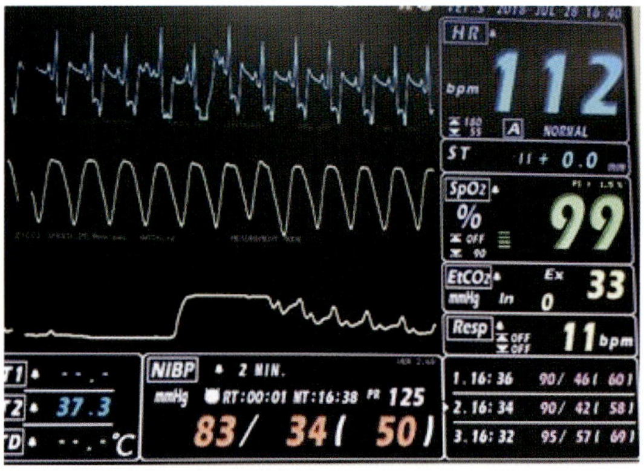

图 8-4 心电监护仪显示心率快、血压低

（1）低血压和失血性休克：随着失血量的增加，伤员会出现烦躁、口渴、心悸、呼吸急促、皮肤苍白、四肢冰冷等失血性休克症状。体格检查会发现伤员的血压进行性下降、脉搏快而弱等（图 8-4）。在创伤后应激状态和合并其他脏器的损伤对脉搏和血压可能会有影响。如合并十二指肠破裂。腹膜受到十二指肠漏出的消化液刺激，早期出现低血压、脉快等表现，经过短时间可好转，但随即又会出现恶化。

（2）腹痛：是最常见的症状，多由外伤所致的腹部软组织损伤等引起，而脾脏损伤所致的脾被膜感觉神经刺激常不能引起伤员的重视。如伤情严重者突发剧烈的腹痛，自左上腹扩展至全腹，此系脾破裂出血的扩散对腹腔产生刺激所致，提示病情严重，结局不良。

（3）恶心、呕吐：较常见，尤其是发病初期。主要是由出血刺激腹膜自主神经所致。如果症状明显加重，还提示可能合并消化道穿孔、腹膜炎。

（4）腹胀：多因出血所致。少量出血早期可能没有明显的腹胀，但随着时间的延长，由于腹膜炎出现，可导致肠麻痹而加重腹胀。

辅助检查：血常规提示血红蛋白降低，B 超、CT 等检查提示腹腔积液，并可见脾破裂表现（图 8-5）。

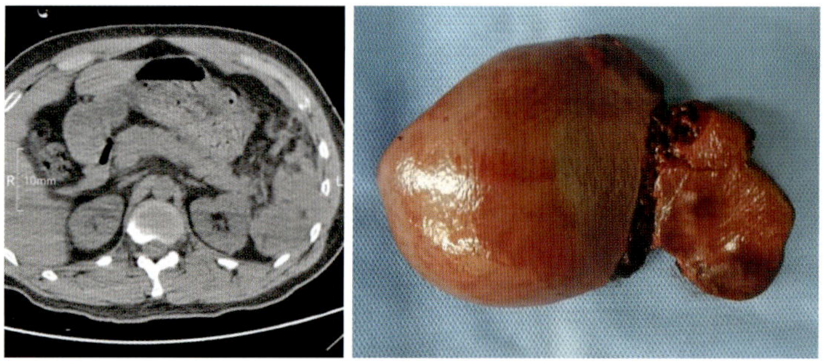

图 8-5 脾破裂的 CT 表现及术后脾脏标本

（四）胰腺损伤

胰腺损伤伤员一般需经过 8～12 h 才出现症状，其主要的临床表现是胰液性腹膜炎及内出血，尤其见于严重胰腺损伤或主胰管破裂时。胰液外溢刺激腹膜出现腹上区疼痛是早期症状，随着病情发展，伤员可出现进行性腹胀，上腹疼痛加剧，并放射至肩背部，可同时伴恶心、呕吐等。体征主要与腹膜炎相关，表现为腹部压痛、反跳痛和肌紧张等，以及肠鸣音减弱或消失。另外，伤员可因内出血和体液大量丢失而出现休克。脐周皮肤变色。

二、治疗原则

（一）肝损伤（图 8-6、图 8-7）

处理手术治疗的基本要求是彻底清创、确切止血、消除胆汁溢漏和建立通畅引流。肝脏火器伤和累

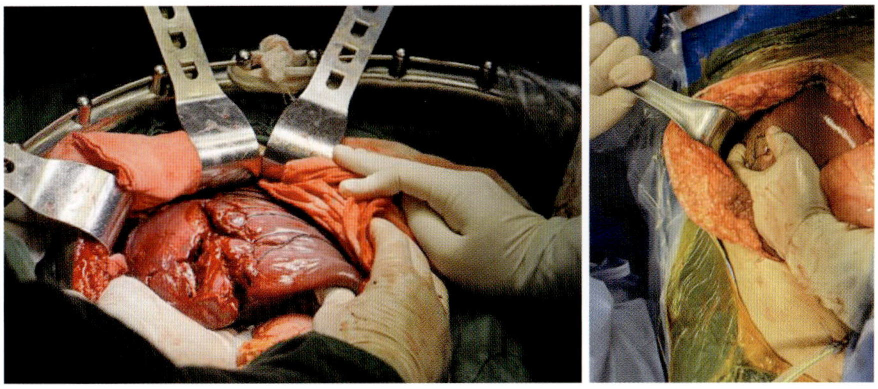

图 8-6　肝破裂术中所见及肝脏修补成功后创面

及空腔脏器的非火器伤都应手术治疗。其他的刺伤和钝性伤则主要根据伤员全身情况决定治疗方案。血流动力学稳定或经补充血容量后保持稳定的伤员，可在严密观察下进行非手术治疗，约有 30%可经非手术方法治愈。

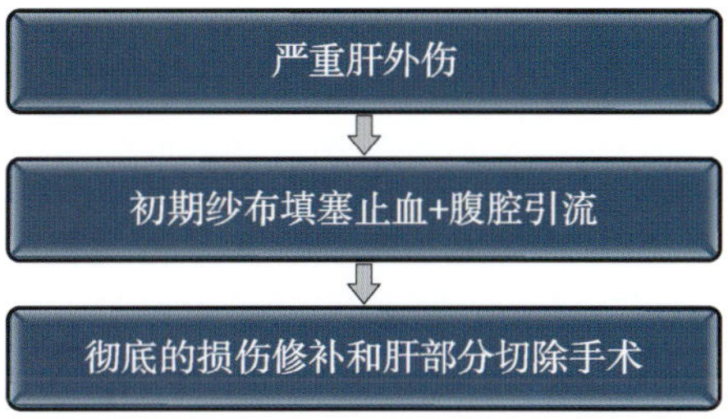

图 8-7　严重肝外伤损伤控制性手术流程图

1. 手术治疗

(1) 控制出血：开腹后发现肝脏破裂并有大量出血时，可用纱布压迫创面暂时止血，同时用手指或橡皮管阻断肝十二指肠韧带以控制出血，以利探查和处理。常温下，每次阻断肝血流的时间不宜超过 30 min，若需控制更长时间，应分次进行。

(2) 缝合：在探明肝破裂伤情之后，应进行清创。其具体方法是清除裂口内的血块、异物，以及离断粉碎或失去活力的肝组织。清创后应对出血点和断裂的胆管逐一结扎。对于裂口不深、出血不多、创缘比较整齐的病例，在清创后可将裂口直接予以缝合。如在缝合前将大网膜、明胶海绵或氧化纤维填入裂口，可提高止血效果并加强缝合线的稳固性。

肝损伤如属被膜下破裂，小的血肿可不处理，张力高的大血肿应切开被膜，进行清创，彻底止血和结扎断裂的胆管。

(3) 肝动脉结扎：如果裂口内有不易控制的动脉性出血，可考虑行肝动脉结扎。

(4) 肝切除术：对于有大块肝组织破损，特别是粉碎性肝破裂，可施行肝切除术，原则上采取清创式肝切除，即充分考虑肝脏解剖特点，彻底切除失活组织，结扎损伤血管和胆管，尽量保留正常肝组织。

(5) 纱布填塞法对于裂口较深或肝组织已有大块缺损而止血不满意，又无条件进行较大手术的患者，有时可在用大网膜、明胶海绵、氧化纤维或止血粉填入裂口之后，用长而宽的纱条按顺序填入裂口以达到压迫止血的目的。纱条尾端自腹壁切口或另作腹壁戳孔引出作为引流。手术后第 3～5 天起，每天抽出纱条一段，7～10 天取完。此法有并发感染或在抽出纱条的最后部分时引起再次出血的可能，故非不得已，应避免采用。

(6) 肝破裂累及肝静脉主干或肝后段下腔静脉破裂的处理出血多较汹涌，且有并发空气栓塞的可能，死亡率高达 80%。阻断肝门后出血不减和搬动肝脏出血加剧时，应想到本诊断。通常需将切口延至胸部以改善显露，用纱垫在肝顶部向后填塞加压以减少出血，切不可翻动肝脏试图显露出血部位进行止血。多数需实行全肝血流阻断(包括腹主动脉、肝门和肝上、下下腔静脉)后，直视下缝补静脉破裂口。

不论采用以上何种手术方式，外伤性肝破裂术后，均应在创面或肝周放置引流管以渗出的血液和胆汁。

血流动力学稳定，无其他需要手术处理的腹内损伤，那么不管肝创伤是何种损伤级别应该首先行非手术治疗。如果血流动力学不稳定或者有腹膜炎时，非手术治疗就属禁忌！中重度肝创伤应只有在有能力监护好，有能力造影，有能力快速开刀，有能力马上拿得到血的情况下考虑非手术治疗。非手术治疗时，行腹部增强CT检查自然是必要的，这样可以定义肝损伤解剖，还可以发现其他相关的损伤。对于血流动力学稳定、CT提示造影剂外溢，那么血管造影＋栓塞可作为一线治疗方法。

2. 肝脏穿透伤非手术治疗的推荐意见

对于肝脏穿透伤来说，仅当血流动力学稳定，没有：腹膜炎、明显游离气体、肠壁局限性增厚的情况下才可以行非手术治疗。只有在有能力监护好，有能力造影，有能力快速开刀，有能力马上拿得到血的情况下，才可以考虑非手术治疗。一般来说，肝脏穿透伤要行增强CT检查，这样好评估适合非手术治疗的穿透性肝损伤情况。非手术治疗期间要动态评估（包括查体及化验检查）病情变化。血流动力学稳定而没有其他手术必要的情况下，如有动脉性出血则可考虑栓塞。合并严重的头部及脊髓损伤应该作为手术治疗的相对适应证(GoR 2A)。

3. 钝性/穿透性损伤手术治疗的推荐意见

血流动力学不稳定，合并内脏损伤需要开刀的，应该行手术治疗。手术的主要目的应该是控制出血，控制胆漏，并且尽早强化复苏。初次手术应避免肝大部切除，后期只有在大片肝坏死及有能力时才考虑大部切除。持续动脉性出血时，栓塞是个不错的手段。

（二）脾脏损伤

处理原则是“抢救生命第一，保脾第二”。在不影响抢救生命的前提下，才考虑尽量保留脾脏。

(1) 非手术治疗目前关于非手术治疗的适应证国内学者基本达成以下共识：①暴力较轻的单纯性脾破裂。②无休克或轻度休克者经快速输液1 000 mL后血流动力学就能稳定。③脾损伤分级为Ⅰ级或Ⅱ级者，腹腔积血局限在脾周或估测出血量在500 mL左右。④意识清楚，有利于观察病情变化及腹膜炎体征的检查。⑤没有腹腔内其他脏器的严重损伤。非手术治疗的主要危险在于腹腔出血未得到控制或再发生出血，因此，在保守治疗的期间，应动态观察血压、脉搏、血红蛋白、血细胞比容变化，随时做好手术治疗的准备。非手术治疗的成功率各家报道不一，总成功率30％～70％，而且小儿的成功率明显高于成人。但保守治疗存在住院时间长及并发症多等缺点，一般来说病理性脾破裂及老年患者则不考虑非手术治疗。

(2) 观察中如发现继续出血(48 h内需输血＞1200 mL)或有其他脏器损伤，应立即手术。不符合非手术治疗条件的伤员，应尽快剖腹探查，以防延误。

(3) 彻底查明伤情，尽可能保留脾脏。方法有生物胶黏合止血、物理凝固止血、单纯缝合修补、网罩包裹修补、脾破裂捆扎、脾动脉结扎及部分脾切除等。

(4) 脾中心部碎裂，脾门撕裂或有大量失活组织，高龄及多发伤情况严重者需迅速结束手术，行全脾切除术。为防止小儿日后发生脾切除后凶险性感染(overwhelming postsplenectomy infection, OPSI)，可将1/3脾组织切成薄片或小块埋入大网膜囊内进行自体移植。成人多无此必要(OPSI发生率小于1％)。

(5) 腹腔镜下外伤性脾切除具有微创的优点，但其手术操作难度较大，主要是术中出血在腔镜下止血困难。采用手助式腹腔镜脾切除术易于显露手术野，有效控制出血，可显著减小开腹创伤。但此术式仍须腹部切口，不能称之为真正意义上的微创。

(6) 脾动脉栓塞术具有创伤小、无须特殊麻醉、手术时间短、疗效显著并发症少等特点。但目前对于介入治疗脾破裂的指征和适应证尚未达成统一，脾栓塞后伴随的不良反应也是限制其临床应用的原因之一。

(7) 在野战条件下，原则上都应行脾切除术以确保安全。

(8) 原先已呈病理性肿大的脾脏发生破裂，应予切除。

(9) 脾被膜下破裂形成的血肿和少数脾真性破裂后被网膜等周围组织包裹形成的局限性血肿，可在36～48 h 冲破被膜或血凝块而出现典型的出血和腹膜刺激症状，称为延迟性脾破裂。再次破裂一般发生在 2 周以内，但也有迟至数月以后的。此种情况下脾脏应切除。

不管损伤分级如何，对于血流动力学稳定且无腹内其他需要手术的脏器损伤时，应该首先尝试进行非手术治疗。

中重度脾脏损伤进行非手术治疗仅适用于：能够提供重症监护、血管造影/血管栓塞、可快速送手术及可快速获取血液及血制品的单位，并且仅限于稳定或已经稳定的患者，且无其他需要进行手术的脏器损伤患者。

脾脏损伤非手术治疗禁忌证：无反应的血流动力学不稳定，或存在其他剖腹指征（腹膜炎、空腔脏器损伤、内脏膨出等），考虑行非手术治疗的患者，应进行 CT 增强扫描以发现脾脏解剖损伤及其他相关损伤。

血管造影/栓塞可作为血流动力学稳定且造影提示强化的患者的一线干预手段，不论其损伤级别，大于 55 岁、高 ISS 评分、中-重度脾脏损伤是非手术治疗失败的强烈预测因子。出现这些因素的患者需要更加严密的重症监护，并且要提高警惕。决策时需要考下列因素：仅年龄＞55 岁，仅腹膜后巨大血肿，复苏前低血压，GCS＜12 分与入院时血细胞比容低下，存在腹部相关损伤、CT 提示强化、服用抗凝药物、HIV、药物成瘾、肝硬化、输血等。但是上述因素并不是非手术治疗的绝对禁忌证。WSES Ⅱ～Ⅲ级脾脏损伤且存在严重的脑损伤时仍然可以考虑非手术治疗[仅当手术和(或)血管造影/栓塞可立即到位]，否则应该进行脾切除。血流动力学稳定及对复苏可快速反应的中重度脾损伤患者及 CT 提示血管损伤（强化、假性动脉瘤、动静脉瘘）的患者可进行血管造影/栓塞。

血管损伤的出血患者及腹膜后强化者，血管造影/栓塞应作为非手术治疗的一部分（仅适用于血管造影/栓塞可快速到位的单位）。其他单位与出现血流动力学迅速恶化的情况下，应该进行手术治疗。

血管造影未发现造影剂外渗，但此前 CT 提示强化者，可考虑实施近端血管栓塞，对于血流动力学稳定的所有 WSES 三级脾损伤患者都应行血管造影/栓塞，不论 CT 是否提示强化，排除其他来源的出血后，血管造影/栓塞可考虑在选择非手术治疗且血流动力学稳定的持续出血的患者，不管 CT 是否提示强化。

血流动力学稳定的 WSES Ⅱ级脾脏损伤患者，如果 CT 无强化，则不应常规进行血管造影/栓塞，但对于存在非手术治疗失败的危险因素时，可考虑预防性近端栓塞。

轻至中度脾损伤存在单个血管异常（强化、假性动脉瘤、动静脉瘘）时，当前文献对于是实施近端还是远端栓塞尚无定论。如果出现多个血管异常或严重脾损伤时，应实施近端或联合的血管造影/栓塞。

血流动力学不稳定和(或)存在相关损伤如腹膜炎或内脏膨出等需要外科探查的情况时需进行手术治疗；中重度损伤即使是稳定的患者，如果当地无条件进行重症监护和(或)当血管造影/栓塞不能快速到位时，应进行手术治疗；血管造影/栓塞失败、仍然存在血流动力学不稳定或血细胞比容显著下降或需要进行连续输血时应进行脾切除；手术中是否保留至少一块脾脏仍然存在争议，不推荐早期创伤情况下实施腹腔镜脾切除。

中重度脾脏损伤起初 48～72 h 内的临床与化验观察及卧床休息是其治疗基石，中重度脾脏损伤或血细胞比容下降或出现血管异常或潜在脾脏病例或凝血功能障碍及神经功能障碍时应考虑重复 CT 检查，出现脾脏病理或凝血功能障碍及神经功能障碍者，出院后需进行 CT 随访。

轻度脾脏损伤应在 4～6 周内限制其活动，中重度脾脏损伤者限制其活动的时间多达 2～4 个月。

一般选择腹部正中切口探查，进腹后，如发现脾破裂（图 8-8），应立即用手指捏住脾蒂以控制出血（图 8-9），然后吸净腹腔内积血，进行脾切除。

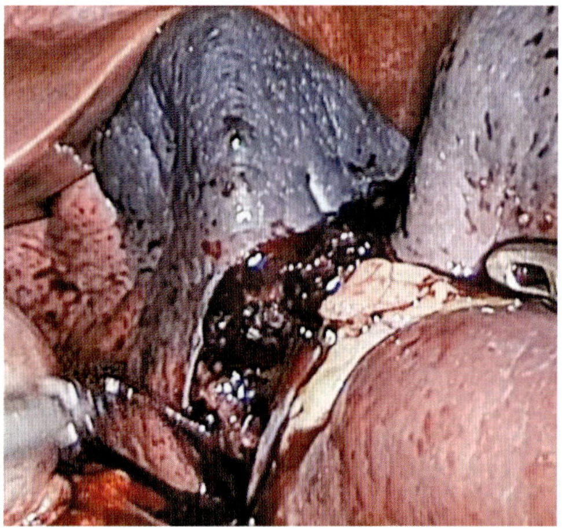

图 8-8 术中见脾破裂情况

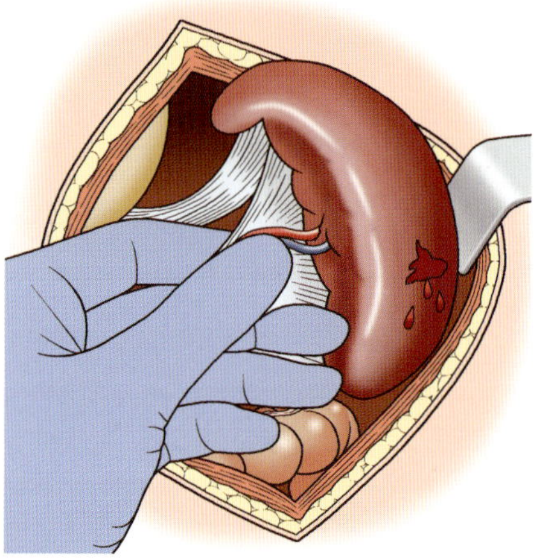

图 8-9 术中用手握住脾蒂，控制出血

助手将胃轻轻向右牵开，脾脏前缘向左拉开，显露出脾胃韧带，在其无血管区剪开一小孔。从剪开的小孔处，自下而上逐渐剪开脾胃韧带，并将其中的血管用止血钳夹住后切断、结扎。将脾脏下极向左向上翻开，显露脾结肠韧带，用止血钳夹住后切断、结扎。用右手伸入脾与膈肌之间，用手指沿脾脏表面细致地钝性分离脾和膈肌，以及后腹膜之间的疏松组织，包括脾膈韧带等。接着，用右手握住脾脏上极，向下、向前和向右方向将脾脏托出切口外。当脾脏托出切口时，立即用温盐水纱布垫塞入脾窝，这样既可使脾脏不致重新滑入腹腔，同时又可止住因钝性分离所引起的膈面和后腹膜的渗血。用止血钳将胃脾韧带上段未分离部分连同其中的胃短血管一道夹住，切断、结扎。用长弯止血钳夹住脾蒂（包括脾动、静脉），然后在中间与脾侧止血钳之间，靠近脾侧剪断脾蒂，切除脾脏（图 8-10）。脾切除后，取出塞入脾窝内的纱布垫，进行彻底止血。检查无出血后，用温盐水冲洗手术野，如渗血较多，应在膈下放一根多孔软橡皮管引流，由切口外侧引出（图 8-11）。

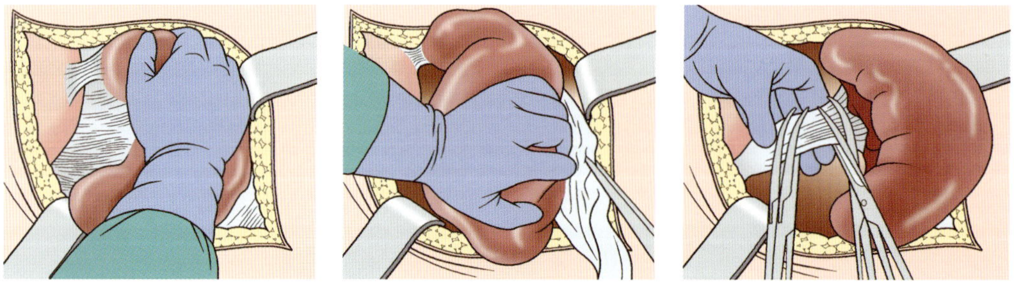

图 8-10 脾脏切除术步骤示意图

特别要强调的是，创伤性脾破裂伤员常常合并其他脏器损伤，因此，术中应注意探查其他脏器有无合并伤，并根据伤员的全身情况、伤情，以及损伤脏器的多寡来选择恰当的手术方式，与此同时，积极选择损伤控制性手术方式进行救治具有重要价值。

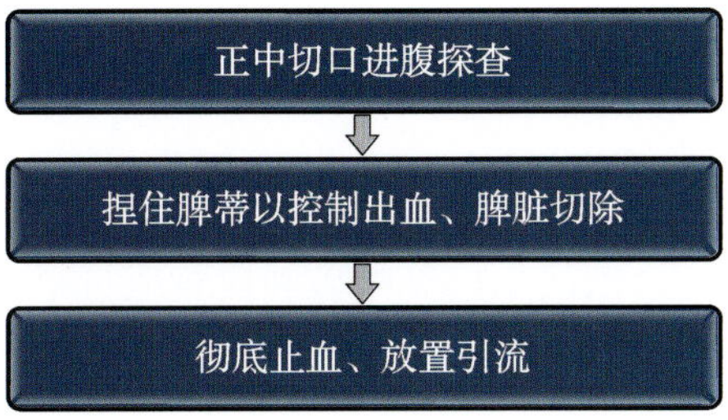

图 8－11　外伤性脾破裂脾脏切除术手术流程图

静脉血栓栓塞症(VTE)预防：机械性预防 VTE 较为安全，没有绝对禁忌证者应推荐作为所有损伤患者的治疗；脾脏创伤无持续出血不是低分子肝素抗凝的绝对禁忌证；低分子肝素抗凝应在创伤后尽快进行，对部分钝性脾脏创伤接受非手术治疗的患者是安全的；服用口服抗凝药的患者，逆转其作用的风险获益情况需要个体化衡量。

（三）胰腺损伤

胰腺损伤(pancreatic injury)占腹部损伤的 1%～2%，但其位置深而隐蔽，早期不易发现，甚至在手术探查时也有漏诊可能。胰腺损伤后常并发胰液漏或胰瘘。因胰液侵蚀性强，又影响消化功能，故胰腺损伤的死亡率达 20%左右。胰腺损伤存在如下特点。

(1) 胰腺闭合性损伤常系上腹部强力挤压所致。如暴力直接作用于脊柱时，损伤常在胰的颈、体部；如暴力作用于脊柱左侧，多损伤胰尾；如暴力偏向脊柱右侧，则常损伤胰头。

(2) 胰腺破损或断裂后，胰液可积聚于网膜囊内而表现为上腹明显压痛和肌紧张，还可因膈肌受刺激而出现肩部疼痛。外渗的胰液经网膜孔或破裂的小网膜进入腹腔后，可出现弥漫性腹膜炎。部分病例渗液被局限在网膜囊内未及时处理，日久即形成一具有纤维壁的胰腺假性囊肿。

(3) 胰腺损伤所引起的内出血量一般不大，可有腹膜炎体征。血淀粉酶可升高，但血清淀粉酶和腹腔液淀粉酶升高并非胰腺创伤所特有，上消化道穿孔时也可有类似表现，而且约 30%的胰腺损伤并无淀粉酶升高。超声可发现胰腺回声不均和周围积血、积液。CT 能显示胰腺轮廓是否整齐及周围有无积血积液。

(4) 胰腺严重挫裂伤或断裂者，手术时较易确诊，但损伤范围不大者可能漏诊。凡在手术探查时发现胰腺附近有血肿者，应将血肿切开，检查出血来源。此外，胰腺损伤可能合并邻近大血管损伤，不能因发现血管损伤而忽视对胰腺的探查。

目前较为广泛应用于胰腺损伤分级的为美国创伤外科学会于 1990 年制定的分级标准：①Ⅰ型：小血肿、浅表裂伤，无大胰管损伤。②Ⅱ型：较大血肿、较深裂伤，无大胰管损伤。③Ⅲ型：胰腺远侧断裂伤有大胰管损伤。④Ⅳ型：胰腺近侧断裂伤或累及壶腹部，有大胰管损伤。⑤Ⅴ型：胰头严重毁损，有大胰管损伤。

由于胰腺特殊的解剖特点，大多数严重胰腺损伤都合并其他脏器的损伤，且辅助检查诊断率并不高，极易误、漏诊。因此，术前不应浪费过多时间去判断局部伤情，可在手术探查中根据腹膜、大网膜皂化斑、小网膜囊及脾蒂等血肿、胆汁黄染和积气及腹腔内不明来源的血性或棕色液体等相关指征判断胰腺损伤程度。可采用亚甲蓝经十二指肠乳头胰管内注射法判断胰管损伤情况，为胰腺手术方式的选择做准备。胰腺外伤处理方式取决于胰管损伤程度，合并主胰管损伤时往往处理比较复杂。主胰管完好时，处理相对简单。根据亚甲蓝染色区域，对断裂小胰管进行妥善的缝扎处理，可为 DCS 后的再次确定性手术打下良好的基础，同时也可减少患者术后发生胰瘘的概率。及时控制出血、彻底清创止血、保存胰腺功能、充分引流及恰当处理合并伤是最根本的原则。

三、手术技术及要点

(一) 肝损伤

创面上可见的破裂血管应行结扎、缝合,不做裂开面的修复;已完全断裂的肝实质,将主要的血管、胆道结扎后,切除撕脱的肝脏。肝裂面广,渗血多,如有条件用负压吸引填塞。

严重的肝裂伤缝合术及肝动脉结扎术无效时,伴有以下情况可适时采用肝切除术:①大块的肝组织严重碎裂,无法修补。②裂伤伤及肝内主要的血管、胆管。③肝脏深部贯通伤,出血难以控制。④肝左叶、左外叶严重损伤者。虽然将病损的肝脏切除是最彻底的止血方法。但肝部分切除术操作复杂,手术打击大。而且伤员多处于低血容量性休克状态下,因此术后死亡率高。需严格控制适应证。外伤性肝部分切除术应充分地考虑肝脏的解剖特点,行不规则切除。包括各类的次肝叶、次肝段、跨肝段切除,常常需要借助一些控制出血的方法,如双手加压、肝止血带、肝止血钳及肝门阻断。为防止术后因切除肝脏过多引起肝功能衰竭,术中在将坏死肝组织彻底切除的同时,应尽量多保留正常的肝组织。遵循"破到哪里,切到哪里;失活的切除,存活的缝合"的原则。结扎肝创面上的胆管、血管,处理后用新的盐水纱布贴敷在肝创面上,观察是否有黄染、出血。若肝创面出血有条件时可用氩气凝血器烧灼止血,或用大网膜包裹。一般用双套管负压引流,术后应保持腹腔引流管通畅。

纱布填塞术历史悠久,是20世纪初由Halsted首先报道。随后发现填塞物常并发致命的感染,且移除填塞物后再出血率高,在过去的一段时间内很少使用,1969年沃尔特(Walt)甚至指出纱布填塞术在现代肝外伤治疗中已无地位。但是近年来随着高效抗生素的应用,已能防止多数感染致死的情况,因而纱布填塞术又有了一定的适应证:①对于肝双叶广泛的碎裂伤,出血难以控制。②广泛扩展的肝包膜下血肿。③输血导致的凝血功能障碍。④失血性休克不能耐受手术。⑤边远地区手术条件不成熟。⑥缝合后再出血需转院治疗者。填塞时一般在肝创面上衬以带蒂的大网膜或长凡士林纱条,再将长纱条由深至浅有序填塞,既可止血,压力又不过大。一些作者应用一种特制的塑料卷布进行填压,由于可防止移除时破坏或分离肝表面的凝血块,效果较好。放置填塞物可提高腹内压力,使出血、渗血停止。但纱布填塞术并非决定性的治疗措施。填塞术一经实施,立即着手纠正休克、酸中毒、低体温和凝血功能障碍。研究表明,严重损伤手术时间长,大量输血输液导致体温下降、酸中毒、凝血功能障碍,三者互为因果、恶性循环,是导致伤员死亡的重要原因。因此,宜以简易手术尽快控制威胁伤员生命的大出血,最短时间内结束手术,积极扩容。待上述情况好转后,二次开腹行决定性治疗。

肝动脉结扎术:肝损伤行局部缝合或肝部分切除术后仍有出血,阻断第一肝门后出血减少说明出血多来自肝动脉,可行肝动脉结扎术。以下情况可采用:①星芒状、中央型破裂伤。②深度断裂伤。③肝广泛爆炸伤。④广泛扩展的肝包膜下血肿。由于门静脉占肝血供的60%～70%,血氧饱和度高,肝脏有广泛的侧支循环,肝动脉结扎后虽有短暂的肝缺血,但侧支循环迅速建立可不影响肝功能。只结扎肝左动脉或肝右动脉的选择性肝动脉结扎术,止血效果与肝动脉结扎术相似,但对肝功能影响更小。肝血供丰富,有时仅行肝动脉结扎术止血并不彻底,结合缝合术或填塞术,效果更佳。需注意有时肝动脉结扎术后可发生胆囊坏死,这与肝十二指肠韧带及胆囊床血供有关。有人主张行肝动脉结扎术的伤员应常规切除胆囊,以免缺血坏死。对于肝硬化或已行广泛的肝周韧带游离者,应禁忌行肝动脉结扎术。

(二) 脾脏损伤

(1) 脾动脉结扎:脾动脉结扎并不至引起脾脏的坏死。目前该术式主要应用于脾损伤出血的治疗,与其他保脾手术联用效果较好。特点是保留了脾脏的完整结构。通过结扎脾动脉主干,减少了脾脏的血流量，同时缩小了脾脏的体积和张力，利于缝合和修补脾脏。随着血管介入技术的成熟及广泛应用，经皮介入脾动脉栓塞术也是外伤性脾破裂或医源性脾脏损伤处理的可选方案，但需要警惕脾梗死。

（2）脾破裂缝合修补术：属保脾手术，技术较简单，在条件具备、手术适应证符合时，应首选。

（3）部分脾切除术：适用于Ⅲ级脾破裂，损伤受局限，单纯修补难以止血或受损的脾组织已失去活力，部分脾切除后有半数以上的脾实质能保留者。

（4）全脾切除术：国内采用较为广泛，尽管已经认识到脾切除术后会带来一系列不良后果，但是这一经典术式仍然具有不可替代的优势，其具有止血迅速彻底、适应证广泛等特点，在一些特殊情况下，仍然是唯一的选择。

（三）胰腺损伤

（1）手术的目的是止血、清创、控制胰腺外分泌及处理合并伤。

（2）被膜完整的胰腺挫伤，仅做局部引流便可。

（3）胰体部分破裂而主胰管未断者，可用丝线做褥式缝合修补。

（4）胰颈、体、尾部的严重挫裂伤或横断伤，宜做胰腺近端缝合、远端切除术。

（5）胰腺头部严重挫裂或断裂，为了保全胰腺功能，此时宜做主胰管吻合术，或结扎近端主胰管、缝闭近端腺体并行远端与空肠 Roux-en-Y 吻合术。

（6）胰头损伤合并十二指肠破裂者，伤情最重。若胰头部胆总管断裂而胰管完好，可缝闭胆总管断裂的两端，修补十二指肠及胰腺裂口，另做胆总管空肠 Roux-en-Y 吻合。若胆总管与胰管同时断裂但胰腺后壁完整，可以空肠 Roux-en-Y 袢覆盖其上与胰腺和十二指肠裂口吻合。只有在胰头严重毁损确实无法修复时才施行胰头十二指肠切除。

（7）各类胰腺手术之后，腹内均应留置引流物，因为胰腺手术后有并发胰瘘的可能。引流物不仅要做到引流通畅，而且不能过早取出。最好是同时使用烟卷引流和双套管负压吸引。

（8）胰瘘多在 4～6 周内自愈，少数流量大的瘘可能需引流数月之久，但很少需要再次手术。生长抑素对胰腺和整个消化道外分泌有很强的抑制作用，可用于预防和治疗外伤性胰瘘。胰瘘宜禁食并给予全胃肠外静脉营养治疗。

浅表胰腺组织挫伤、裂伤及不伴有胰管伤者，可单纯修补和充分引流，最好的引流物是硅胶双套管。

对于不同严重程度的胰腺损伤，DCS 方式有所不同。

胰腺Ⅲ级损伤，可选择快速胰体尾切除（保留或不保留脾脏）或止血、简单清创后保留胰腺，胰腺清创区断面褥式交叉缝合，结扎近端主胰管，远端主胰管内置管外引流，胰床放置三腔三套引流管，并加填塞。后一种处理措施未切除胰体尾，但是由于三腔三套引流管有良好的引流作用，同时能有效地降低胰瘘带来的风险，能有效控制病情进展，为再次手术赢得时机。

对于胰腺Ⅳ级损伤，可以根据损伤具体情况选择 DCS 方式：①改良 Cogbill 手术适用于近端胰腺损伤未累及壶腹部且主胰管完好者。胰腺损伤区止血清创缝扎处理后，不再切除胃窦及迷走神经，仅修补十二指肠裂口，切开胃窦，用可吸收缝线自腔内荷包缝合阻断幽门，置胃管减压、缝合胃窦或行胃窦空肠吻合，空肠近端双造口置双管，1 根置入十二指肠减压，1 根置入远端作为肠内营养管。可缩短手术时间，且可使肠内容物暂时性转流，待缝线吸收后，生理通道还有可能自行恢复再通，有较好效果。②胰十二指肠切除，但不重建消化道：适用于胰头部或乳头部较严重创伤并难以控制的大出血，伴胆总管下段、Vater 壶腹损伤或胰管断裂者。胰颈横断并褥式缝合，幽门、近端空肠横断并缝闭，迅速切除胰头、十二指肠。胆总管结扎，胆汁经胆囊造口引流或胆总管置管引流胆汁。胰管置管外引流胰液，胰床放置三腔三套引流管。待病情稳定后再重建消化道。

对于胰腺Ⅴ级损伤，胰头部、十二指肠严重广泛破坏时亦选用胰十二指肠切除，但不重建消化道。即使在再次手术时，消化道重建仍可不包括胰腺空肠吻合。由于外伤胰腺胰管不扩张，质地柔软，胆管亦不扩张，这种情况下行消化道重建对经验不足的医生来说是一个挑战，吻合口瘘的发生率可能很高。手术完成后，暂时关腹。上述简化手术完成后，患者送回 SICU，并立即开始继续复苏。复苏的重点应该着眼于迅速恢复体温，纠正凝血功能障碍和酸中毒，通气支持。此外，还应早期使用生长抑素等抑制胰液分泌，同时注意肠内或肠外营养支持，广谱抗生素联合应用，预防和控制感染。争取在术后 72 h 内患者复苏成功，生理功能初步改善后，行确定性手术治疗。进行确定性手术的主要内容包括去除填塞，探查忽略的较次要创伤，重新处理 DCS 遗留问题(如胰肠、胆肠和胃肠吻合术的重建消化道手术等)，关闭腹腔。

四、实质脏器损伤手术步骤

(一) 肝破裂修补术操作步骤

1. 手术体位及麻醉

(1) 体位：平卧位。

(2) 麻醉：施行气管插管，进行全身麻醉或镇静。

(3) 要点：①术前气管插管可有效提高气管切开的安全性；②良好的镇静镇痛是操作成功的重要一环。

2. 手术切口

确定切口位置，明确仅有肝损伤者，可采用右侧肋缘下切口，否则，仍应采用上腹正中切口(图 8-12)。

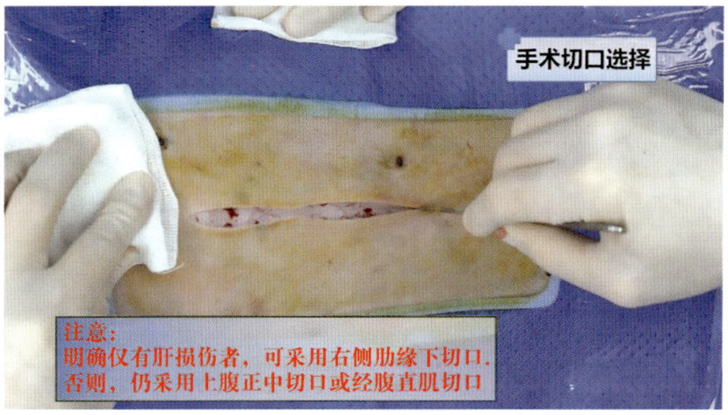

图 8-12 手术切口选择

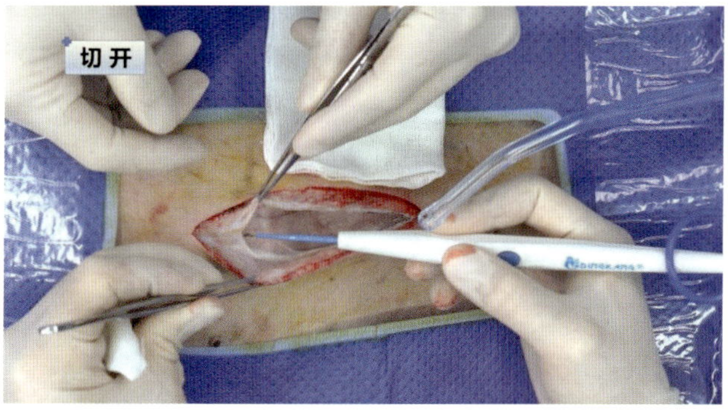

图 8-13 手术切开

3. 手术步骤(图 8-19，视频 12)

(1) 绷紧皮肤，使用圆刀片，抓持式持刀，刀尖向下刺破皮肤层，刀柄与皮肤倾斜 45°，沿预定切口切开皮肤全层，注意保持切开深度相同，避免一次切割层次过深。止血后皮肤拉钩牵开切口，暴露皮下组织。注意拉钩两侧用力均匀，保持中线居中(图 8-13)。

视频 12 肝破裂修补术(简要步骤)

(2) 切开皮下组织及腹白线。使用电刀切开腹白线，进腹；切断并结扎圆韧带。吸除积血和血块，如发现肝组织破裂处仍有急剧出血，可采用纱布压迫创面暂时止血，或者采用橡皮管阻断十二指肠韧带暂时阻断肝动脉和门静脉，阻断肝脏血流，通常常温阻断时间为 20 min。若出血没完全控制下，可以适当延长阻断时间(图 8-14)。

4. 探查

暂时控制出血后清除腹内积血，应仔细探查肝脏，探查肝左外叶的膈面和脏面，以及肝右叶的膈面、外侧、脏面、肝门部、下腔静脉和肝静脉等处。探查中必须明确以下 3 点：①估计失血和输血的量。②肝损伤的部位、程度并判明损伤的类型。③是否合并腹内其他器官组织损伤，根据探查结果确定手术方法（图 8－15）。

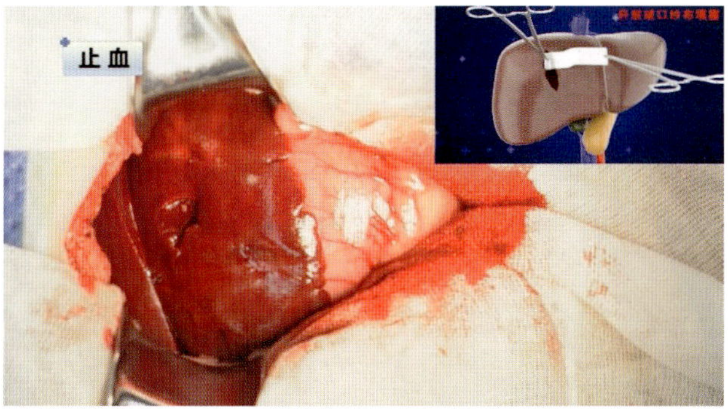

图 8－14　止血

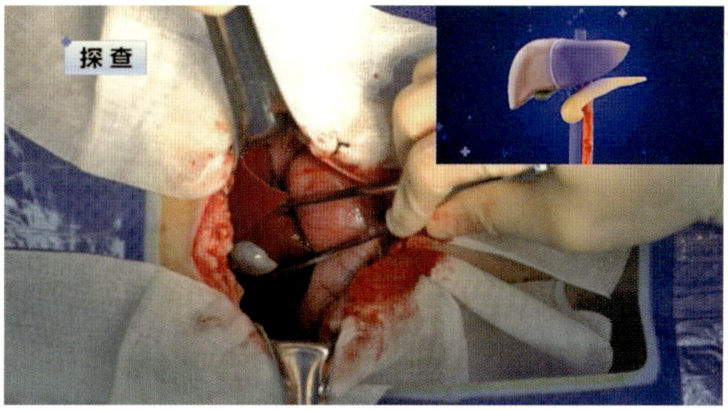

图 8－15　探查

5．修补肝脏

检查肝创缘，如能见到断裂的血管（肝动脉、门静脉、肝静脉的分支）和胆管支，应予钳夹，丝线结扎或缝扎。对于边缘整齐的浅裂伤可做间断或褥式缝合，缝线距创缘 1.0～1.5 cm，针距 1 cm，缝线穿过裂口底部，勿留死腔。对较深的肝裂伤，必须认真检查创口，缝扎好损伤的血管和胆管，缝合穿过底部（图 8－16）。

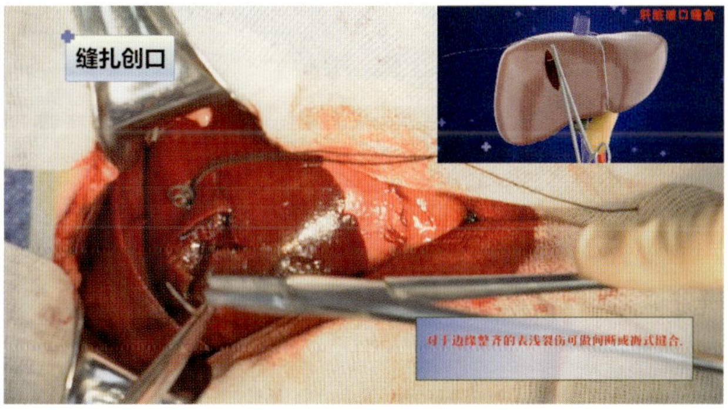

图 8－16　修补肝脏

6．放置引流管，关腹

冲洗腹腔，缝合处和膈下放置双套管负压引流，逐层关闭腹腔钝性分离气管前筋膜暴露气管前壁（图 8－17、图 8－18）。

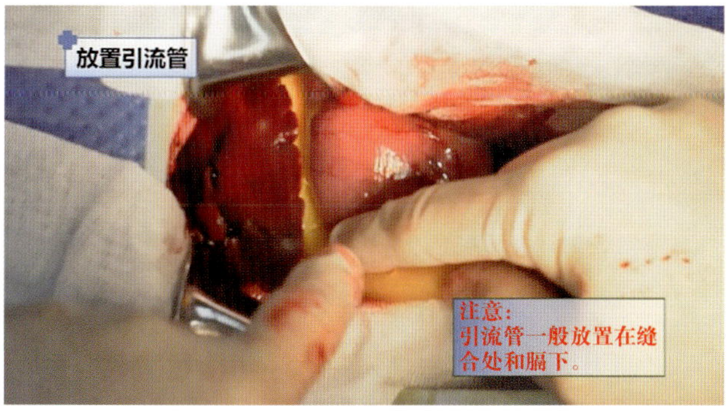

图 8－17　放置引流管

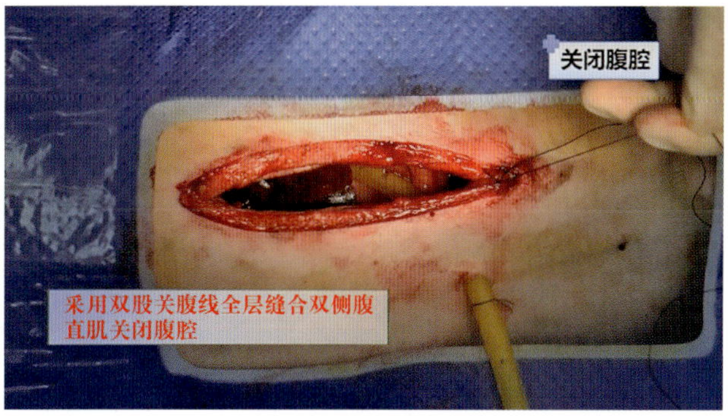

图 8－18　关闭腹腔

7. 术后注意事项

(1) 注意生命体征变化；注意血压和脉搏的变化，如无其他合并伤，血压平稳后可取半卧位。但严重的肝损伤，术后发生休克的机会较多，术后 48 h 内，仍须注意生命体征的监护。

(2) 注意水、电解质平衡：肝脏手术后，易发生水、电解质紊乱，应及时监测血气及生化，补液过程中注意水、电解质酸碱平衡。

(3) 注意抗感染。肝外伤后，容易出现肝脓肿、肝周脓肿及胆汁性腹膜炎，术后应加强抗生素治疗。

(4) 保持腹腔引流通畅。肝脏术后的引流是治疗中极为重要的环节，除近肝边缘深度 1～2 cm 的切割伤外，所有肝创伤均须充分引流，以监测有无出血和胆汁溢出。术后务必保证双套管负压吸引通畅，如有胆瘘发生可适当延长拔管时间。

(5) 注意纠正出血倾向。肝创伤后血液中丢失大量的凝血因子及肝脏产生的凝血酶原和第Ⅶ因子均减少，术后要注意监测凝血功能，必要时给予补充新鲜全血、维生素 K、凝血因子等。

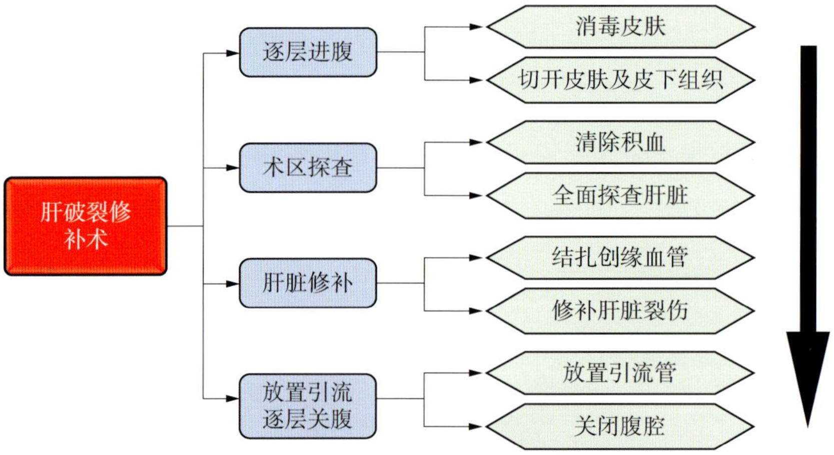

图 8-19 手术简要步骤

(二) 脾切除手术步骤(图 8-20，视频 13)

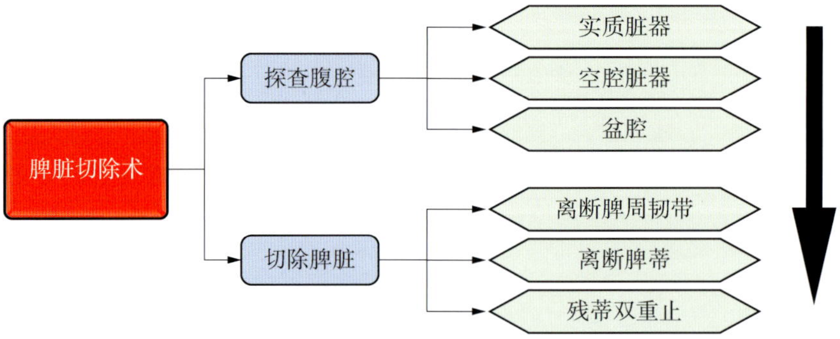

图 8-20 手术简要步骤

视频 13 脾切除术（简要步骤）

(1) 消毒、铺单。方法同腹壁切开缝合术。

(2) 切开皮肤、皮下组织。取左上腹部经腹直肌切口，长约 8 cm。逐层切开皮肤、皮下组织达腹直肌前鞘，钳夹止血，铺护创巾。

(3) 分离肌层。沿切口方向切开腹直肌前鞘，沿腹直肌肌纤维方向用刀柄钝性将其分开。出血点逐一结扎。

（4）进腹。暴露腹直肌后鞘及腹膜，止血钳交替钳夹提起腹膜，检查确定没有内脏被夹住时，先在腹膜切一小口，然后扩大。将干纱布连续缝合到切开的腹膜上，以保护切口。

（5）网膜拉向上方、胃体推向内侧，显露脾胃韧带。

（6）"抱脾"：左手钝性分离，垫向脾脏深部。双手轻柔托出脾脏。

（7）结扎脾血管：先动脉后静脉，近端两道（一扎一缝）。

（8）离断：分束结扎脾胃韧带。

（9）移除。

（10）关腹（同前）。

第五节・空腔脏器损伤

腹部空腔脏器损伤是外科的急症，患者以腹膜炎为主要表现，为空腔脏器破损造成腹腔内污染所致，也有部分患者腹膜炎表现不典型，腹部症状和体征不明显。腹部空腔脏器伤多见于交通事故、暴力挤压、高空坠落、锐器刺伤和火器伤等，延误诊断及处理不当会导致很高的并发症发生率和病死率，因此早期诊断处理对腹部空腔脏器损伤的预后非常重要。随着医疗技术进步和损害控制理念在创伤外科的不断发展，腹部空腔脏器损伤的外科处理策略也在不断更新和进步，其临床治疗效果也在不断提高。

腹部空腔脏器损伤在腹部锐器伤或穿透伤中比较常见，在腹部钝性伤或闭合伤中较少见，其发生率在腹部钝性伤中占3%～5%。腹部空腔脏器损伤的发病机制目前尚未明确，推测的可能原因包括：①直接暴力挤压造成损伤。②肠管突然的急性加速/减速运动导致其系膜撕裂，进而影响肠道的血液供应，导致其支配肠管坏死。③由暴力挤压导致某段肠管肠腔内压力骤然增加后使肠管发生爆胎样损伤。小肠是最容易受损的空腔脏器，当腹部受到暴力撞击时，外力与脊柱之间形成挤压，十二指肠后方是脊柱，暴力挤压下可直接造成十二指肠损伤。空肠上段、回肠末段是肠管活动部与固定部的移行地带，突然的加减速运动容易导致肠系膜及其血管撕裂，进而导致该段肠管缺血坏死。腹部实质性脏器损伤多以出血为主，常表现为持续性腹痛，腹膜刺激征不明显，而空腔脏器损伤多是消化液及胃肠内容物外泄，引起化学性、细菌性腹膜炎的表现。患者出血量不多，但腹痛往往比较剧烈，可有强烈的腹膜刺激症状。如果两类脏器同时都有破损，则出血表现和腹膜炎表现会同时出现。腹部空腔脏器损伤的临床表现各异，主要取决于致伤原因、受损器官、有无合并其他脏器损伤，以及损伤的程度和范围等。

腹部空腔脏器损伤一般不会引起血流动力学不稳定，但并发症发生率和病死率却可能更高，这主要与其生理学特点即消化道内容物污染有关。腹部空腔脏器损伤后引起的污染是手术部位感染的重要危险因素，其中又以结肠最重，而多种空腔脏器同时损伤的话还会对这种感染产生协同作用。腹部空腔脏器损伤的诊断往往很困难，虽然伤者一般有明确的创伤史，但诊断有无空腔脏器损伤尤其是在腹部闭合性损伤时仍然比较困难。患者的症状体征会因受伤的空腔脏器不同而异。如胃破裂穿孔时，胃液刺激往往引起明显的腹膜炎症状和体征，患者会有明显的腹部压痛、反跳痛和肌紧张。而小肠破裂穿孔腹膜刺激征就不一定那么明显，而且出现的时间也更晚。位于腹膜后位置的结肠损伤腹膜炎则更不典型，早期诊断更加困难。而在合并其他部位或系统损伤时，腹部症状体征更容易被掩盖或忽略，甚至部分多发伤患者在就诊时即为昏迷状态，这类患者的诊断会更加棘手。在腹部钝性伤中，空腔脏器损伤误诊和漏诊率仍然很高，而一旦发生，后续处理难度增加，并发症发生率和病死率也随之增加。对于腹部空腔脏器损伤的严重程度一般采用美国创伤外科协会（AAST）的器官损伤分级标准进行分级，根据器官损伤程度分为Ⅰ～Ⅴ级外科处理的策略和方法因受损器官不同及其受损严重程度不同而异，根据空腔脏器受损的分级程度及伤者的全身状况采取合理的外科处理策略。

一、临床表现

1. 全身情况

腹膜受化学性胃肠液的强烈刺激，早期出现脉率加快、血压下降等休克表现，但经过短时间后多可好转，随后在细菌性腹膜炎逐步明显时又再度恶化。

2. 腹痛

腹内脏器伤除少数因严重脑外伤休克者外，都具有腹痛症状，发生率为95%～100%。受伤后伤员有持续难以忍受的剧痛，即说明腹腔内有严重损伤。早期伤员诉说疼痛最重的部位，常是脏器损伤的部位、对诊断很有帮助。如十二指肠破裂后，多数伤员立即出现剧烈的腹痛和腹膜刺激征。因此，术前确诊的关键在于应考虑到十二指肠损伤的可能，尤其对于下胸部或上腹部钝性伤后，出现剧烈腹痛和腹膜炎，或伤员在上腹部疼痛缓解数小时后又出现右上腹或腰背部痛，放射至右肩部、大腿内侧。十二指肠损伤的OIS分级见表8-6。

表8-6 十二指肠损伤的OIS分级

分级	伤　情
Ⅰ级	血肿：只累及十二指肠；裂伤：裂伤波及全层
Ⅱ级	血肿：累及超过一段；裂伤：<50%周径
Ⅲ级	破裂：占第二段50%～70%周径，占第1、3、4段50%～100%周径
Ⅳ级	破裂：占第二段>75%周径，或累及壶腹部或胆总管末段
Ⅴ级	破裂：十二指肠与胰头碎裂；血管伤：十二指肠无血供

3. 肝浊音界消失

肝浊音界消失对闭合性损伤有诊断意义，多提示空腔脏器破裂，气体进入腹腔形成膈下积气。

4. 其他临床表现

一些特殊部位的损伤如腹膜外直肠损伤可无腹膜炎表现，腹痛不如腹膜内损伤重，但感染一般较严重，多合并有厌氧菌感染。最易向直肠周围扩展，损伤严重时常有大出血和休克，若合并膀胱、尿道伤，尿内有血和粪便，尿可流至腹腔或直肠腔内。

二、治疗原则

开放性腹腔空腔脏器损伤，一旦明确诊断，应立即手术治疗。怀疑有空腔脏器损伤，伤员持续性腹痛加剧，有腹膜炎体征，腹式呼吸减弱、肠鸣音减弱或消失者，应剖腹探查。应积极进行术前准备，补充液体，纠正水、电解质紊乱。如有休克，应给予抗休克治疗，经抗休克治疗仍不好转，或者好转又迅速恶化者，应立即开腹手术，切不可因抗休克而延误手术时机。

大、小肠破裂，可用肠钳夹闭，或以粗线或布条将肠管捆扎，防止肠液的流出。肠系膜血管破损，可行缝合结扎。胃破裂也可用暂时钳夹的方法。胆管、膀胱等可放置管径相应的导管，并在邻近放置负压引流管。

对于肠道缺血性损伤，沿用传统肠切除术而不是损伤控制性外科理念来施行广泛肠切除术，是导致某些短肠综合征的重要原因之一。为避免术后发生吻合口瘘这一严重并发症，传统肠切除术特别强调吻合口应有良好的血供，即“将坏死的肠管切除，可疑坏死或血供障碍的肠管也切除，吻合口建立于结构完整、血供良好的肠管上”。由于正常成人小肠有很大的功能储备，因而患者能够耐受部分小肠切除而不发生临床症状。但在严重战创伤条件下，休克、血管损伤等综合因素导致的广泛缺血的肠管有时在手术中很难确定活力，特别是合并有休克的状况下。根据损伤控制性外科的理念，此时的手术原则应该是“将坏死的肠管切除，将可疑血供障碍的肠管保存，两侧切端外置造口”。术后积极治疗，密切观察造口肠管，若继续显示坏死，可再剖腹切除，若造口肠管逐渐恢复正常活力，可选择适宜的时机进行二次手术恢复肠道连续性。

特别要指出的是，对于损伤控制性手术的伤员，一般进行计划性二次手术通常只在患者血流动力学稳定、体温完全恢复及生理指标基本恢复正常后，方考虑施行再次手术。但在以下 3 种情况，可能须行计划外再手术：①进行性出血。②残留消化道损伤导致全身炎症反应综合征和休克。③腹腔间室综合征。此时手术目的在于控制出血和污染，必要时须行腹腔减压。

三、手术技术及要点

一般选择腹部正中切口进腹，根据探查情况，必要时做适当的延长，如果为开放性损伤，一般不经原有切口进行手术，另选适当切口，待腹腔内损伤处理完毕，再处理腹壁上伤口，进行清创。

腹腔内探查是手术的关键，要细致准确，根据术前对伤情的估计，有计划、有目的地进行，操作要轻柔而迅速。开腹后清除腹腔内积血、积液和食物残渣，按照“先止血、后修补”的原则进行处理。

1. 胃损伤

由于胃在腹腔内位置较深，胃壁较厚，并且有一定的移动度，因此由暴力致伤的机会不多，胃损伤多为锐器所致的穿透伤，钝性破裂伤较少见。胃损伤的外科处理策略主要取决于胃受损程度，包括损伤部位大小及出血量，以及是否合并其他部位损伤。探查胃时要全面显露胃，打开胃结肠韧带，充分显露胃前壁、后壁、贲门和胃食管交界，检查胃前后壁、胃大小弯以免遗漏。根据胃损伤部位和严重程度决定修补方式。Ⅰ～Ⅲ级胃损伤（损伤主要累及胃壁组织）可以直接缝合修补，或者用吻合器械修补。幽门区域的破损缝合时要注意防止幽门管狭窄，必要时可考虑施行幽门成形术。如果胃受损范围较广泛即需要施行胃切除术，根据切除胃的多少进行重建，可以采用毕Ⅰ式胃十二指肠吻合术、毕Ⅱ式胃空肠吻合术或胃空肠 Roux-en-Y 吻合术或食管空肠吻合术胃 W 级损伤（胃组织损伤且伴有胃供应血管损伤累及范围＜50％胃）和 V 级损伤（胃组织损伤且伴有胃供应血管损伤累及范围＞50％胃）很罕见，这种程度的损伤往往合并其他重要脏器或大血管的损伤，伤者很少有机会能到达医院进行救治。

探查时，不仅要注意胃前壁有无损伤，同时应该切开胃结肠韧带检查胃后壁，注意检查有无胰腺、胆道等合并损伤。发现胃损伤时，应彻底清除失活组织，妥善止血并进行缝合修补（图 8－21），根据损伤性质和腹腔污染程度决定放置引流管的部位和数目。

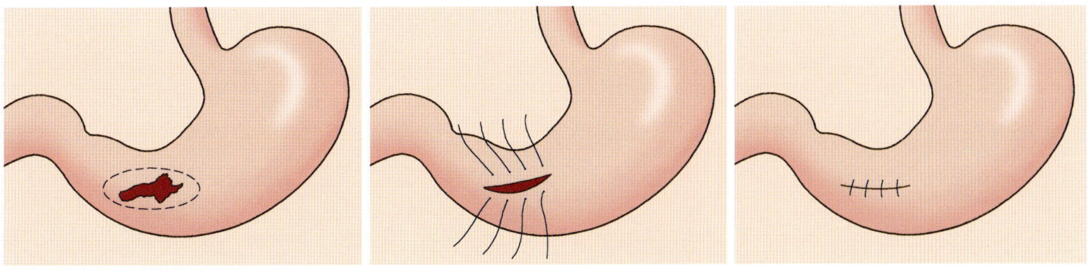

图 8－21 间断缝合修补胃壁破损创口

2. 十二指肠损伤

十二指肠主要位于腹膜后，解剖位置相对隐蔽，十二指肠损伤比较少见，在所有腹部创伤中占4.3%。十二指肠损伤虽然发生率低，但由于其解剖位置特殊，很少单独受损，往往同时合并其他脏器损伤，外科处理复杂，术后并发症发生率和病死率均很高。十二指肠损伤部位最多发生在第二段(36%)，其后依次为第三段(18%)、第四段(15%)、第一段(13%)，同时累及多段(18%)。手术时机是影响预后的重要因素，延误诊断和处理会导致并发症发生率和病死率均明显增高，因此，十二指肠损伤的处理对外科医生来说一直是一个巨大的挑战。十二指肠损伤的外科处理复杂，也发展出很多种术式，归纳起来主要包括以下几种处理方式：缝合修补包括十二指肠壁破损处直接缝合修补、带蒂游离空肠片修补、游离空肠|十二指肠破损处缝合修补；切除吻合包括十二指肠局部切除端端吻合、十二指肠空肠吻合；造瘘及转流手术包括胃造瘘、十二指肠造瘘、空肠造瘘、幽门关闭及胃空肠吻合等；联合脏器切除如胰十二指肠切除等。根据十二指肠受损部位及严重程度将这些技术单独或联合应用。事实上，具体采用哪种外科处理策略效果最好还是有争议的，比如为了保护十二指肠缝合修补处，就有多种减压或转流术式，而其中的十二指肠置管造瘘术就可分为3种类型：①十二指肠造瘘，造瘘管从十二指肠受损修补处以外的其他部位另打孔引出。②顺行造瘘，造瘘管通过胃造瘘处经过幽门置入十二指肠腔内进行十二指肠减压。③逆行造瘘，造瘘管通过空肠造瘘处逆行置入十二指肠内进行减压。至于哪种方法更优，除了要根据十二指肠损伤的具体情况决定，可能还需要结合术者的经验和医疗条件采取合理的处理方式。手术探查十二指肠时应注意右上腹膜后或横结肠系膜根部有无血肿、黄绿色染色及捻发感等，如有可疑均应仔细全程探查。对十二指肠损伤的探查通常需要将Kocher法与Cattel法结合起来，充分显露十二指肠各段，避免遗漏。十二指肠Ⅰ级和Ⅱ级血肿在儿童中更常见，患者会有上消化道梗阻的表现，一般通过持续胃肠减压和静脉营养支持非手术处理。如果是在手术探查时发现，一般不建议打开血肿，而是通过持续胃肠减压和鼻空肠营养管置入或近端空肠造瘘术给予肠内营养支持处理。如果在非手术治疗7～10天后腹痛或梗阻没有改善或进一步加重，这时可能出现肠坏死或腹膜炎等并发症，则需要手术干预。十二指肠Ⅰ级和Ⅱ级撕裂伤可以直接横向缝合修补，注意防止肠腔狭窄，缝合处不要有张力。十二指肠胰腺侧损伤较难辨认和修复，有时需要扩大十二指肠前或外侧缘的伤口才能充分显露，同时可以经扩大的创口修复十二指肠内侧壁，但要注意不要把十二指肠壶腹缝住。如果直接缝合修补破损处有困难，也可选择带蒂的空肠片修补。

十二指肠Ⅲ级损伤也应在充分游离十二指肠后仔细评估，选择合理修补方法。如果将十二指肠游离后可以进行端端吻合且没有张力，也可以考虑端端吻合，可应用于十二指肠第1、3、4段。而十二指肠第二段血供和胰头关系密切，肠管游离困难，无法实施端端吻合。若损伤发生在十二指肠壶腹近端，可行胃窦切除、十二指肠断端封闭、毕Ⅱ式胃空肠吻合术；若损伤发生在十二指肠壶腹远端，可行十二指肠远端关闭、十二指肠空肠Roux-en-Y吻合术。

如果直接缝合修补不牢靠或考虑到缝合线裂开的可能性比较大时，即需要考虑十二指肠减压或转流手术，包括十二指肠憩室化手术和幽门旷置术，以及这两种术式的各种延伸改良术式。这些术式的主要目的是避免胃内容物进入十二指肠从而降低十二指肠内压力，给十二指肠修补处足够的时间愈合，防止缝合处破裂。十二指肠憩室化手术(Berne术)由伯尔尼(Berne)等于1968年提出，包括十二指肠缝合修补、十二指肠造瘘减压、胃窦切除胃空肠吻合。幽门旷置术又叫十二指肠憩室化改良术(Cogbill术)，相对于十二指肠憩室化手术更简单，不需要切除胃窦，创伤更小。幽门旷置术中闭合的幽门通常会在术后6～12周内自动打开，但是其自发开放的速度和时间也可能存在很大差异和不确定性。1979年，斯托纳(Stona)和法比安(Fabian)提出三管法或三造瘘术，即在做完十二指肠损伤修补、吻合后，胃造瘘置管行胃减压;近段空肠双造瘘,近端逆行插管至十二指肠降段行十二指肠减压,远端顺行插管至空肠远端行肠内营养。事实上,对于十二指肠损伤,无论采取何种修复性手术,均应进行有效的十二指肠减压以降低肠腔内的压力,便于伤口愈合,这是避免十二指肠瘘发生的关键步骤。

对于那些最严重的损伤,按照AAST分级标准为Ⅴ级的损伤,通常合并胰十二指肠大面积毁损、十二指肠血供被切断或损伤累及壶腹或远端胆总管等。这些损伤往往需要进行复杂的重建,胰十二指肠切除术是一个选择,但也仅限于那些采用其他方法无效的情况。胰十二指肠切除手术过程中要注意控制出血、防止肠内容物的污染,操作规范,尽可能减少术后并发症发生。事实上,这类患者大多同时伴有其他脏器复合伤及大量失血,胰十二指肠切除术不一定有条件实施,此时即需要遵循损害控制原则,初始手术应仅侧重于控制出血和污染,当患者血流动力学稳定和生理状况改善时再进行确切重建。另外,对于损伤时间长、感染相对较重的患者也要按照损伤控制性原则,选择损伤处近远端封闭、通畅引流、控制感染,手术尽可能快捷方便有效,待全身情况改善后再进行确定性手术。

剖腹探查时发现十二指肠附近有腹膜后血肿,一旦看到有胆汁污染或积气,即是十二指肠破裂的征象。又是破口很小,不易发现,可经胃管注入亚甲蓝,在蓝染部位找到破口。为显露十二指肠第2、3段,应游离结肠肝曲,将其向内下翻转。切断屈氏韧带和部分横结肠系膜根部,可显露第3段左半部和第4段。一旦发现损伤,在严重战创伤条件下,应根据损伤控制性外科理念,采取简化手术方式治疗十二指肠损伤,如十二指肠单纯修补+双套管负压引流术(图8-22)、十二指肠单纯修补+空肠逆行置管减压术、十二指肠端端吻合+空肠逆行置管减压术等。

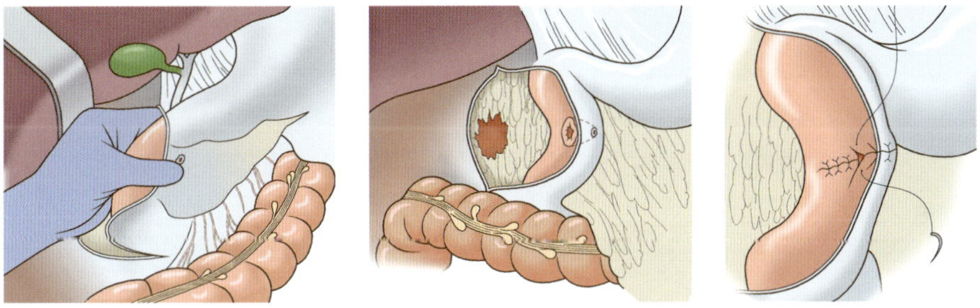

图8-22 十二指肠单纯修补术

3. 小肠损伤

空肠和回肠损伤进行评估时可以先找到Treitz韧带,然后分段依次向远端检查直到盲肠。逐段检查小肠两侧包括肠管及系膜,以免遗漏。如果发现有小肠壁和系膜血肿,应注意仔细观察并评估其是否有扩大倾向。小肠系膜缘侧损伤容易遗漏,探查时要仔细检查小肠系膜的所有血肿。对于Ⅰ级和Ⅱ级损伤可以直接缝合修复,多处损伤最好单独修复。对于多个相邻的Ⅰ级或Ⅱ级损伤,可以将它们整合起来进行修复,或按照更高损伤级别处理原则施行肠切除术。对于Ⅲ、Ⅳ和Ⅴ级损伤可以切除受损肠段。在创伤环境下用器械吻合和手工缝合的并发症发生率是相似的。事实上,随着吻合器械的不断进展,临床上一般更倾向于器械吻合,这样就排除了外科医生手工缝合时技术性差异因素,方便快捷,时间更短,更符合创伤环境下损伤控制性原则。对于血供较差的肠管,如一时无法判定其活性,但该段肠管切除后可能会造成短肠综合征,这时可以将肠管放回腹腔,24 h后再观察肠道血供,这样可以避免过多地切除可能还有活力的肠管,从而防止短肠综合征。如果患者的血流动力学或生理状态不稳定,则需要按照损伤控制性原则,对小肠损伤迅速关闭或切除以防止持续污染,待患者状况稳定后延期吻合。一旦患者血流动力

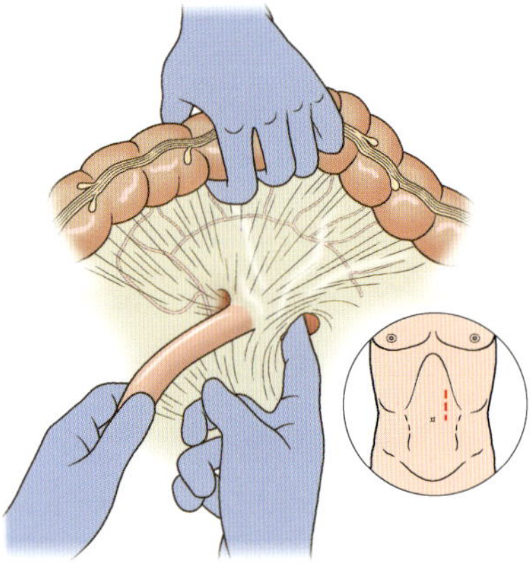

图 8-23 从十二指肠屈氏韧带开始探查

学稳定、生理状态允许，应立即进行再吻合，最好在 48 h 内进行。

确诊后应立即手术。如发现腹腔内出血，应首先探查实质性脏器及肠系膜血管，寻找出血病灶，酌情处理，然后探查肠管，从屈氏韧带开始逐段检查（图 8-23），待完成全部小肠探查，再根据探查所见酌情处理。

小肠外伤的处理取决于其程度及范围。创缘新鲜的穿孔或线形裂口（图 8-24）可以缝合修补。肠壁缺损大、严重挫伤致肠壁活力丧失或某一肠段有多处穿孔宜行小肠部分切除吻合术（图 8-25）。肠系膜挫裂伤，常导致严重出血或血肿形成。处理包括妥善止血，切除由此造成循环不良的肠段。修复系膜裂孔，防止内疝发生。偶有肠系膜动脉主干损伤，需行血管修补或吻合等重建术，应避免广泛小肠切除，造成短肠综合征。

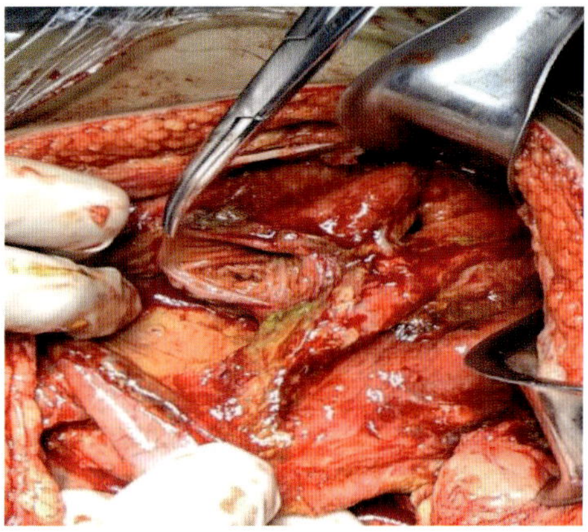

图 8-24 小肠破裂

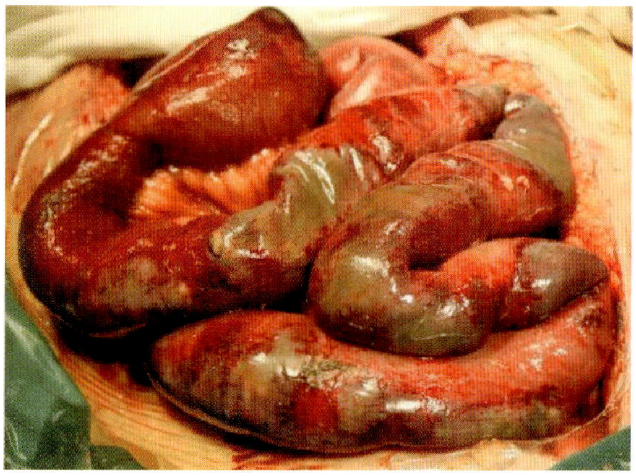

图 8-25 小肠广泛损伤伴多处坏死

4. 结直肠和肛管损伤（图 8-26）

结肠损伤在腹部钝性伤中相对少见，但预后较差。结肠壁薄血供差，肠内容物含大量细菌，是名副其实的“细菌库”，结肠一旦破裂，大量肠道细菌、内毒素会随粪便进入腹腔造成严重腹腔感染。结肠破裂延迟诊治会引起弥漫性腹膜炎，甚至发生感染性休克、多器官功能障碍危及生命。对于伴有腹部钝性伤的多发伤患者，结肠损伤是患者发生休克和死亡的独立危险因素。在过去，结肠损伤及由其引起的严重感染往往是致命的。随着外科技术的改进和抗生素的发展，结肠损伤的治愈率已经有了显著的提高。在 20 世纪 70 年代早期之前，治疗结肠损伤的关键原则是造口，而不是一期修复损伤，通过造口术将受损肠管外置是当时标准处理策略。后来陆续有一些对结肠损伤进行一期修复的报道。1979 年，斯托纳和法比安报道了对结肠损伤进行一期修补与造瘘术相比的随机对照试验结果，表明一期缝合修补组较造瘘组取得了更好治疗效果。随后又有多项研究也支持对结肠损伤进行一期修复。而结肠造口手术更适用于那些结肠损毁性损伤和伴有血流动力学不稳定和（或）伴有严重的合并其他脏器伤的患者。对结肠损伤的处理策略主要取决于结肠损伤是否达到毁损性损伤的程度。根据 AAST 结肠损伤分级对结肠损伤进行分层处理：Ⅰ级损伤为部分结肠壁损伤，不伴有血肿和穿孔；Ⅱ级结肠裂开＜50％周径；Ⅲ级结肠裂开＞50％周径，未横断，这些损伤属于非毁损性损伤，大都可以进行一期缝合修复。而对于结肠毁损性损伤的处理仍然存在争议，这些损伤包括 AAST 分级Ⅳ级和Ⅴ级损伤。对于结肠毁损性损伤，最常见的处理方法是肠切除吻合术或肠切除造口术。随着损害控制外科理念的普及，对于复合伤合并有严重结肠损伤的患者，往往伴有血流动力学和生理状态不稳定，这时就要施行简化的剖腹手术，行结肠造口术，控制腹腔污染，将患者生理功能纠正后，再施行确定性手术，奥特(Ott)等回顾性分析了174例严重结肠损伤患者行一期肠管切除吻合和造口术比较的结果，一期肠管吻合术后吻合口瘘的发生率高达27%。塔特塞(TateSe)等的研究结果基于损伤控制性理念的简化开腹手术后延期结肠吻合与并发症的发生率增加无关。因此，对结肠毁损性损伤进行造口手术并延期吻合对这类患者来说是更合理的选择。

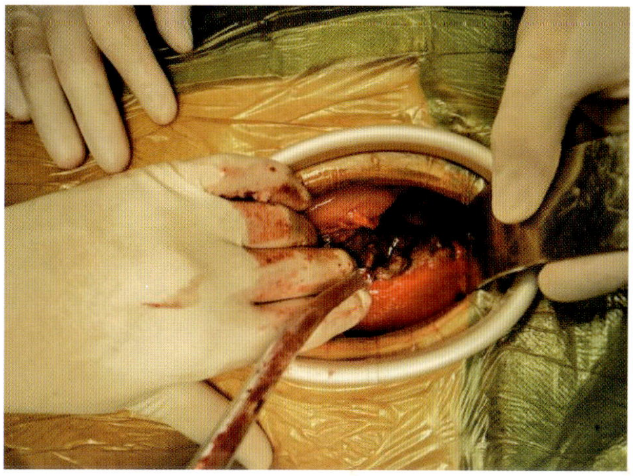
图8-26 直乙交界系膜侧损伤破裂

损伤控制性外科理念指导下的大肠损伤手术包括修补术和造口术。结肠造口术包括：肠修补加近侧造口(图8-27)、损伤肠外置造口(图8-28)和肠切除+两端造口(图8-29)等不同术式。肠外置是将损伤肠段一期进行修补，修补后暂将其置于腹壁。腹膜内直肠损伤，破口修剪后予以缝合，根据情况决定做或不做近端造口，若局部损伤严重，腹腔内污染重，一般情况差，则应做近端结肠转流性造口。腹膜外直肠损伤应先做剖腹探查，探明伤情并做乙状结肠造口，根据损伤部位打开腹膜返折进行显露、修补，同时冲洗远端直肠肠腔，并在直肠后间隙放置引流。肛管损伤：如损伤轻，伤口小，无污染时，只需行单纯清创缝合，如损伤重，位置深应行结肠造口，伤口愈合后应定期扩张肛门和直肠，预防狭窄。

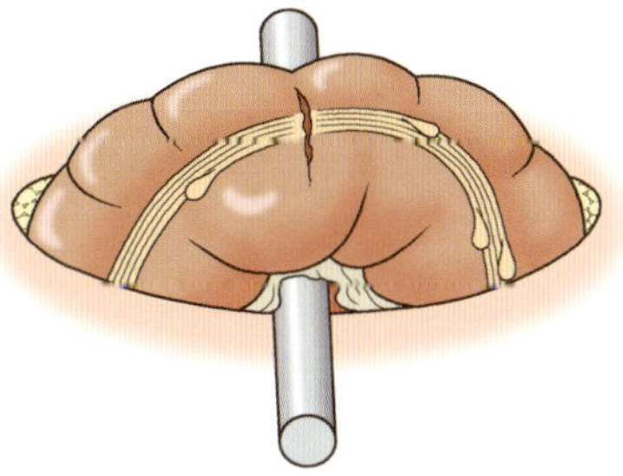
图8-27 结肠袢式造口术

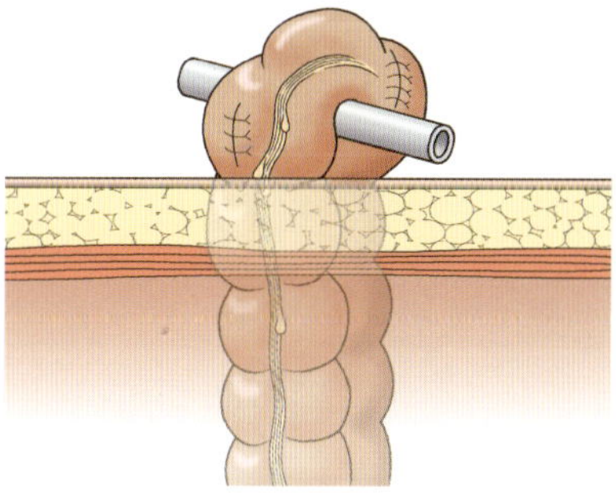
图8-28 创口间断缝合修补+肠管外置术

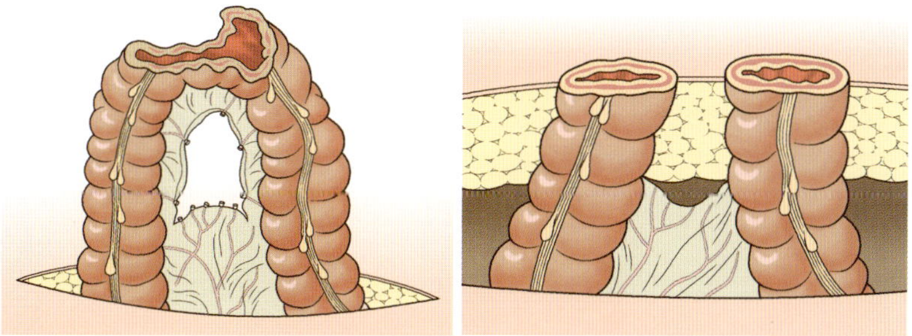
图8-29 切除损毁肠管+结肠双腔造口术

特别要指出的是，损伤控制性手术是一类有计划的分次手术，因此，在首次手术时往往采取临时关腹的方法，目前常用的方法有多种，如多个巾钳排列钳夹、尼龙线连续缝合皮肤及皮下组织、将无菌输液袋与皮肤缝合及人工补片覆盖(图 8－30)等。

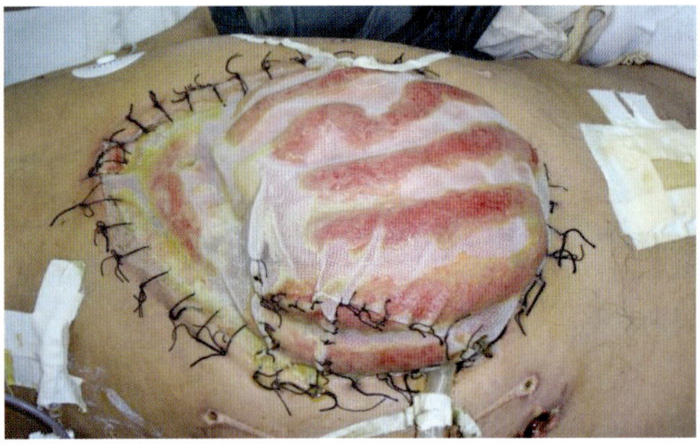

图 8－30 严重腹部创伤后采用人工补片临时关闭腹腔

如腹壁能够对合，推荐采用粗尼龙线连续一层缝合关腹，其优点是保持腹壁组织的完整性，且关腹较为简单迅速。不足之处是腹壁缺乏扩张的余地，可导致腹内压增高，虽然这有利于填塞止血的疗效，但可能由此产生的腹腔间室综合征必须充分考虑。如腹壁不能对合，通常可采用负压敷料覆盖，该方法的近期缺点是切口处体液大量丢失，且在创面处理过程中容易导致继发性肠瘘的发生。

四、小肠部分切除吻合术操作步骤

急诊患者除按一般急诊手术要求进行常规准备如禁食禁水、胃肠减压、放置导尿管、手术区备皮等以外，还应适时纠正水电解质及酸碱平衡紊乱，按需要给予输血、输液、抗休克、补充血浆蛋白、全身应用抗生素防止感染等治疗，对外伤者应注射 TAT。

1. 逐层进腹

多取上腹正中切口，切开皮肤、皮下→止血(1 号线)、保护切口→切开腹白线及腹膜，结扎止血(1 号线)→保护腹膜(干纱布、圆针、7 号线连续缝合)。

2. 外提小肠

寻找并外提病变小肠(无齿卵圆钳、长镊子)约 15 cm→湿盐水纱布保护(图 8－31)。

3. 离断系膜根部血管

近心端 2 把中弯血管钳，远心端 1 把中弯血管钳→剪刀离断血管→4 号线结扎血管两断端，近心端 1 号线做贯穿缝合结扎(图 8－32)。

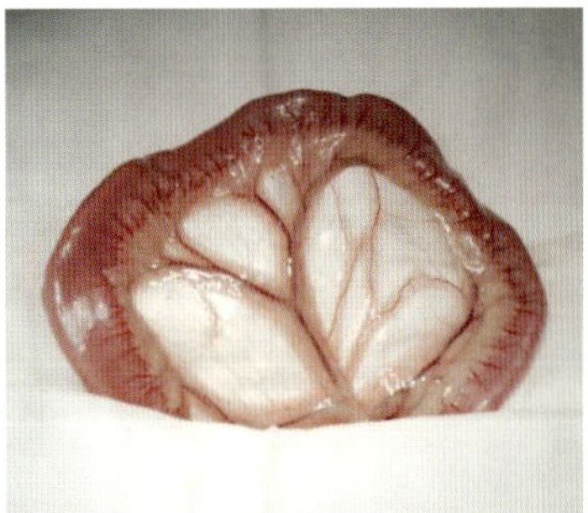

图 8－31 外提小肠

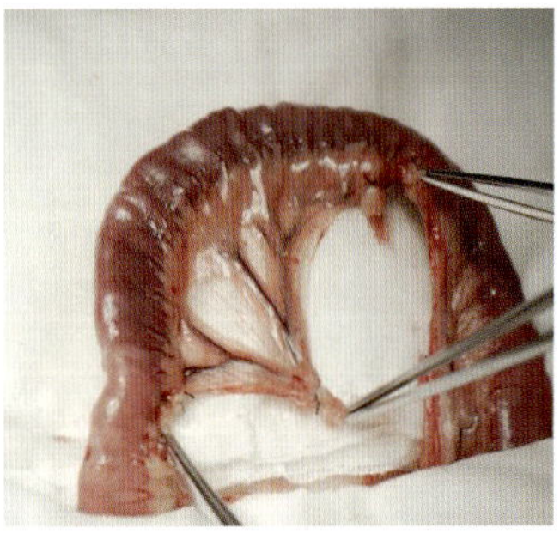

图 8－32 离断系膜根部血管

4. 分离系膜

剪刀扇形分离肠系膜无血管区→游离、裸化拟切除肠管两端长度各 1 cm 左右(肠壁根部细小部分用蚊氏钳,1#线结扎)→将肠内容物向拟切除肠段轻轻挤压→两健侧 3 cm 左右小肠各以肠钳单齿钳夹→在拟切除肠管两端各钳夹 1 把 Kocher 钳,与小肠横轴约成 30°角(图 8-33)。

5. 离断肠管

肠钳与 Kocher 钳后方垫纱布保护→紧贴 Kocher 钳健侧离断肠管并移除病变肠管及衬垫纱布→碘伏棉球或者纱条处理肠管残端(图 8-34)。

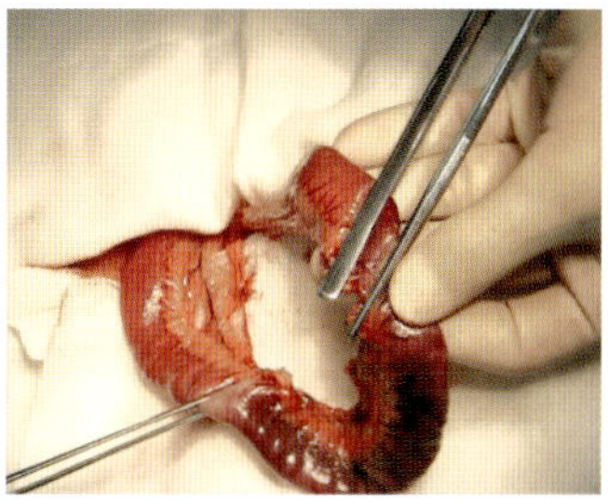

图 8-33 分离系膜

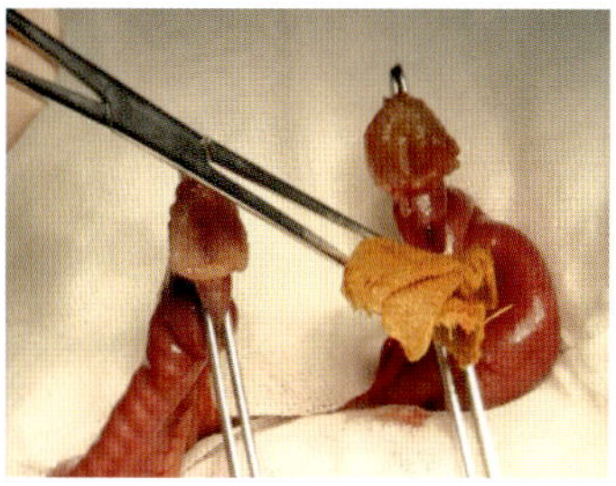

图 8-34 离断肠管

6. 吻合肠管

(1) 定位牵引。在距离两断端 0.5 cm 处分别做浆肌层牵引缝合(小圆针、1 号线、蚊式钳固定线尾)(图 8-35)。

(2) 后壁重建。采用全层连续锁边缝合小肠后壁(小圆针、1 号线)。

牵引线上 0.2 cm 处将两断端按 U 字形全层缝合,保留线尾,打结→随后缝针由原进针处进针,穿入肠管腔内→开始后壁连续锁边缝合重建后壁,每一针均由前一针线袢内穿出,助手协助收紧缝线,重复操作,完成后壁重建。边距与针距均为 0.3 cm(图 8-36)。

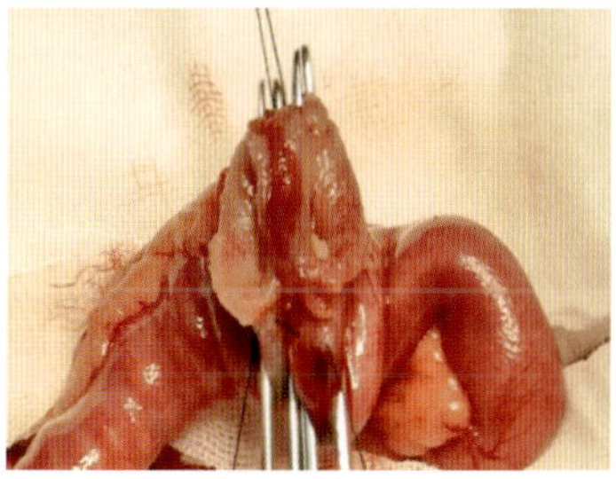

图 8-35 定位牵引

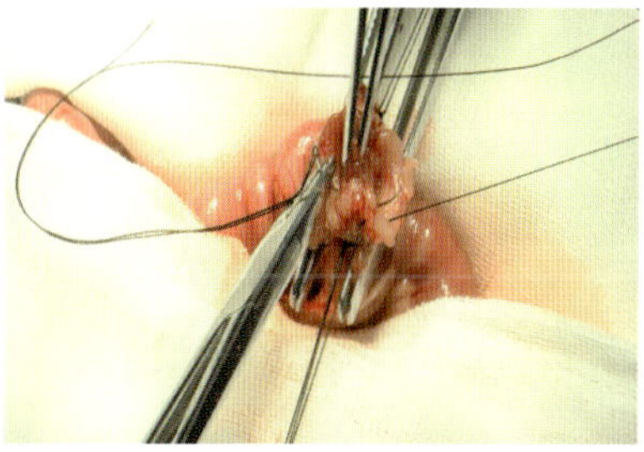

图 8-36 后壁重建

(3) 前壁重建。采用 Connell 缝合法缝合小肠前壁,即连续水平褥式全层内翻缝合(小圆针、1 号线)。

后壁重建完成后缝针由同侧肠管腔内穿出,开始前壁 Connell 缝合→由对侧浆膜进针,穿透全层,而后由对侧黏膜进针浆膜出针,引出缝线,缝针达对侧肠壁→同法缝合己侧,收紧缝线,助手适当协助,使切缘内翻,重复操作,完成前壁重建→前壁缝合完毕与 U 形缝合所留线尾打结。边距与针距均为 0.3 cm(图 8-37)。

(4) 第一遍检查吻合口。完成前、后壁全层重建后,松开肠钳,更换手套、纱布、器械,拇指、示指对指检查确认吻合口是否通畅(图 8-38)。

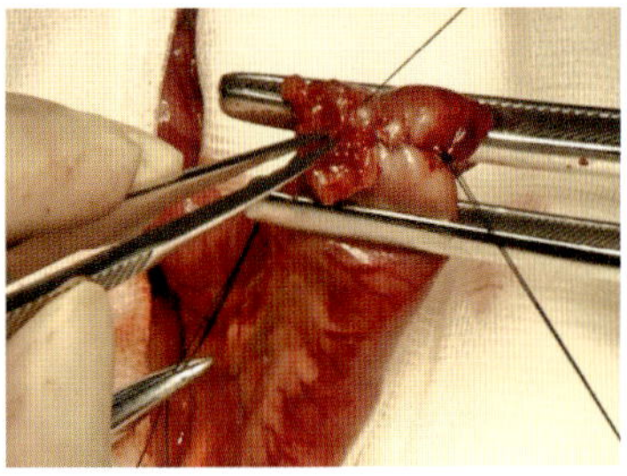
图 8-37　前壁重建

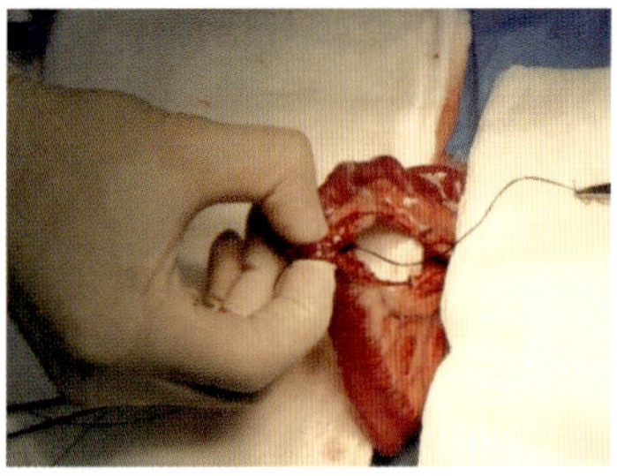
图 8-38　第一遍检查吻合口

(5) 加固吻合口。确认吻合口通畅后行 Lembert 缝合加固吻合口，即间断垂直褥式浆肌层缝合(小圆针、1 号线)。

距第一层缝线外缘 0.5 cm 处进针经黏膜下层潜行，距第一层缝线外缘 0.2 cm 处出针→然后至对侧，距第一层缝线外缘 0.2 cm 处进针，经黏膜下层潜行，距第一层缝线外缘 0.5 cm 处出针→结扎缝线，肠壁自然对合内翻。针距为 0.3～0.4 cm(图 8-39)。

(6) 第二遍检查吻合口。浆肌层加固完成，拇指、示指对指检查确认吻合口是否通畅→观察加固是否完整(图 8-40)。

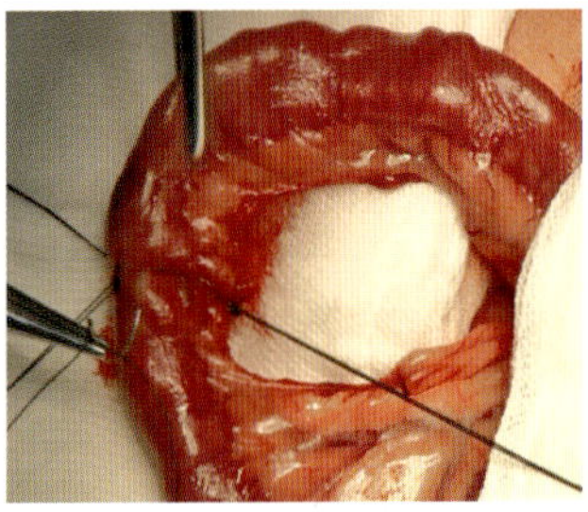
图 8-39　加固吻合口

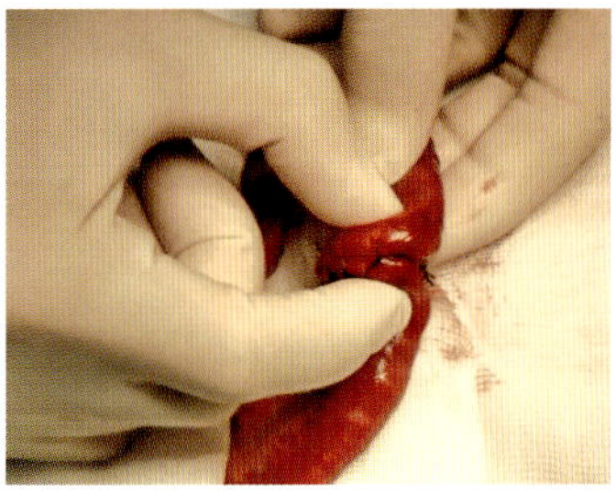
图 8-40　第二遍检查吻合口

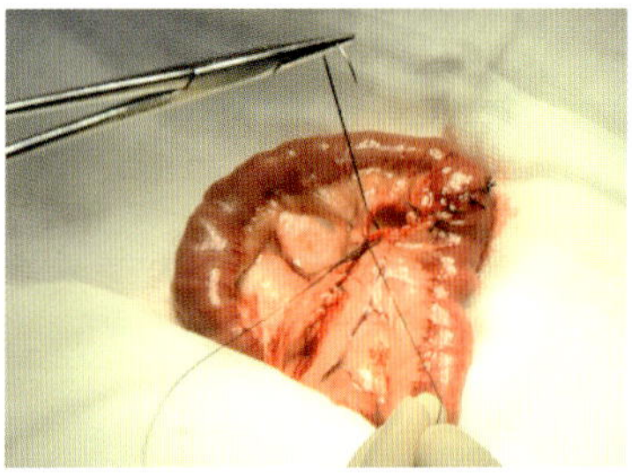
图 8-41　关闭系膜裂孔

(7) 关闭系膜裂孔。关闭系膜裂孔，连续或间断缝合均可(小圆针、1 号线)，缝合间距 1 cm。注意不要缝合或损伤邻近系膜血管(图 8-41)。

7. 关闭腹腔

按顺序还纳小肠入腹腔→探查腹腔无出血及异物残留后，以大网膜覆盖→第二遍清点器械纱布无误后逐层关闭腹腔(图 8-42)。

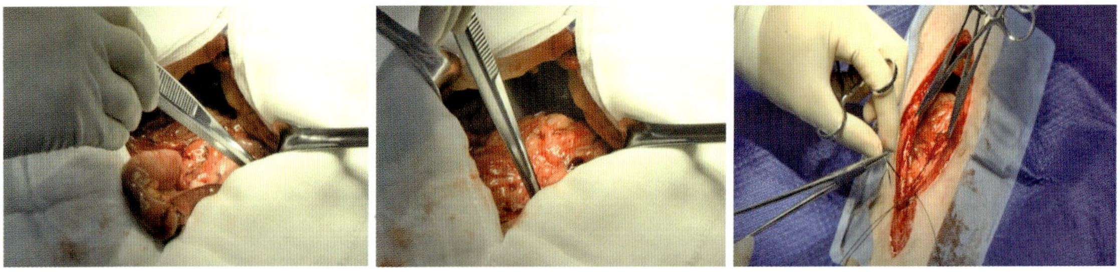
图 8-42　关闭腹腔

8. 简要步骤

手术简要步骤如图 4-43。

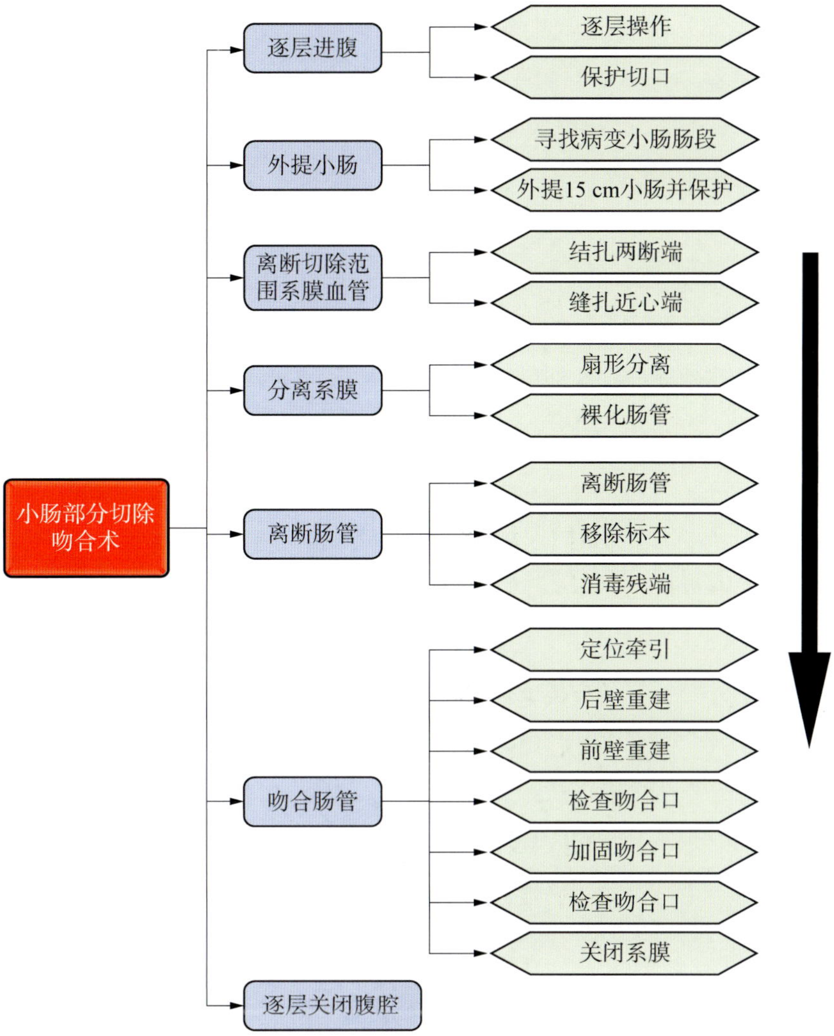

图 8-43　手术简要步骤

9. 手术视频

见视频 14。

视频 14　小肠部分切除端端吻合术（简要步骤）

第六节・腹膜后血肿或大血管损伤

外伤性腹膜后血肿（retroperitoneal hematoma）多系高处坠落、挤压、车祸等所致胰、肾、十二指肠损伤、骨盆或下段脊柱骨折和腹膜后血管损伤引起。出血后，血液可在腹膜后间隙广泛扩散形成巨大血肿，还可渗入肠系膜间。

腹膜后血肿因出血程度与范围各异，临床表现并不恒定，并常因有合并损伤而被掩盖。一般说来，除部分伤者可有腰肋部瘀斑（Grey-Turner 征）外，突出的表现是内出血征象、腰背痛和肠麻痹；伴尿路损伤者常有血尿。血肿进入盆腔者可有里急后重感，并可借直肠指诊触及骶前区伴有波动感的隆起。有时因后腹膜破损而使血液流至腹腔内，故腹腔穿刺或灌洗具有一定诊断价值。

一、临床表现

腹膜后血肿缺乏特征性临床表现，且随出血程度、血肿范围有较大差异。腹痛为最常见症状，部分伤员有腹胀和腰背痛、合并出血性休克者占 1/3。血肿巨大或伴有渗入腹膜腔者可有腹肌紧张和反跳痛、肠鸣音减弱或消失。因此，腹部外伤后凡有腹痛、腹胀和腰背痛、出血性休克、腹肌紧张和反跳痛、肠鸣音减弱或消失的腹部、脊柱和骨盆创伤，均应考虑腹膜后血肿的可能。X线检查，可看到脊柱或骨盆骨折、腰大肌阴影消失和肾影异常等征象，提示腹膜后血肿的可能。B超和CT检查常能提供可靠的诊断依据。腹膜后血肿也常伴有腹膜刺激征(肠麻痹、压痛和反跳痛、肌紧张等)，这给确定有无腹内脏器伤带来困难。

二、治疗原则

控制致命大出血，为二期手术创造条件。其中，腹主动脉夹闭、损伤血管结扎、置入暂时腔内分流管、填塞等作为腹部血管损伤时应用损伤控制性外科原则的具体措施，在严重腹部血管损伤的救治中已显出其优势。

三、手术技术及要点

(1) 可见的一般血管(非主要供血血管)损伤，行钳夹、结扎。

(2) 髂总静脉血管、下腔静脉，甚至是肝后静脉，既可行结扎，也可填塞止血。因静脉压力低，一般填塞便可获得满意的效果。

(3) 髂总动脉、肠系膜上动、静脉损伤，在控制的同时还应保持供应区的血运，小的侧壁裂口，可行单纯缝合，较大的裂口或是断裂可应用套管，暂时连接既能够止血，又保持供应区的血运。如无专用连接的套管，紧急时，可截取一段日常用的塑料静脉输注管套接。

(4) 门静脉损伤时，不可结扎，单纯的小裂口可做简单缝合。损伤较大时，也可用口径适合的乳胶管或硅管暂时套接。

(5) 因采取填塞等暂时控制的方法，需再次行剖腹处理。因此，无须将腹壁切口缝合关闭，可用以下方法处理：以多把巾钳将腹壁切口暂时关闭；以大块纱垫覆盖后包扎；以大张塑料片覆盖固定(简易的方法是将3L塑料静脉输液袋剖开覆盖)等。

四、腹膜后填塞止血术操作步骤

1. 人员分工

3人一组：主刀1人，助手1人，台下1人。助手负责台上协助主刀操作，台下负责吸痰，补充照明，维持犬只体位、补充麻药等。

2. 手术步骤

(1) 麻醉：采用盐酸赛拉嗪注射液，肌内注射麻醉，按每千克体重注射0.2 mL计算用量。

(2) 快速消毒、铺单：采用仰卧位，腹部正中切口，从剑突至耻骨联合，消毒范围要超过切口范围(图8-44)。

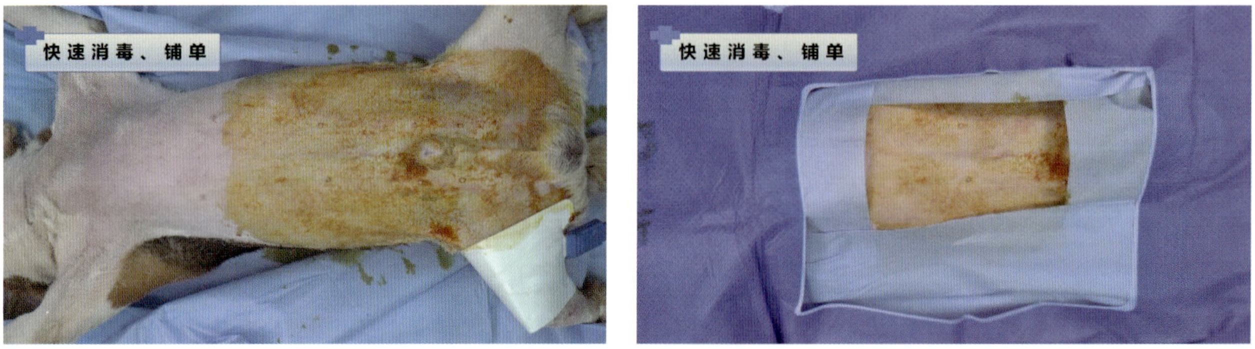

图8-44 快速消毒、铺单

（3）切皮，逐层进腹：沿腹部正中切口，从剑突到耻骨联合，逐层打开皮肤、皮下组织、肌肉、脂肪等软组织，直至腹膜（图 8－45）。

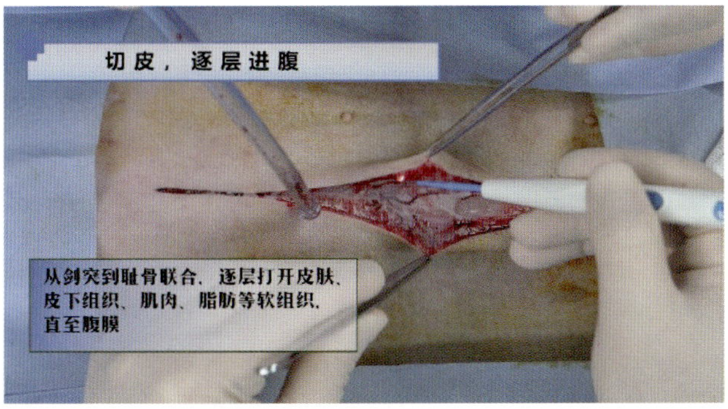

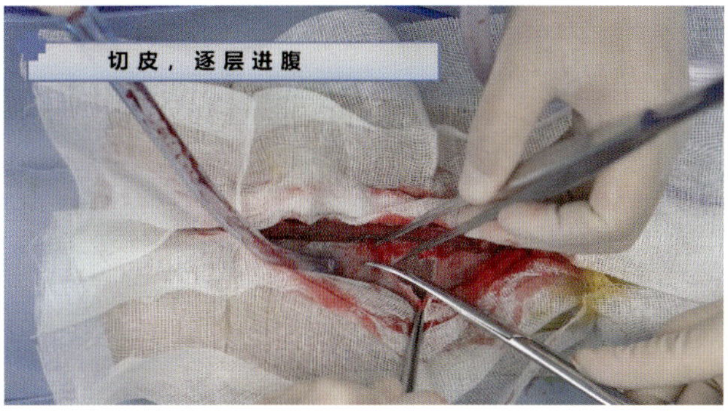

图 8－45 切皮，逐层进腹

（4）显露腹部大血管：将肠道用湿纱布包裹好，推向右上方，显露腹膜后器官及组织。仔细剪开后腹膜，将其向两侧游离，显露腹主动脉及其主要分支根部，下腔静脉及其主要属支汇合处（图 8－46）。

（5）探查腹部大血管损伤情况：仔细探查腹主动脉及其主要分支，下腔静脉及其主要属支，明确有无出血、有无假性动脉瘤、有无动静脉瘘等损伤。必要时可沿分支或属支进一步解剖分离（图 8－47）。

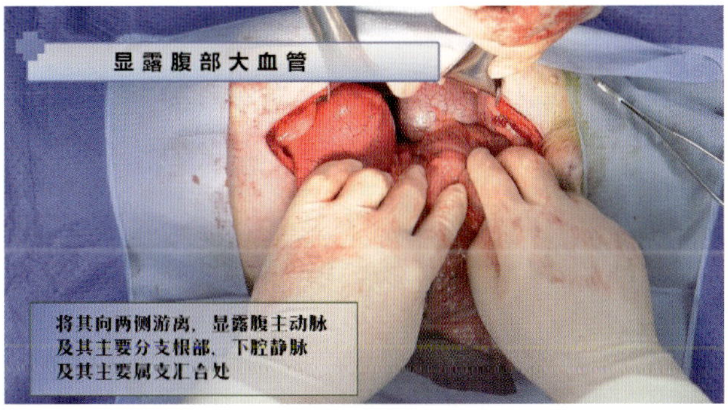

图 8－46 显露腹部大血管

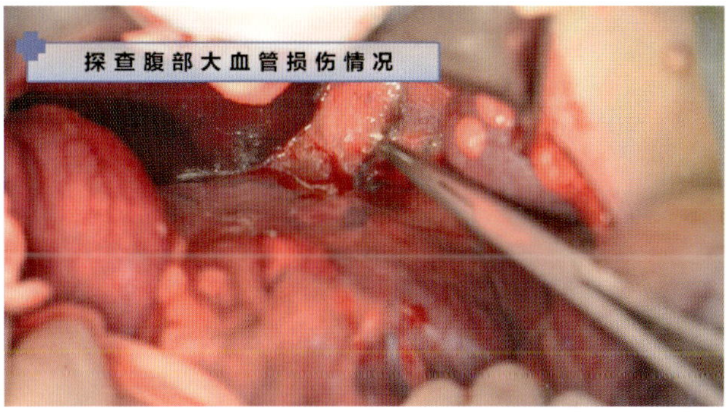

图 8－47 探查腹部大血管损伤情况

（6）修复血管损伤或腹膜后填塞止血：若术中发现是腹膜后小血管损伤，出血量较小，呈现渗血状态，用无菌纱布填塞出血部位进行止血，但在关腹前应仔细判断出血是否停止，必要时进一步行损伤修补术（图 8－48）。

（7）温盐水冲洗腹膜后：用 37 ℃生理盐水冲洗腹膜后，判断是否有残余出血，然后吸除，用大纱布蘸干（图 8－49）。

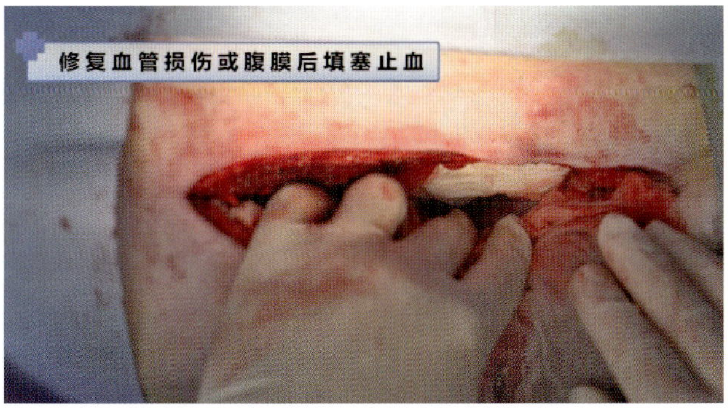

图 8－48 修复血管损伤或腹膜后填塞止血

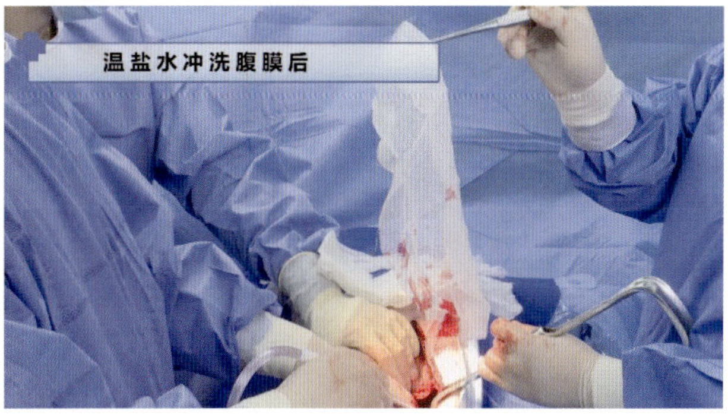

图 8－49 温盐水冲洗腹膜后

(8) 关闭后腹膜：用小圆针缝合打开的后腹膜，恢复后腹膜与腹腔的屏障。

(9) 恢复腹腔各脏器：将腹腔各脏器恢复原位，预防机械性肠梗阻等的发生。

(10) 逐层关腹：清点纱布、器械无误后，放置引流，逐层关腹。

3. 术后注意事项

(1) 预防感染：实验犬有舔舐的习惯，应注意预防切口感染，必要时可使用抗生素静脉输注。

(2) 充分显露腹腔大血管及其分(属)支：显露腹腔大血管及其分(属)支时必须充分，防止意外大出血时血管回缩，难以止血，危及生命。

(3) 术中止血要彻底：术中要仔细检查血管修复是否彻底，有无出血、渗血等情况。

4. 简要步骤

手术简要步骤如图 8-50。

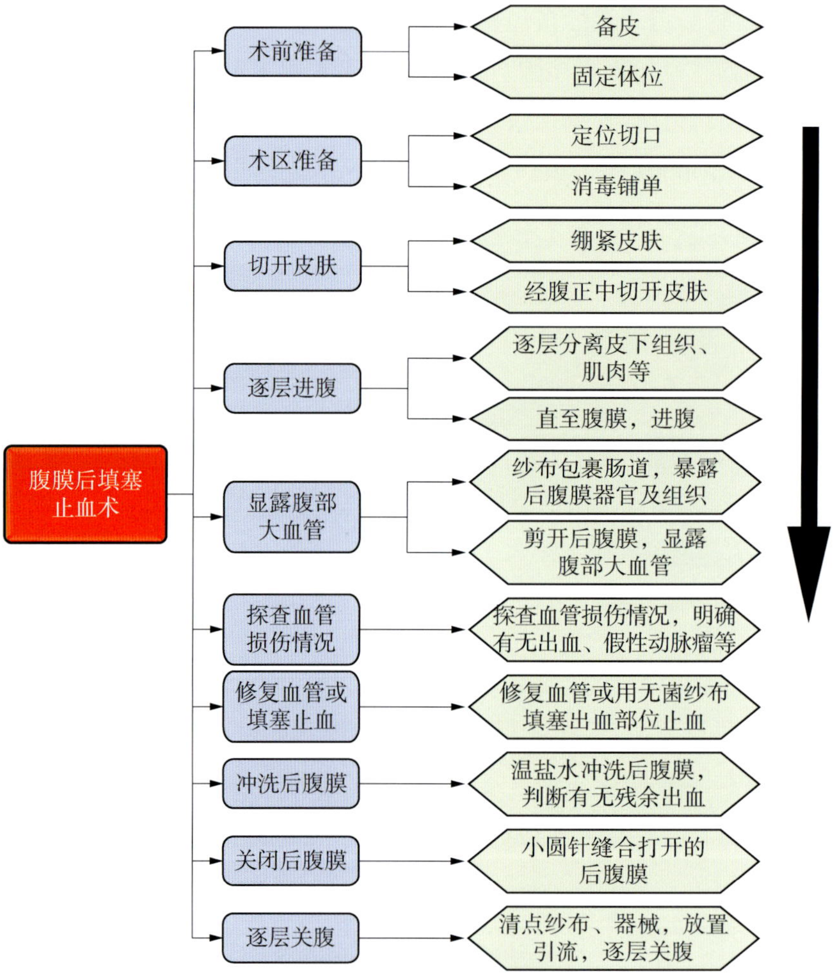

图 8-50 手术简要步骤

5. 手术视频

见视频 15。

视频 15 腹膜后填塞止血术(简要步骤)

(郑楠薪 邵 凌 闫飞虎 楼 征)

参考文献

[1] 李宁.外科新理念:损伤控制性手术[J].中国实用外科杂志,2007,27(1):28-32.
[2] 汪建平,詹文华.胃肠外科手术学[M].北京:人民卫生出版社,2005:486.
[3] 李德辉,孙备.腹部损伤控制性手术的研究进展[J].中国实用外科杂志,2006,26(8):638-640.
[4] 彭钊,王明达,沈锋,等.《2020年世界急诊外科学会指南:肝创伤的分类与管理》摘译[J].临床肝胆病杂志,2020,36(6):1234-1240.
[5] 刘飞德.腹部空腔脏器损伤的外科处理[J].创伤外科杂志,2020,22(3):161-166.

第九章 · 泌尿系统创伤

泌尿系统创伤是平战时常见的创伤之一。我国每年因创伤导致的死亡人数亦呈上升趋势。在创伤伤员中，泌尿、男性生殖系统损伤的发生率约为10%，复合伤中约1/3可合并不同程度的泌尿、男性生殖系统损伤。如发生严重的肾破碎、肾蒂血管撕裂伴大出血等情况时，泌尿、男性生殖系统损伤可危及生命。

泌尿、男性生殖系统损伤包括肾、输尿管、膀胱、尿道和男性阴茎包皮、阴囊及其内容物等损伤。泌尿系统脏器多位于腹膜后较深的位置，常合并腹腔脏器损伤及骨盆骨折，因此需要临床医生做出全面而准确的判断和诊治。

泌尿、男性生殖系统损伤大部分是由钝挫伤导致的，常见的损伤原因包括交通伤、高处坠落伤，以及躯干或外生殖器受到的直接打击伤；同时，在军事战斗中，开放性穿透伤（如锐器贯通伤或火器伤）导致的泌尿系统损伤也非常常见，而且这部分损伤的危害和死亡率更高。

因此，在进行泌尿、男性生殖系统损伤救治时，要结合致伤原因和伤情特点，争取快速准确的诊断和及时有效的救治，最大限度地保存组织器官的功能，防治并发症，为伤员带来更好的预后。

第一节 · 泌尿系统创伤诊断

泌尿系统创伤包括肾脏、输尿管、膀胱、尿道及阴囊的创伤，诊断依据主要包括病史、体格检查和辅助检查，此外，诊断时还需注意创伤部位和创伤程度。

一、肾脏损伤

肾脏的解剖位置较深，隐蔽于腹膜后间隙。后方有腰部肌肉和胸廓软组织，前方有腹膜及腹腔脏器，外侧有第10～12肋骨的保护。另外，大部分肾被包裹在丰富的脂肪组织及Gerota筋膜组成的脂肪囊内（图9-1），且肾脏本身有一个椎体上下的活动度，可以缓冲外来的暴力。因此，一般的外力冲击，不易使肾脏受伤。但是肾脏为一实质性器官，结构比较弱，并且肾脏的血流量非常丰富，每分钟有1 200～1 500 mL血流通过双肾，相当于安静时心输出量的20%～50%，使肾脏的脆性增加。因此，外力强度稍大即可造成肾脏的创伤。特别是肾脏形

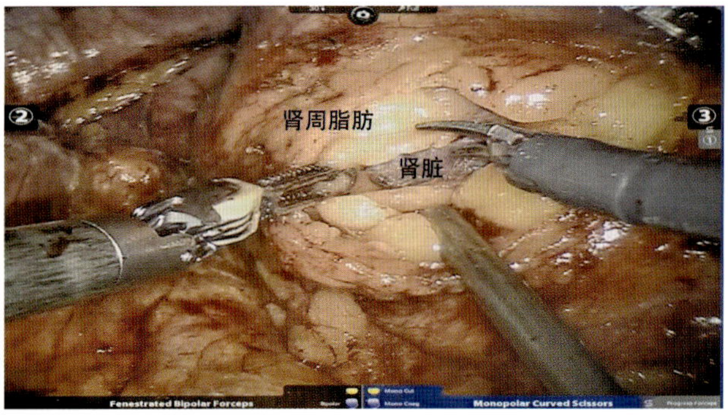

图9-1 肾脏及肾周脂肪

态异常或在病理状况下，受伤的机会更多。有时肌肉强烈收缩或躯体受到强烈振动，也可使肾脏受伤。

（一）临床表现

肾创伤的临床表现颇不一致，常因致伤原因程度及有无合并伤而异。

1. 休克

休克是肾创伤后很重要的表现，可为创伤性休克和（或）出血性休克。其发生率与肾创伤的程度、有无合并伤及失血量有关。轻度肾创伤很少发生休克，闭合性肾创伤的休克发生率约为40%，开放性肾创伤的休克发生率可达85%。若血尿轻微或仅为显微镜下血尿而合并有休克者，应考虑为重度肾创伤，包括肾蒂伤或并发其他器官创伤。有的伤员可在伤后数日甚至数后出现休克，多为继发性大出血或并发严重感染所致。

2. 血尿

血尿为肾创伤最常见、最重要的症状。94.3%～98.0%的肾创伤伤员有肉眼血尿或镜下血尿，特别是血尿中有索条状血丝者更具有诊断意义。血尿的程度并非一定与肾创伤的程度一致。肾盂黏膜撕裂伤，血尿可非常严重。肾脏严重创伤，血液流积于腹膜后间隙、肾蒂伤或并发输尿管断裂、血凝块阻塞输尿管或伤员已处于休克无尿状态，可不出现血尿。故血尿是诊断肾创伤有意义的体征，但尿中含血量的多少不能完全作为判断肾创伤范围及程度的标准。

3. 疼痛

多数伤员有肾区或上腹部钝痛，并可放射到同侧肩部、背部及下腹部。多为腰部软组织挫伤、肾包膜张力增强或尿液渗入周围组织刺激腹膜后神经丛所引起。输尿管内有血凝块，可发生肾绞痛。尿液、血液流入腹腔或并发腹腔脏器创伤，可出现腹部胀气、疼痛及腹膜刺激症状。

4. 合并伤

开放性及闭合性肾创伤均有可能合并胸、腹腔脏器及脊柱、远处组织创伤。最常见合并伤顺序为肝34.3%、结肠25.4%、肺及胸膜19.6%、小肠18.6%、胃15.6%、脾14.7%、横膈14.7%、十二指肠10.7%、胰9.8%、肠系膜9.8%、大血管接近8.6%。有合并伤者，其临床表现更为凶险，常依所伤脏器不同而有不同临床表现。因此，当肾创伤症状与严重复杂的临床症状不相符合时，应考虑存在其他脏器创伤的可能。

（二）治疗原则

经检查证实为肾创伤的同时，须立即对伤情做出正确判断，并制订出快速、有效、全面的治疗方案。根据患者生命体征、血色素及血尿等情况来综合判断患者的肾创伤程度，根据不同程度，治疗原则包括防治休克、保守治疗、肾动脉介入栓塞、手术治疗等。

1. 防治休克

肾创伤合并休克，病情复杂而危重，应积极抢救。包括立即建立输血、输液通道，补充血容量复苏、镇静止痛、绝对卧床休息等，并确定是否合并其他脏器创伤。对重度肾创伤伤员，即使血压处于正常范围，亦应给予防治休克的措施并进行必要的泌尿系统及全身其他系统的检查。如系大出血，生命体征不稳定，应立即手术探查。

2. 非手术治疗

确诊为肾挫伤、轻度肾裂伤，无其他脏器合并伤的伤员，可行非手术治疗，很少有并发症。非手术治疗包括严格限制活动，绝对卧床休息2周，补充血容量，纠正水电解质平衡紊乱，保持足够尿量。需密切观察血压、脉搏、呼吸及体温变化，应用抗生素预防感染。必要时可使用镇痛、镇静及止血药物。定期检测血、尿常规，动态观察红细胞计数、血细胞比容、血红蛋白量及白细胞计数、分类，以了解出血及有可能的感染情况。同时还应运用B超、CT观察肾区是否出现肿块，以及肿块的大小、范围及腹部情况的变化，以便能及时发现继发性出血或继发感染。此类伤员经严密观察，病情一般能迅速好转，症状减轻。但仍需卧床休息，2～3个月内不从事重体力劳动及剧烈的体育活动，以防止发生肾脏创伤面再度撕裂出血。

对于出血较严重的肾裂伤，可在做相应处理的同时，运用超选择性肾动脉栓塞术控制出血，单处出血，一次栓塞成功率达98%。该方法尤其适用于孤立肾创伤不宜手术治疗的病例。值得注意的是，该方法有栓塞术后高血压、栓塞综合征等并发症。复合伤因病情严重，肾创伤合并感染伤员不宜或慎用该方法。另外，该类伤员的非手术治疗并非都能成功，5%～10%的病例无效。为此，当有下列情况发生时，应手术治疗。

3. 手术治疗

单纯肾损伤中，10%～20%的伤员需紧急手术，主要的原因是进行性出血、血压降低、休克等，需立即止血。当出现下列情况时，应手术治疗：①经抗体克治疗休克已被纠正，但血压不稳定或出现再度休克；②持续性血尿无减轻趋向，红细胞计数、血红蛋白量及血细胞比容均呈进行性下降；③肾区肿块界限无缩小且有大趋势。手术首选介入手术，若出血部位由分支动脉供血，可选择性栓塞肾脏分支动脉；若损伤范围较大，由多支肾动脉分支供血，也可行肾动脉主干栓塞。栓塞的优点在于准备时间短、快速止血，但有时止血不确切，且肾脏部分缺血后，可能导致感染、发热、疼痛等不适。若患者生命体征尚可，也可行开放手术，行肾部分切除术或肾切除术。肾贯通伤(刀伤或枪弹伤)多合并有邻近组织创伤，且肾蒂伤发生率高，有下列情况应手术探查：①开放性肾创伤；②合并有腹腔其他脏器创伤；③经检查证实为肾粉碎伤；④经检查证实为肾盂破裂；⑤静脉尿路造影查，伤肾不显像，经肾动脉造影证实为肾蒂伤；⑥经抗休克治疗后血压不能回升或升而复降，提示有大出血者；非手术治疗过程中肾区肿块不断增大，肉眼血尿持续不止，短期内出现严重贫血者。

（三）肾创伤损伤控制性手术技术及要点

肾创伤的损伤控制性手术要点在于快速控制出血，防止发生失血性休克。手术方式包括肾动脉造影+选择性栓塞止血、开放性肾修补或肾切除术；如条件允许，DSA为首选治疗方案，条件不允许时，行开放肾修补术或切除术。肾修补术适用于肾裂伤的范围较局限，整个肾脏血液循环无明显障碍者。如创缘整齐可直接对拢缝合。如创缘血运不良，应清除创缘已无生命力的组织。清创过程中，应注意保存对肾脏修复有重要意义的肾包膜，尽量保留有活跃出血的肾实质。肾盂内有血块者，应切开取出，并根据情况决定是否行暂时性造口引流。肾部分切除术适用于肾的一极严重挫伤或一极肾组织已游离且无血运，无保留价值，而其余组织无创伤或有裂伤但可以修补者。肾部分切除后的创面缝合应尽可能对合，以促进其愈合及预防切面继发性出血；而肾切除术应严格掌握指征。凡有下列情况之一者，可行肾切除术：①肾脏严重碎裂伤，大量出血无法控制者；②严重肾脏裂伤或肾血管破裂无法修补或重建者；③肾内血管已有广泛血栓形成者；④肾创伤后感染、坏死及继发性大出血者。肾切除前，必须明确对侧肾脏情况，在确定对侧肾脏功能形态正常后，方可行伤肾切除。如系孤立肾或双侧肾创伤，应千方百计保留伤肾，确实无法挽救时，方可切除。切除患肾后，需仔细检查肾动脉、肾静脉等各个重要血管残端。

二、膀胱创伤

膀胱为肌膜性囊状器官，其大小、形状、位置及壁的厚度均随储尿量而变化。成人膀胱是一个腹膜外器官，位于盆腔深面，耻骨联合后方，四周有骨盆保护。

一般情况下，膀胱不易受到损伤。当膀胱充盈时，高出于耻骨联合之上，在下腹部受到外力作用时，有可能导致膀胱破裂；或当骨盆受到强大外力的作用，致骨盆骨折时，骨折断端有可能刺破膀胱，使并发破裂的可能性大为增加。所谓自发性膀胱破裂，亦多见于病理性膀胱。火器、利刃所致开放性膀胱损伤，平时较为少见，此类开放性膀胱损伤，常合并有其他器官损伤，如肠道、子宫、阴道等。另一种常见的损伤原因为医源性损伤。

（一）临床表现

膀胱损伤后的临床表现与损伤的程度和损伤的类型相关。

1. 膀胱挫伤

膀胱挫伤的范围仅限于膀胱黏膜或肌层，故症状一般仅局限于膀胱损伤所在区域，可无明显临床症状，或者仅有耻骨上区疼痛及轻微血尿，偶尔由于膀胱黏膜受刺激而出现尿频，常常于短期内症状自行消失。有极少数可形成膀胱内较大的凝血块，导致排尿困难，甚至尿潴留。

2. 膀胱破裂

膀胱破裂的临床表现明显重于膀胱挫伤，临床症状与裂口的大小、位置及是否并发其他器官损伤有关。最常见的临床表现是血尿和腹部压痛。具体临床表现如下。

（1）血尿和排尿困难：肉眼血尿是膀胱破裂伤员最主要的临床表现，大约95%的伤员会出现。当尿液外渗到膀胱周围刺激膀胱时，伤员会有频繁尿意，但当血凝块堵塞膀胱出口时，会出现不能排尿或尿量减少及血凝块随尿液排出。

（2）腹痛和腹胀：耻骨上疼痛是常见症状之一。腹膜外破裂时，外渗尿及血液经破裂口积聚于膀胱周围导致下腹部膨隆，引起盆腔及下腹部出现疼痛及肌紧张，有时疼痛可放射至会阴部及下肢。腹膜内破裂时，尿液经膀胱破裂口流入腹腔，疼痛由下腹部开始随尿液扩散至全腹，可出现腹肌紧张、压痛、反跳痛等腹膜炎体征。在膀胱破裂病程初期，临床症状可能很轻，易造成漏诊。

（3）尿瘘：开放性膀胱损伤与周围器官之间相通形成尿瘘时，可见伤员尿液从伤口流出，若同时合并膀胱直肠瘘或膀胱阴道瘘时，可见伤口处有气体逸出或粪便排出，或者直肠或阴道内有尿液流出。

（4）感染与休克：合并骨盆骨折时所致大出血或膀胱破裂合并其他器官损伤时易引起失血性休克，膀胱破裂引起尿外渗进入腹腔导致尿性腹膜炎亦可外渗至腹膜外膀胱周围组织中，致使组织坏死化脓，引起严重的蜂窝组织炎，严重者如未及时处理可发生败血症，也可引发感染性休克。

根据有无外伤史、暴力性质、是否有手术史、有无病理性膀胱，加上体检及导尿、膀胱造影等检查一般都可明确诊断。

（二）治疗原则

膀胱破裂往往同时还有其他合并伤，治疗方案的选择首先应对最危及生命的合并伤进行处理。膀胱破裂处理方式应根据受伤原因（暴力伤和穿通伤）和膀胱破裂类型（膜外破裂和膜内膀胱破裂）制订。膀胱挫伤仅需留置导尿管数天即可，但需注意漏诊的发生。如果发生膀胱周围的血肿压迫，必须行暂时性的留置导尿管。膀胱破裂的处理原则是充分引流外渗尿液、闭合膀胱壁缺损。患者出现腹膜内破裂时，需要进行手术探查及修复膀胱，将腹腔内的尿液清理干净，将腹膜缝合，导尿或膀胱造瘘促进尿液引流。如果出现腹膜外破裂的现象，需要探查膀胱内的情况，膀胱内如果有异物需要及时清除，在膀胱内做缝合破口，破口的体积较大时，需要做膀胱造口，同时还要将膀胱周围的血肿清理干净，将膀胱周围的尿液引流，避免出现盆腔脓肿形成的现象。膀胱破裂的患者如果出现盆腔积液或者盆腔积脓的现象，需要进行穿刺引流，必要时还要注入抗生素来控制感染。

（三）膀胱创伤损伤性手术技术及要点

1. 腹膜内膀胱破裂

只有极少的腹膜内破裂病例膀胱造影提示只有很小的破口并且无其他手术指征，可以考虑通过留置导尿管引流 7～10 天进行治疗。但多数情况下，腹膜内膀胱破裂都有较大的裂口需要手术修补。探查结束后分层修补膀胱破口，修补完膀胱后，根据情况可单纯留置导尿管，也可做耻骨上膀胱造瘘。

2. 腹膜外膀胱破裂

由暴力损伤所致的腹膜外膀胱破裂在做决策时，需认真地分析判断，因许多伤员仅需留置导尿管 2 周就可治愈。膀胱镜检查可以对判断膀胱破裂程度提供一些帮助；膀胱造影的造影剂外漏程度并不能代表膀胱破口的大小，但当有大量造影剂外漏时，手术探查是一种较为明智的选择；当伤员情况稳定因其他脏器的创伤需要手术探查时，可以打开膀胱进行修补；闭合性暴力损伤所致较轻的膀胱破裂可通过单纯留置导尿管进行治疗；对于非手术治疗时膀胱周围血肿可以不必手术引流以防诱发感染，但要注意控制感染的发生。手术探查时切口可做下腹部正中切口，对是否伤及输尿管、后尿道及膀胱三角进行探查。若有骨盆环或股骨断端刺入膀胱，在膀胱修补前应进行复位。修补时从膀胱内用可吸收肠线缝合破口，行高位膀胱造瘘。

3. 膀胱穿通伤

所有由枪弹、刀器或骨片所致的膀胱穿通伤都应进行手术探查。膀胱周围的血肿应该清除以防脓肿的形成。开腹探查是因为腹膜内脏器受伤的可能性很大，其目的主要是探查修补受损脏器，取出异物。应该打开膀胱认真探查后进行修补，膀胱壁的各层可分层修补，破入腹腔的裂口应从腹腔内关闭；三角区、输尿管开口、膀胱颈都应探查。约有近 30% 的膀胱穿通伤可能合并有输尿管损伤，当疑有输尿管损伤，应以输尿管导管试插。若破口邻近输尿管开口，应留置双 J 管 2 周。对膀胱颈口的认真修补，可以降低术后的尿外渗、排尿困难及颈口的缩窄。修补完膀胱后，置入耻骨上造瘘管(勿从刀器创口引出)。术后如果发现有很小的瘘口未修补到，一些瘘口通过良好的持续引流可以在 3 周内自行闭合，如未愈，可在 2～3 个月后再进行修补。

三、尿道创伤

男性尿道长约 18 cm，自然状态下呈 S 形，可以分为 4 个部分：前列腺部、膜部、球部和阴茎部。由于解剖位置和组织结构的差异，各部分的损伤要求不同的治疗方法，预后也是不同的。前列腺部尿道完全位于盆腔内，周围有前列腺包绕，位置较深，损伤基本只发生于儿童。膜部尿道长约 1.2 cm，有尿道外括约肌包绕，是尿道最固定的部位，也是手术显露最困难的部位。球部尿道起于尿生殖膈，止于阴茎悬韧带，全段基本都位于会阴部，相对比较固定。阴茎部尿道是全尿道最为活动的部分，较不易发生损伤。女性尿道损伤发生率较男性要低得多，只有严重的骨盆骨折移位致膀胱颈或阴道受损才可产生尿道损伤。

（一）临床表现

1. 后尿道损伤

这种损伤类型是下尿路最严重的一种损伤，多见于骨盆骨折时，伤员经常还伴有其他的严重复合伤，常发生休克。

(1) 休克：由于后尿道损伤多见于骨盆骨折时，伤情可能较为严重，且常为合并伤、多发伤，可能因大出血而导致失血性休克。

(2) 血尿和尿道出血：若尿道未完全断裂，患者可能可以自行排尿，但常常可伴有严重的血尿，甚至尿道口滴血、流血、血块堵塞尿道。若试插导尿管，也可以发现尿道内有血性液体。

(3) 排尿困难：尿道撕裂或断裂后，尿道的连续性被破坏，患者常出现排尿困难、尿潴留。

(4) 疼痛：患者常伴有下腹部疼痛、局部肿胀、明显的压痛。

(5) 尿液外渗：后尿道损伤的尿外渗聚集于前列腺和膀胱周围。若尿生殖膈发生破裂时，尿外渗可能导致会阴、阴囊、阴茎的肿胀。

2. 前尿道损伤

前尿道损伤多发于骑跨伤时。

(1) 出血：前尿道损伤时，尿道出血时最常见的症状，可见鲜血从尿道外口流出。

(2) 排尿困难：尿道连续性受到破坏，可导致明显的排尿困难和尿潴留。

(3) 血肿和瘀斑：局部外伤导致会阴部出血、血肿、瘀斑形成，可导致会阴部肿胀。

(4) 尿外渗：各种引起球部尿道损伤的病因均可造成尿道及其筋膜的部分或完全断裂，从尿道断端溢出的尿液及血液聚集于会阴浅袋内，球部尿道断裂的伤员皮下血肿的表现会阴外观上似一个蝴蝶样改变。

(5) 疼痛：球部尿道损伤可伴有疼痛，排尿时疼痛加剧，并向龟头和会阴部放射。

此外，枪弹及刀器的穿通伤、医源性检查也可导致前、后尿道损伤，如尿管的气囊未放入膀胱就充气囊，气囊未放干净导尿管被强行拖出，导致尿道部分或完全撕裂伤。

(二) 治疗原则

若尿道损伤合并休克等表现，需积极开放静脉、迅速补液，必要时输血、纠正休克。常合并骨盆骨折，故患者需平卧、制动，避免随意搬动、造成二次损伤。同时给予患者镇静、止痛、抗生素预防感染等对症支持治疗。若患者无法排尿，应对膀胱进行减压，防止尿液进一步外渗，第一时间进行耻骨上膀胱造瘘是毫无争议的，如果已经发生尿液外渗，也应一并引流。许多患者病情会继续发展，形成尿道狭窄，对于此类患者，应积极处理骨盆骨折等其他合并症，待外伤 3 个月后行尿道成形术。对于是否应第一时间恢复尿道完整性、避免尿道狭窄的发生，目前尚存在争议，若考虑尿道尚未完全断裂，可试插导尿管，如果导尿管顺利进入膀胱，可留置 2～4 周；若试插有阻力，切不可反复试插或使用蛮力，避免造成尿道二次损伤。对于有经验的中心，内镜下的探查和治疗是可行的，可在膀胱软镜、输尿管软镜的引导下，逆行或顺行进入尿道，并尝试在尿道放置导丝，一旦导丝成功通过，就可以在导丝的引导下成功置入导尿管，直至尿道愈合、恢复完整性。当出现以下情况时，应进行手术干预：①存在穿透性损伤或开放性损伤。②阴茎骨折。手术干预的原则包括对穿透性损伤或开放性损伤的尿道进行清创、恢复尿道完整性、为吻合口提供足够的血供。

第二节 · 耻骨上穿刺膀胱造瘘术

耻骨上穿刺膀胱造瘘术是一种直接经膀胱壁将尿液引流出体外的手术操作，多在无法经尿道人工导尿的情况下使用，是临床常用的诊疗技术。自 1976 年库克(Cook)等首次报道了耻骨上穿刺膀胱造瘘术以来，其逐渐代替了开放性的膀胱造瘘术，成为需要长期尿道引流患者和导尿困难的急诊患者的经典治疗方式之一。与长期间断性导尿相比，膀胱造瘘术能明显地提高患者的生活质量并降低尿路感染发生风险。除了前列腺增生引起的膀胱出口梗阻、神经源性膀胱、膀胱肿瘤等非创伤类疾病，膀胱穿刺造瘘术也多用于尿道损伤、膀胱破裂或穿孔等创伤性疾病的损伤控制。具有较多优点：①麻醉要求低，局麻即可。

②创伤小,痛苦少。③并发症少,较为安全。④操作简便,用时少。但其也有导致肠管损伤和严重的耻骨后出血等严重并发症的风险。

国外文献报道,当患者存在以下情况时,耻骨上穿刺膀胱造瘘术的操作风险较高:①肥胖导致难以准确触及充盈膀胱者。②各种导致膀胱无法满意充盈的情况,如神经源性膀胱及挛缩性小膀胱等。③患者既往有盆腔或下腹腔手术病史,有肠粘连可能者。④重度膀胱内前列腺突出患者。虽然无文献报道耻骨上穿刺膀胱造瘘术导致前列腺严重出血与重度膀胱内前列腺突出之间的相关性,但是重度膀胱内前列腺突出缩小了穿刺造瘘的安全操作范围,从而增加了前列腺损伤的潜在风险。

一、解剖与功能

1. 位置和形态

膀胱是贮存尿液的肌性囊状器官,其大小、形态和位置均随尿液的充盈程度而异。成人的膀胱位于盆腔前部,耻骨联合及左、右耻骨支的后方,容量为 300～500 mL,空虚时完全位于小骨盆内,充盈时膨胀并上升至耻骨联合上缘以上,此时由腹前壁折向膀胱上面的腹膜也随之上移,使膀胱下外侧壁直接与腹前壁接触。儿童膀胱位置较高。空虚的膀胱形似锥体状,可分为膀胱体、膀胱底、膀胱尖和膀胱颈四部分,各部间没有明显的分界。膀胱有上面、后面及两个下外侧面。

2. 膀胱的毗邻

(1) 前面:耻骨联合及耻骨后面的间隙,其间充满结缔组织和膀胱静脉丛。

(2) 上方:膀胱被腹膜所覆盖,并与小肠袢和乙状结肠相邻。在女性,子宫体正好在其后上方。

(3) 后面:在男性是直肠、输精管末端和精囊腺。在女性,膀胱后面借疏松结缔组织、静脉从与阴道和子宫颈阴道上部相邻。

(4) 侧方:膀胱与膀胱旁组织、肛提肌、闭孔肌及其筋膜相邻。

(5) 下方:男性的膀胱颈与前列腺融合在一起,女性的膀胱直接位于尿道周围的盆筋膜上。

3. 膀胱的血管和神经

(1) 动脉:膀胱上动脉供给膀胱下外侧壁,膀胱中动脉营养膀胱底及两侧,膀胱下动脉分布于膀胱下部及底部。此外,尚有直肠下动脉分出的膀胱支分布于膀胱底部及精囊腺。

(2) 静脉:膀胱的静脉在下外侧面和前列腺两侧形成膀胱静脉丛(或膀胱前列腺丛),该从汇集成膀胱静脉,注入髂内静脉。

(3) 神经:膀胱的运动神经有交感神经和副交感神经。交感神经来自脊髓脚下部(第 11/12 胸节)及腰上部(第 12 腰节)的节段,经腹下丛、腹下神经和盆丛达膀胱壁。交感神经只是血管运动纤维,对排尿不发生影响。膀胱的充盈与排空主要为副交感神经的作用。膀胱的感觉纤维,其中在膀胱排尿反射过程中起重要作用的感觉纤维是经盆内脏神经传入,痛觉由腹下神经传入,但膀胱三角的痛觉由盆内脏神经传入。

二、手术指征

(1) 梗阻性膀胱排空障碍导致尿潴留,如前列腺增生症、尿道狭窄、尿道结石等。

(2) 阴茎和尿道损伤,导尿管置管失败。

(3) 泌尿系统手术后,如尿道整形手术和膀胱手术后。

(4) 经尿道前列腺电切除时,用以冲洗和减压。

(5) 化脓性前列腺炎、尿道炎、尿道周围脓肿等。

(6) 神经性膀胱功能障碍。

三、禁忌证

(1) 膀胱未充盈者。

(2) 有下腹部及盆腔手术史，穿刺膀胱估计损伤腹腔脏器的危险。

(3) 膀胱内充满血块或黏稠脓液，穿刺造瘘管周径小，不能满意引流。

(4) 下腹部皮肤软组织有严重感染性疾病者。

(5) 出血性疾病。

(6) 膀胱挛缩。

(7) 过于肥胖，腹壁太厚。

四、术前准备

(1) 该手术属于急诊手术，可以在手术室，也可以在病房或急诊室进行。

(2) 如患者尚存在或部分存在控尿功能，可嘱其暂不排尿，使膀胱充盈后进行穿刺。

(3) 如为尿潴留患者，可根据膀胱内积存尿液量进行穿刺。

(4) 如为留置导尿患者，可在严格无菌操作下，经导尿管灌注生理盐水使膀胱充盈后进行穿刺。

(5) 局部皮肤准备，刮除操作区域体毛。

(6) 操作环境消毒。

(7) 核对患者信息。

(8) 明确血常规、凝血功能，测血压、脉搏等生命体征。

(9) 术者清洁双手，戴口罩和帽子；与患者进行充分交流沟通，交代手术必要性，缓解患者焦虑，取得患者合作，并签署手术同意书。

五、知情同意书

(1) 麻药意外。

(2) 穿刺失败或因出血等原因，需进行开放手术安置造瘘管。

(3) 发生心、脑血管意外，严重者可能危及生命。

(4) 意外损伤肠管，需手术修补，或进行肠道腹壁造口等处理。

(5) 术中、术后出血，严重者需输血，或开放手术止血，并安置造瘘管。

(6) 尿路及穿刺伤口感染。

(7) 导管引流不通畅，需重新安置。

(8) 导管掉落，脱出。

(9) 拔掉造瘘管后造瘘口漏尿，长期不能愈合。

六、操作原则

(1) 膀胱穿刺造瘘术必须在膀胱充盈状态下进行，即触诊或叩诊膀胱底部应在耻骨联合上 2 横指以上。

(2) 操作过程应严格无菌原则。

(3) 严格掌握适应证及禁忌证。

(4) 穿刺点切忌过高,以免误刺入腹腔。

七、麻醉与体位

患者平卧位。局部注射利多卡因进行麻醉。

八、器械与物品准备

一次性膀胱穿套件(内含一体化穿刺鞘针、膀胱造瘘引流管)、无菌手套、聚维酮碘、纱布、盐酸利多卡因注射液、生理盐水、注射器、敷贴、切开缝合包(内含组织剪、线剪、手术刀、缝线、缝针、持针器、镊子、血管钳等)、尿袋。必要时配合超声检查,在其引导下进行穿刺。

九、手术步骤

(一) 穿刺套件法

(1) 待患者膀胱充盈,取仰卧位,可不备皮。超声测量膀胱内尿量并定位。下腹部用聚维酮碘消毒,术者戴手套,铺巾,检查器械用物。

(2) 在耻骨联合上 2 横指中线处做局部麻醉达膀胱壁,先使用 5 mL 注射器试行向膀胱内穿刺,如果能抽吸到尿液,改用膀胱穿刺造瘘鞘针。局部皮肤做 0.5～1 cm 切口。

(3) 用膀胱穿刺鞘针于切口垂直刺入皮肤,随后使与腹壁成 45°倾斜向下、向后刺向膀胱。当达腹直肌前鞘或腹白线有阻力感时,稍加用力即可通过,可继续刺入,如遇落空感即进入膀胱。如穿刺成功,可见尿液涌出,造瘘引流管经穿刺鞘置入膀胱,移除穿刺鞘针,造瘘引流管球囊注水 5 mL,接尿袋,记录尿液引流量。丝线固定造瘘引流管于皮肤。覆盖无菌敷料,用胶布固定。

(二) Seldinger 穿刺法

在超声引导下确定具体的穿刺位置及穿刺角度,局部麻醉后,18G 肾穿刺针在超声引导下缓慢进入膀胱内。放入泌尿导丝,顺导丝以筋膜扩张器扩张穿刺通道,8 Fr 开始,以 2 Fr 递增,扩张至 18～20 Fr,并留置 peel-away 鞘。拔除筋膜扩张器,16 Fr 或 18 Fr 的气囊尿管经 peel-away 鞘进入膀胱内,见尿管内尿液引出可证实尿管进入膀胱内。气囊注入生理盐水 10～20 mL,超声下可见膀胱内的气囊影,再向外拔至有阻力时,接上引流尿袋即可。

(三) 中心静脉置管套件法

用 7 Fr 双腔静脉导管,长 20 cm,全套含导管、穿刺针、导丝、扩皮器等。在膀胱充盈状态下,选择耻骨上 2 横指处为穿刺点,局部常规消毒,铺无菌巾,局部麻醉,用穿刺针垂直或斜向部略带负压进针。当回抽有尿液后再进针 1～2 cm,固定穿刺针,由针尾置导丝进入膀胱 15～20 cm,退针保留导丝,经导丝用扩张器扩张穿刺路径后,将双腔中心静脉导管沿导丝置入膀胱,见尿液后边退导丝边进导管,送入导管 15 cm 左右,用透明敷贴固定导管,接一次性尿袋,观察尿量和尿色。

十、手术要点

(1) 膀胱穿刺造瘘术必须在膀胱充盈状态下进行,即触诊或叩诊膀胱底部应在耻骨联合上 2 横指以上。

(2) 操作过程应严格无菌原则。

(3) 严格掌握适应证及禁忌证。

(4) 穿刺点切忌过高,以免误刺入腹腔。如前列腺增生显著突入膀胱,穿刺方向适当调整。

(5) 造瘘管应该潜行穿出皮肤,减轻造瘘管拔除后尿瘘的发生。

十一、术后关注要点

(1) 妥善固定穿刺造瘘管和引流尿袋,避免脱位。

(2) 适量多饮水,保持造瘘管通畅,造瘘口清洁。

(3) 使用抗生素预防感染。

(4) 穿刺完后瞬时排尿量不宜超过 500 mL,以防出现一过性低血压及膀胱黏膜出血。

(5) 膀胱造瘘引流管拔除与更换时间,应根据具体情况决定。若需转为永久性膀胱造瘘,可于术后 4 周更换为 Foley's 导尿管。

十二、手术并发症及处理

(1) 尿液引流不畅或外漏:可能是造瘘管因血块、脓块阻塞或引流管位置不当,过深或过浅所致。抑或因术后膀胱痉挛致膀胱内压力过大,尿液从导管周围溢出。可及时予以冲洗,或调整造瘘管位置,必要时可更换导管,严重时可置管负压吸引。

(2) 穿刺后出血:因穿刺针损伤膀胱前静脉或膀胱壁血管所致。一般较轻,多可自行消失;血尿明显时,先除外膀胱内出血。术后注意保持尿流通畅,注意观察尿液改变。严重的血尿可适当应用止血药物,必要时手术处理。

(3) 腹内脏器损伤:多发生于有下腹部手术史者,故对有此病史者应谨慎,注意穿刺部位与方法,掌握适应证与禁忌证。证实有此并发症时应及时手术处理。

(4) 低血压和膀胱内出血:尿潴留 500 mL 以上的老年人,避免引流过快。否则,可以引起低血压及膀胱内出血。一次引流尿液不要大于 500 mL。

(5) 术后膀胱痉挛和膀胱刺激症状:表现为阴茎头和尿道外口反射痛、尿频、尿急及耻骨上区疼痛。系因膀胱内炎症、造瘘管刺激膀胱三角区及膀胱底部致膀胱经常处于无抑制收缩状态,可予以膀胱内注入普鲁卡因,低压冲洗膀胱,给予肌内注射山莨菪碱(654-2)等解痉剂,口服托特罗定等解痉剂。必要时可调整造瘘管位置。

(6) 腹内脏器损伤:多发生于有下腹部手术史者,故对有此病史者应谨慎,注意穿刺部位与方法,掌握适应证和禁忌证。

(7) 感染:与留置造瘘管的时间有关,长期留置造瘘管 1 个月有报道感染发生高达 90%以上。间断口服抗生素,多饮水,保持造瘘管通畅,定期更换造瘘管及冲洗膀胱,避免尿液反流引起感染。

(8) 结石:长期留置造瘘管及感染是继发膀胱结石的主要原因,结石较小,一般附着于造瘘管,可以和造瘘管一起拔除;结石较大者,需要手术治疗;嘱患者多饮水,应用抗生素预防感染,有助于预防结石形成。

十三、术后护理要点

(1) 观察引流尿液的颜色、性质、排出量、气味是否正常,正常尿液应是淡黄色、透明,每日量约

1 500 mL。较常出现的异常是血尿、絮状物、脓性尿、混浊尿、堵塞，应及时就诊。

(2) 妥善固定造瘘管和引流袋，防止扭曲、受压，保持引流袋低于造瘘口下 15 cm 以上，防止尿液反流造成逆行感染，保证其有效引流。变换体位时，注意引流袋的位置(活动时不要高于腰部，平卧时不要高于身体)，防止尿液反流而导致尿路感染。

(3) 保持造瘘管的通畅，定时挤压，防止尿碱沉积、造瘘管堵塞，必要时可用无菌生理盐水冲洗(生理氯化钠 500 mL 每周 2 次膀胱冲洗，冲洗时可先进 250～300 mL 后关闭输液器止水夹，打开导尿管，如此反复 2～3 次，直至液体冲完)。

(4) 保持尿液清澈，指导患者每日饮水 2 000 mL 以上，起到自身冲洗膀胱的作用。造瘘管和引流袋的更换：膀胱造瘘管开始 3 周更换 1 次，以后每 4～6 周更换一次。如有阻塞随时更换。引流袋 1 周换 1 次，更换时清洗双手，用止血钳夹住造瘘管，取下旧的引流袋，用碘伏棉签消毒造瘘管口，拔除引流袋连接处的套冒，然后连接引流袋，打开止血钳，更换完成。

(5) 尿液引流不畅和外漏主要是由造瘘管堵塞引起。指导患者及家属挤压引流管，可用无菌注射器抽吸和挤捏，无效者可注入 20 mL 生理盐水先将堵塞物冲入膀胱，通畅后再被引流出来。如家庭护理不能及时处理，应到医院更换造瘘管。

(6) 膀胱造瘘初期，每日用聚维酮碘棉球消毒造瘘管口周围皮肤(以造瘘口为中心自内向外 15 cm)，消毒造瘘管(自造瘘口向外 10 cm)，清除分泌物，覆盖无菌敷料。瘘口形成后，每日温水清洁造口，保持皮肤清洁、干燥。

(7) 造瘘管不宜持续放尿，持续放尿可使膀胱逼尿肌废用性萎缩，最终引起膀胱痉挛，一般 2～3 h 放尿 1 次，以维持膀胱的自律功能。

(8) 引流袋达 2/3 满时应及时倒掉，长期卧床应勤翻身。

(9) 洗澡以淋浴为主，盆浴要用密封胶保护好造瘘口，洗完澡后应将造瘘口擦干净并碘伏消毒，保持清洁、干燥。

十四、长期留置导尿管和膀胱穿刺造瘘术的利与弊

对男性患者而言，男性的尿道比较长，它包括前尿道和后尿道两部分。男性的后尿道有一个对于性与生殖关系非常重要的解剖结构精阜。长期的留置导尿管可以引起男性生殖系统的逆行感染，如前列腺炎、睾丸炎、附睾炎及尿道炎症。而且男性的阴茎不仅仅是一个排尿的通道，更是一个性生活的关键器官。留置的导尿管会严重影响患者正常生活，包括性生活。

十五、战救经验

耻骨上膀胱穿刺造瘘术通常为尿道损伤或膀胱损伤而无法置入导尿管情况下的急救手术，在膀胱充盈时操作较好，必要时可加快补液或嘱伤员多饮水；如操作时不确定膀胱充盈程度，可尝试用 10 mL 注射器在从膀胱穿刺部位垂直穿刺抽吸，观察可否抽出尿液，如可顺利抽出尿液，则可进行耻骨上膀胱穿刺造瘘。若条件允许，尽量使用超声引导完成穿刺造瘘。因穿刺鞘较粗，头端锋利，使用传统穿刺套件造瘘相对创伤最大，在特殊环境下，若无 B 超引导，且膀胱充盈不充分，建议使用中心静脉置管套件法，损伤小，最为安全，但若出血严重，导管易堵塞，可结合 Seldinger 穿刺法，置入三腔尿管，持续膀胱冲洗。

十六、简要步骤

手术简要步骤如图 9－2。

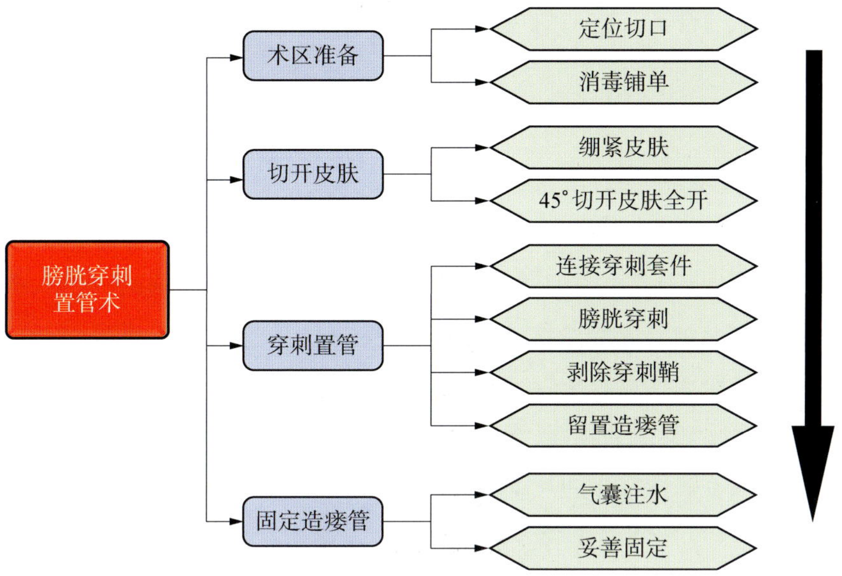

图 9－2　手术简要步骤

十七、手术视频

见视频 16。

视频 16　耻骨上膀胱穿刺置管术(简要步骤)

(叶　宸　明少雄　张　超　鲁　欣)

参考文献

[1] 孙瑜.外科手术学基础精要[M].上海:上海科学技术出版社,2021.
[2] 吴阶平.吴阶平泌尿外科学[M].济南:山东科学技术出版社,2004.

第十章 · 血管创伤

血管创伤(vascular trauma)是指在直接或间接作用下,血管发生的离断、破裂、挫伤、内膜撕裂等损伤,常导致损伤部位出血或血肿形成等严重并发症。血管损伤不仅发生于战时,在和平时期由于工农业和交通事业迅速发展,以及医源性血管插管、造影等检查的增多,血管损伤亦不少见。在身体各部位血管损伤中,以四肢血管损伤最多,其次为颈部、骨盆部、胸部和腹部。动脉损伤后,会立即发生大出血而危及生命,也可因肢体远端供血不足而发生坏死或功能障碍。

第一节 · 概述

血管损伤在战时主要为枪弹伤和爆炸伤所致,平时则以切割伤、刺伤、挤压伤为主。血管损伤救治技术是逐渐发展的,早期处理以单纯血管结扎止血保命为主,因此截肢率很高。后来由于显微外科技术的发展,有条件时选择血管吻合或修补术,保肢率和血管损伤救治成功率明显提高。

一、血管损伤的原因

任何外来直接或间接暴力作用于血管,均可发生开放性或闭合性血管损伤。在直接暴力中,除弹片、刺刀、玻璃等锐器直接伤及血管外,尚有钝性暴力,如重物挤压、车辆撞压、坠跌、骨折断端压迫、止血带和石膏包扎过紧均可使血管遭受严重挫伤。间接暴力,虽然血管本身未受直接损伤,但由于暴力的传导和惯性作用,血管过度伸展、严重扭曲或过度牵拉而致撕裂。

二、血管损伤的分类

血管损伤的病因复杂,因而分类也不一致。按作用力情况而言,可分为直接损伤和间接损伤;按致伤因素,可分为锐性损伤和钝性损伤;按损伤血管的连续性,可分为完全断裂、部分断裂和血管挫伤;按血管损伤的程度可分为轻、中、重型损伤。当然,无论哪种分类都不能完全地概括其血管损伤的全貌,往往需要组合描述。

三、血管损伤的病理生理

在血管损伤中,作用力不同,其血管损伤情况各异。动脉损伤大致可分为 5 种类型:动脉痉挛、动脉裂伤、挫伤、横断和动静脉瘘。一般说来,锐性损伤可造成血管的完全或部分断裂,以出血为主;若相邻的动脉、静脉同时损伤,可造成创伤性动静脉瘘。钝性损伤可造成血管内膜、中膜不同程度的损伤,形成血栓,以阻塞性改变为主。

（一）动脉痉挛

多数由钝性暴力或高速子弹（600 m/s）引起的空腔效应，使得交感神经网受刺激造成血管平滑肌收缩，发生长节段的长时间的动脉痉挛，如果其侧支循环不充分，亦可造成肢体的缺血甚至坏死。

（二）动脉挫伤

多由钝性暴力所致，如常见骨折、关节脱位或加速-减速的切应力。血管内膜、中膜对于过度伸展、牵拉、扭曲的耐力差致使内中膜首先破裂造成动脉管壁的广泛血肿，断裂的动脉内膜突入管腔内形成内膜片，导致血液流速减慢形成血栓，或血流冲击后进一步撕裂形成动脉夹层。

（三）动脉部分断裂

多为锐器由血管外壁刺入或医源性插管造成血管部分断裂。其病理改变与完全断裂不同，部分断裂的动脉不能完全回缩入周围组织，且动脉的回缩扩大了裂口，出血更为严重。如果有通向体外或体腔的直接通路，发生严重的大出血，可在短期内危及生命。出血自动停止的可能性小或经短时间内停止后再出血。有时卷曲的内膜片可导致局部血栓形成，覆盖裂口处，由于其他动脉壁完整，有 20%左右仍可触及远端脉搏。因此，此种损伤有一定的漏诊概率。

（四）动脉血管完全断裂

若损伤血管完全断裂，往往提示近端和（或）远端断端大量出血，可短期内导致患者失血性休克或死亡。也可因血运中断发生四肢、内脏的缺血，引起肢体和脏器的坏死。

（五）外伤性假性动脉瘤形成

动脉部分断裂后，裂口周围形成血肿，被周围的纤维结缔组织包裹。血肿虽然部分机化，但血流仍通过裂口与血肿腔相沟通，形成搏动性包块，称为假性动脉瘤。动脉瘤的外层为机化的纤维组织，内层为机化血栓，因瘤壁不含正常 3 层结构，瘤腔压力增大时可发生破裂，继而引起大出血，或瘤腔内血栓脱落，造成远端动脉栓塞的缺血性改变。

（六）动静脉瘘的形成

若邻近的静脉和动脉同时伴有损伤，动脉的血流即向低压的静脉流去，形成了外伤性动静脉瘘。如不能及时处理，可造成循环系统障碍，较大血管的动静脉瘘还会导致心功能衰竭。

四、临床表现

不同程度的血管损伤，其临床表现和预后也不尽相同。

（一）出血

锐性损伤可表现为自伤口处流出新鲜血液，如果从伤口处喷射性或搏动性流出鲜红血液提示动脉损伤；若从伤口处流出暗红色血液则提示静脉损伤。值得注意的是，高速子弹或高速金属碎片撞击在骨骼上，其所有的能量都释放在受伤部位，损伤常有成腔效应，发生长节段和长时间的动脉痉挛，因此尽管体表处的伤口很小，但其内部的损伤广泛，出血严重。同样四肢粗大的负重骨（股骨、胫骨）的弯曲或突然骨折亦将产生巨大的作用力，由此而产生的血管损伤也是广泛而严重的，且体表多无明显伤口。还应该注意的是，虽然伤口出血可以自行停止，但多数情况下中等血管的损伤出血有间歇性，但不会自然停止。血栓阻塞断裂的血管可暂时停止出血，但血栓被动脉压力冲击掉或被外界力量擦掉便可再次大出血。钝性闭合性损伤其血管损伤处血液可流至胸腹腔等体腔内。尽管体表看不到出血，但受伤者却常表现出严重的失血性休克，这种状态往往比体表出血更严重，病死率更高。

（二）休克

血管损伤引起的休克的原因是复杂的。创伤和疼痛都可以加重休克，但最基本的原因仍然是出血造成的失血性休克。无论是钝性还是锐性损伤，无论是开放性还是闭合性损伤，都可造成失血性休克。开放性损伤可以粗略地估计失血量，闭合性损伤则很难估计其失血量。大血管的完全或部分断裂常死于现场，少数因凝血块的阻塞才有机会到医院救治。文献报道，20%的胸主动脉钝性伤发生于车祸，而胸主动脉钝性伤的现场存活率仅有2%～5%。

（三）血肿

血管损伤后出血的途径除流向体表或体腔外，还可以流向组织间隙形成血肿。多数情况下既向体表或体腔流动，又向组织间隙流动，形成血肿加出血的表现；如果出血流向纵隔则表现为纵隔的增宽、呼吸困难、胸痛等；如果流向后腹膜则可出现腹痛、腹胀等。血肿特点为张力高、坚实和边缘不清。或者血肿与血管裂孔相沟通形成交通性血肿，该血肿具有膨胀性和搏动性。这是诊断钝性血管外伤的局部重要体征。如贸然切开，可引起灾害性后果。

（四）缺血表现

肢体动脉断裂或内膜损伤所致的血栓可使肢体远端发生明显的缺血现象，即所谓的“6P”表现：①无脉（pulselessness）：动脉搏动减弱或消失。②疼痛（pain）：远端肢体缺血疼痛。③苍白（pallor）：皮肤血流减少发生苍白。④皮温降低（poikilothermia）：因动脉血液灌注减少，皮温降低。⑤感觉异常（paresthesia）：肢体感觉神经缺血而出现感觉麻木。⑥运动障碍（paralysis）：肢体运动神经失去功能出现肌肉麻痹。应该注意，约有20%的动脉损伤的患者仍可以摸到脉搏，这是因为损伤血块堵塞裂口可保持血流的连续性，再者是因为脉搏波是一种压力波，其波速可达10 m/s，故可越过血管内膜、局限的新鲜血块或经侧支循环传向远端。

（五）震颤和杂音

当受伤部位出现交通性血肿及动脉损伤部位有狭窄者，听诊可闻及收缩期杂音，触诊时感到震颤。在外伤性动静脉瘘时可闻及血流连续性杂音。

（六）合并症状

当血管损伤合并其他脏器（如肺、肝、脑、肾等）或神经组织损伤，出现的症状是多种多样的。应该指出，肢体神经的损伤和缺血所引起的感觉障碍有所不同，前者是按神经所支配的区域分布，后者神经麻木感觉范围则呈袜套式分布。

（七）血管损伤的并发症

（1）血栓形成：动脉血栓与血管断裂一样可造成远端供血障碍导致坏疽。静脉血栓可引起回流障碍形成后遗症。

（2）感染：由于开放性损伤可合并细菌感染，亦有发生破伤风及气性坏疽。

（3）伤后水肿：组织损伤并遗留有静脉及淋巴回流受阻。

（4）假性动脉瘤：动脉部分断裂后，裂口周围血肿，血肿外层机化形成腔，动脉血与血肿腔相通并逐渐增大形成外伤性假性动脉瘤。

（5）外伤性动静脉瘘：动静脉同时损伤，高压动脉血流向低压静脉腔内形成外伤性动静脉瘘，如不及时处理会造成循环障碍、心脏功能衰竭。

五、血管损伤的治疗原则

血管损伤的治疗目的，首先是通过及时止血，纠正休克，挽救伤员的生命；同时力争恢复肢体血循环，完善处理好血管伤及其合并伤，以保全肢体，减少残疾。血管损伤的治疗主要包括急救止血、术前抗休克、预防感染、清创、外科手术血运重建及腔内微创治疗。

六、手术治疗及技术要点

（一）急救止血

止血方法有：①血管裂口直接压迫或间接压迫近段动脉止血法。②填塞或绷带加压止血法。③钳夹出血血管。④止血带压迫法。一般说来，头颈部出血可选择第①、②种方法；四肢出血采用止血带最为方便，腹股沟部、锁骨下部或腹部出血，如手术暴露阻断困难，血源不足或技术设备有限可选择填塞止血，尽快转院或上一级救治单位处理。止血带应扎在尽量靠近伤口的近心端，并记录止血带时间，必要时间放开止血带，以免发生长段肢体缺血。止血带和皮肤之间要用布类衬垫，凡上止血带的患者，必须提前或迅速送至医院。对于主髂动脉损伤，有条件时可以采用主动脉球囊导管（国械注准 20243031326，HC32－79，上海长海医院血管外科陆清声等）阻断的方法控制近心端血流，为抢救争取时间。

（二）输血补液

创伤和出血易引起休克，立即配血。未配血前可先输入林格氏乳酸钠溶液，也可输入代血浆和血浆扩充血容量。大量出血伴有严重休克的患者，应及时建立多路静脉通道，快速输血补液。

（三）预防感染

血管损伤的感染率，一般在 5%～10%。为了预防伤口和血管吻合的感染而导致手术失败，在术前、术中和术后静脉滴注广谱抗生素。同时也要肌注破伤风抗毒血清。

（四）损伤动脉的清创处理

在血管损伤部位做纵行切口，如解剖有余地，应该在怀疑血管损伤部位之近远端暴露动脉，用吊带控制。原位暴露动脉时，出血可用手指直接压迫止血，分离损伤血管周围组织，直至可应用无损伤血管钳阻断为止。动脉暴露之后，要进一步了解静脉、神经和其他组织是否损伤。损伤动脉远端需用大量肝素盐水冲洗。创伤血管进行清创，因为血管内膜损伤可能引起假性动脉瘤，而且也可促进血小板聚集，增加血管阻塞的危险。低速子弹创伤，清创要超过损伤部位 0.4～0.5 cm，高速子弹创伤要超过 1 cm。

（五）外科手术修复

当损伤动脉附近的分支血管切断和游离之后，伤口仍不能直接吻合或直接吻合可引起动脉腔狭窄时，要做血管移植术。损伤动脉的口径大小决定了移植血管的选择。通常可采用自体大隐静脉和头静脉。静脉最好取对侧肢体静脉，这样可保证健侧浅静脉回流。如果移植血管口径比大隐静脉大 2 倍以上可将大隐静脉缝成螺旋形进行移植。局部无明显污染时，可采用人造血管移植。

（六）血管腔内治疗

血管腔内治疗可以快速发现出血点，使用覆膜支架封堵主动脉及外周血管破口，或者为后续开放手术确定性治疗赢得时间，是血管损伤控制技术的重要组成部分。但值得一提的是，血管腔内治疗需要一定的器材和设备基础。腔内治疗主要包括栓塞术和覆膜支架植入术。血管栓塞术是将某种物质（如明胶海绵颗粒、弹簧圈等）通过导管选择性地注入靶血管堵塞管腔，从而达到控制出血的治疗目的。栓塞术主要用于某些可结扎动脉的创伤。血管钝性伤多导致血管内膜撕裂动脉夹层形成，腔内置入支架可快速复通血运，简捷微创。近年来，覆膜支架植入修复破损血管技术发展迅速，其最大的好处是既能有效地隔绝血管破口，又能有效地恢复受损血管的血流，创伤小，安全有效，可大大降低手术危险性，已成为首选的治疗方法之一。

（七）合并伤处理

动脉损伤常合并有静脉损伤和骨折。非主干静脉损伤可以结扎，但主干大静脉损伤要进行修补术或自体静脉移植术。合并有骨折时，是先处理骨折还是先处理血管损伤仍有争论。先做骨折固定可预防骨折断端移动时再次刺破血管壁，缺点是延长了肢体缺血时间。所以有些学者主张先做血管修补术，然后做骨折固定术，尽量缩短肢体缺血时间。但做骨折复位时最好有血管外科医生在场。注意骨折复位时不影响血管修复。

（八）血管损伤晚期并发症的处理

血管损伤晚期并发症有肢体缺血、假性动脉瘤及动静脉瘘。急性四肢主要动脉伤未经修复或修复失败，肢体未坏死但有缺血症状，经过一段时间的侧支循环建立，肢体血运可能有所好转。但是动脉侧支循环建立一般较差、静脉侧支循环建立较快，因此对于晚期动脉伤肢体无缺血症状者可不处理，如肢体有严重缺血症状，应考虑做静脉移植修复或血管旁路术，术中应严密注意不可损伤侧支循环，以免加剧症状，甚至引起肢体坏死。以往对于假性动脉瘤及动静脉瘘，多采取早期切除做血管端端、端侧吻合或自体静脉移植修复的方法修复血管，随着血管外科腔内技术的迅速发展，越来越多的动静脉瘘及假性动脉瘤患者得到了微创治疗。

第二节·肢体血管伤治疗技术

四肢大血管损伤是常见的严重创伤，处置不当轻则导致肢体坏死，重则威胁生命。其损伤救治主要经历了三个阶段：①血管结扎术。到第二次世界大战结束前，血管损伤的处理基本仍停留在止血、结扎血管、截肢等技术。当时美军常规对损伤血管行结扎术，结果截肢率达半数以上，而腘动脉损伤结扎术后的截肢率高达73%。②血管修复术。在1950年的朝鲜战争中开始应用，并在1979年的越南战争中得到进一步改进。血管修复术的应用将腘动脉损伤后的截肢率降到32%，而总截肢率降低到13%以下。③临时性转流管的应用。在2003年的伊拉克战争中得到推广，将早期截肢率降到了5%～10%。

一、四肢血管损伤的诊断与临床表现

血管损伤的诊断，应遵循快速、全面、准确的原则。在战场环境下，准确、快速评估伤情是及时救治的关键。一般来说，肢体血管损伤的判断较为容易。大多数血管损伤表现为：活动性出血、血肿生成和无脉。查体是最直接、快速判断伤员伤情的手段，约90%的血管损伤都可以通过查体明确。

（一）辅助检查

1. 踝肱指数（ABI）

ABI是指通过测量踝部胫后动脉或胫前动脉及肱动脉的收缩压，得到踝部动脉压与肱动脉压之间的比值。当ABI＜0.9的时候，意味着肢体存在重要的动脉损伤，ABI＞1则能够排除肢体主要动脉损伤，并且存在可重复操作性，能够反映出肢体缺血的严重程度，但是ABI值容易受到动脉中层的影响，如腹部主

动脉狭窄、动脉中层严重钙化等，所以临床应用存在局限。

2. 血氧饱和度（SpO_2）

四肢血管损伤患者的脉搏由于失血或休克的影响，比较微弱，不容易观察，可以通过经皮测定和比较患者患肢和健肢末梢的 SpO_2，为临床诊断提供有效的参考。

3. 彩色多普勒超声

临床诊断四肢血管损伤时，应用彩色多普勒超声比较普遍，该诊断方式能够快速判断损伤部位血流动力学改变、动脉损伤是否导致血流中断等，此外，还能够监测血管损伤肢体远端是否形成侧支循环，所以成为血管损伤诊断的有效方式。

4. 多层螺旋 CT 血管成像

利用处理软件进行容积再现和去骨 VR、最大密度投影等处理，能够明确损伤血管的部位、血管断裂、血栓形成情况、造影剂外渗情况等，具有辐射小、检测快的优势。

5. 血管造影

其是临床诊断四肢血管损伤的一种可靠标准，能够明确血管损伤的具体位置，为治疗提供准确定位，但是操作比较复杂，并且无法提供血流动力学方面的情况，所以在临床中的应用无法广泛普及。

（二）临床表现

1. 出血

肢体主要血管断裂或破裂均有大量出血。开放性动脉伤出血呈鲜红色，多为喷射性或搏动性出血；如损伤的血管位置较深，可见大量鲜红色血液从伤口涌出。闭合性血管损伤时，损伤部位肢体常因内出血而显著肿胀，时间稍长者有广泛皮下淤血，有时形成张力性或搏动性大血肿、创伤性动脉瘤、动静脉瘘等。

2. 休克

动脉出血速度快且量大，若无法得到及时救治，补充胶体或血液制品，患者往往在短期内即可因血容量急剧减少，出现低血压并导致休克。

3. 肢体远端血供障碍

肢体远端血供障碍常表现为 6P 综合征（疼痛、肢体苍白、无脉、皮温降低、感觉异常、运动障碍）。值得一提的是，虽然“无脉”是判断血管损伤的一项重要指标，但是，一些上肢受伤的伤员可能会出现合并有无脉，但是肢体血运相对正常的情况。此时须应用超声等辅助检查明确肢体血运情况，而不是急于行手术治疗。另外，对于爆炸伤、冲击伤的伤员，阴性体征并不能完全排除主动脉或者腔静脉受损的情况，在有条件进行超声、CT 等辅助检查时，应予以全面评估，防止漏诊或误诊。皮肤苍白、皮肤温度下降、毛细血管充盈时间延长及静脉充盈差均是血供障碍表现。肢体疼痛、呈套式感觉障碍和肌肉主动收缩差均为肢体缺血表现，应与肢体缺血的其他表现一并考虑，并应排除周围神经损伤。

4. 假性动脉瘤和动静脉瘘

为血管部分损伤后的后期病理变化。①假性动脉瘤：动脉部分破裂后，血流冲到周围的软组织间隙内形成血肿，与管腔交通，局部形成搏动性血肿。4～6 周后，血肿边缘机化形成外壁，内表面为动脉内膜延伸增生的内皮细胞，形成假性动脉瘤。特点：局部肿块伴膨胀性搏动，可触及收缩期细震颤，可闻及收缩期血管杂音。压迫肿块近端动脉，肿块缩小，紧张度减低并停止搏动。②动静脉瘘：伴行的动静脉同时受伤，动脉血大部分不经过远端的毛细血管床而直接流入静脉，形成动静脉瘘。特点：可扪及连续性震颤，闻及连续性杂音，收缩期增强，如瘘口小、远离心脏，可无明显全身症状，但如瘘口大、近心脏，可使心脏负担加重而逐渐扩大，出现心力衰竭等严重并发症。如果压迫“瘘口”或瘘的近端动脉，健肢动脉压立即恢复，心率变慢，即为“脉搏迟缓试验”。

一般根据临床表现即可对四肢血管伤作出正确诊断，关键是要根据受伤史和临床检查，做到及时准确诊断，防止漏诊，早期处理。

二、四肢血管伤的处理和治疗原则

周围血管损伤后，首先应立即进行有效止血，纠正休克，挽救伤员的生命；同时力争恢复肢体血循环，妥善处理好血管伤及其合并伤，以保全肢体，减少残疾，并及时转运至救护所或后方医院。影响肢体远端血运的因素是多方面的。其中，受伤至血运重建时间常常被认为是影响肢体远端血运及预后的重要参考指标之一。血运重建的黄金时期为损伤后 6～8 h，缺血时间越长，代谢废物越多，组织坏死越严重，预后越差。除外血运重建时间，肢体损伤程度，包括软组织受损及骨折程度，也会对肢体远端血运产生显著的影响。

另外，血管损伤平面是否会影响肢体远端血运，未见明确的研究结论。依据一般的经验，越是高位的血管损伤，肢体远端的血运越差，但事实并非如此。股总动脉分为股浅及股深两大分支。股浅动脉在大腿段几乎没有侧支，直到进入收肌管后，才在收肌管水平发出膝降动脉及直接骨膜支，然后出收肌管延续为腘动脉；腘动脉在膝关节分出很多分支，形成膝关节动脉网，腘动脉分出胫前动脉后延续为胫腓干，后者分为胫后及腓动脉。这一血管走行中，最重要的侧支循环包括两部分。一是股深动脉的主干及股深动脉的分支——旋股外侧动脉的降支与股浅动脉的分支在收肌管水平的交通。当股浅动脉在分出上述侧支前发生血管损伤而血流中断时，可为肢体远端代偿供血。但也有文献指出旋股外侧动脉变异较大，可发自股深、股总甚至股浅动脉开口部位，其远端与膝关节动脉网的膝上外侧动脉、股浅动脉均有交通，甚至还有 26%的交通情况不明。但无论解剖变异如何，其与股深动脉主干代偿为肢体远端供血的重要地位毋庸置疑。膝降动脉作为股浅动脉入收肌管水平后发出的重要侧支，有三个终末分支：关节支、隐神经支及肌支，与股深动脉及分支有广泛的交通循环。二是膝下内侧动脉为小腿及足代偿供血。膝关节动脉网由腘动脉分出五大分支相互交通构成，主要为膝关节各组织结构供血。其中膝下内、外侧动脉为自腘动脉分出后向肢体远端走行的动脉，膝下内侧动脉分支最粗、走行最长，且接受来自非腘动脉主干的侧支供血最多。

股浅动脉近中段完全离断后，足背动脉仍可触及搏动；而腘动脉 P1 段(腘动脉起于收肌管出口，终于膝下动脉分叉处，其间从髌骨上缘至胫骨内外髁连线自上而下分为 P1、P2 和 P3 三段)的血管损伤，却常常带来严重的肢体坏死，这种情况是侧支循环代偿差异的结果。自股总动脉分出股浅动脉一直到腓动脉末梢水平，这一长段的血管走行中，侧支循环的分布是不均衡的。在不同的平面出现血管损伤，对肢体远端血供的影响也会有所不同。因此，我们设想血管损伤平面也是影响肢体远端血运的重要因素，但具体哪段血管损伤对肢体远端血运影响最大尚不明确。

对于一些可能发生血管损伤的情况，如小的血肿、伤员血压升高及切口毗邻大血管，也应在给予紧急处理后进行后送。在战场环境中，创伤性动脉瘤、动静脉瘘、血管感染，往往很难及时予以准确判断和有效处理。因此，在伤后 6～8 h，在后方救治机构给予准确诊断和合理处置能够有效提高血管战创伤的治疗成功率。

(一) 急救止血

大多可用加压包扎止血。对股动脉、腘动脉和肱动脉引起的大出血，不能用加压包扎止血时，应立即使用止血带。但应注意正确使用止血带，掌握好止血带使用的适应证、上止血带的部位、时间和松紧度。若止血带使用不当，可带来严重并发症，以致肢体坏死。对无条件修复血管而需长途后送者，可先做初步清洁、结扎血管断端，缝合皮肤，不上止血带，迅速后送到有修复血管条件的医院处理。这样可减少感染机会，防止出血和长时间使用止血带的不良后果。

（二）血管损伤的清创术

及时完善的清创术是预防感染和成功修复组织的基础。应争取 6～8 h 内尽快做好清创术，去除污染、异物、失活及坏死组织，以防感染。如清创不彻底，即使血管修复完善，也可因伤口感染或组织坏死，使血管外露、感染、出血而导致失败。对损伤的血管断端，因实际损伤范围比肉眼所见大，应在肉眼观察到损伤部位以外再切除 3 mm，以防修复后因清创不彻底而造成血栓形成。

（三）血管损伤的修复

四肢动脉损伤的修复，不论完全或大部分断裂，或挫伤后血栓形成，均应切除损伤部分，进行端端吻合效果为最好。对于缺损≥3 cm 的动脉损伤，不能做端端吻合时，应采用自体静脉或人工血管行旁路术以保证远端肢体的血供。不仅是动脉，静脉损伤在有条件的情况下也应积极进行血运重建，以免血液回流不足、肢体肿胀、肌肉坏死而最终导致截肢。早期处理战时创伤性的静脉损伤，最常用的方式也是单纯结扎。但是静脉结扎后，急性静脉循环功能障碍也会导致肢体水肿，甚至造成截肢。有研究表明，静脉修复后不仅能有效减轻肢体水肿，还可以提高远期的动脉通畅率。因此，在可重建动脉的同时，须对深静脉的重要血管进行修复，只有在严重危及伤员生命的情况下，才可选择直接结扎深静脉的手术方式。

三、四肢血管伤的分级救治

（一）现场急救

对四肢血管伤出血，用较多敷料或干净布类覆盖伤口或填充伤口空腔，加压包扎，大多可以止血。如不能控制，立即改用止血带。上肢和小腿的动脉伤加压包扎多可止血，只有对较大动脉伤，如腘动脉、股动脉等加压包扎不能止血时，才使用止血带。上止血带的部位要有垫层。上止血带后应有明显标记，并记录时间，一般不要超过 1～2 h，根据时间合理间断放松止血带，以免肢体远端发生不可逆坏死。如合并骨折应用夹板固定邻近上下 2 个关节，服止痛片，同时应用抗生素。主要动脉伤多有大出血，应尽快优先后送。

（二）紧急救治

（1）如伤部敷料松散或出血，应调整并补充包扎。

（2）解决出血及止血带的问题：在有准备情况下取下止血带，改用包扎止血后送；如不能止血，应结扎出血血管，尽可能不要带止血带后送。

（三）分类后送

立即评估伤员的血管伤伤情及可能需要的后送时间，如估计后送时间过久可能导致肢体缺血坏死，应尽快转送至团救护所实施临时性转流管转流等损伤控制处置，否则应尽快后送至有血管修复能力的医疗机构实施进一步救治。处置原则包括：①持续出血的伤员，肢体未坏死者，第一优先进入手术室，立即手术处理。②肢体出血已控制，但已有缺血表现，第二优先进行手术。③肢体出血已控制，无缺血坏死危险，有搏动性血肿，未扎止血带，可后送至有条件的专科医院救治。

（四）早期外科治疗

（1）伤员到达后，根据轻重缓急进行处理，优先抢救窒息、休克及其他紧急和影响生命的损伤。

（2）纠正休克、输血补液，做好清创术。

（3）紧急处理血管伤，如血源和技术条件允许，紧急处理主要动脉如腘动脉以上及肱动脉以上的血管伤。做好清创术，修复血管后用肌肉覆盖，不缝皮肤，充分引流，包扎固定，待情况平稳后迅速后送。如不具备条件修复血管，可在清创后结扎血管断端，不带止血带，争取迅速后送至二线救治机构或后方医院修复血管。

(4) 手术探查可疑的血管损伤。指征包括：①伤员存在前面所讲的硬指标。②伤员存在软指标，经彩色多普勒超声和(或)血管造影术发现血管损伤。③高度怀疑腘动脉损伤者。

四、损伤控制手术技术及要点

(一) 术野准备

消毒准备的范围除受伤肢体外，还应包括对侧正常的肢体，以备取自体静脉作移植物。注意区分清洁伤口和污染伤口，消毒原则不同，防止感染加重。

(二) 暴露损伤血管

纵向扩大伤口创面，解剖控制损伤血管的远近端。有条件的情况下，可用气囊止血带控制近端的出血，有利于保持清晰的术野，减少副损伤。

(三) 修复血管或自体静脉移植

出血一旦控制，继续进行以下操作：

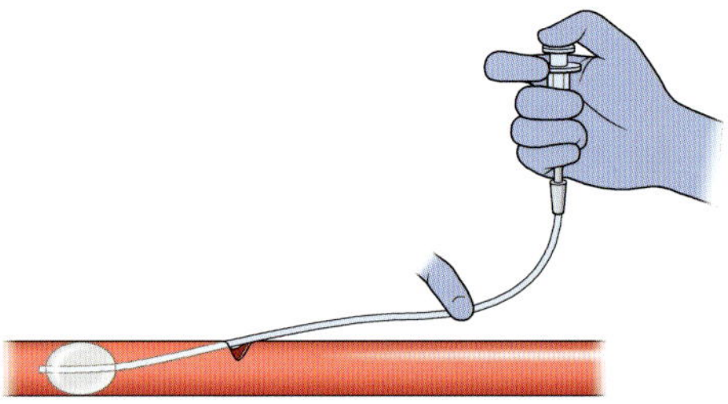

图 10-1 Fogarty 导管取栓示意图

(1) 血管清创，范围至肉眼观察正常的管壁，高速火器伤清创范围应超过血管创缘 1～2 cm。

(2) 用球囊导管(常用 Fogarty 导管)清除远近端血管内残余的血栓(图 10-1)。

(3) 肝素盐水冲洗远近端血管，防止残留血栓堵塞管腔。

(4) 视血管损伤情况，用不可吸收血管缝线缝扎血管破口，或修剪受损血管后行端端吻合，长度不够时可取对侧静脉做自体静脉移植。

(5) 如果前述的方法均无法实施或失败，即使有很高的截肢率，也只能选择动脉结扎术，以期“丢肢保命”。据统计，动脉结扎后肢体坏死率分别为：腋动脉 40%～60%，肱动脉(肱深动脉以上)56%，肱动脉(肱深动脉以下)20%～25%，髂外动脉 48%，股总动脉 80%，股浅动脉 50%，腘动脉 70%。

(四) 合并伤的处理

四肢大血管伤约 1/3 合并骨折，约 1/6 合并神经损伤。有条件的情况下应先行血管修复，再处理骨折及神经损伤。但当伤情复杂或要求先将骨折进行复位处理的时候，可考虑先用临时性转流管恢复血供，将骨折复位固定或其他复杂伤情处理完毕后，再行血管修复。

(五) 血管修复后注意事项

血运重建后术后处理极为重要，不恰当处理可能引起血管损伤救治失败，导致肢体坏死或功能障碍，严重者危及患者生命。血管修复后即刻，应检查远近端搏动是否良好，周围有无活动性出血或渗血，探查有无遗漏的损伤。若判断损伤处污染不重，可在冲洗后逐层关闭伤口。若怀疑有污染，可冲洗后间断关闭肌肉层，暂不予缝合皮肤。

术后应注意以下内容。

(1) 继续密切观察远端动脉搏动及肢体血运：如果发现血管搏动或皮肤颜色、温度异常，即使多普勒检测仍存在血流信号，也要高度怀疑移植物血栓形成的可能，应立即手术探查，恢复肢体血流。

（2）抗凝：应用小剂量肝素预防深静脉血栓的形成，同时可保证修复血管的通畅，但合并有颅脑创伤或多发伤的伤员应慎用。

（3）体位：术后肢体放置在心脏水平，不宜过高或过低，以免肢体供血不足或静脉回流障碍。但当肢体肿胀严重时，可适当抬高伤肢以减轻水肿。

（4）制动：应用石膏固定肢体关节于半屈曲位 3～4 周，避免缝合血管撕裂大出血。以后循序逐渐伸直关节，避免操之过急，以免缝线崩开造成出血和动脉瘤等合并症。

（5）抗感染：术后要注意防治感染，如有伤口感染，应早期彻底清创、充分引流，并适当使用抗菌药物。

（6）骨筋膜室综合征的预防和治疗：前臂、手的肌间室和小腿胫前肌间室是最容易发生筋膜间室综合征的部位。在血管损伤处理较晚、肌肉广泛挫伤的情况下，易导致筋膜间室内压力增高，发生肌肉坏死，甚至肾衰竭。预防及治疗的主要方法是早期肌筋膜切开减压术，可减少肢体坏死率。手术指征包括：①血管损伤后 4～6 h 未恢复血流。②同时合并动、静脉损伤。③动脉结扎术后。④复合骨折、挤压伤、严重的软组织毁损伤、肌肉水肿或片状坏死。⑤肌间室张力明显增高/肌间室压力超过 40 mmHg。⑥预防性筋膜切开减压用于所需后送时间较长或无法长时间进行临床观察的伤员（后送途中无外科手术救治单位的情况）。

标准的双切口、四间室切开减压术是治疗小腿段骨筋膜室综合征的简单而有效的方法（图 10－2）。

前臂筋膜切开减压的切口分别为在前臂伸肌群正中的纵行长切口和起自肘窝的屈肌群表面的弧形切口（图 10－3）。

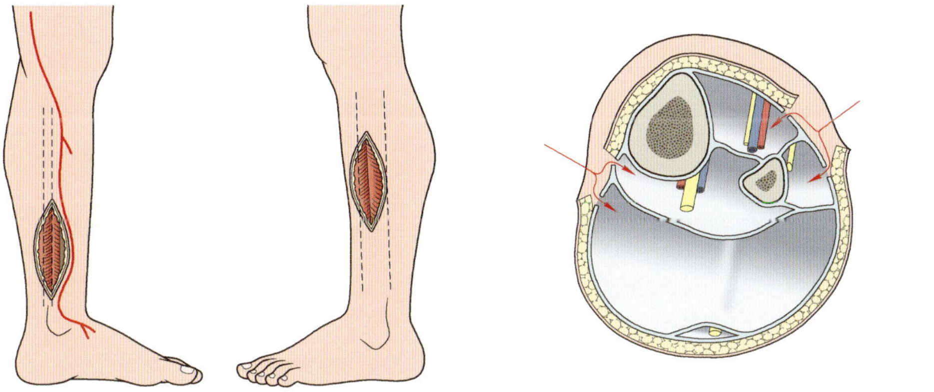

图 10－2 小腿双切口、四间室骨筋膜切开减压术

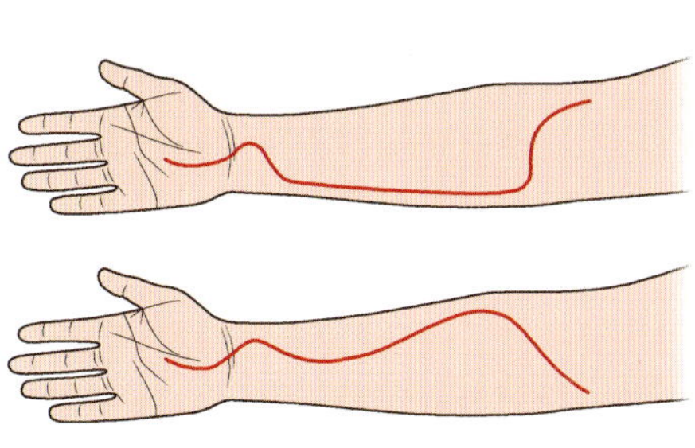

图 10－3 前臂筋膜切开减压切口示意图

五、肢体血管损伤的腔内治疗

四肢血管损伤应争取早期诊断、早期手术探查，尽快恢复肢体血供，以降低病死率和截肢率。与传统手术治疗相比，血管腔内治疗具有创伤小、操作简便、恢复快、住院时间短，缩短了缺血时间，降低了心、肺、脑、肾等重要脏器的严重并发症发生率，从而降低死亡率等优点，被用于主髂动脉和股动脉等大中动脉的内膜撕裂、动脉夹层、假性动脉瘤、动静脉瘘等血管损伤的治疗中，在肢体血管损伤救治中的重要性日益提高。

肢体血管损伤的腔内治疗主要使用栓塞性弹簧圈和腔内覆膜移植物两种材料。弹簧圈由不锈钢带绒毛螺旋制成，通过 5F 的导管导入损伤血管，释放于需栓塞部位，其上绒毛促使血管内血栓形成。所以，弹簧圈栓塞主要用于低血流性动静脉瘘、假性动脉瘤、非主要动脉或是肢体远端解剖部位的活动性出血。在治疗动静脉瘘时，理想状态的弹簧圈应通过瘘口固定于静脉端，促使瘘口闭塞而动脉保持开放，如不成功可再次阻塞动脉端。而覆膜支架移植物因其支架外覆有一层人工血管，能起到隔绝血流的作用，可用在较小血管穿通伤、部分血管断裂、巨大的动静脉瘘、假性动脉瘤，以及弹簧圈所不能治疗的血管损伤。笔者通过腔内方法成功治疗了大量的动静脉瘘及假性动脉瘤患者。

但是腔内治疗仍有其局限性，尚无法完全替代传统手术。如血管完全离断时，腔内手术难以完成血管复通，需开放手术找到远近断端，行血管吻合。但随着腔内治疗材料的进步和设备的不断更新，腔内治疗的适应证将逐渐扩大，腔内血管技术治疗血管损伤将使更多血管损伤患者受益，具有广阔的发展前景。

第三节 · 临时性血管转流术

临时性血液转流管的成功放置不仅可有效地维持肢体血供，减少缺血时间，提供充足的时间进行清创或伤员后送(图 10－4、图 10－5)，还有利于细致地辨认周围的神经、静脉和其他组织的损伤程度，充分评估伤情，以选择最佳的手术方式(如血管重建或截肢)。

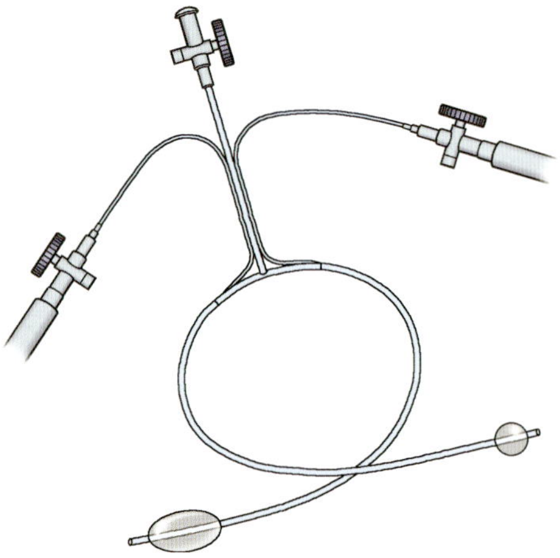

图 10－4　球囊阻断式临时性转流管

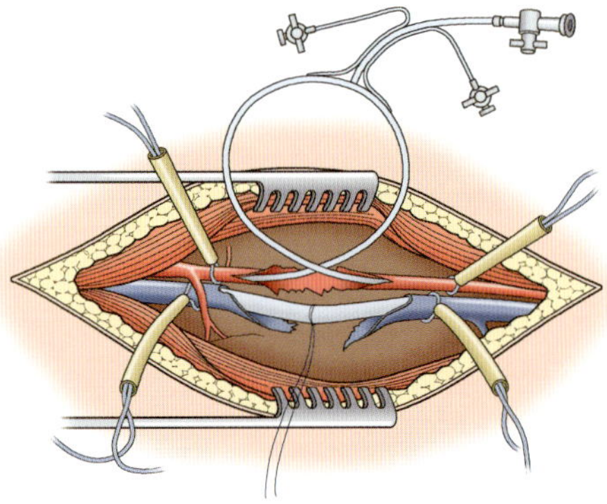

图 10－5　临时性转流管使用方法示意图

一、临时性血液转流管的放置现状

临时性血管转流术的应用历史悠久，最早报道可追溯至 1971 年，它有利于外科医生快速控制血肿、恢复血流，将伤员安全地后送，已成为涉及血管损伤的标准治疗方式选择。在军事经历中，临时性血液转流管的使用率为 31.5%～57%，保肢率为 92%～100%。随着战创伤救治理念的更新，临时性血液转流管的使用呈增加趋势。在平时，使用临时性血液转流管的目的：一是损伤控制，二是分期手术阶段救治。

值得一提的是，熟练掌握临时性血液转流管的放置要点，对减少转流管放置本身造成的血管损伤具有重要意义。

二、临时性血液转流管的分类和特点

（一）临时性血液转流管的分类

（1）直线型颈动脉转流管：直线型颈动脉转流管通常由柔软的弹性材料制成，具有一定的曲度，可根据需要调整角度。它适用于体外循环术中需要连接主动脉和转流装置的情况。

（2）Y形颈动脉转流管：Y形颈动脉转流管是一种具有分支设计的管道，可以同时连接两个颈动脉和体外循环装置。它适用于需要同时供血给两侧大脑的情况，如双侧颈动脉狭窄或闭塞手术中。

（3）自胸主动脉转流管：自胸主动脉转流管是一种通过胸骨中段切口直接连接到主动脉的管道。它适用于颈动脉有异常变异或手术条件不适合颈动脉插管的情况。

（二）临时性血液转流管的特点

（1）生物相容性：使用医用级材料制成，具有良好的生物相容性，不会引发过敏反应或其他不良反应。

（2）柔软性：转流管柔软且具有一定的弹性，能够适应不同的解剖结构和手术需求。

（3）可调节性：一些转流管设计允许根据需要调整转流管的长度和角度，以确保安全连接和血流。

（4）一次性使用：转流管为一次性产品，每次手术使用完毕后应及时丢弃，避免交叉感染的风险。

三、临时性血液转流管的放置要点

（一）适应证

多发伤大量失血后出现失代偿性出血休克（收缩压＜70 mmHg，体温＜34 ℃，输血量＞10 U 少浆血，酸中毒 pH＜7.2，凝血功能障碍 INR＞2）；Gustilo 分级Ⅲ级损伤；成批伤员需要救治时；颈动脉损伤需要快速保证颅脑血供时。

转流管临时转流适用于肢体近端血管，下肢血管包括髂动脉、股总动脉或股浅动脉、腘动脉；上肢血管包括锁骨下动脉、腋动脉和肱动脉；远端血管如膝下血管转流管置入后继发血栓形成的发生率高达70%，因此单纯结扎止血更为简洁、快速。

（二）放置步骤

（1）首先根据损伤血管远、近端动脉直径，选择合适型号的转流管，避免转流管置入困难（过大）或流量不足（过小）。

（2）预冲转流管待用：用肝素盐水充盈转流管两端球囊，检查球囊是否正常膨胀，有无破损。检查正常，放瘪球囊。用肝素盐水充满转流管管腔，用阻断钳夹住靠近转流管中间T管位置的管路，放无菌盘待用。

（3）分离并用硅胶血管吊带或止血带控制远近端动脉，必要时 Fogarty 导管取栓，在吊带的外侧分别上阻断钳。

（4）释放近端的控制吊带，肝素化生理盐水冲洗血凝块并置入转流管，转流管在血管内长度 15～20 mm，松开阻断钳，确认近端血流通畅，冲出可能蹭落的血栓或者斑块。

（5）再次用阻断钳阻断转流管中间T管的管路。

（6）调整阀门，用注射器注入适量肝素盐水扩张"转流管球囊"，阻断动脉和转流管间隙的返流血，关闭阀门。注意：球囊压力要适中，不可过高（损伤动脉内膜）或过低（漏血）。

第十章

(7) 同法将转流管置入远端动脉，注意利用返流血排气或血栓。

(8) 简单封闭创面。

(9) 检查远端的脉搏及肢体灌注情况。

(三) 延期转流

如果由于伤员的身体条件、伤情、战地环境等的限制无法实施血管修复手术，或重建手术失败，可选用前面所讲的临时性转流技术，经以下技术调整可保持有效的远端肢体血供长达 72 h(图 10－6)。

(1) 用结扎线更换血管吊带来牢固固定。

(2) 无须全身肝素化。

(3) 每小时一次评估远端的组织灌注情况。

(4) 反复评估、及早后送以实施确定性手术修复。

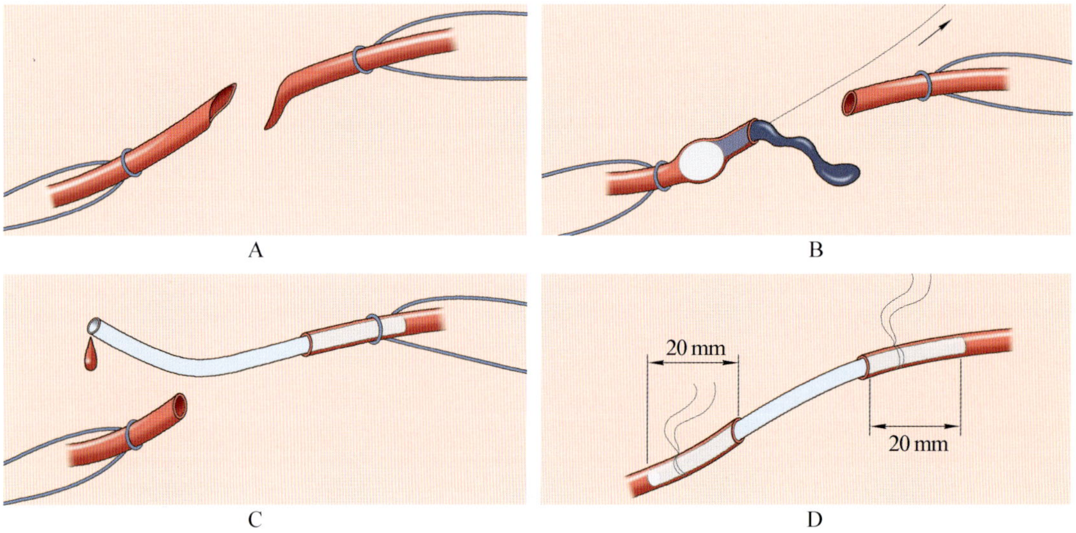

图 10－6 延时转流

(四) 修复动、静脉

同时有动、静脉损伤而手头无临时性转流管可用时，应先修复动脉损伤以减少缺血时间，后修复静脉。但是如有条件建议进行静脉转流。静脉转流与静脉结扎相比，对动脉转流术中的血流流动阻力较小，并且比单纯静脉结扎术更能有效地进行肢体静脉引流。

四、临时性血液转流管注意事项

(一) 选择适当型号

根据患者的具体情况和手术需求，选择合适尺寸和型号的转流管。

(二) 严格操作规程

操作人员应按照相关手术操作规程进行操作，并确保连接牢固和正确放置转流管。

(三) 术前准备

在手术前，确认转流管的完整性和无损坏，并且保持转流管的无菌状态。

(四) 观察和记录

在手术过程中，观察转流管的工作状态、血流情况和血液回流等，及时记录。

（五）使用完毕处理

每次使用完毕后，应将转流管丢弃，并按照医疗废物处理相关规定进行处理。

五、临时性血液转流管外科手术中的应用

（一）临时性血液转流管在颈部手术的使用

1. 使用指征

条件允许时，术中应用经颅多普勒超声（TCD）不仅可以持续监测术侧大脑中动脉 M1 段血流速度，还能发现术侧大脑中动脉内的血栓和气栓，这些参数在临床上有非常重要的意义。术中血流速度的变化，提示脑血流灌注是否充分，是否需用颈动脉临时转流管及转流管工作是否正常。术中试验性阻断术侧颈内动脉后，如 TCD 监测同侧大脑中动脉血流速度低于阻断前的 60%，提示术侧大脑中动脉分布区脑血流灌注代偿能力不足，长时间（>10 min）阻断此侧颈内动脉，会造成同侧大脑中动脉分布区脑缺血，进而发生脑梗死。因此，大脑中动脉血流速度低于阻断前的 60%，则认为患者颅内侧支循环代偿不良，是放置颈动脉临时转流管的重要指征。在完成血管缝合，开放颈动脉时，术侧大脑中动脉可出现一过性血流速度升高，如长时间持续升高而不下降，提示有发生颈动脉内膜切除术后高灌注综合征的可能，应及时降低血压，预防术后脑出血和严重脑水肿的发生。术中分离颈动脉时，如 TCD 监测到同侧大脑中动脉内有栓子通过，则提示颈动脉粥样硬化斑块十分不稳定，应轻柔分离血管，并尽早阻断颈内动脉，防止多量栓子脱落，造成远端血管栓塞。置入和取出颈动脉临时转流管及完成血管缝合、开放颈动脉时，TCD 可监测到同侧大脑中动脉内有栓子和气栓通过，少量栓子和气栓不会造成不良后果，但多量时，会增加与手术有关的脑缺血事件发生的概率。

术中直接测定术侧颈内动脉远端反流压的方法简单实用，利用有创压力监测传感器，即可完成测定。它反映了对侧颈内动脉和基底动脉经 Willis 环来的侧支循环血流的压力。其缺点是不能持续监测，且因脑组织对这一压力的耐受阈值尚不清楚，各家对结果说法不一。颈内动脉远端返流压当低于 25～40 mmHg 时，需用颈动脉临时转流管，但个别病例因颈内动脉远端返流压高于此值，未用颈动脉临时转流管，结果却发生与阻断术侧颈内动脉有关的脑缺血事件。

2. 临时性血液转流管在颈动脉内膜切除术中的应用

目前关于临时性血液转流管在颈动脉内膜切除术中应用价值的研究较少，并且不同学者分歧较大。帕斯科特（Pascot）等研究发现术中使用转流管会引起栓子脱落，延长手术时间，是颈动脉内膜切除术后新发脑卒中的危险因素。阿尔廷巴斯（Altinbas）等研究表明，术中转流管的应用容易导致微栓子的形成，是术后导致缺血性脑卒中事件的危险因素，不可忽略。古德尼（Goodney）等认为术中是否使用转流管对于颈动脉内膜切除术后预防脑卒中的发生没有影响。焦力群等研究发现术中选择性应用转流管可以降低脑卒中的发生率。而本尼特（Bennett）等研究表明术中是否采用转流对于围手术期短暂性脑缺血发作和脑卒中的发生率无明显差别。到目前为止，仍没有足够的研究数据明确术中转流管在颈动脉内膜切除术中的应用价值。转流管的使用虽然延长了手术时间，但大大缩短了颈动脉的阻断时间，特别是对于术中需要补片扩大成形和对侧血管代偿较差的患者，能够明显缩短脑缺血时间，提高手术的安全性。

术前患者颅脑长期处于缺血状态，颈动脉狭窄部位突然改善后，颅内血流分布在短时间内明显增加，尤其是术后 3～7 天是颅脑过度灌注的高发期，即使术后严格控制血压，但症状性颈动脉重度狭窄患者颅脑血流更差，当颅脑供血突然改善，其个体的适应性相对较差，因此保证相对正常的脑血流灌注非常重要。有研究表明，转流管组患者的术后过度灌注发生率为 1.02%，对照组为 7.28%，术中使用转流管可降

低术后颅脑过度灌注的发生率，目前相关研究少见。症状性颈动脉重度狭窄且对侧血流代偿较差的患者，理论上相对于轻度狭窄或血流代偿较好的患者发生颅脑灌注的风险比例更高，对于改善患者术后颅脑过度灌注的发生，术中转流管的应用具有明显的优势，但是其对于无症状性颈动脉狭窄或者血管代偿较好的患者是否有同样效果，有待进一步的研究证实。

转流管的应用增加了术中操作步骤，并且也有研究表明其能够增加微血栓形成的风险。因此，对于术中转流管是常规使用、选择性使用或不使用，应结合实际情况具体分析。对于血流代偿较差(特别是远端血管较细)、需要行补片扩大成形的患者，常规使用转流；对于其他情况则选择性使用。这就要求术者熟练操作，对于转流管的使用应注意：行转流前，转流管用肝素盐水充分浸泡并冲洗，转流前需检查阻塞球囊是否漏气，颈动脉切口需超过斑块达到正常端，插入时先插入颈动脉远端，深度 4～5 cm，不宜过深或过浅，使用肝素盐水充盈球囊，禁用空气充盈球囊，球囊充盈不宜过度，无血液溢出即可，将转流管中空气排空并查看返流血情况后再插入近端，充分回吸排气后再开通血流，拔管前彻底排空球囊。

3. 临时性血液转流管在颈动脉体瘤切除术中的应用

颈动脉转流管的应用经验多来自颈动脉内膜剥脱术，在颈动脉硬化狭窄严重的病例中，置入转流管可将粥样斑块推向远端造成急性脑栓塞；转流管对内膜组织的损伤有诱发血栓形成、引起夹层的风险。但在曾(Zeng)等的研究中，在复杂颈动脉体瘤应用转流管时均无脑梗死、血栓形成、颈动脉夹层及术后死亡的案例报道。考虑到颈动脉体瘤患者多为青年及中年，合并严重颈动脉粥样硬化斑块病变少见，因此在动脉内膜组织较为完好的前提下，转流管的安全性也较高。但是，应用转流管与短期神经损伤的发生率增加明显相关，是应用转流管明确的短期并发症。然而，在长期神经损伤中颈动脉转流管并不是绝对的危险因素，与非转流管应用的手术相比并无统计学差异。可能是因为应用转流管的手术均为较复杂的分型，手术难度较大，术中出血及手术时间也相应增加，因此组织水肿及神经牵拉发生率大，但因无绝对神经损伤，应用药物后即会有明显好转。这表明转流管的应用是相对安全的。因此总体看来，在周围组织粘连侵蚀严重、颈动脉壁菲薄不易分离的复杂颈动脉体瘤中，颈动脉转流管的应用是安全有效，但严格把控其应用指征仍应作为重点。颈动脉体瘤所在解剖位置复杂精细，颈动脉转流管的应用不会增加手术带来的动脉狭窄及缺血的并发症风险，是部分复杂颈动脉体瘤术中安全有效的措施。如果出现颈动脉破裂可以尽快应用转流管维持颅内血流，可能有助于减少相对的出血及手术时间，同时减少短期神经损伤的发生。但是，目前应用颈动脉转流管的案例多为复杂颈动脉体瘤，缺少对照研究可以为转流管是否在减少神经损伤、减少脑灌注不足的并发症上起到显著作用提供支持。

4. 临时性血液转流管在颈动脉瘤术中的应用

颈动脉假性动脉瘤常瘤体巨大，有时不易显露和控制颈总动脉，可将切口延向乳突处，分离出颈内动脉远侧，从此处做颈内动脉切口，将颈动脉转流管一侧插入颈总动脉，另一侧插入颈内动脉远侧，如此既可在切开瘤体时控制创面不出血，又不中断颅内血流。另外，有时颈动脉破口较大且不规则，须行补片修补破口，必然需中断脑血流时间较长，此时如能从破口处插入转流管，必将大大缩短脑缺血时间，从而提高手术的安全性。颈内动脉瘤者，瘤体位置高，常近颅底根本无法行颈内动脉重建术，常需被迫行颈内动脉结扎术，此术脑梗死并发症极高。应用颈动脉转流管为支撑，行瘤体大部切除缩缝成形术，不失为一较佳选择。颈动脉迂曲症少有报道致脑缺血者，在颈动脉转流管保护下行一段颈动脉切除后端端吻合，此法安全可靠。

(二) 临时性血液转流管在肢体血管损伤修复中的使用

肢体重要血管的损伤临床并非少见，重要血管损伤血运重建后，肢体存活及功能恢复程度与肢体缺血的时间长短密切相关。和平时期血管损伤的原因以交通事故所致的碾挫伤或骨折断端所致的血管继发损伤多见，但也见于一些贯通伤；此外，外科手术中血管损伤也呈增多趋势。

高能量创伤往往导致肢体骨关节与软组织严重损伤，其中血管损伤可危及生命。骨骼肌对缺血的耐受时间为 6～8 h，传统的保肢手术是按清创、探查、骨折复位固定、肌肉肌腱修复、血管神经修复和创面处理的顺序进行，但是由于手术复杂、耗时较长，在肢体重建血运后，缺血时间过长，从而致使截肢率上升；另外，即使肢体有良好血循环，神经、肌肉也会发生不可逆改变，轻者遗留缺血性肌挛缩和神经功能障碍，重者出现肌肉进行性坏死，继发感染或保肢失败，或因毒素吸收危及生命而截肢。因此，对于肢体主要血管有损伤者，一旦全身情况许可，需尽早修复血管，重建血供。

然而，高能量损伤伤情复杂，常伴重要脏器损伤。对于这类患者，即使全身情况稳定，早期确诊有血管损伤，处理也非常困难。首诊的基层医院常因条件有限将患者转至上级医院；到了上级医院，即使能立即手术，按常规程序也耗时较长，难以在 6 h 内重建肢体血供，影响预后。一些术中血管损伤的患者在无可靠的血管重建条件时需要转诊或会诊，这些过程耗费过多的时间也可导致肢体功能障碍，如何快速恢复肢体血供缩短缺血时间是临床医生面临的一个难题。使用临时性血液转流管快速恢复肢体血供，缩短肢体缺血时间效果良好，对降低截肢率有重要意义。

在肢体血管损伤修复中使用临时性血液转流的适应证包括：严重多发伤合并的血管损伤，肢体完全缺血时间接近或超过 6 h，多条损伤动脉需手术处理，如断肢再植术等。使用临时性血液转流后应在 24 h 内进行血管重建手术。有文献报道，动脉内临时性血液转流可留置 70 h，静脉内可留置 35 h，但最新的研究提示临时性血液转流留置时间最好不超过 9 h。苏布拉马尼安(Subramanian)等报道 69 例患者，72 条动脉、29 条静脉使用临时性血液转流，转流管的血栓发生率为 5%，总截肢率为 18%，生存率为 88%。

随着临时性血液转流管逐渐被接受，其适应证也在不断拓展，已开始在肿瘤切除术中应用。肿瘤能否完整切除对患者长期生存至关重要，一旦肿瘤侵犯或紧邻重要血管，则难以根治性切除。如冒险切除，可能需阻断重要血管较长时间，肿瘤切除后也难以迅速完成血管重建，造成相应脏器或肢体缺血时间延长。此时若使用临时性血液转流管技术，可有效解决此问题。即在切除肿瘤前，使用转流管在受侵血管两端分别桥接形成血液转流，然后在保证脏器或肢体远端血供的情况下，行肿瘤完整切除，最后在肿瘤切除术基本完成时，移除转流管，行血管重建。此法操作简便，适应证广泛。

临时性血液转流快速重建肢体血运可根据受损血管的部位，本着简便、实用、直径相近的原则，可就地取材选用吸痰管、硅胶引流管、脑室分流管、输液管、鼻饲管等；注意选取的转流管外径不能大于拟转流血管的口径，动脉静脉受损时应均做转流，插入转流管前，应确定受损血管远近端无血栓，否则应先行取栓术；所选转流管要略长于受累血管长度，以免在骨折复位固定或肿瘤切除等操作时因有张力而滑脱，但不宜过长，否则容易形成血栓；转流管远近段适当的位置以丝线捆绑结扎作为标记线以掌握插入的深度，一般插入 1～2 cm 即可；转流前应根据具体的伤情做全身肝素化(肝素钠 0.5～1.0 mg/kg)，创面大时肝素量适当减少或不用，否则易出现出血倾向，造成失血过多。

临时性血液转流管可快速恢复肢体血供，但也有不足之处：①只能作为特殊情况下的应急措施，最终仍需移除转流管，行血管移植修复，此时会造成远端肢体再次缺血。②由于转流管本身无抗凝功能，使用时间过长会形成血栓，影响肢体血循环，用于静脉转流时更易发生，有发生肺栓塞的可能。③转流管没有血管搏动传导功能，转流管越长，远端压力越低，对肢体远端的灌注越差。④移除转流管时，需切除结扎固定处的一段血管，增加了血管缺损长度。

（张　磊　魏小龙）

参考文献

[1] Rasmussen T, Stockinger Z, Antevil J, et al. Wartime vascular injury [J]. Mil Med, 2018, 183(suppl_2): 101 - 104.
[2] Inaba K, Aksoy H, Seamon M J, et al. Multicenter evaluation of temporary intravascular shunt use in vascular trauma [J]. J Trauma Acute Care Surg, 2016, 80(3): 359 - 365.
[3] Rasmussen T E, Clouse W D, Jenkins D H, et al. The use of temporary vascular shunts as a damage control adjunct in the management of wartime vascular injury [J]. J Trauma, 2006, 61(1): 8 - 12.
[4] Taller J, Kamdar J P, Greene J A, et al. Temporary vascular shunts as initial treatment of proximal extremity vascular injuries during combat operations: the new standard of care at echelon II facilities? [J]. J Trauma, 2008, 65(3): 595 - 603.
[5] Eger M, Golcman L, Goldstein A, et al. The use of a temporary shunt in the management of arterial vascular injuries [J]. Surg Gynecol Obstet, 1971, 132 (1): 67 - 70.
[6] Boonrod A, Thammuaroj T, Jianmongkol S, et al. Distal anastomosis patterns of the descending branch of the lateral circumflex femoral artery. J Plast Surg Hand Surg, 2016, 50(3): 167 - 170.
[7] Sabalbal M, Johnson M, McAlister V. Absence of the genicular arterial anastomosis as generally depicted in textbooks [J]. Ann R Coll Surg Engl, 2013, 95(6): 405 - 409.
[8] Ziegler T, Kamolz L P, Vasilyeva A, et al. Descending genicular artery. Branching patterns and measuring parameters: a systematic review and meta-analysis of several anatomical studies [J]. J Plast Reconstr Aesthet Surg, 2018, 71(7): 967 - 975.
[9] Shahid S, Saghir N, Cawle O, et al. A Cadaveric study of the branching pattern and diameter of the genicular arteries: a focus on the middle genicular artery [J]. J Knee Surg, 2015, 28(5): 417 - 424.
[10] Ding W, Wu X, Li J. Temporary intravascular shunts used as a damage control surgery adjunct in complex vascular injury: collective review [J]. Injury, 2008, 39(9): 970 - 977.
[11] DuBose J J, Savage S A, Fabian T C, et al. The American Association for the Surgery of Trauma PROspective Observational Vascular Injury Treatment (PROOVIT) registry: multicenter data on modern vascular injury diagnosis, management, and outcomes [J]. J Trauma Acute Care Surg, 2015, 78(2): 215 - 222.
[12] RudstrÖm H, Bergqvist D, Ögren M, et al. Iatrogenic Vascular Injuries in Sweden. A Nationwide Study 1987—2005 [J]. Eur J Vasc Endovasc Surg, 2008, 35(2): 131 - 138.
[13] Dumire R, Morrissey S. Damage control vascular surgery for the general surgeon [J]. Am Surg, 2017, 83(1): e6 - e7.
[14] Borut L T, Acosta C J, Tadlock L C, et al. The use of temporary vascular shunts in military extremity wounds: a preliminary outcome analysis with 2-year follow-up [J]. J Trauma, 2010, 69(1): 174 - 178.
[15] Evans C, Chaplin T, Zelt D. Management of major vascular injuries: neck, extremities, and other things that bleed [J]. Emerg Med Clin North Am, 2018, 36(1): 181 - 202.
[16] Hornez E, Boddaert G, Ngabou U D, et al. Temporary vascular shunt for damage control of extremity vascular injury: a toolbox for trauma surgeons [J]. J Visc Surg, 2015, 152(6): 363 - 368.
[17] Belardi P, Lucertini G, Ermirio D. Stump pressure and transcranial Doppler for predicting shunting in carotid endarterectomy [J]. Eur J Vasc Endovasc Surg, 2003, 25(2): 164 - 167.
[18] Pistolese G R, Ippoliti A, Crispo E, et al. Is the use of shunts in carotid endarterectomy still a problem? [J]. Eur J Vasc Surg, 1993, 7(6): 604 - 609.
[19] Pascot R, Parat B, Le Teurnier Y, et al. Predictive factors of silent brain infarcts after asymptomatic carotid endarterectomy [J]. Ann Vasc Surg, 2018, 51: 225 - 233.
[20] Altinbas A, van Zandvoort M J, van den Berg E, et al. Cognition after carotid endarterectomy or stenting: a randomized comparison [J]. Neurology, 2011, 77(11): 1084 - 1090.
[21] Goodney P P, Likosky D S, Cronenwett J L. Factors associated with stroke or death after carotid endarterectomy in northern New Endgland [J]. J Vasc Surg, 2008, 48(5): 1139 - 1145.
[22] 焦力群,宋刚,李萌,等.颈动脉内膜切除术治疗颈动脉狭窄的有效性及安全性评估[J].中国脑血管病杂志,2012,9(5):227 - 232.
[23] Bennett K M, Scarborough J E, Cox M W, et al. The impact of intraoperative shunting on early neurologic outcomes after carotid endarterectomy [J]. J Vasc Surg, 2015, 61(1): 96 - 102.
[24] 周帅,高秀琴,姜丽娜,等.颈动脉转流管在颈动脉内膜切除术中的临床应用[J].中华脑科疾病与康复杂志,2020,10(3):160 - 164.
[25] 赵纪春,马玉奎,黄斌,等.术中颈内动脉转流在颈动脉体瘤切除中的应用[J].中华普通外科杂志,2010,25(7):533 - 535.
[26] Tamaki T, Yoji N, Saito N. Distal cervical carotid artery dissection after carotid endarterectomy: a complication of indwelling shunt [J]. Int J Vasc Med, 2010, 2010: 816937.
[27] Zeng G, Zhao J, Ma Y, et al. Use of an intraoperative shunt for easy resection of complicated carotid body tumors [J]. Head Neck, 2013, 35(1): 61 - 64.
[28] 张建彬,徐荣伟,陈洁,等.超选择动脉栓塞后手术切除颈动脉体瘤的疗效分析[J].中国普通外科杂志,2016,25(6):859 - 863.
[29] 李晶,蒋京军,张小明,等.颈动脉转流管在复杂颈动脉体瘤手术切除中的应用[J].中国普通外科杂志,2018,27(12):1556 - 1562.
[30] Liapis C D, Gugulakis A, Misiakos E, et al. Surgical treatment of extracranial carotid aneurysms [J]. Int Angiol, 1994, 13: 290 - 295.
[31] Fox N, Rajani R R, Bokhari F, et al. Evaluation and management of penetrating lower extremity arterial trauma: an Eastern Association for the Surgery of Trauma practice management guideline [J]. J Trauma Acute Care Surg, 2012, 73(5 Suppl 4): S315 - 320.
[32] Oliver J C, Gill H, Nicol A J, et al. Temporary vascular shunting in vascular trauma: a 10-year review from a civilian trauma centre [J]. S Afr J Surg, 2013, 51(1): 6 - 10.
[33] Subramanian A, Vercruysse G, Dente C, et al. A decade's experience with temporary intravascular shunts at a civilian level I trauma center [J]. J Trauma, 2008, 65(2): 316 - 324.
[34] Ding W, Ji W, Wu X, et al. Prolonged indwelling time of temporary vascular shunts is associated with increased endothelial injury in the porcine mesenteric artery [J]. J Trauma, 2011, 70(6): 1464 - 1470.
[35] Blaisdell F W. The pathophysiology of skeletal muscle ischemia and the reperfusion syndrome: a review [J]. Cardiovasc Surg, 2002, 10(6): 620 - 630.
[36] Davidovic L B, Cinara I S, Ille T, et al. Civil and war peripheral arterial trauma: review of risk factors associated with limb loss [J]. Vascular, 2005, 13 (3): 141 - 147.
[37] McHenry T P, Holcomb J B, Aoki N, et al. Fractures with major vascular injuries from gunshot wounds: implications of surgical sequence [J]. J Trauma, 2002, 53(4): 717 - 721.
[38] Granchi T, Schmittling Z, Vasquez J, et al. Prolonged use of intraluminal arterial shunts without systemic anticoagulation [J]. Am J Surg, 2000, 180(6): 493 - 497.

第十一章·四肢、骨盆创伤

四肢、骨盆创伤十分常见，也是损伤控制性外科处理的重要目标疾病。对于四肢、骨盆创伤，损伤控制性处理的总体目标为：控制出血，固定损伤部位，防止进一步损伤，防治损伤部位感染。

四肢、骨盆创伤通常对机体产生持续性损伤因素，包括创面污染、疼痛、骨折断端继发损伤，以及血管损伤导致的出血、肢体组织坏死释放毒素等。为了挽救严重创伤伤员的生命，早期采取简单有效的处理方法，去除或控制这些损伤因素对机体进一步的损伤，损伤控制性骨科（damage control orthopedics，DCO）技术应运而生。DCO主张应采取控制肢体出血、稳定骨折、包扎创面、截肢或建立血管临时畅通的处理。DCO的重点是迅速纠正休克、平衡内环境，纠正酸中毒、低温及凝血机制紊乱状况，首先保证伤员生命，使其度过创伤的第一次打击，待血流动力学、体温等内环境状态恢复平稳后再实施确定性手术，具体措施包括骨折固定形式的改变、创面的延期缝合、血管再通处理等。避免伤后初期不恰当的骨科手术治疗成为第二次打击，对机体造成级联放大式的再伤害，引发成人呼吸窘迫综合征（ARDS）、多器官功能障碍综合征（MODS）等。

损伤控制的第一步是早期迅速判断伤情、评估全身情况。四肢骨折的诊断依据包括：外伤史、疼痛、压痛、肿胀、畸形、功能障碍、异常活动、骨擦音或骨擦感、纵向叩痛、骨传导音低或消失等；肢体血管损伤的诊断应根据脉搏消失、感觉异常、瘫痪、苍白、疼痛（5P综合征）来判断；筋膜间隙综合征的早期诊断十分重要，其特征包括肢体肿胀明显、间隙张力增高、肢体活动障碍、压痛明显，以及被动牵拉痛；脂肪栓塞综合征的特征为皮下出血、出现呼吸系统症状、出现排除颅脑外伤的神经症状；脊柱、脊髓损伤可伴有四肢神经症状、脊髓休克等。

损伤控制性外科既是一种理念，更是一种救治技术，它不仅包含骨创伤伤员的全部救治过程，还强调早期正确恰当的处置、分级救治。以下按损伤部位不同分别叙述。

第一节·肢体伤诊断

一、四肢骨折

（1）局部疼痛、肿胀和功能障碍，开放性损伤还伴有伤口出血，当伴随骨折时，骨髓、骨膜及周围组织血管破裂出血，在骨折处形成血肿，以及软组织损伤所致水肿，使伤肢严重肿胀，甚至出现张力性水疱和皮下瘀斑，由于血红蛋白的分解，可呈紫色、青色或黄色。骨折局部出现剧烈疼痛，特别是移动伤肢时加剧。局部肿胀和疼痛使伤肢活动受限，如为完全性骨折，可使受伤肢体活动功能完全丧失。

（2）骨折的特有体征：①畸形，骨折段移位可使伤肢外形发生改变，主要表现为短缩、成角或旋转。

②异常活动：正常情况下肢体不能活动的部位，骨折后出现不正常的活动。③骨擦音或骨擦感：骨折后，两骨折端相互摩擦时，可产生骨擦音或骨擦感。

二、骨盆骨折

骨盆骨折是十分严重的创伤类型，不稳定性骨盆骨折均常合并腹部和盆腔脏器伤，如直肠、膀胱破裂，存在断端处的骨松质出血、盆腔静脉刺破出血，甚至髂内动脉出血，出血量大，常积聚于后腹膜间隙。

现场查体出现以下症状则高度怀疑不稳定性骨盆骨折。

（1）下肢短缩或明显的旋转畸形，提示不稳定性骨盆骨折。

（2）腰臀部大量皮下出血、肿胀、瘀青，提示出血量较大。

（3）腰骶后方出现较大的血肿，提示骶髂关节脱位或骶骨骨折移位。

（4）耻骨联合触诊发现凹陷，提示骨盆前环损伤、耻骨联合分离。

（5）前后方向和侧方的骨盆挤压试验，检查骨盆环完整性；下肢抽屉试验检查垂直稳定性。

（6）肛门指诊带血，提示直肠损伤。

（7）导尿困难或者出现血尿，提示尿道或膀胱损伤。

第二节 · 骨折临时支架外固定（以胫骨骨干为例）

一、手术指征

外固定支架固定骨折。单侧外固定支架系统装备简单、器械易于携带、固定过程迅速简便，且固定可靠、易于调节、创面包扎简便，有利于创面的换药处理。主要适用于四肢长骨的开放性或闭合性骨折的一期固定。适用于伴或不伴血管、神经的损伤的不同类型骨折，如横行、斜行、螺旋形或粉碎性骨折等。安装支架时，应该在条件允许的情况下做到无菌操作，并避免对正常的血管、神经造成损伤。

胫骨干骨折时采用外固支架固定，适用于有广泛软组织失活和污染的开放性骨折的治疗。其他适应证包括有严重软组织损伤或骨筋膜室综合征的闭合性骨折的固定。

对于有多处长骨骨折的患者，外固定支架可以被用来作为一种临时固定的方式，但很难作为最终的稳定方式。随着环形和混合型外固定支架的引入，外固定支架使用的适应证逐步扩大，在必要时也够用作复杂关节周围损伤的最终治疗，包括高能量胫骨平台骨折和胫骨远端 Pilon 骨折等。

二、器械工具

目前临床上使用的外固定系统包括单边外固定支架、环形外固定支架等，无论哪种外固定支架都可以看作是连接骨的骨针，以及用来组合固定的框架，这些框架的搭建方式也将外固定支架分为单边外固定支架、环形外固定支架等。

单边外固定支架的第 1 种类型是由单个独立的部分组成：单独的杆，针-杆夹，杆-杆夹，Schanz 针（图 11－1）。这些“简单的单边”架子有着广泛的灵活性，以及“组合”或“拆分”的能力。

单边外固定支架第 2 种类型是一种活动稍受限的支架，它要在长而坚硬的管体末端用多针钳预装起来。这个所谓的单管式固定架伸缩管允许轴向压缩或牵张（图 11－2）。

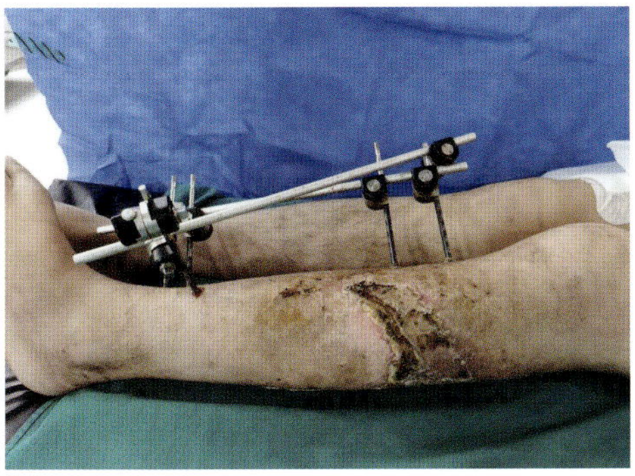

图 11-1 单边外固定支架

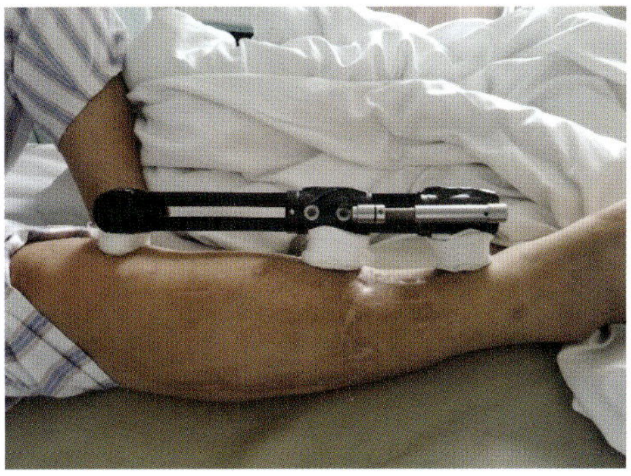

图 11-2 单管外固定支架

对于骨干骨折，最常用的外固定支架类型是钢针较大的单边固定架。简单的单边外固定支架具有明显优势，允许固定针放置于不同角度和不同倾角，但仍和杆相连接。这有助于改变针的位置，避开软组织受累部位（如开放性伤口或严重挫伤）。单管型固定支架的优点是简便，固定针的位置通过多针夹预先确定，放松管体和夹间的万向关节，可让这些固定架可以很容易地操纵复位骨折。

三、应用解剖

胫骨体容易触及，因为骨干的大部分位于皮下而缺乏软组织覆盖。另外，这个位置的骨皮质很硬，非常适合 Schanz 针的置入，可以取得优良的机械固定。骨干的横断面解剖提示胫骨有较大的置钉角度范围，有利于固定针分布在“不同平面”，有助于取得支架整体的稳定性（图 11-3）。

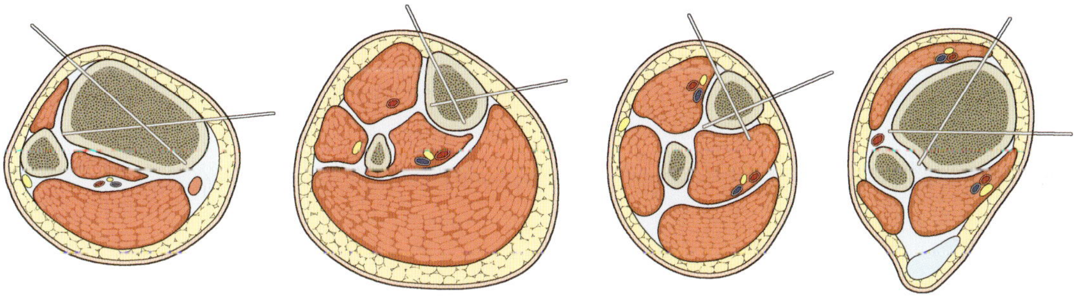

图 11-3 胫骨的置钉角度

除了外侧面，胫骨近端和远端干骺端关节周围的部位也位于皮下。在这些部位主要是骨松质，骨皮质很薄。固定针机械稳定性取决于它对骨皮质的抓持力，因此在这些皮质缺乏的部位，机械稳定性可能相对不足。在这些部位使用直径较小的张力贯通钢丝来连接环形外固定器，可以取得良好的稳定性。

四、术前检查

1. 病史和体格检查

采集病史时应注重损伤机制。确定是高能量还是低能量损伤可以帮助外科医生了解软组织损伤的程度，并有助于确定外固定针放置的位置。确定开放性骨折的事故地点非常有意义（如是有战场上的开放伤口，还是训练场上的摔伤）。这些参数有助于外科医生清创清洗伤口时需要切开的范围，以及选用抗菌谱适合的抗生素。

应记录神经血管的位置，注意是否可查及踝关节处胫前和胫后动脉的搏动。微弱或无脉可作为提示血管损伤的迹象，并提示可能需要进一步评估踝肱指数，测量间室内压力，或动脉血管造影。开放性骨折和高能量的闭合性骨折合并严重的软组织损伤，往往需要对间室内压力进行评估。评价软组织损伤情况，根据伤口的大小、方向和位置对开放性骨折进行分级，这有助于确定固定针的布局和固定支架的结构，从而保证外固定支架的放置不妨碍开放伤口的处理。

2. 影像学和其他诊断性检查

胫骨的摄片至少应该包括两个相互垂直的角度，即正位和侧位。X 线片应包括膝和踝两个关节，以评估是否涉及关节内骨折或合并的膝关节或踝关节的半脱位或脱位。鉴别隐匿的骨折线有助于术前计划和固定针布局的设计。许多高能量的胫骨骨折患者合并有足部的损伤，有必要行足和踝关节的摄片来确定其损伤类型。牵引下的 X 线片能够帮助确定干骺端骨折块的性质和方向，以及关节嵌顿程度。这对确定是否需要跨关节固定支架是非常必要的。跨膝关节或踝关节的固定支架应用后，应该进行牵引下的 CT 扫描复查。

五、手术操作

1. 术前计划

阅读损伤部位的 X 线片时，应确定远端或近端的骨折线有无延伸到膝关节或踝关节。根据骨折线近端或远端的位置确定主要骨折所在的位置，以决定是否需要使用部分带关节的固定支架，还是需要跨关节的固定支架。

体位：在患侧臀下方放置垫子，从而抬高患者的整个下肢，使胫骨高于手术台。这使得患肢清晰可见而不受对侧肢体的干扰。无菌垫子用于支持脚踝，允许 360°处理受伤的胫骨，并腾出空间以便于放置任何结构的固定支架。

入路：针-骨接触面的完整性是决定外固定针使用寿命的一个关键因素。固定针置入技术对于取得一个无感染、稳定的针-骨接触面非常重要，并因此保证固定支架的稳定性。

2. 固定针植入技术（图 11－4）

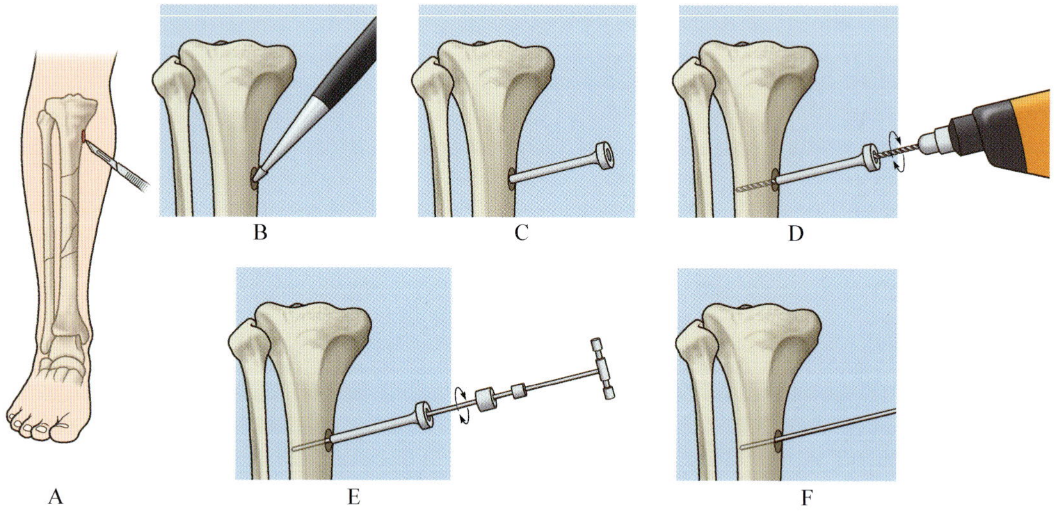

图 11－4 固定针置入技术。A. 在固定针的位置做一足够大的切口；B. 用小骨膜起子将所有的软组织（包括骨膜）与骨分离开，以避免预钻及针打入时过多的软组织卷绕；C. 预先放置套筒以保护软组织；D. 通过套筒预先在固定针位置钻孔，以避免软组织钳夹和缠绕；E、F. 使用 T 形手柄将针拧入使固定针能够抵达两层皮质，这样在近端及远端皮质均取得足够的把持力

正确置入技术为，首先在固定针打入处将皮肤切开，直接分离软组织至骨面，使用小型骨膜起子，在置入处轻轻地掀开骨膜，最大限度地牵开打入部位的软组织，减少过多的软组织卷绕坏死。

接触骨前使用套筒和钻套，尽量减少预钻的过程中可能会遇到的软组织卷绕，如果选择自钻针也应该使用钻套。

预钻后，选用尺寸合适的针，置入深度可通过预先徒手打入取得两层皮质的把持而获知。任何累及的软组织缠绕应用手术刀进行松解。

3. 单边四针外固定支架

现在简单的单边固定架的夹子可以在每根钉-杆的接口处独立调节，允许进针位置有很大的可变性，从而避免软组织受累。因为这个特性，简单的四钉布局可随机置于骨折的两侧。应用四钉布局有以下两种置钉及复位方法。

(1) 方法1(图 11-5)

1) 最初的两根针首先置于尽可能远离远端骨折块，第二根置于尽可能远离近端骨折块。

2) 使用单一的连接杆应尽可能紧贴骨面，以增加整个系统的稳定性。

3) 纵向牵引以取得大致的复位，使用连接杆连接最初的两根固定针。

4) 接下来以套筒作为引导，以连接杆上的夹子作为模板向胫骨打入中间的固定针，置钉时要注意避开损伤区域的开放伤口或严重挫伤的皮肤。

5) 置入中间两根针后，骨折可以实现基本复位。

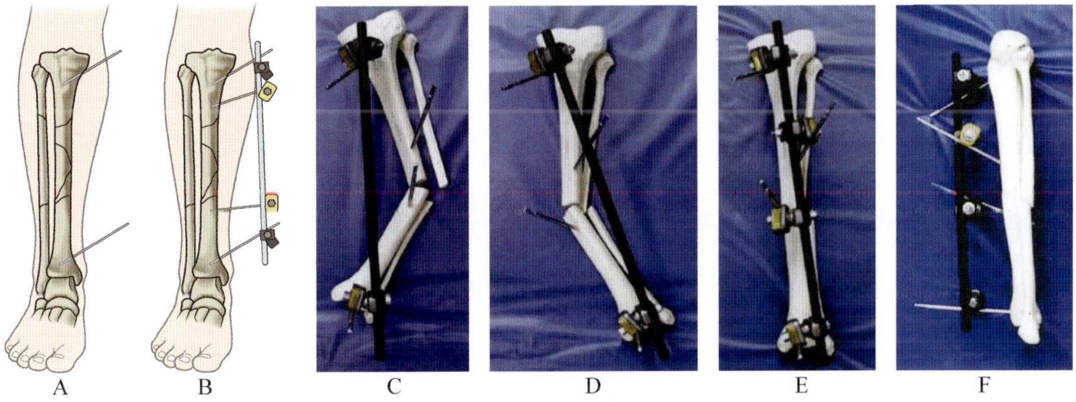

图 11-5 放置简单的四针单边固定支架。A. 两根针分别置于骨折两侧，尽可能远离骨折线。A 连接杆连接两针(B)逐渐复位(C~F)。然后在两边再打入两根针尽可能靠近骨折线，纵向牵引达到复位。连接内侧的两针并对复位进行微调

(2) 方法2(图 11-6)

1) 另外一种方法，所有的固定针都可单独打入，只要两根位于近端而另外的两根位于远端即可。

2) 近端的两根针和远端的两根针分别和一连接杆相连。

3) 近端连接杆和远端连接杆同时作为操纵杆来恢复骨折力线。

4) 一旦复位成功，用另外的一根杆对杆连接装置连接两端的针-杆复合结构。

5) 透视检查复位情况。

4. 单管四针外固定支架(图 11-7)

(1) 利用较大的单管固定器可以迅速地装配这些装置，以每对针-架组合作为模块。通过针-架组合在骨折的近端打入两根针，它们平行置入，因受针夹本身的控制它们之间距离固定。通常于胫骨干内侧

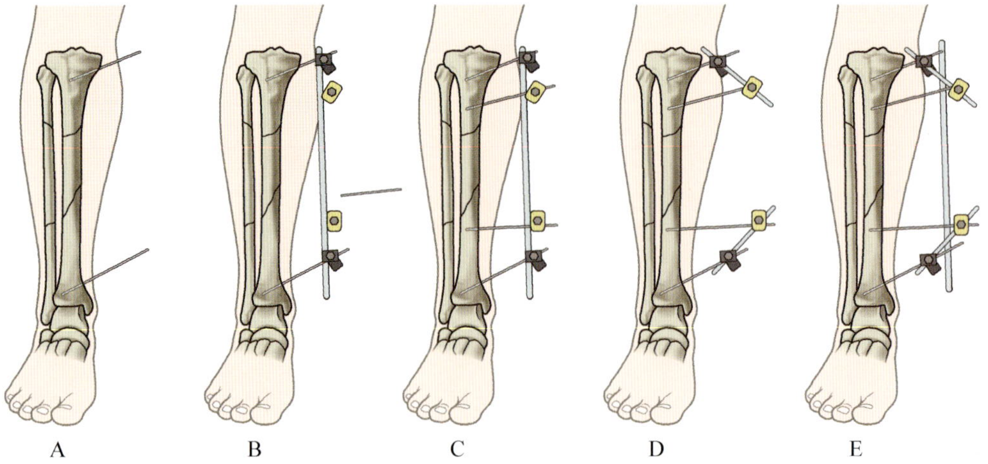

图 11-6 简单四针单边外固定支架方法 1 及方法 2 对照。A、B. 一旦杆已连接，两个夹子可作为模具来确定内针的位置；C. 最终内针置入，在杆的模板作用下达到骨折复位；D. 远端及近端的两针可通过独立的连接杆相连，这两根连接杆可作为工具去复位骨折；E. 随后再用一根连接杆连接远近两端来维持骨折复位

或前内侧置入。一旦针打入，上紧针夹，确保在位。

(2) 接着将单管外固定支架体部连接到近侧的固定针，纵向牵引以取得大致的复位。支架体部和远端夹子沿胫骨干排布。松开远近端球状关节后可自由活动，体部可自由伸缩。

(3) 通过针-架组合在骨折线远端打入两根针并上紧。必须注意在最终复位和上紧关节之前要使外固定支架获得足够的长度。

(4) 利用远近端夹子作为复位工具，手法复位骨折。接着上紧远近端关节，获得最终复位。此时，可以伸缩外固定支架体部以调整轴向力线。当获得所要长度后，上紧关节以维持力线。

(5) 单管外固定支架体部的直径很大，这限制了支架的剪切、弯曲及旋转活动。收缩支架可以达到轴向加压目的。一旦骨折稳定后，早期可进行动态负重。严重粉碎的骨折因应延迟负重，直到出现肉眼可见的骨痂，并且能提供足够稳定性维持骨折。

(6) 可伸缩的支架体部允许轴向微动，可刺激较早的骨膜愈合。

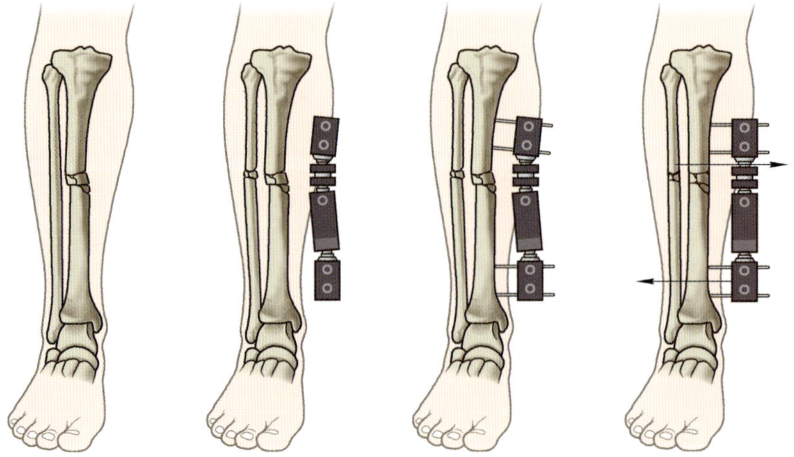

图 11-7 单管外固定支架复位并固定胫骨干骨折移位。先调整单管固定支架的长度和方向，松开所有的关节。以针-架组合作为模具打入近端的两根针。远端针置入后，复位骨折，上紧关节维持复位。主杆的关节同样要上紧以维持轴向力线

5. 胫骨平台骨折跨膝关节外固定支架

(1) 将两根 Schanz 针在大腿前外侧打入。针置入股骨干的中部。

(2) 接着将两根 Schanz 针打入胫骨干的中段和远段。

(3) 胫骨的 Schanz 针尽可能远离胫骨近端,当二期需要对胫骨平台骨折行切开复位内固定时,内固定物就不会影响碰撞到 Schanz 针。

(4) 随后可以用单杆连接所有的 Schanz 针。

(5) 纵向牵引复位并用 X 线透视验证复位。

(6) 将膝关节轻度弯曲,上紧所有关节以利于韧带的整复复位。

(7) 另外一种方法,将远近端的两个固定针组分别用 1 根杆连接;这两根杆可以作为工具来复位胫骨平台。再用第 3 根杆连接远近端这两根杆,上紧针-架组合的关节以维持复位。

(8) 也可以用较大的单管外固定支架作为跨膝关节支架来临时维持复位。

6. 跨踝关节支架固定 Pilon 骨折

(1) 两根 Schanz 针置于胫骨干的中段。

(2) 严重的 Pilon 骨折并且骨折线向骨干延长时,使用跨关节固定架治疗要尽量避开软组织损伤部位及可能延伸的骨折线。

(3) 由内向外通过跟骨结节置入一个中央带螺纹的贯穿固定针,注意避开胫后动脉。

(4) 固定针正确的位置为足后跟前方 1.5 cm 距足底 1.5 cm 处。透视确定位置。

(5) 单杆连接胫骨固定针。

(6) 分别在内外侧将连接杆连接至脚后跟两侧的固定针,形成一个三角形结构。

(7) 纵向牵引以获得长度,并且注意骨折前后方向的复位。

(8) 为了维持正常力线,以及便于足掌着地,使用一枚固定针打在第 1 或第 2 跖骨的基底部。

(9) 随后将这根前足的固定针连接到外固定支架上,以维持足在中立背伸位。

7. 双针外固定支架用于胫骨干、Pilon 及胫骨平台骨折临时固定

(1) 这是一个临时的固定支架,可快速牵引和大致复位,用于所有类型的胫骨骨折。在腓骨顶端下一指宽处,由外向内贯穿打入一根中央带螺纹的固定针(图 11-8)。

(2) 另外一种打法,可以在股骨中段平面沿股骨髁中外侧,打在股骨远端,第 2 根贯穿固定针打在跟骨结节上,位置与上文中提到的跨踝关节外固定支架相同。接着在腿的两侧用两根长的连接杆连接。纵向牵引以取得大致复位。

(3) 在某些情况下,可以在胫骨干上打入第 3 根针,并用一根连接杆与纵向杆相连。这可加强简易外固定支架的稳定性。

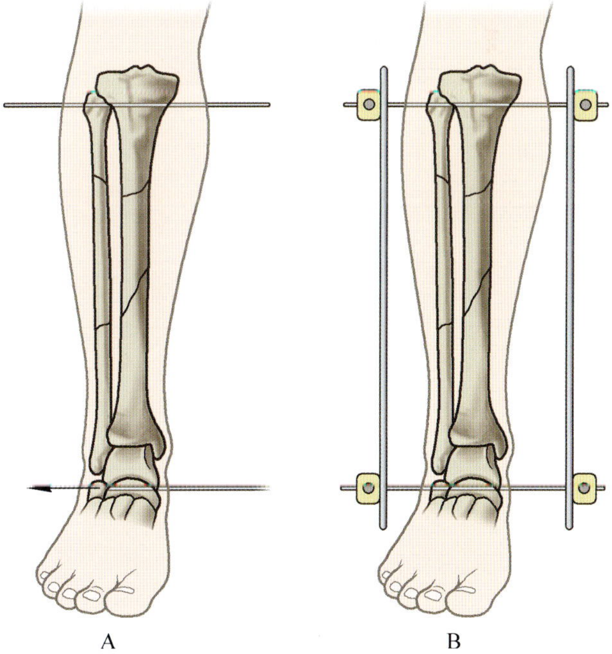

图 11-8 使用两针外固定支架附加内外侧连接杆以达到"活动牵引"。这在各种情况下可作为一个临时的固定

六、操作要点

1. 置针位置

要避开损伤软组织、开放性伤口及 CT 上发现的隐匿骨折线。这可以防止骨折部位的针道感染。外固定支架的安装必须方便多次清创，以及之后的软组织修复和最终改换内固定。因此，固定针必须放置在远离损伤部位，以避免手术区域可能出现的针道感染。

2. 置针技术

维持入针处皮肤松弛以防止固定针周围软组织卷绕和堆拢。针口处用小纱布缠绕以维持针与皮肤稳定的接触，防止针与皮肤过多的相对运动，避免软组织坏死或感染。

3. 临时支架需要辅以膝、小腿、踝和足的夹板固定

临时的外固定支架并不能提供足够稳定，需要辅加夹板固定以维持足的中立位，从而防止马蹄足挛缩的发生。

七、术后处理

术后应立即在针口处加压包扎以稳定针与皮肤的接触面。减少针与皮肤的相对活动，这种活动会引起皮肤的坏死碎屑。

一旦针口愈合，10 天至 2 周内可移除加压包扎。如果固定针的置入技术运用得当，每个针口都会完全愈合。一旦愈合，患者即可进行淋浴，无须其他清理措施。某些情况下可用稀释的双氧水和生理盐水来移除针口周围的浆液痂壳。

针道护理时不推荐使用软膏，它会阻碍皮肤爬行定植，改变皮肤表面正常菌群，从而导致浅表感染和细菌寄居。

如果针道有渗出，每日要对针道做 3 次护理。这包括重新缠绕加压包扎，以尽量减少皮肤与针的相互活动。标准流程包括，预先清洗外固定支架，接着用乙醇(酒精)清洗，聚维酮碘或碘酒连续涂抹，手术区域缠绕和上固定支架后喷洒空气干燥剂。这样可以安全地进行其余的手术而不增加术后伤口感染的危险。

外固定支架当作最终的治疗措施时，需要严密随访观察透视结果，确保拆除外固定支架前骨折已愈合。通常而言，应保证患者在完全负重时骨折处疼痛感最小。外固定支架应该充分动力化，使负重由患者的肢体承担而非外固定支架承担。

第三节 · 肢体挤压综合征防治

挤压综合征是指人体肌肉受重压 1 h 以上引起肌肉缺血性坏死，在解除压迫后出现的一系列病理生理改变，如高血钾、肢体肿胀、急性肾衰竭等。

处理措施如下。

(1) 凉水降温、对活动性出血进行止血。

(2) 引用碱性饮料，如不能进食，则静脉滴注 5%碳酸氢钠。

(3) 针对急性肾衰竭及高钾血症，进行全身性治疗。

(4) 不论有无骨折均临时固定肢体，减少活动。

(5) 密切观察有无筋膜间隙综合征发生。

(6) 针对性地进行筋膜间室切开减压。

第四节・软组织清创术

一、手术指征

开放性伤口受伤时间在 8 h 以内的应进行软组织清创术治疗，如果受伤时间超过了 8 h，但是伤口情况良好，无明显感染迹象，则也需要进行清创术治疗。如果伤口已经感染，需要将伤口周围擦拭干净后，敞开引流。

二、清创术手术流程

主要步骤分为 4 步：①清洗伤口；②探查伤口；③清创；④缝合。

1. 清洗伤口

无菌纱布覆盖伤口，用消毒肥皂水及无菌纱布仔细清洗伤口周围污染物，清洗方向以伤口为中心由内向外，用无菌生理盐水再次清洗伤口周围皮肤，再次清洗伤口周围皮肤，清洗方向由内向外，无菌生理盐水冲洗伤口，冲去大颗粒异物。

2. 探查伤口

无齿镊夹取伤口内较大异物及淤血块，可探查有无神经，血管、肌腱、骨骼等损伤，用双氧水对伤口进行冲洗，并保留 2～3 min，再次用生理盐水冲洗伤口，冲洗完成后术者用卵圆钳夹持干纱布沾干伤口周围皮肤后消毒铺单。

3. 清创

以镊子夹持创缘皮肤，以手术刀配合组织剪切除创缘污染、坏死的皮肤组织 2 mm，由浅入深逐层清理皮下和肌肉等深部组织中的污染、坏死组织。对于已明确坏死组织和感染液化组织应尽可能清除；对于目前没有污染或感染，但将来有可能成为感染灶或机化后引起一定功能障碍或不适的组织及产物，也应进行有效的清除，比如血肿、不健康脂肪组织等；对于重要组织、器官损伤不严重，没有严重污染和感染，应在正确判断损伤坏死范围后，按一般处置原则进行清创，尽可能保留有活力的组织。清理完成后提起无菌洞巾以方便助手冲洗伤口。

清创完成后再次冲洗伤口，冲洗顺序为先稀释聚维酮碘（聚维酮碘、生理盐水比例为 1∶1）再生理盐水。冲洗完成后结扎处理出血点。

4. 缝合

酒精消毒皮肤，逐层缝合皮下组织和皮肤，缝合完成后挤压清除皮下淤血，缝合完成。必要时放置引流，无菌纱布覆盖。

第五节・肢体筋膜间隙切开术

一、手术指征

筋膜间隙术切开适用于骨筋膜间室压力异常增高的情况，当病变导致骨筋膜间室压力超过组织灌注压后，便可能引起骨筋膜室综合征，引发肢体缺血。

骨筋膜室综合征是一种极具破坏性的骨科疾病，该疾病的漏诊往往导致严重的临床后遗症，可能危及患者患肢甚至生命，肌肉坏死若处置不当，可能引发急性肾衰竭或全身多器官功能障碍。其发病率约为男性 7.3/10 万人，女性为 0.7/10 万人，且更常见于 35 岁以下的患者，青年男性的发病率似乎最高。可能的原因在于筋膜室大小在生长结束后基本固定，而男性筋膜室内的肌肉量相对较大，更容易发生筋膜室内压力增高。有关骨筋膜室综合征的发病机制有诸多假说，其中最为广泛接受的是动静脉压力梯度理论。筋膜室压力升高会降低动静脉压力梯度（动脉压降低、静脉压升高）从而限制局部组织灌注，导致细胞缺氧，引发神经和肌肉组织损伤。可引起骨筋膜室综合征的病因有血管损伤、高压注射、挤压伤、烧伤、动物咬伤和蜇伤等。

肢体筋膜切开术是唯一得到认可的急性骨筋膜室综合征的治疗方法，对于骨筋膜室综合征的患者，应当及时进行筋膜切开减压，一旦发生肌肉坏死或肾衰竭，即有可能威胁患者肢体及生命。

对于急性骨筋膜室综合征，临床证据表明存在急性骨筋膜室综合征者，需进行筋膜切开术，筋膜切开术的指征包括：明显的急性下肢骨筋膜室综合征临床诊断，间室内压力＞30 mmHg、或只比舒张压低 30 mmHg，以舒张压为间室内压力参考值，可能会提高对已存在急性骨筋膜室综合征的诊断准确性；对于目前尚无典型症状、其间室内压力可能也未达到急性骨筋膜室综合征标准，但很有可能会进展为骨筋膜室综合征的患者，应早期行筋膜切开术；而密切监测的患者，若症状发生恶化，也应立即行筋膜切开术；预防性手术：对于接受某些血管或骨科手术的患者，若很可能出现肢体肿胀（尤其是肌肉肿胀）明显加重，应考虑在间室内压力升高前进行预防性筋膜切开术；血管手术期间可能需预防性筋膜切开术：缺血时间过长（但缺血程度可能是更重要的因素）；突发急性动脉闭塞且侧支循环不充分，如血栓栓塞；动静脉复合伤，如创伤；骨科手术期间可能需预防性筋膜切开术：粉碎性骨折；胫骨骨折，尤其是累及胫骨干；骨折合并动脉损伤；慢性骨筋膜室综合征（慢性前骨筋膜室综合征、慢性劳累性骨筋膜室综合征）患者，若保守治疗失败，筋膜切开术可能对其有益。

二、应用解剖

骨筋膜室综合征可能发生在任何由坚韧筋膜包绕的独立筋膜室内。发生在上肢（前臂为主）、下肢（小腿为主）、手部、足部、臀部的急性骨筋膜室综合征都已有过报道。

（一）上肢筋膜室解剖

1. 上臂的解剖结构

上臂有前筋膜室、后筋膜室两个较大的筋膜室。由于这两个筋膜室可容纳的液体量较多，缓冲了筋膜室压力的增高，发生急性骨筋膜室综合征的风险较低。其中前筋膜室包含肱二头肌、肱肌、尺神经和正中神经，后筋膜室包含肱三头肌和桡神经。

表 11-1　上臂筋膜室解剖结构

筋膜间室	肌肉组成	主要动脉	神经
上臂前筋膜室	肱二头肌 肱肌	肱动脉	尺神经 正中神经
上臂后筋膜室	肱三头肌	肱动脉	桡神经

2. 前臂的解剖结构

前臂共 4 个筋膜室，分别为掌深筋膜室、掌浅筋膜室、背侧筋膜室及外侧筋膜室（mobile wad 筋膜室）。掌筋膜室包含指屈肌，背侧筋膜室包含指伸肌。其中最容易发生急性骨筋膜室综合征的是掌筋膜室。儿童肱骨髁上骨折和成人桡骨远端骨折是与前臂急性骨筋膜室综合征损伤联系最密切的损伤类型。当发生前臂急性骨筋膜室综合征时，掌深筋膜室的间隙压力通常最高，从而累及指深屈肌和拇长屈肌（分别负责远端指间关节屈曲和拇指指间关节屈曲）。指浅屈肌（负责近端指间关节屈曲）和旋前圆肌较少受累，腕屈肌、腕伸肌和肱桡肌一般最少受累。

（二）下肢筋膜室解剖

1. 大腿的解剖结构

大腿有 3 个肌间室，分别是前、后和内侧间室。大腿极少发生急性骨筋膜室综合征，但严重创伤后还是可能发生。

前间室包含膝伸肌，分别为缝匠肌和股四头肌（股直肌、股外侧肌、股中间肌、股内侧肌），由股神经支配、股浅动脉供血。大腿前筋膜室急性骨筋膜室综合征可表现为膝关节被动屈曲时疼痛、伸膝不能，或感觉障碍——累及大腿前侧、外侧、内侧（股神经皮支）或小腿和足部内侧（隐神经）。

内侧间室包含髋部内收肌群，分别为耻骨肌、闭孔外肌、股薄肌和内收肌（长收肌、短收肌、大收肌、小收肌），由闭孔神经支配。内侧筋膜室急性骨筋膜室综合征可表现为髋部被动外展时疼痛，不能内收髋部，或者近端大腿内侧（闭孔神经）感觉障碍。

后间室包含膝屈肌，分别为股二头肌、半膜肌和半腱肌，由坐骨神经支配、股深动脉供血。后筋膜室急性骨筋膜室综合征可表现为膝关节被动伸展时疼痛，不能屈膝、不能跖屈踝关节或不能背曲足大趾，或者累及足背、足底表面或足大趾趾蹼间隙的感觉障碍（腓神经）（表 11－2）。

表 11－2　大腿筋膜间室结构

筋膜间室	肌肉组成	主要动脉	神经
前间室	缝匠肌 股直肌 股外侧肌 股中间肌 股内侧肌	股浅动脉	股神经
内侧间室	耻骨肌 闭孔外肌 股薄肌 长收肌 短收肌 大收肌 小收肌	无	闭孔神经
后间室	股二头肌 半膜肌 半腱肌	股深动脉	坐骨神经

2. 小腿的解剖结构

小腿有 4 个筋膜室，包括前侧间室、外侧间室、后侧浅间室和后侧深间室，具体解剖因人而异。

前侧间室的前方为筋膜，外侧为前侧肌间隔，后方为骨间膜。该间室内有 4 块肌肉，包括胫前肌、趾

第十一章

长伸肌、足蹈长伸肌和第三腓骨肌。神经血管束包括腓总神经深支和胫前动脉。腓总神经深支支配足背第1区皮肤感觉和前侧间室内所有肌肉运动。前筋膜室急性骨筋膜室综合征的体征包括第1、2趾之间感觉缺失，足背屈无力。远期后遗症包括腓深神经功能障碍、足下垂和爪形足。胫前动脉紧贴骨间膜前方行走于该间室，走行为足背动脉延至足部。

外侧间室的前方为筋膜，后方为后侧肌间隔，内侧为腓骨。该间室内有腓骨长肌和腓骨短肌两块肌肉。小腿外侧筋膜室含负责足部外翻和一定程度跖屈的肌肉(腓骨短、长肌)、腓浅神经及腓深神经近端。具体来说，腓总神经浅支支配该间室内2块肌肉的运动和除足背第1区以外的足背皮肤感觉。腓总神经深支在腓骨头水平绕行，腓总神经深浅支同行于外侧间室近端中。外侧筋膜室压力增加可引起腓深神经损伤，表现为足背屈和外翻无力以及第1、2趾间隙感觉缺失。腓浅神经亦从中穿行，支配小腿及足背的感觉。该间室内血供来源于腓动脉和胫前动脉，无对应主要血管。

后侧深间室内包括趾长屈肌、胫后肌和足踇长屈肌，辅助足跖屈。该筋膜室压力升高可能造成足底感觉减退、足趾屈曲无力及足趾被动伸展时疼痛。其中胫后肌不是一个独立的间室，但是其有相应的筋膜包裹。后侧深间室内有胫神经、胫后动静脉和腓动静脉，是后侧间室的主要神经血管束。

后侧浅间室包括腓肠肌、比目鱼肌和足底肌群，负责踝关节跖屈。其受胫神经分支支配，血供来源于胫后动脉和腓动脉分支，没有主要动脉和主要神经穿行。一般来说发生急性骨筋膜室综合征的可能性最小。当疼痛和筋膜室存在可触及的紧绷及压痛时，提示可能有急性骨筋膜室综合征发生(表11-3)。

表11-3 小腿筋膜间室结构

筋膜间室	肌肉组成	主要动脉	神经
前侧间室	胫前肌 趾长伸肌 足踇长伸肌 第三腓骨肌	胫前动脉	腓总神经深支
外侧间室	腓骨短肌 腓骨长肌	无	腓总神经浅支 腓总神经深支(小腿近端)
后侧深间室	胫后肌 趾长屈肌 足踇长屈肌	胫后动脉 腓动肺	胫神经
后侧浅间室	腓肠肌 比目鱼肌	无	无

臀部的解剖结构：臀部由3个主要肌群组成，分别位于其间室内。

臀大肌：起自髂骨近端，沿髂胫束走行，止于股骨近端后侧，由臀下和臀上动脉的分支供血，并由臀下神经支配。

臀中肌：起自髂骨，止于股骨大转子，由臀上神经支配、臀上动脉供血。

臀小肌：其走行与臀中肌相似，神经支配和动脉血供也相同。

3. 足部的解剖结构

目前关于足部间室的数量尚未明确。足部肌间室包括内侧间室、外侧间室、浅间室、跟部间室(中央间室)和骨间(固有)间室。内侧和外侧跖神经血管束沿足纵轴走行，术中务必谨慎，以免意外损伤。

内侧间室：足蹈外展肌和足蹈短屈肌。

外侧间室:小趾屈肌和小趾外展肌。

浅间室:趾短屈肌、蚓状肌、趾长屈肌的肌腱。

跟部间室:趾短屈肌、跖方肌、足蹈内收肌。

骨间间室:骨间肌群,在其各自间室内。

三、术前检查

1. 病史和体格检查

虽然体格检查在诊断骨筋膜室综合征中的作用尚不确切,但在临床工作中有广泛作用。对骨筋膜室综合征的治疗,成功的关键在于早期诊断、早期治疗。缺血 6 h 后神经损伤即为不可逆损伤,因此,临床医生必须熟悉骨筋膜室综合征的症状、体征,详细了解患者病史,认真记录患者阳性体征。

(1) 患者病史:急性骨筋膜室综合征最常发生于重大创伤后不久,尤其是涉及长骨骨折。也可见于轻微创伤后或由非创伤因素,如组织筋膜室的直接暴力创伤(如挤压伤)、重度热烧伤、绷带夹板或石膏托包扎过紧(通常为环形包扎)、穿入伤、高压注射、血管损伤、动物咬伤和蜇伤等。所有会减少筋膜室容量或增大筋膜室内液体量的病况都会升高骨筋膜室内压力,从而使患者面临发生骨筋膜室综合征的风险。因此,关注患者病史,熟悉骨筋膜室综合征的病因及危险因素对判断骨筋膜室综合征的发生十分重要。

(2) 骨筋膜室综合征的症状及体征:急性骨筋膜室综合征的体征和症状通常逐步出现,但具体表现出的时机有所不同。具体包括:疼痛与受伤程度不相称(早期诊断症状之一)、持续性深部疼痛或烧灼感、感觉异常(常在急性骨筋膜室综合征发生后 0.5～2 h 发作,提示缺血性神经功能障碍)、受累筋膜室内肌肉被动牵张痛、伴坚硬"木质"感觉的紧张筋膜室、血管供血不足所致苍白(少见)、感觉减弱、肌无力(急性骨筋膜室综合征发生后 2～4 h 内发作)、瘫痪(晚期表现)。其中,最敏感、最早出现的症状是间室内肌肉被动牵拉痛。

值得注意的是,急性骨筋膜室综合征的一些症状缺乏特异性。"与损伤不相称的疼痛"常作为敏感的急性骨筋膜室综合征的早期表现,但是"疼痛"这一症状相对缺乏特异性——大多数有急性骨筋膜室综合征风险的患者都存在创伤,神经、组织等损伤都有可能引起疼痛。并且,当骨筋膜室综合征已经存在或神经受到损伤时,疼痛可能并不明显。此外,对于感觉异常或交流障碍的患者,疼痛的诊断作用大大降低。而对于那些难以判断疼痛程度的患者,包括颅脑外伤、使用酒精或毒品、气管插管或施用镇静剂、伴有长骨或多处骨折、使用大剂量镇痛药物等,准确判断疼痛也将十分困难。

受累筋膜室内肌肉被动牵张痛也可能存在不可靠性,触及的紧绷只能大致提示筋膜室压力增加,不能用于评估小腿后深筋膜室。

感觉异常对于诊断骨筋膜室综合征十分关键,然而感觉异常也极易混淆。局部缺血 2 h 会引起神经功能的改变,因此感觉异常也可作为早期症状。随着间室内压升高,感觉神经末梢首先受到影响,其次是运动神经末梢(如前侧间室内的腓总神经深支首先受累,主诉有第 1、2 足趾间皮肤感觉异常)。

大部分患者并没有典型的"6P"症状:疼痛、感觉异常、无脉、苍白、麻痹、压力异常。现在已经很少把无脉作为判断标准,因为部分严重的骨筋膜室综合征患者脉搏依旧正常;苍白会反映局部血流灌注减少但在实际临床查体中十分罕见。麻痹作为诊断症状作用相对较弱,因为麻痹可能由缺血、紧束、疼痛或以上混合因素引起,尤其是当患者还伴有肢体骨折时。

2. 筋膜室压力测量

急性骨筋膜室综合征的诊断依据为临床表现,测量筋膜室压力是诊断的重要辅助手段,而非必要条件。临床实践中，医生可仅根据患者症状及体格检查判断病情为患者实施筋膜切开手术减压。而筋膜室压力测量可提示临床医生以避免对患者实施不必要的筋膜切开术。

医生根据危险因素及临床表现（即疼痛且紧绷的肌肉筋膜室）疑诊急性骨筋膜室综合征时，可按需测量筋膜室压力。对可能发生急性骨筋膜室综合征患者测量筋膜室压力不会引起重大并发症，而不测量可能导致漏诊和肢体出现永久性畸形或功能障碍。筋膜室压力测量适用于：一或多个骨筋膜室综合征的症状或体征伴有一个混淆因素（如局部麻醉），患肢僵硬而无法准确查体，患肢高度肿胀伴长期的高血压，充分镇痛后疼痛仍然持续增加。

筋膜室压力测量方式包括手持压力计（如 Stryker 装置）、简单针压力机系统、带芯导管或裂隙导管技术。持压力计便携、简单且相对准确，因此最常用。裂隙导管技术需将导管插入筋膜室，并通过连接到压力放大器和记录器的换能器监测压力，有研究表明这些方法测得的结果相近。

测量时应将所有间室的压力数值记录在册，每个间室应测量 2 次。并测量 ΔP（ΔP＝舒张压－间室内压）。为保证测量的准确度，测量时注意校准设备、正确放置传感器位置、换能器固定在受检测筋膜室的水平。当患者存在骨折或损伤时，压力传感器应正确放置在骨折或损伤部位附近。测量点离骨折部位越远，准确度越低。因为筋膜室压力并不均匀，存在一定梯度，靠近创伤的部位压力最高。因此应将导管或设备尖端置于骨折部位约 5 cm 的范围内。

结果解读：正常的组织筋膜室压力为 0～8 mmHg，Δ 压力值＜30 mmHg 需要筋膜切开术。组织压力增大至比平均动脉压低 25～30 mmHg 时，毛细血管血流受损。组织压力达到 20～30 mmHg 时，可发生疼痛。组织压力接近舒张压时，可发生缺血。

3. 影像学及实验室检查

骨筋膜室综合征往往是根据临床症状作出诊断的，但也有一些辅助检查可以进一步证实或排除诊断。一旦患者被诊断为骨筋膜室综合征，应该急诊进行筋膜切开减压术，谨慎避免任何耽误时间的情况。

实验室检验需要包括完整的代谢全套指标、完整的全血分析、肌酸磷酸激酶、尿肌红蛋白、血肌红蛋白、尿常规（如果尿中出现肌红蛋白意味着有横纹肌溶解）及凝血全套指标（凝血酶原时间、部分凝血活酶时间、INR）。但对于明确诊断的患者，不应为了获得完整的实验室检验结果而耽误临床手术治疗时机。

四、鉴别诊断

对于间室内压与舒张压差＜30 mmHg，或有急性骨筋膜室综合征可疑临床症状和体征的患者，可考虑诊断为骨筋膜室综合征。而以下症状需考虑其他诊断。

（1）由骨折或其他创伤所引起的正常疼痛反应。

（2）术前镇痛药过量使用导致的疼痛耐受降低。

（3）肌肉裂伤。

（4）深静脉血栓形成和血栓性静脉炎。

（5）蜂窝织炎。

（6）腔肠动物或海蜇咬伤所致的软组织变质。

（7）坏死性筋膜炎。

（8）周围血管损伤。

(9) 周围神经损伤。

(10) 横纹肌溶解症。

五、手术操作

与上肢相比,急性肢体骨筋膜室综合征在下肢更常见。小腿是下肢最常受累的部位,前臂是上肢最常见的部位。上肢需要筋膜切开术的频率较低,约占所有肢体筋膜切开术的20%。

因此,以小腿筋膜切开术为例,说明肢体筋膜切开术的操作(图11-9)。

1. 术前计划(包括体位、入路)

一旦患者明确诊断为骨筋膜室综合征,应尽快进行筋膜切开术。除解决致命问题的治疗外,所有的治疗都应等筋膜切开术后完成后进行。

体位:患者常采用仰卧位并垫高髋关节。

入路:小腿筋膜切开术有双切口、单切口两种。双切口技术操作简单且暴露更加充分,故最为常用。而单切口技术对操作要求更高,且难以直视后深间室,增加了腓动脉及腓神经的损伤风险。

2. 双切口技术

(1) 外侧切口:位于腓骨与胫骨嵴之间的正中线,正对分隔前、外侧间室的肌间隔上方。可以打开前侧间室和外侧间室。做一横行小切口明确肌间隔位置,使用剪刀剪开前侧间室和外侧间室的深筋膜。做切口时应避免损伤腓总神经浅支,尽量不损伤肌间隔。

(2) 内侧切口:位于胫骨后缘的后方2 cm处,可以打开后侧浅间室和后侧深间室。内侧切口向远端延伸的范围应视肌肉肿胀程度而定。后浅间室减压需要从近端向远端纵向切开腓肠肌筋膜。后深间室减压需要将比目鱼肌从胫骨上分离。操作时将其向前方拉开,避免损伤大隐静脉和神经。

3. 单切口技术

单切口技术会在小腿外侧腓骨前方1 cm处做一大切口,与腓骨平行,自腓骨头稍下延伸至外踝近端3～4 cm处,在腓骨的后方可以打开后侧浅间室和后侧深间室的筋膜,在腓骨的前方可以打开前侧间室和外侧间室。操作时,纵向切开前间室和外侧间室的筋膜,避免损伤腓骨头附近的腓总神经。向后扩大外侧皮瓣,以暴露后浅间室。在辨认出腓肠肌后,纵向切开其筋膜。经外侧间室与后浅间室间的平面暴露腓骨后缘,到达后深间室。

4. 肌肉清创

对失活的肌肉进行清创:通过肌肉色泽和电刀轻柔钳夹或触碰时的收缩力判断肌肉活性。坏死肌肉必须完全清除,以防感染发生。在筋膜切开术后的36～72 h,肌肉活性更加明确时进行扩大清创。

5. 切口关闭

筋膜切开术后通常不关闭切口,以来方便评估组织存活能力,且过早闭合切口可能导致骨筋膜室综合征复发。

切口可用湿敷料覆盖或使用负压吸引的无菌海绵覆盖。

小腿筋膜切开术后可用“鞋带”法(使用到橡胶管和钉皮钉)逐步缩小分离较大的切口,最终关闭切口。

如果采用双切口技术,应尽量先关闭内侧切口,因为小腿外侧有较好的软组织覆盖,一旦切口无法闭合,容易植皮覆盖。

六、术后处理

1. 切口及体位摆放

筋膜切开术后患肢应厚敷料包扎。体位上，应维持足中立位，抬高患肢，以促进静脉回流，减少水肿。同时密切监护、及时处理骨筋膜室综合征可能带来的系统性影响。

2. 缺血-再灌注处理

筋膜切开术后的再灌注可引起局部和全身效应，为预后带来不良效果。原因在于恢复正常组织压力后，肌肉中血流灌注增加常常会引起肌肉水肿，同时，再灌注会将肌肉缺血和细胞坏死的副产物释放入血液循环，如钾离子、有机酸、肌红蛋白、凝血活酶等，造成高钾血症、肌红蛋白尿、DIC 等问题。因此，再灌注损伤处理的重点首先在于恢复血管内容量，然后是防治伴随的代谢异常。例如，对于高钾血症，要根据心电图是否存在高尖 T 波启动高钾血症治疗，避免严重心律失常的发生；对于再灌注期间的乳酸酸中毒，处理重点在于容量复苏，目标是达到尿量每小时 1 mL/kg。

3. 皮肤闭合

多数患者可于术后 5～7 天闭合切口，一般采用皮肤边缘合拢（主要方式）和皮肤移植实现。在切口周围做一些小的减张切口，以降低皮肤紧张度，也可促进切口关闭愈合。过早闭合切口可能导致骨筋膜室综合征复发。

对于非手术处理患者，应考虑应用吸氧、甘露醇、高压氧等治疗。

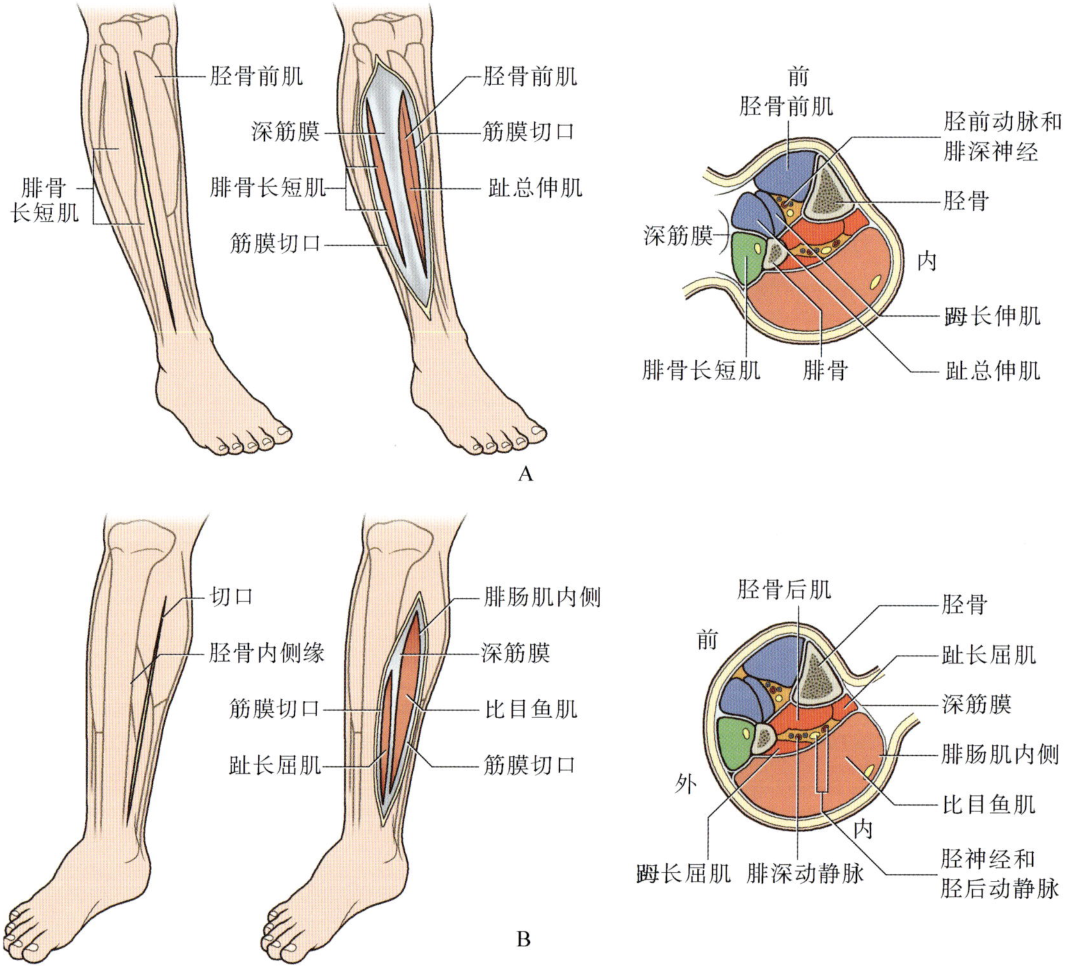

图 11-9 小腿筋膜间室减压术

第六节 · 截肢术

一、手术指征

肢体严重损伤，经过清创手术已证实主要血管、神经损伤已经无法行缝合、修补、再植手术，或再植后也不能恢复功能者。

二、截肢平面的选择

(1) 考虑术后效果，达成截肢的手术目标。

(2) 尽可能保留肢体的长度，尽量使残肢本身发挥最大的作用。

(3) 有利于后期安装假肢。

三、残端的处理原则

(1) 截肢的皮瓣切口通常呈弧形凸向远端。

(2) 包括皮瓣前、后瓣等长，皮瓣前瓣长于后瓣，皮瓣前瓣短于后瓣等，根据不同截肢部位进行设计。

(3) 皮瓣切口设计时，应先测量截骨平面的肢体直径，按照截肢部位选择前后等长或其他设计，进而确定前后侧皮瓣长度。

四、截肢术手术流程(以膝上截肢术为例)

1. 应用解剖(图 11-10)

股部最重要的血管为股动脉，其走行在整个股骨长度内变化，位置的确定取决于截肢的水平。

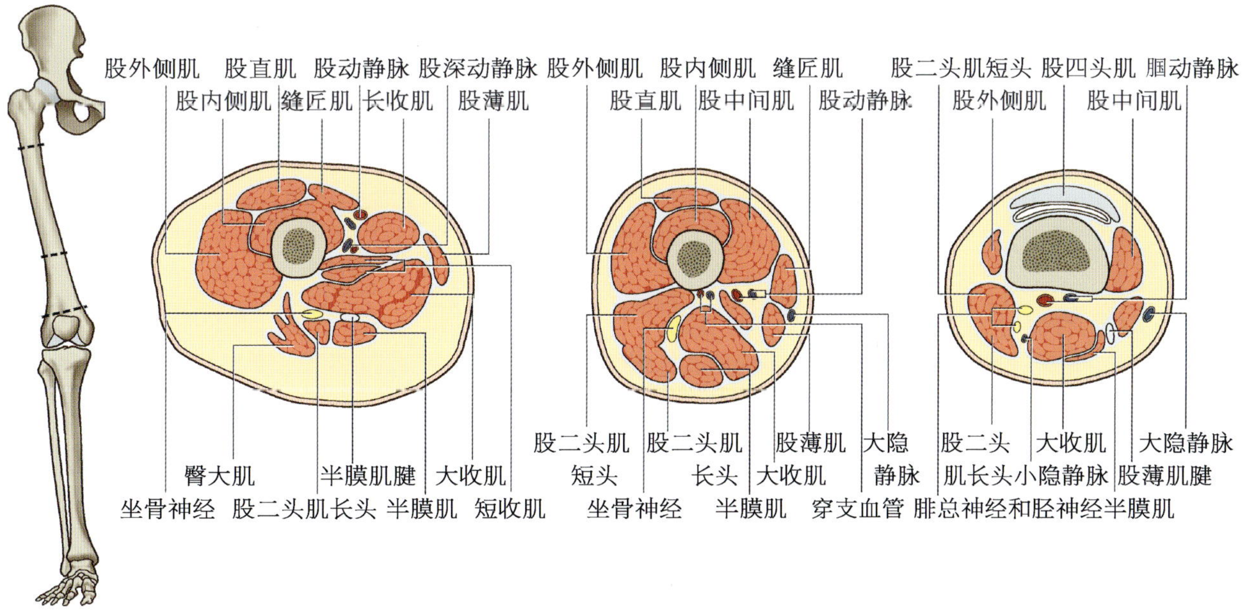

图 11-10　髁上、骨干高位等水平的截骨横断面解剖(《Wiesel 骨科手术学》)

(1) 高位膝上截肢术：在股骨近段，股动脉走行于缝匠肌下方、长收肌及股骨的前方。股深动脉走行于长收肌的深面，在此层面股动脉走行于股静脉外侧。坐骨神经位于大收肌后方和股二头肌长头之前。

(2) 中位膝上截肢术：在大腿中段水平，股动脉位于股骨内侧走行于股内侧肌和大收肌之间，在该区域股静脉位于股动脉外侧。坐骨神经走行于股二头肌短头和半膜肌之间。

(3) 髁上膝上截肢术：在此区域，股动脉位于股骨后方。当股动脉穿出收肌管后，进入股后区，走行于坐骨神经深面及内侧，与坐骨神经伴行进入腘窝。

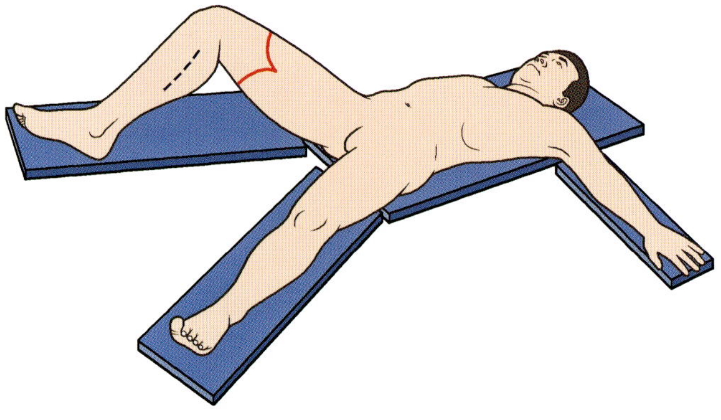

图 11－11 患者取仰卧位，患肢外展屈曲(《Wiesel 骨科手术学》)

2. 术前计划(包括体位、入路)(图 11－11)

咨询修复专家或者已截肢患者能帮助患者树立信心，并回答有关日常活动及功能恢复的具体问题。

(1) 体位：患者仰卧于手术台上，患肢外展屈曲。

(2) 入路：大多数截肢术开始时采取股骨前侧入路，然后采取合适体位，进而屈曲内收下肢以方便后区手术。

3. 手术技术(图 11－12)

(1) 切口及神经血管和骨的横断

1) 最常见的皮瓣类型为前后鱼嘴形皮瓣，在术前应划好切口线。最初的切口垂直皮缘切开皮肤、浅筋膜及皮下组织。

2) 主要肌肉需用电刀小心横断以减少出血并利于术后软组织重建，截肢的水平决定了需横断的肌肉，但股四头肌、腘绳肌以及内收肌在各水平的膝上截肢术中均需切断。

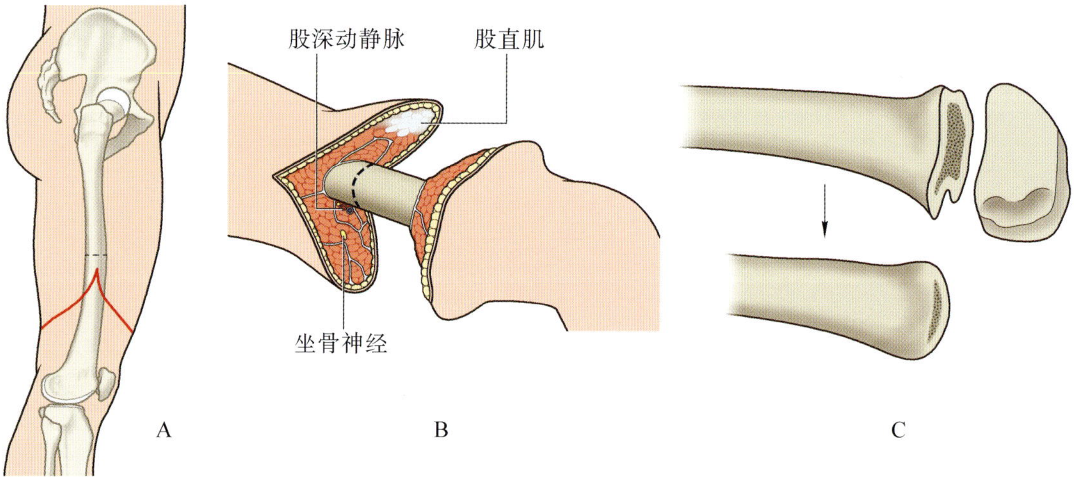

图 11－12 A. 切口。标记皮瓣范围。皮瓣的类型取决于软组织肿瘤的范围、先前的放疗、陈旧瘢痕。手术首要目的是防止局部复发，无须刻意制作标准皮瓣，在年轻患者，任何长度的皮瓣一般都能一期愈合。没有必要使用等长皮瓣。长后侧、前侧或内侧皮瓣都能愈合。B. 骨和肌肉的横断。垂直皮缘做切口切开皮肤、浅筋膜和皮下组织，使用电刀将肌肉斜行切开至骨骼，分离大血管，离断、缝扎，将神经从肌肉中轻拉出 2 cm，用不可吸收线结扎、离断，并回缩至肌肉中，用摆锯或线锯横断股骨，避免损伤软组织。C. 股骨残端边缘应为斜面并打磨光滑(《Wiesel 骨科手术学》)

3）股深动静脉需分离、离断并缝扎。

4）神经需轻拉出 2 cm，用不可吸收线结扎并横断。如需放置硬膜外导管可用缝线标记股神经及坐骨神经以区别。如不放置硬膜外导管，则让神经回缩至肌肉内。

5）用摆锯或线锯横断股骨，股骨后放置可塑性拉钩可防止后部软组织和皮瓣的损伤。切断股骨后，取近端截骨髓腔内组织行快速冰冻病理以确保无肿瘤残余。

6）残余股骨边缘用锯或骨锉修整为斜面并打磨光滑，以使与假体接触面无突出部分。

（2）神经外导管放置及肌肉固定术

1）用小刀片在神经鞘上开一小口，取事先以 0.25％布比卡因浸润过的神经外导管插入神经鞘内，并向近端前进 5～7 cm，然后用 4－0 的铬缝合线缝合神经鞘。

2）在神经外导管穿出皮肤处植入 16 号血液引流管，神经外导管螺旋通过血液引流管直至其在皮下可见，将血液引流管及其中的神经外导管小心穿过皮下组织从皮肤中穿出。

3）为防止股骨残端屈曲和外展，可在股骨上用标准钻钻孔，用缝线将内收肌穿孔后固定在股骨上。这也有助于重建部分的肌力。

4）笔者建议在肌肉固定术之前切除部分内收肌使残端成为一个圆锥形，如有必要可在大腿外侧切除部分多余的肌肉。

5）在残肢远端骨髓腔内放置骨水泥（PMMA）或明胶海绵填塞以防止术后持续骨内出血形成的大血肿。这多见于青壮年和儿童。

6）四头肌及腘绳肌相互重叠覆盖股骨残端（图 11－13）。

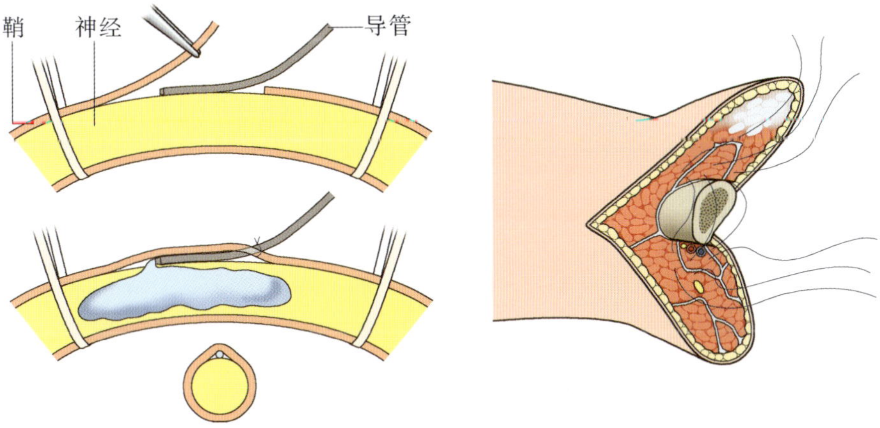

图 11－13　A. 用 0.25％布比卡因浸润硬膜外导管，并放置于神经鞘内。导管向近端前进 5～7 cm，用可吸收线缝合神经鞘。B. 股骨残端采用双层肌肉固定术，股骨肌肉的稳定性对于保留肢体力量至关重要。股四头肌和腘绳肌相互固定于股骨末端，内收肌通过股骨钻孔固定于这些肌肉以及股骨上。这对于股骨残端较少时尤为重要，否则易发生残肢屈曲和挛缩（《Wiesel 骨科手术学》）

（3）引流条的放置与拔除

1）闭式负压引流应放置在切口内侧和外侧的浅筋膜下。

2）浅筋膜须紧密缝合，缝合皮肤时应避免有多余组织或大片皮肤皱褶，这会在日后影响假肢的装配。

3）截肢术后应采用硬质包扎法，以减轻肿胀并防止屈曲挛缩的发生。

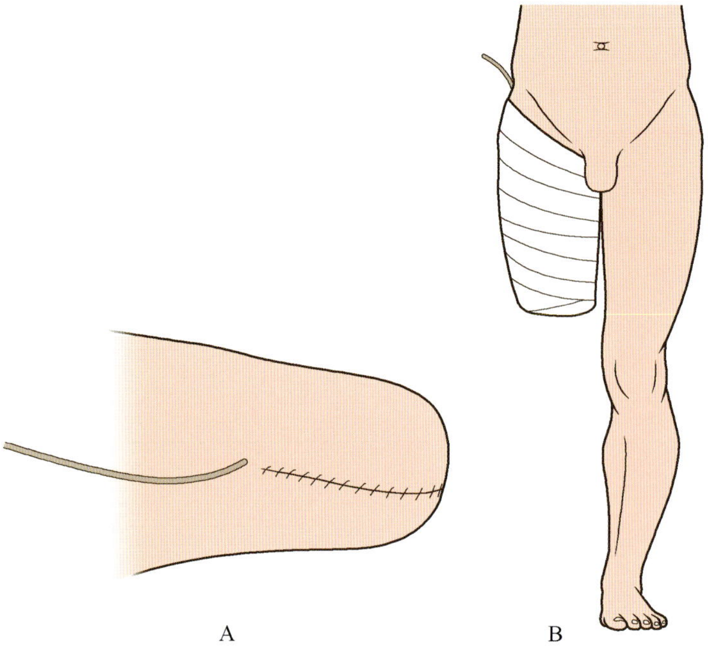

图 11-14 A. 闭式负吸引流应放置在切口内侧和外侧，重要的是不要将这些导管固定于皮肤上，因为需要在可靠的加压包扎下拔除引流管。B. 应用可靠的加压包扎法(《Wiesel 骨科手术学》)

五、要点及失误防范

1. 术后屈曲痉挛

近端至腹股沟水平石膏固定及制动可防止屈曲挛缩，如有必要可行悬挂制动。

2. 内收肌固定术

膝上截肢术术后髂腰肌和臀部外展肌可导致残肢屈曲外展，大收肌固定可防止这种畸形并防止髋关节内收乏力，如不行肌肉固定术髋关节内收估计可丧失 70%的力量。肌肉固定术能够加强肌肉的收缩和功能。

3. 肌肉平衡

通过肌成形术来改善肌群失衡同样能改善截肢患者的功能。由于髋部屈肌较伸肌强，腘绳肌较股四头肌应切除更多并与后者缝合。

4. 神经瘤

神经应尽量靠近近端切断并包埋于肌肉组织中以防止神经瘤形成。

5. 幻肢痛

在股神经和坐骨神经使用神经外导管可有效减少幻肢痛的发生率，并可减轻幻肢痛的程度。

6. 骨边缘形成的皮肤张力

股骨残端边缘应修整为斜面以防止骨端压力增加，特别是在佩戴假肢时。

六、术后处理

(1) 术前应积极抗休克，维持患者全身水、电解质及酸碱平衡，必要时适量备血。

(2) 贯彻无菌观念，防止术后感染。

(3) 术后应密切观察残端渗血情况，大肢体截肢术后床旁应常备止血带。

(4) 进行必要的制动与固定。

(5) 弹力绷带包扎残肢以减轻残肢术后水肿，初次打开无菌敷料后，可使用弹力袜以尽量减少肿胀。

(6) 术后使用向近端延长的固定支具或夹板，采用俯卧位以及适当理疗可减轻屈曲挛缩。

(7) 伤口愈合、肿胀消退后即安置合适的临时假肢，通常情况下可增强假肢的使用，应劝告患者，有3～6个月的假肢适应过程，一旦装配了最初的假肢，佩戴时间应逐渐增多，逐渐耐受。

(8) 由于截肢者能量消耗比非截肢者要高出60％～70％，许多截肢者需要辅助设备协助下床活动。

(9) 幻肢痛术后可自行消失，若幻肢痛持续存在，神经性止痛药如加巴喷丁可能会有所帮助。

七、简要步骤

手术简要步骤如图11-15。

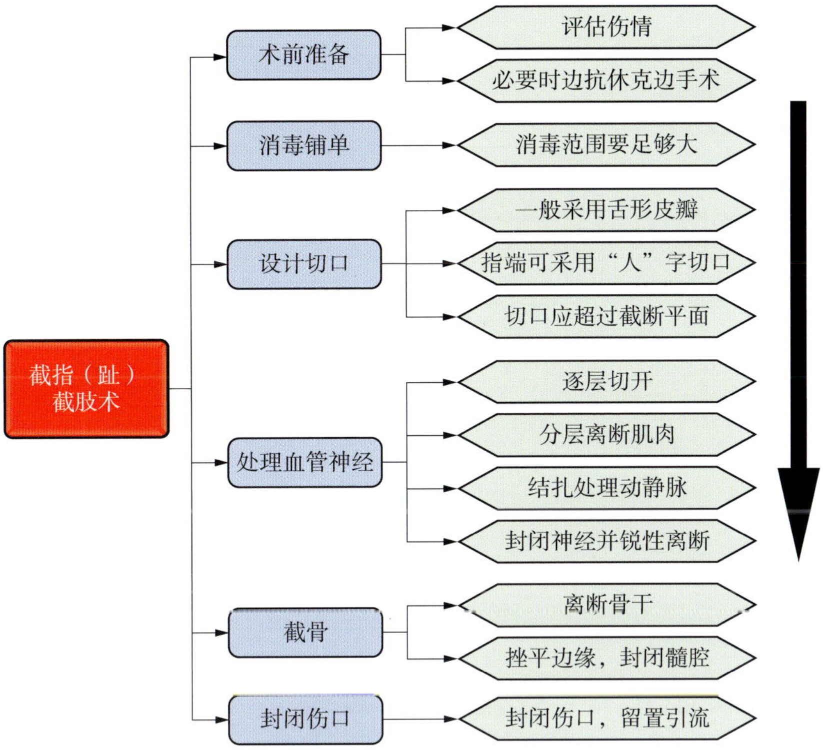

图11-15 手术简要步骤

八、手术视频

见视频17。

视频17 截肢术(简要步骤)

第七节 · 创伤性肢体残端修整术

一、手术流程

(1) 骨断面的处理：将骨横行截断，为了避免骨缘对软组织的干扰，将锐利的骨缘磨为圆润的形状，经关节截指时，应咬除掌侧及侧方的指骨髁突出部分，使骨残端的形状应与正常的指骨类似。同时还应当短缩足够的骨长度，使皮瓣缝合无张力。

(2) 皮瓣修剪：切除残端两侧多余的皮瓣，使残端外观呈圆弧状，避免缝合时出现猫耳朵形状。

二、简要步骤

手术简要步骤如图 11－16。

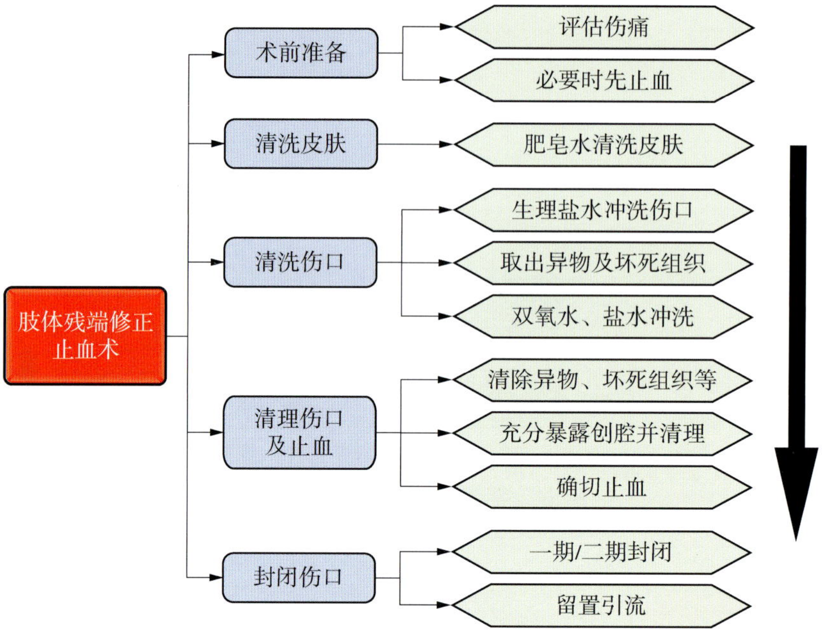

图 11－16 手术简要步骤

三、手术视频

见视频 18。

视频 18 肢体残端修整止血术（简要步骤）

第八节 · 骨盆骨折外固定支架固定

一、手术指征

对于不稳定性骨盆骨折，外固定支架可提供足够的临时稳定，便于搬动患者；对于一些旋转不稳但垂直稳定的骨盆骨折，骨盆外固定支架也可以作为最终治疗手段。

二、应用解剖

骨盆连接中轴骨和下肢骨。为通过其中的泌尿生殖道、胃肠道和神经血管提供保护。威胁生命的大出血是骨盆损伤并发症，出血可源自动脉（髂动脉系统分支）、静脉丛，或者骨折面。处理骨盆环损伤还要考虑腰、骶、尾部神经损伤和男性尿道损伤。

骨盆环前部承担负重功能少，对骨盆环稳定性的影响也小。骨盆环由舐骨和两侧成对的无名骨组成。

骨盆稳定的主要基础是韧带结构，而非骨结构。骨盆稳定性特别依赖于后侧负重的骶髂复合体（包括骶髂前韧带、骨间韧带和骶髂后韧带）张力带结构，以及盆底的髂骶韧带（舐棘韧带和舐结节韧带）。髂腰韧带加强了中轴骨(L5 横突)和一侧骨盆(髂骨)之间的稳定性。

骨盆损伤类型(骨性或韧带损伤)由作用力的方向、作用点和大小决定。作用力可被简化为前后挤压、侧方挤压和垂直剪切。实际作用力及其损伤机制可能更为复杂。

骨盆不稳定可分为以下类型:①垂直和旋转均稳定;②旋转不稳,但垂直稳定;③旋转和垂直均不稳。前后挤压和半侧骨盆旋转应力常导致“前侧韧带”复合体损伤(严重顺序:耻骨联合、坐骶韧带、骶髂前韧带)。后侧张力带结构完整,垂直稳定性得以维持。是否有旋转不稳定,取决于前侧韧带复合体损伤的严重程度。

根据损伤的程度不同,侧方挤压损伤可导致骨盆向内塌陷。前后方的韧带通常保持完整。前后侧骨骼通常是稳定的压缩性损伤。有时向内旋转不稳定,需要手术固定(外固定支架或内固定)。

垂直不稳意味着骨盆环后方的张力带结构断裂。这可能是骨性损伤,也可能是韧带性损伤,或两者都有。在后方韧带完整的情况下,骶棘韧带和骶结节韧带的分离可使骨盆旋转不稳。骶髂复合体后方韧带的进一步分离会导致旋转和垂直均不稳。受累的半侧骨盆在水平、矢状和冠状面均不稳定。

如果暴力足够大,任何损伤机制(前后挤压、侧方挤压、垂直剪切)均可能导致骨盆的完全不稳(垂直和旋转)。

三、术前检查

1. 体格检查

在损伤机制方面,病史能提供详细的损伤暴力情况。暴力的作用和强度决定了骨盆损伤及其不稳定的类型,以及伴发损伤的发生及其种类。

患者的年龄影响其生理代偿能力和骨的质量,两者分别决定了患者的血流动力学反应和产生某一类型骨盆环损伤所需的损伤能量。

受伤前的疾患必须查明,因为他们对于生存率以及手术和非手术治疗的并发症,有相当大的影响力。

骨盆环损伤经常合并潜在的威胁生命的盆腔内器官、血管和神经损伤,以及其他的盆腔外损伤和胸、腹、颅脑等腔隙的闭合性损伤。

遵守复苏的原则,并需对复苏的反应做评估,进行初期和二期评价。

临床评估包括检查擦、挫伤,肢体不等长,或下肢异常旋转。可以小心地用触诊和手法检查来确认不稳定的情况。通过影像学和临床检查,对骨盆稳定性进行估计(并非确认)。必须确认有无开放伤口,以及直肠、阴道有无损伤,因为合并这些损伤的患者有相当高的死亡率。

体格检查应包括:骨盆检查,了解有无受损或濒危的软组织;下肢检查,了解有无肢体不等长,旋转畸形,以及合并的肢体骨折、脱位,肢体长度和旋转的严重不对称提示骨盆旋转或垂直不稳定,如果不对称是骨盆以外的因素引起,需对下肢行进一步临床或影像学检查;评估骨盆不稳定,内旋和短缩提示侧方挤压损伤,外旋和短缩提示垂直剪切损伤;观察会阴部有无血肿。如果有,提示男性尿道损伤或者女性阴道撕裂。神经功能评价,检查有无括约肌自主收缩或肛周感觉。腰骶丛损伤提示骨盆不稳。

2. 鉴别诊断

(1) 老年的低能量骨盆骨折。

(2) 骨质量好的年轻患者的高能量骨盆骨折。

(3) 上述两类患者类似的骨折模式提示年轻患者中暴力较大,常合并较为严重的其他损伤。

(4)"非骨盆环"骨折:髂嵴、坐骨结节。

(5)骨盆环骨折,按严重程度和不稳定程度递增。

1)旋转和垂直稳定。

2)旋转不稳,垂直稳定。

3)旋转和垂直均不稳。

四、手术技术

1. 术前计划

(1)外固定支架一般起到以下作用:通过减少骨盆容积,提供盆内填塞作用;减少了骨折移动,有利于止血。因此,急性期骨盆骨折处理,外固定支架是非常重要的方法。

(2)外固定支架可作为某些损伤类型的临时稳定,便于移动患者。试图单用外固定支架来固定垂直不稳的损伤是不合适的;这些损伤需要二期后方补充固定。出于这个目的,它只作为临时固定。

(3)对于旋转不稳而垂直稳定的类型,可采用外固定支架作为最终固定。耻骨联合严重粉碎骨折无法进行前路钢板固定者,如果后方的张力带结构保持功能完整,可用外固定支架固定直至愈合。

(4)术者必须确认有无合并的盆腔内脏器、血管和泌尿生殖系统损伤。

(5)术者必须确认患者的神经功能状况,记录神经损害。必须彻底、全面检查软组织。

(6)如果可行,术者必须描述骨盆不稳定的特征,并对损伤进行分类。

(7)使用外固定支架的目的必须明确(复苏或临时固定,还是最终固定)。

(8)如果为了临时稳定,术者须确定最终固定预计的时间、顺序和方法。

(9)根据骨盆损伤类型、患者的血流动力学状况、已有的影像学资料及术者的熟悉程度,来选择外固定支架的框架设计和进钉部位(髂嵴前侧、髋臼上方、后侧 C 形钳)。

(10)术前即刻进行盆腔摄片,评价肠道气体的影像及其对成像能力的影响。

1)体位:患者仰卧于可透视手术台上。确认有理想的透视效果和有效的闭合复位手段。消毒范围自脐至大腿前侧,包括双侧髂嵴。如果需要,消毒单侧或双侧下肢,利于闭合手法复位。

2)入路:骨盆前侧有两处插钉区域:髂嵴和髋臼上方区(图 11-17)。

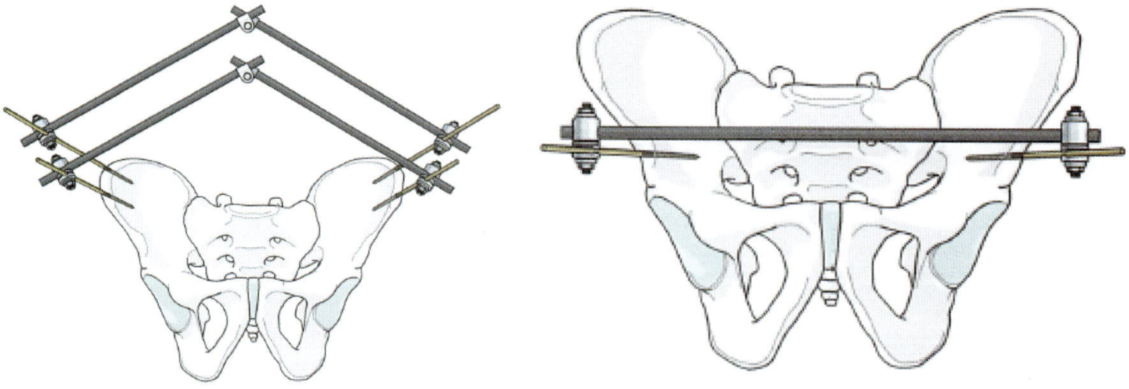

图 11-17 骨盆前侧两处插钉区域。A. 通过髂嵴固定(位置较高);B. 通过髋臼上区固定(位置较低)
[《骨折治疗的 AO 原则》(第三版)]

2. 环骨盆抗休克巾单技术

(1) 已有若干无创骨盆环外固定技术。其中包括抗休克裤和人字石膏。这些不利于腹部手术，需要娴熟的技术，而且遮住了腹部。

(2) 对于血流动力学不稳定的患者，在复苏期可考虑使用环骨盆抗休克巾单这个简单技术。与上述其他方法不同，该技术用材价廉而随处可得，易于操作。且没有切口，不会妨碍以后的手术。巾单的位置可以向上方或下方进行调整，以便显露腹部或下肢。

(3) 使用前，需脱去患者衣物。床单的两端交叉，重叠于前侧。

(4) 床单放的位置更靠近大转子水平，而不是靠近端的骨盆损伤区。用钳子夹紧展平的床单。

(5) 长期骨盆巾单固定可能引起软组织损害，不宜使用。禁忌用于不稳定侧方挤压型损伤。这种情况使用，可能加重畸形，导致内脏损伤和后方神经损伤。

(6) 通过反馈来控制加压力量的骨盆环形加压装置可使巾单技术简单有效，这可防止加压的过度或不足 3 日。

3. 髂嵴前方闭合置钉技术(图 11-18)

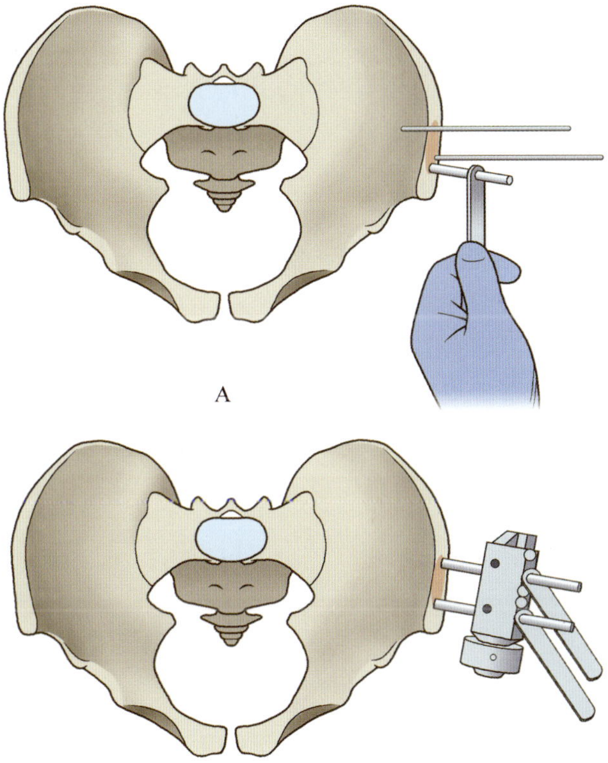

A

B

图 11-18 髂嵴前方进钉

(1) 建议进行皮肤切口前，先尝试手法复位。

(2) 在髂嵴前侧做 8～10 cm 长的平行斜切口。

(3) 做切口时要预先估计骨盆复位后的位置，以减少软组织张力。

(4) 分离皮肤和邻近的软组织，以便触及深面的髂嵴。

(5) 骨膜下分离腹外斜肌，暴露髂骨内板。

(6) 骨膜下分离髋外展肌，暴露髂骨外板。

(7) 在切口范围内继续剥离髂骨内外板。

(8) 确认增厚的前柱。

(9) 术者用示指确认内板的倾斜度，术者用拇指和示指分别触摸外板和内板，以确认在内、外板之间准确的进钉方向，可以2枚克氏针贴骨面插入确定方向。

(10) 第1根钉从前方打入前柱，位于髂前上棘后方1～2 cm。

(11) 髂嵴的前侧在横断面上不对称。理想的进钉点沿着髂崎的中、内1/3交界，置钉偏中央或者偏外侧容易导致方向错误，穿出理想的皮质内路径。

(12) 单皮质钻孔，不超过1～2 cm深，开启髂骨内通路。

(13) 进钉方向如前述，由术者手指抓住髂嵴来判断。典型方向是向内倾斜25°～45°，向尾侧倾斜10°～15°。

(14) 可经已做的切口或者从邻近已做切口(内侧)的经皮切口来进钉，进钉5 cm深(钉的螺纹长50 mm、直径5 mm)，位于髂骨内、外板之间的前柱内。

(15) 在第1枚钉后方，分别相距一指宽的距离，打入第2枚钉，以及可能的第3枚钉。髂嵴窄而弯曲，无法容纳平行进钉，有时只能容纳2枚钉。

(16) 打入的钉应彼此会聚，通用的方向是指向前柱内的髋臼上方区域。

(17) 为保持骨盆内填塞效应，所有钉应通过一个入路打入，避免分离骨膜外的肌肉附着。用细的克氏针或腰穿针沿髂窝定向，可以确定正确的进钉方向。保留内、外板的软组织附着。不显露血肿，以保持盆内填塞效应。

4. 髂前下棘闭合置钉技术

(1) 患者仰卧于可透视手术台上。

(2) 钉的安全插入和正确放置需要透视引导帮助。

(3) 根据患者的体型和复位前骨盆畸形情况，置钉的开放入路是5～10 cm的垂直切口。如果完全经皮置钉，则需要做一个辅助的如前所述的小横行切口。

(4) 垂直切口始于髂前上棘的外缘，延伸至髂前下棘的远外侧。找到缝匠肌和阔筋膜张肌间隙，钝性分离组织，触摸髂前下棘，股外侧皮神经最常见位于髂前上、下棘的内侧，解剖学研究发现股外侧皮神经有变异走行，通常距离插入的钉10 mm以内，用钝性分离和保护套筒，股外侧皮神经可得到良好保护。

(5) 髓臼上方的固定钉应距离关节＞2 cm，避免穿入关节。髓关节的关节囊可向关节上方延伸16 mm。

(6) 透视控制下在髓关节上方放置套管组件。只钻穿外层皮质。三联空心导钻有助于无创钻孔和插钉。钻孔的方向要位于盆骨之内，然后置钉，避免穿入髋关节内。典型插钉角度是向内侧与垂直轴成角20°，并轻度偏向头侧。钻头指向坐骨大切迹的上方(在矢状面呈30°～45°)。在透视下(髂骨斜位，轻度头偏)确认钉的走向和深度。钉要位于髂骨内、外板之间，皮质之内，通过闭孔入口位监控钉的方向。

置入1枚直径5 mm、螺纹长度50 mm的钉，深度恰好是螺纹长度。如果需要，可在第1枚钉的上方插入第2枚钉。

5. 安装支架和复位

不管多复杂的支架都无法恢复垂直不稳损伤的永久稳定性。所以首选简单结构的支架，就可以有助于患者的搬动，腹部的暴露，以及能够施行随后的诊疗操作。

在弧形的髂嵴中准确置钉，钉的方向必然是非平行、会聚的。如果使用钉道平行的夹具，会对本不平行的钉产生应力，以适应夹具。具有独立球形关节设计的夹具是更好的选择(图 11－19)。

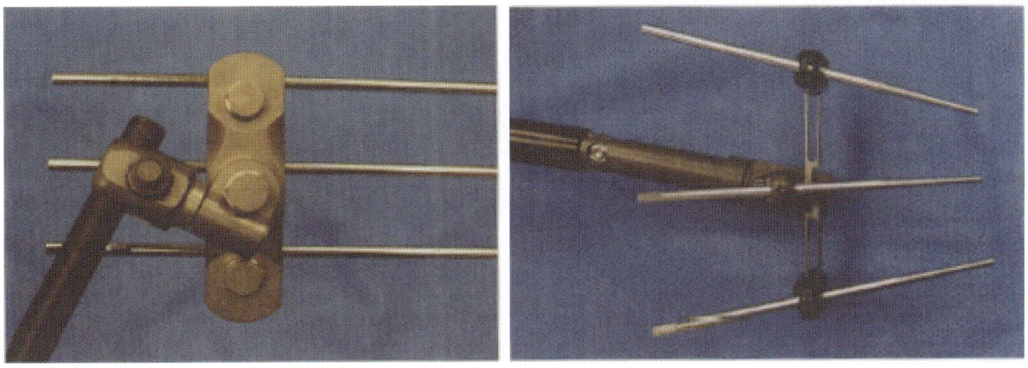

A　　B

图 11－19　直型夹具(A)及多面型夹具(B)

夹具应距皮肤表面 3 横指，避免损伤软组织，并且留有足够的钉孔护理的空间。

支架中如果包括了万向关节，可以实施复位。前后挤压型损伤通过向中线挤压来复位，侧方挤压型损伤则通过向外分离复位。垂直移位型可考虑通过下肢骨牵引辅助复位。然后紧固杆-杆接头，缝合手术切口，敷料覆盖。

五、术后处理

支架安装满意后，检查各个钉孔部位，松解软组织，防止张力引起的坏死和继发感染。

安装后，透视证实骨盆稳定性、对称性和有无指征行附加前侧或后侧(切开或经皮)稳定措施。

清除钉孔内的血痂，用双氧水每天冲洗一两次。可以盖敷料(如果经常检查)或者伤口可以暴露。钉周围组织如果紧张，应在局麻下锐性切开，即可避免局部坏死和钉孔流脓。

活动和负重取决于损伤类型和稳定性分类。

第九节・腹膜后盆腔填塞止血术

经补液、抗休克、骨盆骨折外固定后，伤员血液流变学仍不稳定，临床评估后腹膜血肿仍持续增加时，应积极采用后腹膜填塞压迫止血的方法。该技术操作简单、实施方便，从脐下至耻骨联合做正中切口，暴露出后腹膜，用于将腹膜和小肠襟等脏器向上、向内拉开，暴露后腹膜间隙，吸除血块后填入纱布压迫止血。以同样方式在对侧后腹膜间隙填入，填塞物在术后 3～5 天取出。运用该技术时应注意：①判断伤情后，果断实施，避免因犹豫而错失填塞的最佳时机，导致持续出血，血肿向上腹部后壁积聚，腹内压增加，凝血功能障碍。②若怀疑后腹膜血肿持续增大时，应谨慎或避免行腹腔诊断性穿刺检查，防止血肿进入腹腔。③填塞应快速进行，无须探查出血点，将纱布包裹止血材料后填入后腹膜间隙压迫即可，一般不主张行双侧髂内动脉结扎，以免增加暴露和手术时间(图 11－20)。

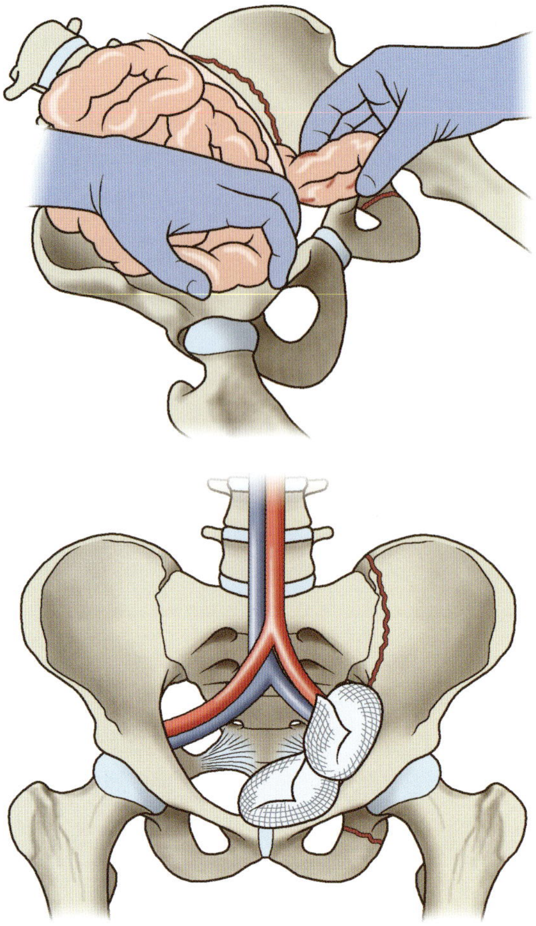

图 11-20 后腹膜填塞

第十节·典型病例

男性,50 岁,工地重物撞伤左髋部、大腿,创伤性休克、闭合性骨盆骨折、左股骨干骨折,后尿道损伤。

1. 急诊处理

长夹板临时固定左下肢,用骨盆悬吊带环扎捆绑下腹部,减少容积,临时稳定骨盆骨折断端。输血补液后,维持血压稳定,经气管置管辅助呼吸,紧急手术。

2. 手术室处理

(1) 导尿。

(2) 外固定支架经髂骨翼稳定骨盆骨折。

(3) 复位左股骨干骨折,外固定支架跨关节固定。

(4) 观察生命体征,确定骨盆骨折出血已控制。术后继续复苏与纠正电解质失衡。

3. 后期处理创面间断换药

观察软组织情况,待软组织肿胀消退,出现皱纹征,行骨盆骨折、股骨干骨折内固定手术。

(崔 进 周潇逸)

参考文献

[1] 唐佩福.解放军总医院创伤骨科手术学:创(战)伤救治理论与手术技术[M].北京:人民军医出版社,2014.
[2] 山姆·威塞尔.Wiesel 骨科手术学[M].张长青,总主译.上海:上海科学技术出版社,2013.
[3] 弗兰克·奈特.奈特人体解剖学彩色图谱[M].张卫光,译.北京:人民卫生出版社,2015.
[4] 蓝文正,郭巨吴.实用骨科手术学[J].天津:天津科学技术出版社,1992.
[5] 黎介寿.损伤控制性外科技术手册[M].北京:人民军医出版社,2009.

第十二章·脊柱创伤

第一节·脊柱、脊髓损伤诊断

脊柱脊髓损伤是指因直接或间接暴力所致的脊柱骨、关节及相关韧带的损伤，常伴有脊髓和脊神经的损伤。随着工业、交通和体育事业的发展，意外事故发生率不断上升。脊柱脊髓损伤也日趋增多。这种损伤的后果严重，常会给患者、家庭及社会带来沉重的负担。充分认识脊柱脊髓损伤，及时、正确的现场救治和急诊处理及后续的专科治疗，可使损伤后的脊柱脊髓功能获得最大程度的恢复，降低伤残率及病死率。脊柱损伤在全身性损伤中约占 0.3%，多发于年轻人，男性约为 85%，其中 15～29 岁者约占 60%。中下颈椎及胸腰段脊柱损伤较多见。脊柱损伤并发脊髓损伤的发生率各家报道差异较大(20%左右)。

一、病因

脊柱、脊髓损伤主要由外部暴力作用所致，但也受脊柱内在因素影响，尤其是老年人，大多合并有脊柱结构的病理基础。根据外部暴力的作用方式，分为间接暴力和直接暴力两种。

(一) 间接暴力

间接暴力是指外部暴力不直接作用于脊柱脊髓，而是通过杠杆作用传导暴力所造成的脊柱脊髓损伤。以闭合性损伤多见，常见于房屋倒塌、山体或矿井塌方、高处坠落、跳水意外、交通事故或运动伤及重物压伤。因暴力机制与患者受伤时体位不同，分下列几种。

(1) 患者自高处坠落，多呈屈曲位，臀部着地，地面对身体的反冲力使脊柱突然过度屈曲，可产生椎体挤压性骨折，或患者自高处坠落，两足先着地，除脊柱骨折外，常伴有跟骨、胫腓骨骨折或股骨骨折。

(2) 患者弯腰工作时，突然有重物由高处下落击于肩部或背部，产生挤压性骨折脱位，多发生于煤矿或建筑工地。

(3) 患者站立或行走时，突然有一快速行进物击于腰背部，使脊柱过度屈曲而发生骨折脱位。

(4) 患者站立时，突然有重物垂直落在头上，造成寰枢椎骨折或脱位。

(5) 旋转暴力：暴力使脊柱过度屈曲和侧屈。如高处坠落，臀部或双足落于凹凸不平的地面，造成椎体前楔形和侧楔形骨折，同时发生或一侧关节突关节发生脱位。

(6) 肌肉不协调的强烈收缩：肩部或附着于脊椎骨各部的肌肉强烈收缩可造成脊椎骨折。如腰方肌强烈收缩可发生横突骨折，肩背部肌肉骤然不协调收缩时，可造成棘突骨折，以第 7 颈椎或第 1 胸椎、棘突为多，破伤风、癫痫患者的肌肉收缩，可造成胸椎压缩性骨折。

（二）直接暴力

直接暴力是指外部暴力直接作用于脊柱、脊髓所致脊柱和脊髓损伤，多为开放性脊柱、脊髓损伤，无论战时或平时，都非常常见。

1. 火器性损伤

多见于战时子弹或弹片直接损伤脊柱结构，如果进入椎管，则会损伤脊髓。

2. 锐器性损伤

多由金属刀刺入椎体或椎板间隙进入椎管内损伤脊髓，偶尔可见到木器、竹器致伤者，在平时或者战时都可以发生。

（三）脊柱、脊髓损伤的少见原因

有些非暴力性因素，也可造成脊髓损伤，如咽后壁慢性炎症，可引起寰枢椎自发性脱位而压迫脊髓。电击伤患者，偶可出现脊髓斑点样空洞，表现为脊髓迟发性损害。头颈部或胸部放射治疗的患者，可发生放射性损伤，出现广泛性脊髓脱髓鞘病变、血管闭塞、将髓坏死及软化等。

二、脊柱损伤分类

（一）按发病机制分类

1. 单纯屈曲损伤

单纯屈曲损伤是暴力使脊柱过度屈曲而造成。最为常见，约占椎体损伤的 90%，前方为楔形骨折，因无旋转，故后纵韧带完整，骨折较稳定，但若椎体压缩大于 50%，则后外侧关节面对合不良，常不稳定。如关节突骨折合并椎体向前脱位，齿状突基部骨折合并寰椎向前脱位等。

2. 屈曲和旋转损伤

暴力使脊柱屈曲和旋转造成。产生不稳定骨折和脱位，伴后侧韧带复合体撕裂、也称为片状骨折。特征是下椎体的上界骨折，上椎体的关节脱位，常伴有神经症状。常见的有椎体前方及侧方挤压性骨折、椎体与附件骨折伴有侧方移位、椎体一侧楔形变伴一侧横突骨折、一侧横突骨折及一侧关节突关节跳跃征等。

3. 屈曲牵拉伤

常见于使用安全带乘车时突然减速所致。前面为屈曲支点，脊柱后侧受到牵拉力。如果损伤贯穿于脊柱骨组织前后，则称为 Chance 骨折。

4. 轴向负荷伤

即垂直压缩损伤。由于垂直暴力使椎体发生爆裂骨折，椎体骨块分别向前、后方及左右移位，椎体的前后径和左右径均可增大，特别是椎体后缘的骨片或椎间盘常突入椎管，压迫脊髓。

5. 过伸伤

暴力使脊柱强度伸展所造成，引起前纵韧带和椎同盘破裂，虽有脱位，但常自然复位，脊柱在屈曲位能保持稳定性，脱位椎体的前界常有小骨片撕脱。

6. 剪切伤

由分离性剪切力所致。常产生关节突或椎弓根不稳定性骨折，前纵韧带常有撕裂，椎体则无明显压缩，以脱位为主。

（二）按稳定程度分类

1. 稳定性骨折

损伤较轻，常不合并椎体附件骨折或韧带损伤，也不伴有脊髓和神经损伤。骨折发生后，在搬运或脊柱活动中无移位趋向。如单纯椎体楔形骨折，椎体高度压缩小于50%，横突和棘突骨折、第4腰椎以上峡部骨折等。

2. 不稳定性骨折

损伤严重，常伴有脊髓或神经损伤，除椎体骨折外，常有附件骨折、韧带断裂等联合损伤，由于稳定脊柱的因素大部分受到破坏，故在受伤的同时或在搬运过程中易造成脱位，损伤脊髓或神经。如椎体压缩性骨折大于50%，骨折脱位伴有棘间韧带损伤，第4腰椎以下峡部骨折，椎体爆裂骨折，关节突骨折脱位等。

（三）按有无脊髓损伤分类

1. 无脊髓损伤

损伤局限于脊椎、附件及周围软组织，未波及脊髓，因而无明显神经损伤症状。有些患者虽有严重的脊柱骨折和完全脱位，但因其后方椎板亦有断裂，因而脊髓未受压迫。

2. 有脊髓损伤

脊柱骨折和脱位后，在其损伤平面以下呈现完全性或不完全性截瘫，有些患者在X线片上虽未见明显脊柱骨折和脱位现象，但仍出现截瘫现象，可能系脊柱在损伤的同时发生暂时性脱位，引起脊髓横断性损伤。脊髓损伤包括脊髓震荡、脊髓半切综合征、中央型脊髓损伤综合征、前或后脊髓损伤综合征、完全性截瘫、马尾损伤等。

（四）按脊髓损伤部位分类

1. 颈髓-延髓综合征

上颈椎的骨折或脱位不仅可伤及上颈髓，还可延及脑干，严重者可有呼吸中枢麻痹、低血压、四肢瘫痪，最终危及生命。由于支配面部感觉的三叉神经脊束和三叉神经脊束核上可至桥脑，下可达颈髓C4段，所以此综合征最特征的体征就是面部感觉减退呈Dejerine方式分布（以口为中心的洋葱皮样分布）。此综合征的另一特征是上肢肌力减弱重于下肢，这与椎体束在颈-延部交叉方式有关。如齿状突脱位或骨折、寰枕椎脱位等将首先累及上肢的椎体束，而尚未交叉的下肢椎体束将得以幸免。

2. 中央损伤综合征

这种综合征的特点是：上下肢运动能力丧失不成比例，上肢重于下肢，且运动障碍多于感觉障碍。主要见于颈髓损伤，常见的临床情形是：老年患者多见，大多有颈椎病的病史，由过伸性暴力引起损伤。还有一些患者并无颈椎病史，而是外伤后脊髓前动脉受到牵拉而痉挛甚至阻塞，导致脊髓前角及外侧部缺血而出现症状。

3. 脊髓前部损伤综合征

脊髓前部损伤的临床特点是损伤平面以下运动障碍，痛温轻触觉消失或减退，而深感觉存在。此类损伤可由爆裂骨折所致，也可由骨折或椎间盘压迫脊髓前动脉导致脊髓前部缺血受损。

4. 脊髓后部损伤综合征

不十分多见。其定义是损伤发生在脊髓的后部，而前方神经组织得以幸免。其临床特点是：由于后索的薄束、楔束（深感觉）、侧索后方的皮质脊髓束（自主运动）受损，损伤平面以下的深感觉和自主运动消失；而因侧前方的脊丘束未受损，故痛温觉得以保留。

5. 脊髓半切综合征（Brown-Séquard syndrome，B-S综合征）

B－S综合征是由脊髓半侧损伤所致，其特点是：患侧运动功能、深感觉消失，而对侧痛温、触觉消失。这种损伤多数由脊柱过伸损伤引起，但也可由屈曲性损伤、关节绞索、爆裂骨折、突出的椎间盘引起。B－

S综合征最常见于颈脊髓损伤，胸脊髓次之，而腰骶髓的一侧损害不产生B-S综合征。

（五）按有无伤口分类

可分为脊柱开放性损伤（如枪弹伤、爆炸伤、锐器伤等）和脊柱闭合性损伤（如高处坠落伤、肌肉强烈收缩致棘突或横突骨折等）。

三、临床表现

（一）脊柱骨折

常在严重外伤后出现，如高空落下、重物打击头颈或肩背部、塌方事故、交通事故等。伤员感受伤局部疼痛，活动受限，不能翻身起立。骨折局部可扪及局限性后突畸形。

1. 颈椎损伤的临床表现

颈椎是最灵活、活动范围最大的节段。在颈椎骨折脱位时，伴有脊髓损伤的发生率最高，可达50%以上。因此，对颈椎损伤必须予以高度重视。

（1）寰枕脱位：临床上较为罕见，绝大多数伤者立即死亡，幸存者都有极严重的高位颈髓损伤征象，主要表现为四肢瘫痪和呼吸困难，短期内死于呼吸衰竭。

（2）寰椎骨折：占颈椎损伤的2%～4%。临床表现为：枕下区域疼痛和颈部僵硬。有时可出现咽后血肿，头呈强迫前倾位。X线特征为寰椎侧块移位。可合并脊髓损伤，呼吸困难是其常见死因。

（3）寰枢关节半脱位：儿童多见，临床表现为头颈部倾斜，颈部疼痛、僵直、枕大神经痛。少有脊髓压迫症状。诊断依赖于X线或CT检查，特征为齿状突与寰椎两侧块间距不对称，侧位片齿状突与寰椎前弓距离大于3 mm（儿童4 mm），可确诊为寰枢关节半脱位。

（4）枢椎椎弓骨折：表现为枕颈部疼痛，头部活动受限，枕大神经分布区疼痛。另一个显著临床特征为：合并有颌面部及颈部损伤征象，如伴有脊髓损伤则极少存活。X线典型征象为枢椎椎弓根部断裂。

（5）齿状突骨折：约占颈部损伤的10%。表现为颈项部疼痛，头颈部旋转受限。早期神经症状多较轻微，如未获治疗或治疗不当，可出现进行性脊髓压迫症状，X线或CT检查可确诊。

（6）下位颈椎（C3～C7）损伤

1）过伸性损伤，又称挥鞭性损伤或脊髓中央管损伤，临床特征为颌面及鼻部擦伤，局部疼痛、压痛及活动受限，脊髓中央管综合征。瘫痪症状上肢重于下肢，手部重于臀部，触觉重于深感觉。X线特征为椎体前软组织阴影增宽（椎体前筋膜下血肿所致）。

2）椎体压缩性损伤：临床表现为局部疼痛和运动受限，有时头颈部呈前倾僵直状态。合并神经压迫者会出现相应的临床症状。X线片显示损伤椎体前部压缩，整个椎体呈楔形，有时可见小关节骨折。

3）垂直压端（爆裂性）骨折：表现为颈部疼痛和运动功能丧失。神经根受压出现肩臂和手部麻木、疼痛或感觉过敏，脊髓损伤多较严重，甚者脊髓完全损伤，损伤平面以下感觉、运动、括约肌功能障碍；在颈4损伤则表现为严重呼吸困难。X线片显示椎体粉碎性骨折，骨折片可进入椎，正位片椎体压缩。CT可显示椎体爆裂形态及分离移位情况。

4）颈椎单侧及双侧小关节脱位：临床表现为颈部剧痛，颈肌痉挛、头颈部强迫体位。合并脊髓、神经损伤者出现相应临床症状。X线及CT检查均显示出小关节脱位征象。

5）颈椎前方半脱位：多见于成年，症状多隐匿，易漏诊或误诊，临床症状较轻，主要为局部疼痛，头颈伸屈和旋转受限，颈肌痉挛，局部压痛。X线可能无异常征象，但伸屈动力性摄片可显示损伤节段不稳，相邻椎体所形成的角大于 11°或椎体移动距离大于 3.5 mm。

此外，在颈椎损伤中还包括颈椎棘突骨折、颈椎椎板骨折、颈椎横突骨折、幸运性颈椎骨折、无明显骨折脱位的脊髓损伤等。

2. 胸腰椎骨折

由于损伤的部位、程度、范围及个体特征不同，临床症状和体征可有相当大的差异，应注意以下几点。

(1) 外伤史：如高处坠落、重物击打、交通事故等。

(2) 局部剧痛，不能起身或翻身、搬动时疼痛加剧。

(3) 骨折部位明显有压痛及叩击痛。

(4) 腰背部活动受限、肌痉挛。

(5) 腹胀、腹痛、便秘等。系由后腹膜血肿刺激自主神经、致肠蠕动减弱所致。

(6) 神经损伤症状：指损伤平面以下的感觉、运动和括约肌功能障碍。

(二) 合并脊髓和神经根损伤

脊髓损伤后，在损伤平面以下的运动、感觉、反射及括约肌和自主神经功能受到损害。

(1) 感觉障碍：损伤平面以下的痛觉、温度觉、触觉及本体觉减弱或消失(损伤平面对应的感觉分布如图 12-1 所示)。

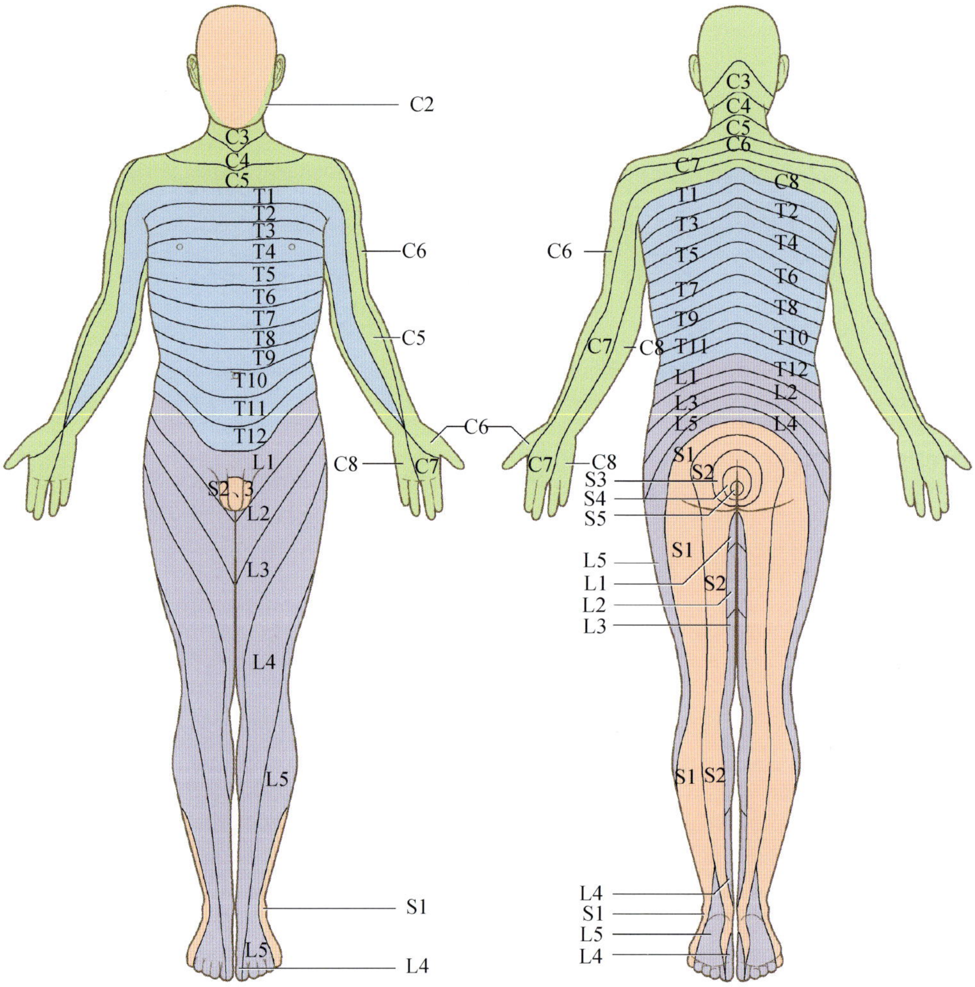

图 12-1 脊髓损伤感觉平面对照图

(2) 运动障碍：脊髓休克期，脊髓损伤节段以下表现为软瘫，反射消失。休克期过后，若是脊髓横断伤，则出现上运动神经元性瘫痪，肌张力增高，腱反射亢进，出现髌阵挛和踝阵挛及病理反射。

(3) 括约肌功能障碍：脊髓休克期表现为尿潴留，系膀胱逼尿肌麻痹形成无张力性膀胱所致。休克期过后，若脊髓损伤在骶髓平面以上，可形成 100 mL 内的残余尿，不能随意排尿。若脊髓损伤平面在圆锥部骶髓或骶神经根损伤，则出现尿失禁、膀胱排空障碍、便秘和大便失禁。

(4) 不完全性脊髓损伤：损伤平面远侧脊髓运动或感觉仍有部分保存时称为不完全性脊髓损伤。

(5) 马尾损伤，第 2 腰椎以下骨折脱位可引起马尾损伤，但完全断裂者少见。损伤平面以下感觉、运动、反射消失，膀胱无张力。若马尾神经未完全断裂，经过神经再生，可完全或大部分恢复功能。

(6) 脊髓和神经根损伤，第 10 胸椎至第 1 腰椎之间骨折脱位，可导致脊髓损伤，但神经根完整或脊髓损伤合并部分神经根损伤或脊髓和全部神经根损伤三种情况，脊髓横断后，功能不能恢复，神经根若损伤不重，经过神经再生，可恢复功能。

四、脊柱、脊髓伤诊断

脊柱、脊髓伤诊断包括：病史、临床表现、体格检查、实验室检查和影像学检查。

(一) 病史

病史询问主要包括：有无外伤史(如交通事故、高空坠落、重物撞击等)；受伤时间、受伤方式、受伤时姿势、肢体活动情况等。

(二) 临床表现

1. 主要临床症状

(1) 局部疼痛。

(2) 站立或翻身困难。

(3) 腹膜后血肿刺激腹腔神经节使肠蠕动减慢，常常表现为腹痛、腹胀，甚至肠麻痹等症状。

(4) 若合并有脊髓损伤，可出现上述所介绍的完全性或不完全性脊髓损伤。

2. 并发症

应注意是否合并颅脑、胸部、腹部和盆腔脏器的损伤。

(三) 体格检查

1. 全身情况与重要生命体征检查

对重要生命体征，如意识、血压、脉搏、呼吸、心率等进行细致、全面、准确的检查。密切观察中枢神经、呼吸，心血管等系统的各种变化，注意水电解质酸碱平衡和可能的伴发伤、伴发疾病和并发症。

2. 局部检查

在对全身各系统进行全面检查的同时，有针对性地进行脊柱脊髓损伤的相关检查。但是需要注意的是，对于患者生命的抢救，如窒息、休克等抢救等，需要放在首位，争分夺秒救治，待病情稳定后再补充检查。

(1) 做轴线翻身，进行检查。

(2) 检查可见伤区皮下淤血、脊柱后凸畸形等情况。

(3) 局部触痛(+)：严重骨折脱位者，脱位局部触诊时，有明显的空虚感及棘突有漂浮感觉。

(4) 神经功能的检查：检查的目的在于对神经系统的功能状况做出客观评价，对神经系统病变的定位诊断和定性诊断都要明确。检查时应与全身体格检查有系统地同步进行，避免不必要的重复和遗漏，以减少过多翻动患者。应按意识情况、精神状态、运动功能、感觉、各种反射、自主神经状况顺序依次检查并准确记录。

（5）临床常用的神经功能检查分级

1）Franckel 法

A 级：完全性截瘫损伤平面以下运动、感觉和括约肌功能完全丧失。

B 级：损伤平面以下残存部分感觉功能，无自主运动。

C 级：损伤平面以下残存部分运动功能肌力呈 1～3 级，即肌肉运动不能完成肢体运动（称无用运动）。

D 级：存在有用的运动功能，肌力呈 4～5 级。

E 级：运动和感觉基本正常。

2）ASIA 标准：ASIA 标准的主要内容包括以下 5 方面。

- 感觉评分：依据 ASIA 标准，分别检查躯体两侧 28 个关键感觉点的针刺觉及轻触觉。若关键感觉点因为石膏包裹、伤口、敷料覆盖或截肢等原因而无法检查时，可用同一被推荐的皮肤节段内的任何一点作为替代检查点。选择替代检查点时应特别注明。推荐感觉检查的实用步骤是从可疑损伤的部位开始，向头端逐个皮节进行锐/钝觉检查，直到患者报告锐/钝觉都变为正常为止。然后对损伤区域内的关键感觉点仔细检查，进行锐/钝觉和轻触觉的分级记录。每个关键感觉点检查后，根据以下分级定义进行打分记录，满分为 224 分。分级情况：①0 缺失；②1 障碍（更重、更轻或其他不同）；③2 正常；④NT 无法检查。

注意：使用标准安全针作为针刺觉的检查工具。使用前打开拉直。尖的一端用于检查锐性感觉，钝的一端用于检查钝性感觉。交替用钝的一端和尖的一端触及患者的面颊，确定患者能够分辨身体正常的尖性和钝性感觉。检查时患者闭眼或视力被遮住。对可疑病例每 10 次检查必须说对 8 次作为准确性的参考标准，使猜测的可能性少于 0.05。轻触觉的检查工具是一个尖的棉花束，由棉球或棉签的棉球端拉伸而成。检查时用棉束轻轻而快速划过皮肤，接触皮肤的范围不能超过 1 cm。替代的工具，如手指尖、某种物品或安全针的钝端也可以使用，但随后必须特别注明。必要时可选择腕、踝等进行关节运动觉及深压觉检查。关节运动觉的检查结果分级为缺失、障碍、正常及无法检查；深压觉的检查结果分级为存在及缺失。

- 运动评分：依据 ASLA 标准，分别检查躯体两侧 10 块关键肌的肌力。采取传统的 6 级徒手肌力检查法进行肌力分级（参见下文）。计算运动评分时，首先需按照上述运动检查评分标准对每侧的 10 块关键肌进行 0～5 级分级。正常时每块关键肌的肌力为 5 级，每侧两个肢体 50 分，四肢总计 100 分。

注意：脊髓损伤患者，尤其是在损伤急性期（必须对脊柱采取适当的制动），对患者的检查必须在仰卧位进行。由于仰卧位可从急性期到随后的所有阶段都可进行检查，故 ASIA 标准参考手册推荐对患者所有的运动功能检查都要在仰卧位进行，以利于对比不同时期的疗效。由于疼痛、体位、肌张力升高、废用等抑制因素均可使患者的肌力降低，因此检查者应注意辨别肌力小于 5 级的肌肉有可能具有完整的神经支配。若上述因素的存在妨碍了对肌力的标准化测量，则该肌肉应标为无法检查（NT）。然而，若以上因素没有影响受检肌肉的收缩，并且检测者确信如排除上述因素的干扰肌力可达正常，那么该受检肌肉肌力应定为 5 级。

- 神经平面的确定：神经平面又称神经水平，是指感觉功能和运动功能都正常的最低脊髓节段。依据 ASIA 标准，神经平面的确定需以关键感觉点及关键肌的检查结果为基础，是由双侧的感觉及运动功能决定的。单一的神经平面是指在双侧对称、运动和感觉平面相同时的平面。

感觉平面是指身体两侧针刺觉和轻触觉功能正常的最低脊髓节段，或者是其下一个平面即出现感觉异常的节段。确定感觉平面时，须从 C2 节段开始检查，直到针刺觉或轻触觉少于 2 分的平面为止。由于左右两侧的感觉平面可能不一致，因此需分别评定。

运动平面是指具有正常运动功能或完整脊神经支配的最低脊髓节段。确定运动平面时，代表该平面的关键肌肌力须等于或高于 3 级才可认为该平面的神经支配完整，同时，其上一节段所支配的关键肌肌力必须是 5 级。

在某些脊髓平面，如 C1 – C4、T2 – L1、S2 – S3，其相应肌节的肌力无法通过徒手检查获得，只能假定其运动平面与感觉平面相同。即若该节段的感觉功能正常，则运动功能亦正常：反之亦然。

- 损伤程度与部分保留带：依据 ASIA 标准，完全性损伤是指最低骶段（S4 – S5）的感觉和运动功能完全消失。

不完全性损伤是指在骶段（S4 – S5）有感觉和（或）运动功能的保留。骶部感觉包括肛门黏膜皮肤交界处的感觉，以及肛门深感觉。骶段的运动功能检查是指通过肛门指检确定肛门外括约肌是否保留自主收缩功能。

部分保留带只适用于完全性脊髓损伤患者，是指在神经平面以下保留有部分神经支配的皮节或肌节。有部分感觉和运动功能的节段范围称为部分保留带，它们应按照身体两侧感觉和运动功能分别记录。保留感觉或运动功能的最下端节段界定了感觉或运动部分保留带的范围。在记录部分保留带时，应左右两侧分别描述。

- ASIA 残损分级：该分级源于 Frankel 分级。

以下为 ASIA 残损分级的具体规定：①A 完全性损伤。S4 – S5 节段无感觉和运动功能保留。②B 不完全性损伤。在神经平面以下包括 S4 – S5 节段保留感觉功能，但无运动功能。③C 不完全性损伤。在神经平面以下保留运动功能，且神经平面以下至少一半关键肌肌力小于 3 级。④D 不完全性损伤。在神经平面以下保留运动功能，且神经平面以下至少一半关键肌肌力大于或等于 3 级。⑤E 正常。感觉和运动功能正常。

注意：若患者被评为 C 级或 D 级，则其为不完全性损伤，即在 S4 – S5 节段有感觉或运动功能的存留。此外，该患者必须具备以下两点之一：①肛门括约肌有自主收缩。②运动平面以下保留有运动功能的节段超过 3 个。E 级仅适用于既往有脊髓损伤病史，在随诊时功能恢复至正常的病例。不适用于初诊检查无神经损伤的病例。

临床常根据神经功能检查结果进行神经功能评级，并作为伤情恢复和手术疗效的主要评价指标之一。

（6）肌力分级

1）0 级：完全瘫痪。

2）Ⅰ级：可见肌肉收缩，但无自主运动。

3）Ⅱ级：无地心引力下，可做主动运动。无法抵抗重力。

4）Ⅲ级：可抗地心引力做有限的主动运动。

5）Ⅳ级：能做对抗阻力的运动，但力量较弱。

6）Ⅴ级：正常肌力。

（四）实验室检查

实验室检查对脊柱脊髓损伤的诊断意义不大，需要注意如进行手术治疗，术前应完善血常规、凝血功能等检查。

（五）影像学检查

（1）拍摄压痛区域的正、侧位片：必要时加拍斜位片（用于判断有无椎弓根峡部裂）或颈椎张口位片（用于判断有无寰枢关节半脱位）。

（2）CT：压痛区域的 CT 及三维重建，必要时，可拍摄脊柱全长 CT 三维重建。

（3）MRI：疑有脊髓、神经损伤或椎间盘损伤时应做脊柱相应部位的磁共振检查。

（4）其他：如超声检查腹膜后血肿，电生理检查双下肢神经情况等。

五、脊髓损伤常见并发症

（一）低钠血症

脊髓损伤患者，在盐摄入或补给正常的情况下出现低血钠和高尿钠，多数学者认为其发生机制是由于颈髓损伤后下丘脑-垂体区受损，渗透压调节中枢功能紊乱导致抗利尿激素（ADH）分泌增多，体内水潴留，而出现稀释性低钠血症。但临床上，常忽视脊髓损伤的低钠血症并发症，未及时发现和及时治疗。临床上应密切观察脊髓损伤患者的病情变化及生化指标，了解脊髓损伤的程度与部位、Frankel 分级、有无合并伤及发热，以预测低钠血症并发症的发生。脊髓损伤伴发热时容易发生低钠血症。伤后不能进食，需静脉补充液体，以及伴神经性多饮者也容易发生低钠血症。发生低钠血症时，患者会出现不同程度的精神状态变化、消化系统症状和循环系统症状等，临床所见的低钠血症最早发生于伤后第 3 天。故需在早期就对脊髓损伤患者定时监测血和尿电解质、渗透压、尿量、尿比重的变化，准确记录 24 h 出入量。有学者认为，尿钠在血钠下降之前 6～12 h 就有明显上升，因此观察尿钠改变对判断是否出现低钠血症有帮助，及时、动态、准确地评估和获得患者的生化指标对于预防低钠血症的发生有积极作用。对于脊髓损伤并发低钠血症的患者应视具体情况采取相应的治疗措施，对合并脑损伤且无明显低血容量者，可采取限制液体摄入量（每天补液＜1 000 mL），严重低钠时给予高渗盐水静脉输注或氯化钠胶囊口服，同时使用呋塞米或甘露醇利尿。补钠的同时必须限制水分的摄入。补钠的剂量及速度不宜过大、过快，否则会有发生脑桥脱髓鞘的危险。血钠浓度提升速度以不超过 8 mmol/（L・d）为宜。

预防低钠血症的发生，应早期干预患者的饮水、饮食，增加钠的摄入量，对留置导尿管患者，应指导其多饮菜汤、新鲜果汁，对禁食者可早期预防性静脉给予补钠。有研究表明，从入院起，每日钠盐的摄入量在 15 g 以上，同时禁饮或少饮水，对预防低钠血症有效。

（二）呼吸道并发症

急性脊髓损伤后，患者可出现严重的呼吸系统功能障碍，包括不能主动呼气、腹肌无主动收缩、不能咳嗽、肺细胞不能完全膨胀使分泌物无法排出造成小叶或线性肺不张，肌肉有效功率降低残留呼吸肌承受的负荷增大使呼吸肌疲劳，以上功能障碍加上迷走神经相对兴奋导致的气道分泌物增加，以及卧床、使用激素等因素，可导致肺部发生感染。

脊髓损伤平面越高，肺部感染的发生率越高，如果支配膈肌运动的脊髓受损（C5 以上平面），则肺部感染的发生率可达 90%以上。故脊髓损伤后应及早预防及治疗呼吸功能障碍。咳嗽反射被抑制，呼吸道分泌物不能排除时，应鼓励患者做深呼吸运动，按腹咳嗽；指导患者早期进行呼吸功能训练；协助患者翻身、叩背(由下至上轻拍),以促进排痰;咳嗽无力者可给予雾化吸入和负压吸引。高位截瘫的患者,早期进行预防性气管切开是减少呼吸道并发症和降低病死率的重要措施。

在医务人员、患者、患者家属及陪护之间应建立良好的交流和协作关系,维持患者气道清洁、通畅,最大限度地改善患者的呼吸功能,以减少致命性呼吸道并发症的发生。

(三)泌尿系统并发症

骶髓排尿中枢与大脑皮质之间的神经通路受损,引起逼尿肌功能障碍,患者不能自行排尿,产生尿潴留,又因长期卧床,机体代谢降低,骨质发生疏松、脱钙,大量钙由肾脏排出,易发生尿路感染和结石;长期留置导尿可致逆行性感染,严重者甚至会引起肾功能损害。所以,预防尿路感染是最主要的环节,每隔 4 h 导尿 1 次的间歇导尿可降低泌尿系统感染率,可保持膀胱胀缩功能以增加膀胱肌的弹性,有助于建立反射性膀胱,可缩短留置尿管时间,降低尿潴留发生率,建立自主排尿节律,达到防止泌尿系统并发症的发生。留置导尿管 1 周更换 1 次,每日擦洗外阴,保持外阴清洁,并用生理盐水冲洗膀胱,有导尿管拔除指征时应及时拔除。鼓励患者多饮水,每日应在 3 000 mL 以上。

(四)消化系统功能紊乱

脊髓损伤后排便时间延长,容易发生便秘。脊髓损伤的部位决定影响肠道功能的程度,如颈、胸段脊髓的损伤,可引起排便能力及腹肌收缩力部分或完全丧失,称为反射性肠;腰段脊髓的损伤主要损伤脊髓与肠道之间的反射弧,肛门松弛,增加腹压,导致粪便排出,称为低位性肠或松软性肠。

因此,必须对不同的脊髓损伤情况进行评估,提供个性化护理。松软性肠道功能的患者不能使用大剂量保留灌肠。对于脊髓损伤所引起的消化道功能紊乱的患者,应积极训练其定时排便,可每日定时给予刺激,利用胃-结肠反射促进排便,也可按摩下腹部,刺激肛门区诱发排便,还应调整饮食结构,多食富含粗纤维的蔬菜以促进肠蠕动,如果出现便秘,则需用通便药物帮助排便。

(五)深部静脉血栓、肺栓塞

深部静脉血栓及肺栓塞常发生在脊髓损伤后 1 个月内。要注意观察患者两侧下肢的腿围,留心观察是否有水肿出现。可利用肢体的被动装置、电刺激、针灸等理疗器材,改善肢体的血液循环,防止血栓形成。

(六)体温调节紊乱

脊髓损伤后患者自主神经紊乱,对周围环境温度的变化丧失调节和适应能力。治疗高热宜采取物理降温,同时应调节室温,并补充足够的水、电解质、葡萄糖、氨基酸,输液时可用低温(4～20 ℃),必要时用冬眠药物进行降温。在处理高热时,要防止降温太快、太低而造成体温复升后引起的衰竭。

(七)压疮

压疮的预防是截瘫患者终生要注意的事情,要保持床单平整,骨突受压部位需垫软枕或海绵垫,或使用气垫床,要定时翻身,要注意营养状况,要经常按摩受压部位以促进血液循环。

第二节・脊柱、脊髓损伤非手术治疗

一、治疗原则

(一)早期急救

生命体征的急救,包括抗休克等治疗。其次为脊柱脊髓损伤的急救,包括患者正确的搬运(图 12-2)、初步稳定脊柱，避免脊柱、脊髓进一步损伤。

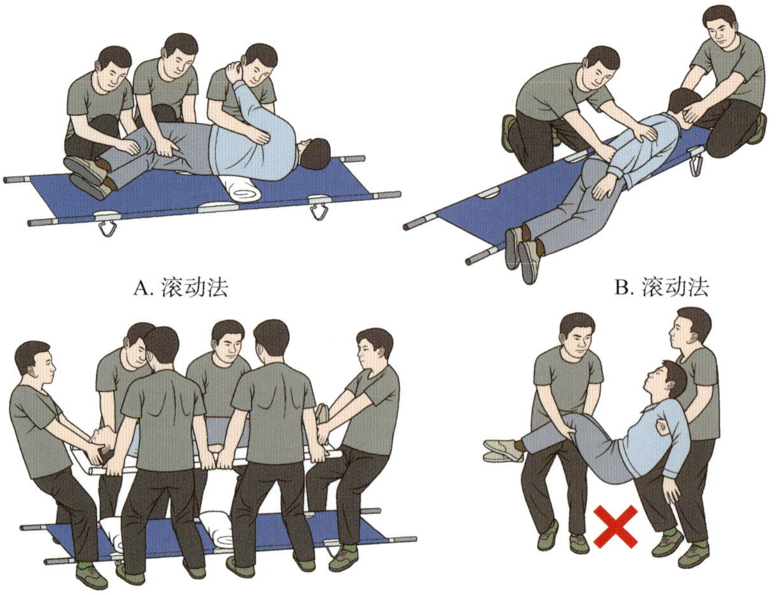

A. 滚动法　　B. 滚动法

C. 平托法　　D. 错误的搬运法

图 12-2　脊柱骨折患者的搬运

（二）尽早药物治疗

应用甲泼尼龙等药物进行冲击治疗，抑制炎症引起的脊髓二次损伤，最理想的使用时间为伤后 3 h 内，最迟不应该超过伤后 8 h 后。所谓冲击疗法是在脊髓损伤后 24 h 内大剂量静脉使用甲泼尼龙（MPS）进行冲击治疗。

1. 标准处置方法

脊髓损伤 8 h 内必须开放静脉通道，并根据患者体重，开始使用首次大剂量 MPS，如果损伤已超过 8 h 则不宜使用，否则效果不佳。具体方法是：首先在 15 min 内根据患者体重，按 30 mg/kg 的剂量静脉输入 MPS，间隔 45 min 后，按 5.4 mg/(kg·h)的剂量维持 23 h。冲击疗法是当前国际通用的治疗脊髓损伤的常规方法之一。1990 年，美国急性脊髓损伤研究会（NASCIS）研究证明：脊髓损伤后 24 h 内大剂量 MPS 冲击治疗后，运动功能恢复优于对照组。通过一年随诊分析，发现在伤后 8 h 内大剂量使用激素冲击治疗的确利于神经功能恢复，但 8～12 h 后给药效果反而不及对照组。目前，伤后 8 h 内大剂量 MPS 冲击疗法已成为脊髓损伤患者的标准处置方法。

2. MPS 治疗脊髓损伤的机制

（1）类固醇可显著增加神经系统兴奋性，促进突触传递。

（2）改善脊髓血流量。

（3）降低脂质过氧化。其机制是激素药物作用到神经膜结构上，直接阻断脂质过氧化。

（4）大剂量 MPS 可使钙离子从细胞内转移到细胞外，使脊髓组织损伤减轻。

冲击疗法由于是在短期内大剂量给药、大量的激素作用，其可导致机体原有的代谢功能紊乱，而出现一过性高血压、高血糖、心动过速、电解质紊乱、感染，甚至死亡。所以要掌握好冲击疗法的适应证，应用时应注意观察患者生命体征的变化，及时复查血常规、电解质等指标。如发现问题，应及时处理。

3. MPS 冲击疗法适应证

(1) 脊髓损伤时间小于 8 h。

(2) 脊髓损伤的平面不能低于 L2,也不能是马尾神经。

4. 冲击疗法的禁忌证

(1) 妊娠的患者。

(2) 小于 13 岁的儿童。

(3) 脊髓穿刺伤的患者。

(4) 患有烈性传染病的患者,如结核病、艾滋病,或者严重的糖尿病。

(三) 初期外固定

稳定脊柱,酌情择期行减压复位内固定术。

(四) 术后康复

逐步进行康复训练,配合药物和物理治疗。

二、非手术治疗

脊柱、脊髓的非手术治疗主要用于稳定性脊柱骨折。目的是采用缓慢的逐步牵引复位,以达到恢复伤处的解剖关系,通过椎旁肌肉的功能训练,为脊柱提供外源性稳定,从而避免晚期发生常见的颈肩痛、腰背痛或创伤性脊柱后凸畸形。

(一) 适应证

稳定性的脊柱骨折,并无神经症状者。例如,不伴神经症状的轻度屈曲压缩骨折(压缩 20%)、脊柱附件单纯骨折(椎板骨折、横突骨折、棘突骨折)等。

(二) 颈椎损伤的非手术治疗

对各种类型的稳定性损伤,可分别采取卧床休息、Glisson 枕颌带牵引(图 12 - 3)、头颈部石膏固定(图 12 - 4)、头颈支具(图 12 - 5)及功能锻炼等方法治疗。

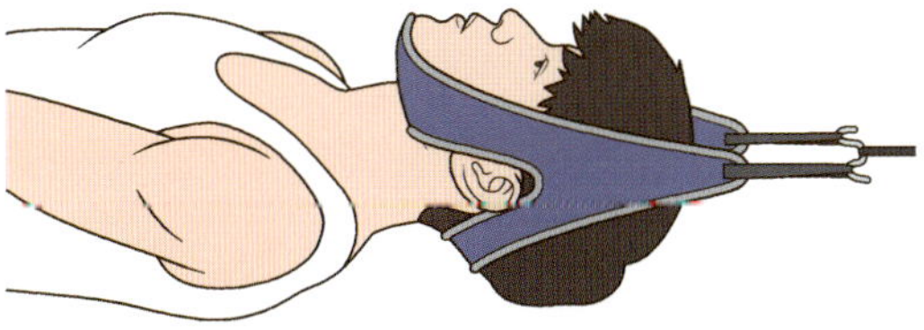

图 12 - 3 颈椎 Glisson 枕颌带牵引

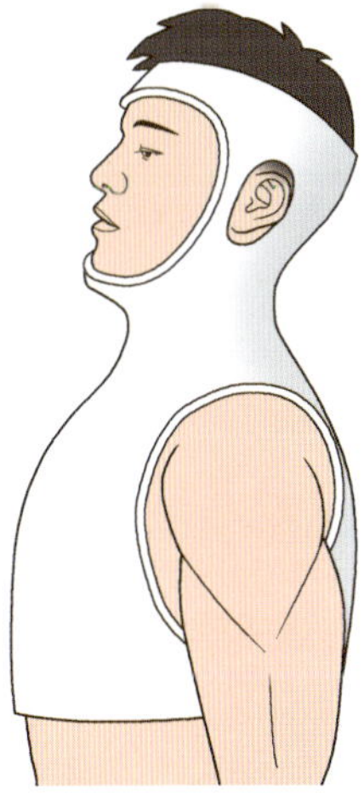

图 12 - 4 头颈胸石膏

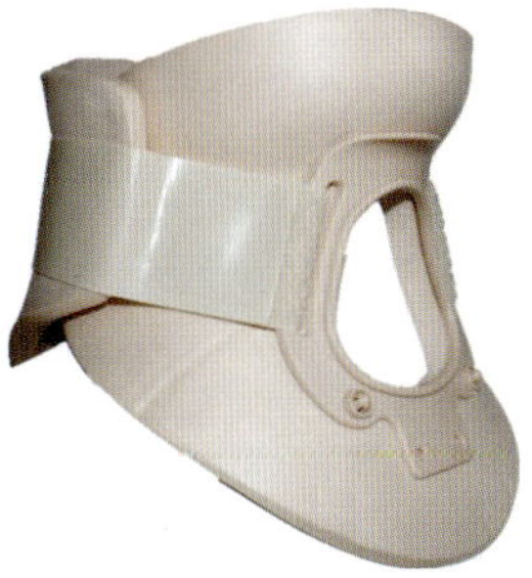

图 12 - 5 头颈支具

例如,单纯的椎体压缩性骨折,通常取头颈中立位行枕颌带牵引(2~3 kg),维持 3 周后改头颈胸石膏(图 12 - 3),或颌颈石膏固定 2~3 个月,使骨和韧带组织愈合后方可拆除。对于单纯的棘突或横突骨折,则不需牵引,可直接使用支具或石膏固定,维持其稳定。

（三）胸腰椎损伤的非手术治疗

伤后仰卧于硬板床上，在损伤椎体的后背部垫软垫，以使腰背部后伸，根据椎体压缩和脊柱后凸成角的程度，以及患者耐受情况逐步增加枕头的厚度，于12周内恢复至正常椎体前部高度。如果X线片证实后凸畸形已纠正者，应继续卧床3周，然后在床上施行腰背肌功能锻炼。

床上腰背肌功能锻炼，仍然是目前临床上较为常用的疗法（图12-6）。

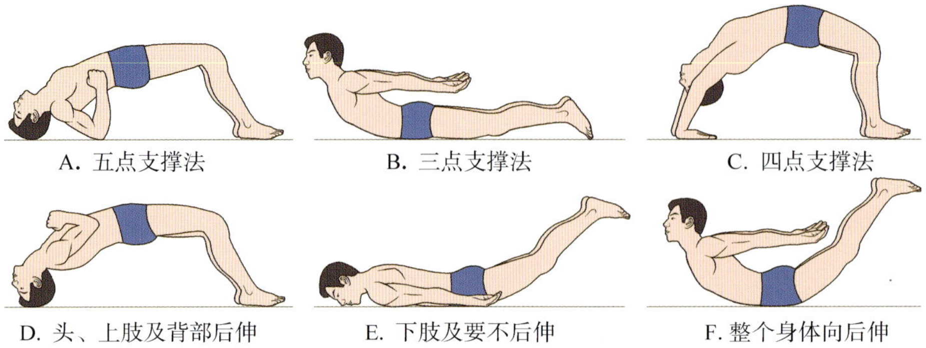

图12-6 常用腰背肌功能锻炼方法

不提倡过早下地负重，因为有导致畸形与复发的可能，尤其是老年骨质疏松的患者，更不宜使用，临床上出现慢性不稳定者，胸腰椎损伤大多与此有关，轻者遗留慢性腰背痛，严重者出现迟发性脊髓压迫症状。

第三节·脊髓减压术

严重的脊柱骨折，常常伴有脊髓的损伤。脊髓的损伤可以由直接暴力引起脊髓的完全（离断）或不完全损伤；也可由脊柱骨折脱位，椎体组织进入椎管压迫脊髓引起。因此，及时进行脊髓减压术（图12-7），避免脊髓由于椎体组织的压迫造成的二次损伤。

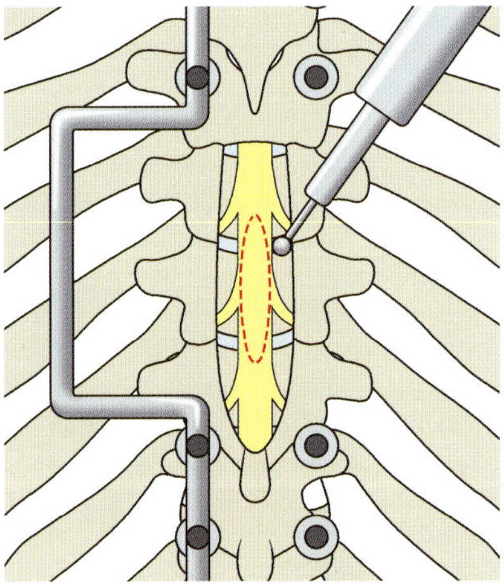

图12-7 脊髓减压术

一、脊髓减压术的手术指征

（1）对完全性脊髓损伤的伤员，因伤后脊髓灰、白质很快发生坏死，手术无效果，故不建议减压手术。

（2）对不完全性脊髓损伤的伤员，为了解决脊髓缺血、缺氧状态，阻止脊髓进行性损害，应强调手术治疗越早越好，及早解除脊髓内外压迫，以免长期受压而致脊髓由可恢复性损伤转化为不可恢复性损伤。

（3）伤后两下肢运动和感觉症状逐渐加重，经CT或MRI检查提示椎管内血肿者。

需要注意的是，凡是脊髓未断裂或部分损伤，尤其是马尾神经损伤，经早期手术减压者，脊髓功能均可能迅速恢复和改善。目前多项研究已证实，急性脊髓损伤，早期减压，尤其在24 h内，可明显恢复神经功能。对有手术指征的伤员如因某种原因不能早期减压，应努力创造条件。对于有神经根刺激症状、肢体剧烈疼痛、行走困难者，应尽早手术松解瘢痕粘连，能收到良好的效果。

二、脊髓减压术的方法和操作步骤

1. 实验对象

比格犬。

2. 麻醉方法

全麻。

3. 体位

俯卧位。

4. 术前器械准备

撑开器、鹰嘴咬骨钳、骨剪、枪状咬骨钳、神经剥离子、骨膜剥离子、有齿镊和无齿镊、allis 钳、线剪和弯剪刀、手术刀和持针器、骨蜡和引流管。缝合针、线，10 mL 及 5 mL 注射器等。除此以外，在台下还应配备：氧气及吸氧装置；吸引器；头灯等照明设备；电刀或双击电凝以备止血；重症患者还需备好抢救药品。

5. 手术体位及切口

(1) 切口备皮：切口采用背中线切口，长度取决于所需显露脊椎的数量。必要时可将切口长度向前向后延伸。备皮范围在预定切口周边至少 15 cm。

(2) 麻醉方式：采用盐酸赛拉嗪注射液肌内注射麻醉，按每千克体重注射 0.2 mL 计算用量。

(3) 手术体位：捉绑实验犬只，取俯卧位，双上肢、双下肢分别向两侧固定，嘴部捆绑后固定，注意保持中线居中。

6. 人员分工

3 人一组：主刀 1 人，助手 1 人，台下 1 人。助手负责台上协助主刀操作，台下负责吸痰，补充照明，维持犬只体位等。

7. 手术步骤(图 12－8)

(1) 术区准备定位切口

1) 术者：确定切口位置，切口采用背中线切口，长度取决于所需显露脊椎的数量。

2) 助手：穿无菌手术衣，戴手套，打开手术器械包，整理手术器械台面。

3) 台下：检查实验犬只麻醉深度，注意保持体位。

(2) 消毒铺单

1) 术者：夹持聚维酮碘纱布，消毒 2 遍；注意由切口向外周消毒，范围距切口 10 cm 以上，中间不留空白区。铺无菌洞巾一块，切口位于洞巾正中。

2) 助手：配合术者消毒铺单。

(3) 切开皮肤

1) 助手：准备刀柄并安装刀片(圆刀、尖刀各 1 把)，协助术者绷紧术区皮肤及拉钩。

2) 术者：绷紧皮肤，使用圆刀片，抓持式持刀，刀尖向下刺破皮肤层，刀柄与皮肤倾斜 45°，沿预定切口切开皮肤全层，注意保持切开深度相同，避免一次切割层次过深。止血后皮肤拉钩牵开切口，暴露皮下组织。注意拉钩两侧用力均匀，保持中线居中。

(4) 切开皮下组织，显露椎板

1) 主刀：主刀用骨膜剥离子从筋膜上分离皮下脂肪，将其与皮肤一起牵拉。在两个棘突间沿棘突旁到背中线切开筋膜和棘上韧带。切口深至椎板，便于分离中线的肌肉。锐性分离每一个棘突上的腰多裂肌,然后将其从椎板上向外钝性分离至乳状突。如两侧都分离,则可充分显露以行背侧椎板切除。由后向前分离较易于操作。为减少出血,应直接在骨上切开,并保护下方的神经和血管。

2）助手:协助主刀使用拉钩暴露术野,使用纱布及时压迫止血,保持术野清晰。若肌肉血管出血,及时配合主刀结扎止血。采用撑开器将两侧肌肉分离,充分暴露椎板,为减压步骤提供良好的手术视野。

3）台下:监测实验犬只呼吸。

（5）脊髓减压

1）主刀:用骨剪和咬骨钳将棘突游离,使用枪状咬骨钳从椎板间隙伸入,向四周扩大咬除椎板,注意避免损伤下方硬脊膜。充分咬除双侧椎板,看到脊髓减压,恢复搏动。

2）助手:协助主刀进行减压,及时使用纱布压迫止血,保持术野清晰。如椎板下有血块则证明是硬膜外血肿,应吸出部分血块以减轻脊髓受压,如硬脑膜下呈深蓝色,说明硬膜下存在血肿。

（6）冲洗止血

1）主刀:使用生理盐水充分冲洗。使用骨蜡进行骨面充分止血,伤口内放置引流管。

2）助手:及时使用纱布压迫止血,蘸取冲洗的生理盐水,保持术野清晰。配合主刀放置引流管。

3）台下:监测实验犬只呼吸,吸除血液及气管内分泌物。

（7）闭合切口

1）主刀:再次探查伤口,彻底止血,确认无明显活动性出血,7 号线缝合肌肉和筋膜,4 号线缝合皮下组织,1 号线缝合皮肤。

2）助手:协助主刀缝合,剪线。清点手术器械和纱布数量。

3）台下:协助清点手术器械和纱布数量。

8. 注意事项

（1）剥离肌肉时轻柔操作可以减少对脊髓的刺激,完全正中切开可以避免大出血,减少肌肉损伤。

（2）切除椎板时对脊髓有刺激,因为脊髓早已受压,可能很微小的刺激也会造成严重后果,预防的办法就是此时应用脱水药物和激素,增加脊髓对刺激的耐受性。另外注意动作轻柔,不要幅度过大,以免刺激脊髓。

（3）切除椎板时往往会有椎管静脉丛出血,有时还很汹涌,此时可用吸收性明胶海绵和棉片压迫止血。一旦切除椎板完成,出血则停止。

（4）常见手术相关并发症包括以下几点,要注意防范:①脊髓损伤:切记操作要轻柔,避免器械直接打击脊髓,导致瘫痪加重。例如,应用平镊而不是尖镊协助止血可以防止插入椎管。切记不要将椎板咬骨钳深入至压迫骨块与硬膜之间来逐步咬除骨块,因为这会加重脊髓损伤;②硬膜外血肿:多因止血不彻底或引流不畅造成。主要是创口内渗血,形成血肿而压迫脊髓,也有凝血功能不良的病例,所以注意止血,观察引流是否通畅很重要。一旦出现血肿,立即清除血肿,更换粗引流管。

（5）术后预防患者出现肺部感染、肺不张等并发症,需及时为患者翻身扣背促进排痰。护理时一定要注意轴位翻身,预防压疮,早期开展运动康复,预防下肢静脉血栓。

（6）术后根据恢复情况,及时进行高压氧舱的治疗,可促进脊髓功能的恢复。

（7）爱伤观念:由于脊髓损伤对患者心理创伤较大,手术前后还应关注患者心理健康,给予必要的劝慰。

9. 简要步骤

手术简要步骤如图 12-8。

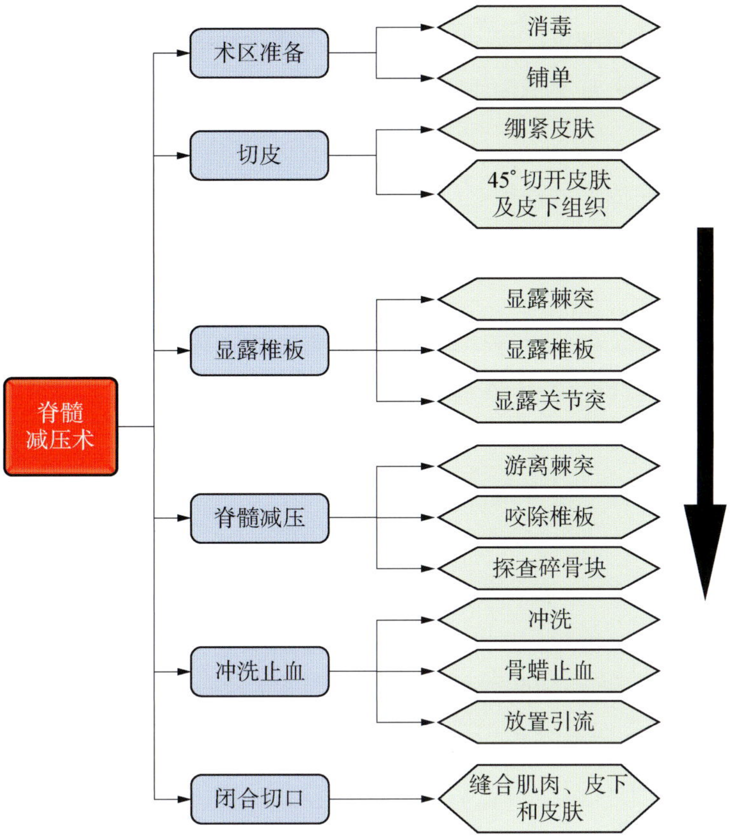

图 12-8 手术简要步骤

10. 手术视频

见视频 19。

视频 19 脊髓减压术

第四节・脊髓损伤的康复治疗

(一) 脊髓损伤康复评定方法

脊髓损伤后，患者的神经功能状况会出现不同的变化。通过对脊髓损伤患者早期的神经功能评定，可以正确了解患者脊髓损伤的性质和程度，并通过与以往同类患者的比较得出预后估计。在治疗过程中，通过对患者的神经功能连续观察，可以判断一种脊髓损伤新药物的新疗法的效果。

脊髓损伤康复评定方法主要包括 ASIASCI 神经功能分类标准、Ashworth 痉挛评定分级标准、用改良的 Barthel 指数(MBI)进行生活自理能力评定、功能独立性评定(FIM)、四肢瘫功能指数(QIF)。

另外，一些新的检查方法也用于脊髓损伤的评定，如脊髓诱发电位、体感诱发电位、肌电图、经颅运动诱发电位等。

(二) 脊髓损伤康复运动训练

1. 肌力训练

肌力训练的目标就是要使肌力达到 3 级以上，恢复其实用功能，主要针对背阔肌、上肢肌群和躯干肌的训练。

(1) 背阔肌的训练：利用重物滑轮系统进行训练，让患者坐在轮椅上，将手举起高度和肩持平，伸肘向下拉动把手。

(2) 上肢肌群训练：常采用拉力器或哑铃等进行抗阻练习。

(3) 躯干肌的训练：腰背肌训练时，患者常取俯卧位，治疗师双手置于患者两侧肩部，嘱患者伸展躯干，同时加以抵抗。腹肌训练时，患者去仰卧位，固定一侧骨盆，嘱患者向对侧旋转。

2. 肌肉牵伸训练

肌肉牵伸训练是脊髓损伤治疗过程中必须始终进行的项目，可以改善关节功能，利于步态训练，还可以降低肌张力；主要包括腘绳肌、内收肌和跟腱的牵伸。

3. 功能性训练

坐位平衡、坐位下支撑身体、坐位下身体转移、体位变换等动作是日常生活活动的基础，患者应在治疗师的正确指导下尽早掌握这些内容，安全有效地进行训练。

4. 转移训练

转移训练分为帮助转移和独立转移两种，前者可由两人或一人帮助，后者则是训练的目标，包括水平转移、垂直转移等。

5. 站立及步态训练

脊髓损伤后的康复训练至关重要，其中站立和步态训练是关键。对于患者而言，站立训练能有效预防肌肉萎缩、关节挛缩等问题。借助辅助器具，如站立架，患者逐步从短时间站立过渡到长时间。这一过程不仅增强下肢力量，更给予身体重新适应垂直姿态的机会。而步态训练则更为复杂，从简单的重心转移练习开始，逐步发展到借助助行器的行走训练。治疗师会根据患者情况调整训练强度和方法，通过模拟正常行走模式，刺激神经肌肉的协同反应。这些康复训练帮助患者在脊髓损伤后尽可能地恢复行动能力，提高生活自理水平，让他们能在艰难的困境中重拾自信，向着正常生活一步步迈进，减少因脊髓损伤带来的行动限制。

6. 轮椅训练

上肢力量及耐力是使用轮椅的良好前提，技术上包括前后轮操纵、左右转向、进退操纵、前轮跷起驱动，以及旋转练习，上、下楼梯训练等。

7. 作业疗法

主要应用于颈髓损伤的患者，旨在促进上肢功能的恢复(具体参见下文)。

8. 功能性电刺激(FES)

FES 可促使不能活动的肢体产生功能性活动，能够有效预防深静脉血栓，促进手的抓握功能和下肢的行走能力。

9. 物理治疗

运用超短波、紫外线、离子导入等方法可以减轻损伤部位的炎性反应，改善神经功能；运用低频电刺激疗法可改善松弛性瘫痪。

10. 心理治疗

脊髓损伤后患者会产生一系列的心理。

(三) 颈髓损伤的康复治疗

康复治疗的内容通常包括物理疗法(PT)、作业疗法(OT)、文体治疗、心理治疗、中医治疗等。康复治疗的目的是尽快达到康复目标。不同水平完全性颈髓损伤的康复目标的预测见表 12-1。不完全性颈髓损伤的康复目标与此有很大的不同，患者有可能恢复步行功能，能进行使用双拐步行训练，有条件时，还可进行减重步行训练和水中步行训练。

表 12-1　不同水平完全性颈髓损伤的康复目标

颈髓平面	康 复 目 标
C4	用颏控或气控开关控制环境控制系统，用颏控或气控开关控制电动轮椅
C5	用辅助工具自己进食；利用手摇杆控制电动轮椅；在他人帮助下完成从床到轮椅等的转移
C6	自己穿衣；利用加大摩擦力的手轮圈。用手驱动轮椅：独立进行某些转移动作
C7-C8	独立自由地使用轮椅；独立进行各种转移；独立进行大小便的处理

康复治疗前要先了解脊柱稳定性，以免造成颈髓损伤加重。脊柱稳定性的判断需要一定的临床经验，通常需要考虑患者的年龄、骨折的时间、骨折类型、有无脱位及复位情况、内固定位置好坏等多种因素，必要时应咨询专科医生。对于受伤时间短、脊柱稳定性不佳但又不需要二次手术的患者可使用脊柱外固定矫形器，如围领、背心支具等。

1. 物理疗法

（1）卧床期（急性不稳定期）：要注意脊柱骨折部位的制动和保护。主要进行床边关节活动训练、肌肉力量加强训练、呼吸功能训练、膀胱功能训练和床上翻身训练。为避免直立性低血压的发生，可先将患者床头逐步抬高适应。床头抬高开始角度应从 15°～30°起，根据患者适应情况，逐渐增加床头的倾斜度，逐步过渡到 60°，直至最后 90°。若患者直立性低血压严重，可加用下肢弹力绷带、腹带以减轻下肢及腹腔血液淤积。在此基础上开始坐起训练。

（2）离床期（轮椅期）：患者可逐步进行坐位平衡训练、轮椅转移训练、乘坐轮椅上下马路镶边石训练、轮椅与地面转移训练。

2. 作业疗法

在卧床期，颈髓损伤患者的 OT 治疗内容与 PT 治疗内容基本相同。在轮椅期，由于患者大多不具备手的抓握功能，因此需要借助自助具（万能袖带）完成进餐动作。该自助具还可用于完成刷牙、写字、击键等动作。但患者至少必须具备肘关节的屈曲功能，方可进行。

第 5 颈椎损伤患者利用辅助具可自己进食，并可利用套索完成臀部减压动作。

第 6、第 7 颈椎损伤患者经训练可独立完成进食动作。训练用的餐具如碗、盘应特殊制作，具有防滑、防洒功能。根据患者的经济情况，选用头控、颌控、手控或气控的环境控制系统来完成开关电灯、窗帘、看电视、打电话等，以提高患者的生活质量。

颈 8 患者可进行排泄、更衣、穿脱裤子、入浴、做家务、外出购物等方面的训练。将来条件允许时，如果汽车的控制装置进行适当的改装，颈 7 以下的颈髓损伤患者还可以进行驾驶汽车的训练。

3. 文体治疗

选择颈髓损伤患者力所能及的一些文娱体育活动，对患者进行功能恢复训练，如轮椅篮球、网球、台球、乒乓球、射箭、标枪、击剑、轮椅竞速，游泳等，一方面恢复其功能，一方面使患者得到娱乐。

文体活动的好处在于可以增加患者运动系统的活动，从而提高其功能和改善体质，增加耐力；从心理上增强患者的自信心和自尊心。除此以外，参加文体活动可以分散他们对自身残疾的注意，加上许多文体活动可和健全人一起进行，对他们重返社会、积极参与社会活动都有好处。因此，在颈髓损伤康复中应积极开展文体活动。

4. 心理治疗

脊髓损伤患者的心理反应：从受伤起通常经历休克期、否认期、焦虑抑郁期、承认适应期。受伤伊始，由于突然而来的横祸，患者感到茫然不知所措，对疾病或外伤所致的残疾毫无认识，此时反应迟钝，属于心理反应休克期。此期过后，患者对伤残往往不能理解，不相信残疾的来临及其严重性，坚信自己能痊愈，此为否认期。随着时间的推移，患者逐渐认识到残疾将不可避免，此时性情变得粗暴，把自己内心的不满和痛苦向外发泄，冷静下来后，常感到悲观失望，情绪变得焦虑、抑郁，此为焦虑抑郁期。此期过后会逐步承认现实，对残疾状态能够接受，能比较正确地对待身边的人和事，此为承认适应期。

训练人员和护理人员应了解各期的基本特点，在训练过程中主动与心理工作者互相配合，采取认知、行为、支持等心理治疗，使患者尽快进入承认适应期。

5. 中医治疗

中医治疗对颈髓损伤康复也有一定的帮助，如针灸对不全瘫肌力的恢复、膀胱功能的改善，中药的润肠通便都有不错的效果。

（杨明园　崔　进）

参考文献

［1］唐佩福.解放军总医院创伤骨科手术学：创(战)伤救治理论与手术技术［M］.北京：人民军医出版社，2014.
［2］山姆·威塞尔.Wiesel 骨科手术学［M］.张长青，总主译.上海：上海科学技术出版社，2013.
［3］弗兰克·奈特.奈特人体解剖学彩色图谱［M］.张卫光，译.北京：人民卫生出版社，2015.
［4］蓝文正，郭巨吴.实用骨科手术学［J］.天津：天津科学技术出版社，1992.
［5］黎介寿.损伤控制性外科技术手册［M］.北京：人民军医出版社，2009.
［6］齐英娜，王威，王延雷，等.手术减压时间对脊髓损伤预后的影响［J］.中国矫形外科杂志，2017，25(24)：2259－2261.
［7］李家顺，贾连顺.脊柱外科临床手术［M］.上海：第二军医大学出版社，1998：126－129.
［8］谭影.脊髓损伤并发症的护理［J］.浙江临床医学，2021，14(4)：504－505.

第十三章 · 烧伤

烧伤是战场中常见的外伤，占全部战伤种类的5%～10%，并且上升趋势明显。烧伤不仅仅是皮肤的损伤，更严重的是随之而来的休克、致命性吸入性损伤、多器官功能损伤、全身感染等风险。在非战争状态下，烧伤的救治已经充满挑战，在战时更要确保烧伤伤员尽早获得救治，重视维持呼吸道通畅和血流动力学稳定，并尽快后送至专业医疗机构。

第一节 · 烧伤诊断

烧伤的诊断依据包括病史、体格检查和辅助检查。其中，烧伤面积和深度的判断是体格检查的重要部分，构成烧伤的专科诊断。严重烧伤早期休克的治疗需要及时的复苏补液，补液量的估算就是以烧伤创面的Ⅱ度和Ⅲ度面积作为计算依据。此外，严重烧伤患者的能量需求，即能量代谢热能的计算公式也需要代入烧伤面积，因此烧伤面积的判断是严重烧伤的治疗决策的重要组成部分。烧伤创面深度则决定或影响着切痂或削痂手术的选择和范围大小，以及取植皮片的面积或皮瓣的大小。此外，美国烧伤协会建议，烧伤超过10%体表总面积的患者应转诊至专业烧伤中心。

一、面积的判断

烧伤创面的面积判断不需要精确计算到平方厘米大小，采用估算的方法即可适应和满足临床诊疗的需要，对于急诊检查更加适用。烧伤面积估算是估测烧伤创面大小占全身总体表面积(total body surface area)的百分数，通常表示成%TBSA。精确计算面积大小只适用于实验研究，难以适应急诊检查要求，不宜采用，国内外烧伤专科单位用于烧伤面积估算的方法种类繁多，包括 Wallace 九分法、中国九分法、十分法、Berkow 法、Lund and Browder 法、三角测量法、手掌法等。上述方法可简单分为区域估计法和手的掌侧法，两类方法各有其特点及适用范围，在临床操作中应搭配适用。值得注意的是，手掌法可能会高估烧伤面积的大小，而九分法在评估肥胖患者的烧伤面积时，则可能出现明显误差。本部分重点介绍国内常用的中国九分法和手的掌侧法。

(一) 中国九分法

中国九分法是根据国人的体表面积标准，对 Wallace 进行改进，于1970年全国烧伤学术会议讨论认可后在国内推广应用。中国九分法将人体体表解剖区域以9%的倍数进行估算，划分为11个9%和1%，即头面颈部面积是9%，其中发部、面部和颈部面积各为3%；单侧上肢(包括手、前臂和上臂)是9%，双侧上肢就是两个9%；躯干(包括前躯干、后躯干和会阴)一共是27%，也就是三个9%；双下肢(包括臀、大腿、小腿和足)一共是46%，也就是5个9%再加1%。

大面积烧伤患者的面积判断可以把各个部位创面所占区域面积的部分逐一分别估计，最后进行相加得到烧伤总面积，不同深度创面的面积均采用此法进行估算(表 13-1)。

表 13-1 烧伤面积诊断中国九分法

解剖部位		占成人体表面积%TBSA	
头面颈	发部 面部 颈部	3 3 3	9×1(9%)
双上肢	双上臂 双前臂 双手	7 6 5	9×2(18%)
躯干	躯干前 躯干后 会阴	13 13 1	9×3(27%)
双下肢	双臀 双大腿 双小腿 双足	5(女性为 6) 21 13 7(女性为 6)	9×5+1(46%)

为了便于记忆和实践应用，上表可按如下口诀帮助记忆：三三三，五六七；十三十三会阴一；十三二一五和七，女性臀足一比一。

(二) 手的掌侧法

手的掌侧法是指以伤员自身手的掌侧面的面积作为估算创面大小的单位面积，即 5 指并拢，从腕横纹到指尖的掌侧面积，定为自身体表面积的 1%。具体操作方法为用患者的手掌去测量创面，以所测得的手掌数进行总和便可以估算出烧伤创面的大小。手的掌侧法适合于小面积烧伤创面的测量，也可配合中国九分法用于大面积烧伤的面积判断。对于特大面积烧伤或身体某区域大部分烧伤，可用手的掌侧法估算正常皮肤的面积，再用全身面积或区域体表面积大小减去正常皮肤的面积，即得烧伤面积的大小。

(三) 十分法

该方法于 1965 年发表。十分法提出头颈部创面占全身表面积的 10%(头部 7%，颈部 3%)；两上肢各占 10%(上臂 4%，前臂 3.5%，手 2.5%)，共 2 个 10%，即 20%；两下肢各占 2 个 10%，即 20%(大腿 10%，小腿 6.5%，足 3.5%)，共 4 个 10%，即 40%；躯干占 3 个 10%(前躯干 12%，后躯干 12%，外阴 1%，臀部 5%)，共 30%。总共 100%。形成以十的倍数估计的十分法：头部 10%，两上肢 20%(各 10%)，躯干 30%，两下肢 40%(各 20%)。

实际使用时，将身体各部烧伤创面占该部面积的多少，逐一分别按比例估计面积。然后，将所获得的各部面积进行加总，便可以得到烧伤的总面积。不同深度烧伤的面积也可以用同样的方法估计，把所得到的各深度烧伤的面积加总，便可以得到烧伤总面积。该法实测资料来自部队青年，比较适合军队服役年龄身材，已经收载于野战外科技术手册中，推荐作为战时烧伤救护中采用的方法。平时烧伤，此法也适用于青年人。

(四) Lund-Browder 图表法

该法适用于不同年龄段，不同部位体表的变化，尤其是儿童体表的变化。幼儿年龄越小，头部的面积就越大，下肢的面积就越小，其他各部位的面积变化不明显。可以将每个划分的小区中的创面按比例进行估计，最后将逐一分别估计的各区烧伤面积进行加总，可以得到烧伤总面积。也可以将不同深度的创面，按照同样的方法估计，然后加总，便可以得到烧伤总面积。该方法由于对不同部位的小区划分得太细，实际应用时显得过于烦琐，很不方便，临床很少采用。然而，这一估计方法却是迄今比较准确的方法，一般只用于临床研究。由于各部位分得较细，数据颇多，故需设计图表便于查找(图 13-1、表 13-2)。

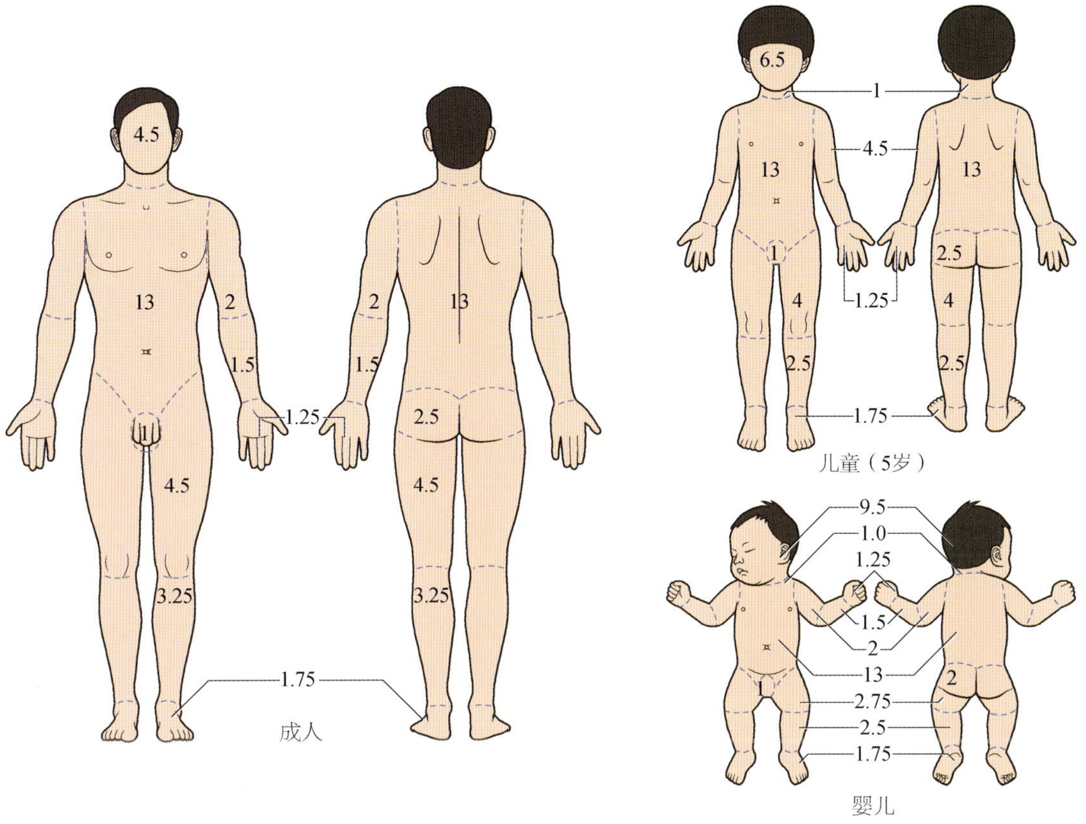

图 13-1　体表面积分布图(Lund-Browder 法)

表 13-2　烧伤面积诊断(Lund-Browder 法)

区域*	1岁以下	1～4岁	5～9岁	10～14岁	成人
头	9.5	8.5	6.5	5.5	4.5
颈	1	1	1	1	1
躯干	13	13	13	13	13
上臂	2	2	2	2	2
前臂	1.5	1.5	1.5	1.5	1.5
手	1.25	1.25	1.25	1.25	1.25
大腿	2.75	3.25	4	4.25	4.5
小腿	2.5	2.5	2.5	3	3.25
足	1.75	1.75	1.75	1.75	1.75
臀部	2.5	2.5	2.5	2.5	2.5
会阴	1	1	1	1	1

二、深度的判断

烧伤深度判断有助于了解组织受损害的程度和全身反应，预判病情的发展和并发症。创面的深度有助于决定创面局部处理的总体治疗方向，处理步骤和治疗方法。皮肤的结构由浅至深可分为表皮层、真皮层和皮下组织，真皮层又包含乳头层和网状层。烧伤局部可分为三大区带，凝固坏死带为最严重的不可逆性组织损伤区带。凝固区周围是瘀滞带，瘀滞带组织若治疗不当则发生坏死，若灌注改善则可能恢复正常。如果复苏不当，烧伤创面瘀滞带可能发展为凝固带。最外侧为充血带，位于创面边缘，若保持灌注且未发生感染，则可能经过治疗愈合。烧伤的深度可根据皮肤损伤的层次来确定，一般采用三度四分法，分为Ⅰ度、浅Ⅱ度、深Ⅱ度和Ⅲ度烧伤，建议深度一旦达到Ⅲ度烧伤，转至烧伤中心接受专业医护治疗。

（一）Ⅰ度烧伤

Ⅰ度烧伤仅仅损伤表皮浅层。表现为局部干燥，轻度的充血和轻微水肿，皮肤的完整性未遭到破坏。由于神经末梢受到热刺激，会产生明显的灼痛感。主要针对疼痛和不适予以对症处理，不需专科治疗，通常1周内可自行愈合，不留瘢痕，稍有色素沉着。

（二）浅Ⅱ度烧伤

浅Ⅱ度烧伤损伤达真皮乳头层，仅有少部分表皮生发层的基底部分细胞残存，皮肤的完整性遭到破坏，有大量渗出，在表皮、真皮间出现大水疱。表皮脱落后，可见创面颜色是红色的。由于神经末梢直接受损伤，同样可产生剧烈疼痛。一般在2周内依靠残存的生发层上皮细胞增生修复，创面可以自行愈合，不形成瘢痕，但需要治疗促使愈合过程顺利发展。

（三）深Ⅱ度烧伤

深Ⅱ度烧伤损伤达真皮网状层。由于乳头层内毛细血管坏死，所以渗出少，创面颜色是红白相间的。乳头层内神经末梢坏死，导致痛觉迟钝。皮肤附件存在程度不同，虽然尚有自行愈合的可能，但自行上皮化的难度比较大，过程比较长，愈合后会遗留瘢痕和功能障碍。

（四）Ⅲ度烧伤

Ⅲ度烧伤损伤达到皮下脂肪层及以下，皮肤全层均烧伤。由于表皮真皮全层坏死，所以创面干燥没有渗出，创面颜色是苍白、焦黄或者炭化的。皮肤内神经末梢完全坏死，痛觉消失，焦黄的创面可见栓塞的血管网。局部表皮和附件的上皮细胞完全坏死，丧失自行愈合所需要的上皮细胞来源，缺乏自行愈合的基本条件，不能自行愈合，创面修复需要植皮手术。愈合后多形成瘢痕，易造成畸形。如烧伤深达皮下组织，累及肌肉骨骼甚至内脏器官，又可被称为Ⅳ度烧伤，需要皮瓣修复。

目前烧伤深度的诊断由于缺乏精密的仪器，临床上更多的是依靠接诊医生的肉眼观察和判断。肉眼观察不可避免会受到一定的限制，临床上应该更多地重视病史的询问及相关检测手段的应用及相应指标的分析。间接指标不易说明问题时，手术探查可以获得直接的判断指标。

1. 病史

临床上应该详细询问病史，深入了解烧伤当时情况和烧伤后的全过程，认真考虑和分析致伤原因可能产生的一切影响和严重后果。其中包括了解和思考致伤原因、产生温度、损伤效果、作用时间和有关机制及相关因素，如低温性烧伤、烫伤、热挤压伤、高压电烧伤、氢氟酸烧伤等，均应特别注意。伤后的继发性变化、外界因素和医源性因素等均不可忽视。

2. 体格检查

深度烧伤局部的坏死组织成为焦痂，更多的指的是Ⅲ度烧伤的坏死组织。较深的深Ⅱ度创面的坏死组织往往与之难以区别。焦痂似乎多指干硬的创面，实则不然。焦痂可以区分为两类，即硬性焦痂和软性焦痂。前者属于脱水程度较大的坏死组织，后者则属于脱水程度较小的坏死组织。焦痂泛指创面的坏死组织，即硬的和软的，以及其下的坏死组织，较多的是坏死脂肪。

（1）硬性焦痂的特点：焦痂非常干硬，颜色棕黄、棕黑、炭化；化学烧伤可因化学物质的不同而带有不同的颜色。透过半透明的焦痂可以看到分布广泛、黑色细小的真皮深层和皮下浅层有血栓形成的血管网，黑色中、小树枝样分叉的皮下中层血管。还可以看到紧贴深筋膜的较大的黑色树枝样分叉的有血栓形成的皮下深层静脉和动静脉穿支，以示伤及深筋膜甚至更深的组织。透过半透明的焦痂还可见到深部筋膜、肌肉、肌腱。环行焦痂会造成环行紧缩，超越紧缩范围的创面和创面周围会呈现明显水肿。触摸损伤的局部和伤肢远端可感到温度较低，远侧动脉搏动减弱或消失；按压局部可感到筋膜间隙的张力增高；有肿胀感时，神经由于受压会有疼痛或麻木。焦痂下可见表浅的解剖标志，如紧贴焦痂的骨性突起。更为严重的烧伤局部创面可呈组织炭化、崩裂，暴露深部组织。

（2）软性焦痂的特点：多示蜡白色，表面干燥，也可略显潮湿，深度烧伤可致肌肉损伤，局部肿胀明显，焦痂不透明，无法显示深部组织的特点。待软性焦痂暴露脱水，转为半透明，逐步显示硬性焦痂的特点，这一转变需要时间。软性焦痂的深度估计不如硬性焦痂来得明确，故软性焦痂应该更重视病史的内容和旁证的重要性。

三、烧伤严重程度划分

（一）中国分类法

根据患者烧伤面积、深度及全身状况，烧伤严重程度可分为轻度烧伤、中度烧伤、重度烧伤和特重度烧伤。具体标准如下：

（1）轻度烧伤：Ⅱ度烧伤面积10%以下。

（2）中度烧伤：Ⅱ度烧伤面积11%～30%，或Ⅲ度烧伤面积不足10%。

（3）重度烧伤：Ⅱ度烧伤面积31%～50%，或Ⅲ度烧伤面积11%～20%，或烧伤面积虽不到上述百分比，但已发生休克等并发症，或存在较重的吸入性损伤、复合伤等。

（4）特重度烧伤：烧伤面积50%以上或Ⅲ度烧伤20%以上。

（二）美国分类法

（1）非特殊部位的轻度烧伤：成人面积20%，小儿面积10%，只需要包扎创面，预防破伤风，门诊治疗。

（2）特殊部位的轻度烧伤：伤及手、面部、外阴部的烧伤。需要住院，早期手术。

（3）烧伤面积20%～60%中度烧伤：需要静脉补液复苏，持续监护，需要至烧伤专科进行治疗。

（4）严重大面积烧伤：面积>60%的严重烧伤，病死率高。

（5）伴有吸入性损伤与复合损伤的小面积烧伤：需要给氧治疗，测定碳氧血红蛋白，并考虑是否插管、气管切开，甚至使用呼吸机。

第二节·吸入性损伤诊断

吸入性损伤是由于热力、烟雾或化学物质等吸入气道，引起鼻咽部、气管和支气管，甚至是肺实质的热损伤和化学损伤及全身中毒。吸入性损伤可以独立出现，也可能伴随体表烧伤。吸入性损伤有三种类型，即直接热损伤、化学刺激物吸入造成的组织损伤，吸入毒素引起的中毒。吸入性损伤使烧伤的全身病理生理改变更加严重，病情更加复杂，治疗更困难，合并吸入性损伤的烧伤患者病死率高于单纯烧伤患者。

一、吸入性损伤的诊断

诊断一般是根据病史和体格检查给出相对主观的判断，再通过支气管镜等辅助检查进一步确诊。与吸入性损伤的诊断有关的病史信息，包括致伤因素和暴露强度，极大可能引起吸入性损伤的致伤因素包括火灾烟雾暴露，爆炸推动热气穿过喉头，高温蒸汽侵袭上呼吸道及喉部以下结构，腐蚀性气体暴露。暴露时间是决定暴露程度的重要因素，比如受害者被困封闭环境、酗酒、意识丧失或高龄，暴露于有害因素的强度就会很大。通过体格检查可以获得更多帮助诊断的信息，如患者面部烧伤、眉毛或鼻毛烧伤，暗示存在严重的热暴露。口咽部或鼻腔烟灰沉积，痰液有黑色炭末表明吸入了烟雾。患者出现喘鸣、声音嘶哑、刺激性咳嗽、吞咽困难等症状，提示存在气道的损伤。

火灾现场吸入性损伤患者需要尽早识别，以便于及时发现和跟踪可能会发生窒息的患者。为了便于急诊分检操作，以下情况无论有无影像学资料、支气管镜检查结果，均应临床诊断为吸入性损伤，尤其是对老年患者、小儿患者和烟雾暴露时间较长的患者，应及时开始预防和治疗：①密闭空间内发生的烧伤。②面颈和前胸部烧伤尤其口鼻周围深度烧伤者。③鼻毛烧焦、口唇肿胀、口腔或口咽部红肿有水疱或黏膜发白者。④刺激性咳嗽、口腔有炭末者。⑤声音嘶哑、吞咽困难或疼痛者。⑥呼吸困难和(或)伴哮鸣音者。

除了病史和体格检查，辅助检查也可以用来帮助判断吸入性损伤的程度和病情发展。吸入性损伤早期，呼吸功能的临床表现可能会延迟，指脉氧和血气分析作为早期肺损伤的判断方法可能不敏感，但及早使用仍有一定价值。早期气体交换受损是重度损伤的预兆，碳氧血红蛋白、高铁血红蛋白、肺泡-动脉氧分压差、乳酸、中心静脉血氧饱和度/混合静脉血氧饱和度等指标有助于病情和预后评估。胸部 X 线、胸部 CT 及超声等检查是临床诊断吸入性损伤、评估病情的重要辅助措施。初期阶段胸部 X 线和胸部 CT 检查均可能为阴性，若早期肺部渗出明显，预示着预后不良。支气管镜检查是临床诊断吸入性损伤最可靠的方法。支气管镜检查可直接观察到热和化学刺激所造成的上呼吸道和支气管组织的损伤，可以快速、准确识别呼吸道受损的患者，帮助患者及早接受人工气道的建立，同时避免错误判断。镜下气道的充血、水肿、炭末及黏膜脱落等现象是诊断吸入性损伤的有力依据。但受技术和设备的限制，支气管镜主要观察的是近端大气道的改变，对于外周肺实质和细支气管的损伤无法视及，而该部分往往损伤更为严重。

二、吸入性损伤的分度

目前国内多根据损伤累及解剖部位，将吸入性损伤的严重程度分为轻、中、重三度。轻度吸入性损伤是指声门以上的损伤，主要是上呼吸道包括鼻、咽和声门的损伤。中度吸入性损伤是指气管隆突以上，主要是咽喉和主气管的损伤。重度吸入性损伤是指气管隆突以下，主要是支气管及肺实质的损伤。临床表现根据损伤程度的不同逐渐加重，轻度吸入性损伤一般仅有黏膜充血、肿胀、分泌物增多等表现，无声音嘶哑与呼吸困难，肺部听诊一般无异常。中度吸入性损伤可表现为声音嘶哑、刺激性咳嗽、痰中带碳粒等。重度吸入性损伤往往可表现为严重呼吸困难，即使气管切开仍不能缓解，可早期出现肺水肿。肺部听诊呼吸音减低增粗，可闻及哮鸣音，干、湿啰音等。严重者可因急性呼吸窘迫综合征而死亡。

第三节·烧伤休克复苏

烧伤面积超过20%TBSA常会出现休克，表现为循环血容量下降、心输出量降低及组织灌注不足。烧伤休克引起机体内环境紊乱和免疫功能降低，引发全身性侵袭性感染导致死亡，或因休克引发的多器官功能障碍，进而造成多器官功能衰竭导致死亡。可见烧伤早期休克既关系到休克期的全身功能和病情变化及生命安全，又关系到后续病程中继发的并发症和后续病程的生命安全，是影响治疗后果和生命安全的早期并发症。由于目前缺乏防治烧伤后毛细血管通透性增高的有效措施，因此液体复苏一直是治疗烧伤早期休克最重要的防治措施，也是严重烧伤最早的全身治疗。其重要性并非限定于严重烧伤病程的早期，而是贯穿烧伤救治的全过程。本节所述烧伤休克主要指烧伤早期休克，区别于后续病程中可能发生的感染性、中毒性、失血性、过敏性等休克。

一、液体复苏方式

液体复苏的方式可分为静脉补液和口服补液两种。其中口服补液适用于烧伤面积不大(一般成人Ⅱ度烧伤面积30%TBSA以下，小儿Ⅱ度烧伤面积10%TBSA以下)，且患者能够正常进食和饮水的情况，具有方法简便、不良反应少的特点。但如果口服补液不能达到目的，或有不宜采用口服补液的情况，如患者意识不清，存在胃潴留或呕吐等情况，就应采用静脉补液。

二、复苏液体

为了补偿丢失的液体，恢复液体成分和组成，临床上采取缺什么补什么的原则，液体种类主要分为胶体和晶体。

(一) 常用胶体溶液

1. 血浆

烧伤组织渗出的是血浆和血浆样的成分，针对缺什么补什么的原则，补给血浆显然是比较理想的治疗方法。除了将血浆作为胶体溶液，还可借血浆所用的保养液为高张碱性液体。尽管保养液的量不大，但在参与维护和补充血容量不足，调整治疗效果，改善机体酸性环境，即预防代谢性酸中毒方面也可发挥一定作用。

新鲜血浆虽可提供血浆中重要成分，并能够比较方便地供临床应用，但来源受到限制，不仅冷冻、保存、运输和供应较为困难，而且还有传播病毒性肝炎、艾滋病等危险的可能，因而临床应用往往受到限制，难以做到广泛使用。冷冻干燥血浆曾经用于烧伤早期复苏补液治疗，但终究不适合烧伤临床的复苏需要。在倡导成分输血的年代，有中心血站的地区和设置中心血库的医院，可以适当采用库存冷藏血浆，以满足烧伤早期休克复苏补液的需要。遇有特大面积严重深度烧伤，早期复苏治疗对血浆的需求量比较大，特别是救治成批烧伤，常需用血浆代用品，如与血浆扩张剂配合应用，以满足对液体量的需要。

2. 人血白蛋白

人血白蛋白是另一种常用胶体复苏液。烧伤造成组织损害，使毛细血管通透性增加，体液渗出，血浆成分丢失。由于毛细血管受损的程度不同，内皮细胞间隙的大小也有差异，血浆蛋白的渗出情况也有所不同。白蛋白的分子比较小，容易通过受损的内皮细胞间隙，因而渗出丢失较多；球蛋白的分子较大，不容易通过内皮细胞间隙，渗出丢失较少。在渗出丢失的血浆蛋白中，以白蛋白为主。复苏补液中输用血浆虽然是最佳选择，事实上却达不到对丢失的白蛋白的补充，难以满足维护胶体渗透压的需要。因此，在严重烧伤的复苏补液中，输用人体白蛋白应注意掌握应用指征。

人血白蛋白为血液制品，用于烧伤早期复苏补液治疗，有益于提高胶体渗透压，输入多渗出就多，使白蛋白滞留组织间而加重水肿，影响水肿液回收。故有主张将白蛋白用于回收期，因为此期应用20%人体白蛋白有助于提高胶体渗透压，加速水肿液回收。需要注意的是，人血白蛋白价格比较昂贵，临床应用也受到限制。

3. 全血

全血比血浆容易获得，创伤急救应用最为广泛，最适合用于急性大失血引起的低血容量性休克。由于烧伤早期体液渗出主要造成血浆和电解质丢失，一般并无明显的血细胞成分丢失。即便是严重深度烧伤，血细胞成分的丢失也不会很多。以红细胞为例，多为即刻烧毁，或使红细胞膜脆性增加而发生溶血、淤滞，甚至参与血管内凝血。尽管如此，严重深度大面积烧伤红细胞的损失一般仅为10%左右。考虑到严重烧伤早期体液丢失会引发血液浓缩，使血细胞比容增高，影响血液流变学。红细胞受损略微减少对血液浓缩会起到缓冲作用，使血液流变学有所改善，对循环产生有利的影响。烧伤早期复苏补液治疗对输全血并无特殊需求，而且输用血库全血中红细胞的2,3二磷酸甘油酸的代谢异常，往往需要18 h左右才能够恢复。因此，使用全血并不能解决早期红细胞携氧和送氧的问题。

（二）常用晶体溶液

1. 乳酸钠林格液

乳酸钠林格液的优越性在于电解质成分基本符合血浆电解质的成分及其比例，只缺少钙，因为含钙溶液容易析出而不能存放。

乳酸钠林格液阳离子含量中，钠较低，为130 mmol/L，钾为5 mmol/L；而阴离子中，氯为109 mmol/L，乳酸根为28 mmol/L。从烧伤早期复苏补液治疗角度看，其钠浓度比等渗溶液的含钠量确实偏低，补钠的速度和效果较差。但这并无影响该溶液的治疗作用。特别是急救用药时多采用静脉给药，若用等渗液体加入所需药物，必然会使晶体渗透压迅速增高，刺激静脉壁，甚至造成损害。乳酸钠林格液则有益于缓解这一矛盾。另外，该溶液含钠低，每升液体中所含等渗液体900～920 mL，却附带80～100 mL的自由水。表明采用乳酸钠林格液时，平衡盐溶液大致要增加1/10的用量，以补偿作为等渗溶液的不足。另外，每输用1 000 mL乳酸钠林格液，就相当于已经补给80～100 mL的自由水，即在输入电解质溶液的同时，持续不断地补入了水分。值得注意的是，其间免去了输用电解质溶液和输用水分的切换，从而有利于病情稳定。但在治疗中应该予以适当的和必要的调整。

作为烧伤早期复苏治疗用液，复方乳酸钠溶液的补钠作用不够。按照上述分析：①应加大乳酸钠林格液的用量，以补偿其含钠的不足。②面临延迟复苏或严重休克可尽量从应用高张电解质溶液开始，或考虑应用胶体溶液，以提高复苏补液的疗效。乳酸钠林格液符合血浆电解质的组成及其比例关系，是较为理想的治疗用液。其优点是渗透浓度偏低，方便加药、补充水分和避免不同液体之间的过多更换。

2. 生理盐水

从维护晶体渗透压的角度，生理盐水确实起到了一定的生理作用。但是，从溶液成分和浓度看，生理盐水却不符合血浆电解质组成及其比例关系，远远达不到生理性溶液的要求。生理盐水所含电解质只有等量的钠和氯，各自含量为154 mmol/L。由于钠是血清电解质中的主要阳离子，输用生理盐水对血清钠的影响不至于过大；而生理盐水含氯却明显超过血清氯在阴离子中所占的比例，输入过多会引起电解质紊乱，引起酸碱衡。因此，补氯过多，会改变氯和碳酸氢根两种阴离子的比重，氯过多意味着碳酸氢根减少，导致高氯性代谢性酸中毒。可见生理盐水并不是理想的电解质溶液，更不宜作为严重大面积烧伤早期复苏扩容治疗的用液。

3. 碳酸氢钠溶液

碳酸氢钠溶液是一种常用于治疗重度代谢性酸中毒的碱性药物。碳酸氢钠并非静脉输注用的扩容性的治疗液体，只是在无平衡盐溶液供应的情况下，把等渗溶液和生理盐水一起，以 1∶2 的关系输注，以代替平衡盐溶液。由于乳酸钠林格液供应方便，上述配方使用的情况已日渐减少。在静脉输用中观察到，输注 5%碳酸氢钠可以获得较好的扩容作用和复苏效果，因此不断有人提倡在烧伤早期复苏补液中应用 5%碳酸氢钠溶液。其原因不外乎对烧伤休克有治疗代谢性酸中毒的作用，使内源性的升压物质发挥作用，因为 5%碳酸氢钠溶液为 4 倍浓缩的高张电解质溶液，自然会发挥高张盐溶液的扩容作用。

代谢性酸中毒的酸性代谢产物可经肝脏转化为碱储备。此时若再补碱性药物，势必造成碱储备过多，引发代谢性碱中毒，加重组织细胞缺氧，最终不利于休克的复苏治疗。严重大面积深度烧伤、高压电烧伤或严重的热挤压伤，为有利于血红蛋白和肌红蛋白的排出，可输用 5%碳酸氢钠溶液碱化尿液，以保护肾脏功能，这是一种例外。

4. 5%葡萄糖溶液

5%葡萄糖溶液虽属于等渗溶液，但由于不含电解质，对维护体液容量，特别是维护血浆容量的作用仅为输用量的 1/13，效果非常差。烧伤复苏补液公式中的 5%葡萄糖溶液，仅作为基础水分补给，以维护代谢需要。用量则根据临床情况调整。

有的单位在烧伤早期复苏补液中，习惯于输用 10%葡萄糖溶液，而不用 5%葡萄糖溶液。由于含糖量多 1 倍，对维护短暂的体液容量略有好处，但基本上还是补充水分。对烧伤休克期不进食或少量进食的情况，则有助于提供热能，以适应代谢需要。但输入的糖量增多，水肿液中糖量必然增加，糖蓄积在组织间，则有益于病原菌增殖和定植而感染。因此，为补充水分，以输 5%葡萄糖溶液为好。

三、液体复苏公式

由于烧伤后患者体液丢失的成分主要是电解质和血浆，丢失量与烧伤面积、深度及体重有密切关系，并且有一定的规律性，通过大量的临床实践经验总结，可以使用液体复苏公式来指导静脉补液治疗。有关烧伤早期液体复苏公式，临床上曾做过很多探讨，但大部分未获成功。20 世纪中期，较为成功地建立了胶晶体液公式，随后发展了平衡盐溶液公式和高张盐溶液公式。有关公式都是针对烧伤休克期复苏需要的指导依据。按照公式代入变量就可以计算出所需要输用液体的量。即用于烧伤后第一个 24 h 的复苏补液，进而推算出第二个 24 h 的输液量。一般情况下，第一个 24 h 的补液治疗非常关键，最为重要；第二个 24 h 则可视病情和效果灵活掌握。如对及早进入体液回收期者，第二个 24 h 的补液计划应该随时调整。深度特大面积严重烧伤，特别是延迟复苏者，体液回收时间会推迟，补液计划可能延续到 48 h 以后。烧伤液体复苏公式很多，基本形式和内容相近。目前国内外烧伤补液相关公式有很多，均以烧伤面积和体重推算补液量，国外有 Evans 公式、Brooke 公式、Parkland 公式等，本章主要介绍国内较为通用的全国通用公式。成人烧伤后第 1 个 24 h 补液总量＝烧伤面积(%)×体重(kg)×1.5 mL＋2 000 mL。

成人烧伤后第 2 个 24 h 补液总量＝烧伤面积(%)×体重(kg)×0.75 mL＋2 000 mL

公式中的烧伤面积为Ⅱ度和Ⅲ度面积之和(注意：不包括Ⅰ度烧伤面积)。烧伤面积乘以体重再乘以 1.5 mL 计算所得的液体量为晶体液和胶体液之和，晶体和胶体一般按 2∶1 分配，重度烧伤与小儿烧伤可按 1∶1 分配。晶体液以平衡盐溶液为主，胶体液包括全血、血浆、人体白蛋白和血浆代用品。公式中的

2 000 mL 为基础水分量(小儿另按年龄、体重计算),常用5%葡萄糖溶液。补液速度先快后慢,第一个24 h的前8个小时,给予第一天补液总量的一半,后16 h给予另外一半。

对于因交通不便或医疗条件有限等原因,烧伤后未予及时补液或补液不足,入院时已有明显休克的延迟复苏患者,需要的补液量往往多于立即补液治疗者。值得注意的是,随着复苏起始时间的延迟,休克发生率会增加,复苏成功率相应地下降,纠正休克所需要的时间也会延长,治疗难度增加,后期烧伤脓毒症和多脏器功能不全的发生率也会增加,死亡率也随之升高。因此补液时机要越早越好,力争在伤后半小时内建立补液通道,以预防休克的发生或减轻其严重程度。公式仅为参考,临床中应尽量做到个体化复苏,不能片面地依赖补液公式,更不可过分强调正常生理指标而不考虑机体代偿能力。此外,补液虽然是防治烧伤休克的主要手段,但不能单纯依赖补液治疗休克,还应加强心肌和其他脏器功能保护及辅助治疗。对补液反应不佳的病例,应该尽快寻找原因,及时处理,防止一味盲目加快补液导致液体过量引起并发症。

四、休克复苏监测

烧伤液体复苏公式是对指导烧伤休克的治疗起到了重要的作用,但任何公式都存在局限性,不可盲目机械地执行。我们需要根据治疗过程中患者临床指标的变化,随时调整补液量、补液速度和补入成分。早期监测液体复苏的指标包括临床表现和辅助检查,其中临床表现为烧伤早期休克发生和发展的临床症状和体征变化,既是烧伤休克的诊断依据,又是液体复苏的反馈信息、观察指标和疗效指标。

1. 口渴

口渴是体液丢失脱水的早期症状和体征,应对缺水、体液容量不足引起的休克和口腔黏膜受热刺激后的口渴进行鉴别。休克口渴比较严重,属于烦渴,重视口渴作为液体容量不足和休克的表现。

2. 少尿

缺水和脱水都会呈现少尿,而休克会出现少尿或无尿。大面积烧伤患者需留置导尿管,密切观察尿液滴出情况和单位时间尿量。烧伤休克液体复苏时,一般要求成人尿量较为均匀地维持在每小时每千克体重0.5~1 mL。

3. 皮肤干燥和松弛

脱水会使皮肤和黏膜干燥,并使皮肤松弛、失去弹性。一般选腋窝、腹股沟内侧和外阴部进行判断。

4. 意识

意识是中枢神经系统功能状态的重要表现。体液丢失过多,循环功能障碍,则难以维持正常运转,组织缺血缺氧,脑组织灌注不良,脑细胞代谢异常。若患者出现烦躁不安、甚至精神症状(意识淡漠、恍惚,甚至昏迷),多为血容量不足、脑缺氧所致,需加快补液。大面积烧伤早期,首先应考虑休克引起的中枢神经系统缺血缺氧,其次是吸入性损伤,再次是中毒和颅脑创伤等。

5. 呼吸

呼吸增快加深,是组织缺血缺氧的代偿机制,是重要的临床表现,也是判断治疗效果的重要指标。体液丢失的早期呼吸并无明显改变,病情加重时随之表现,并逐步加重。成人烧伤应该力争将呼吸频率维持在20次/min以内。吸入性损伤会影响呼吸道和肺功能,即影响通气、气体弥散和交换。有的现象会与休克交织在一起。烧伤伴有中毒和复合损伤,特别是颅脑创伤时也会影响呼吸功能,应该充分注意。

6. 脉搏和心率

脉搏和心率都是循环功能的重要组成部分和重要临床表现。体液丢失、容量不足、缺血乏氧、代谢紊乱等,即低容量性休克,心功能会呈现代偿,使心功能本身发生损害。其表现是脉搏和心率增快,其速度因休克的加重而递增。最好争取脉搏和心率维持在每分钟 100 次以下，也可以维持在 100～120 次/min，不得超过 140 次/min，以维持心脏指数和心输出量。若在大量液体快速输入之后，脉搏和心率有所降低，则表明其主要原因是容量不足，应加强复苏补液措施。同时，应重视其他心功能指标，如心音的强弱等，以确保心泵功能处于良好状态。

7. 血压

血压是唯独与心泵、血管和容量有关系的临床指标。体液丢失，会影响心泵功能，通常表现为血压下降。大面积烧伤早期呈现血压升高是早期休克的代偿阶段，把这一阶段作为争取烧伤休克期不发生休克的最佳救治时机，尽早和尽快开始实施复苏补液治疗。待体液继续丢失，血浆容量进一步减少，心肌无法通过代偿来弥补容量不足时，即超越心肌代偿能力，血压就会迅速下降。

8. 末梢循环

烧伤引起的体液丢失，血浆容量不足，组织灌注不足，可以通过观察末梢循环的变化验证，如皮肤和黏膜苍白，温度降低，结合膜颜色变淡。耳垂、口唇和甲床是重点观察部位。遗憾的是在大面积烧伤中，容易观察末梢循环的部位常会被烧伤而影响观察。因此，观察舌象，如舌质颜色能够反映循环供血情况，有助于提供参考。

9. 血红蛋白和血细胞比容

大面积烧伤时体液丢失，血浆容量减少，血液浓缩，血红蛋白和血细胞比是反映血液浓缩最为简单的检测指标。液体复苏可以使血液浓缩的程度有所缓和，使血浆黏度和全血黏度不致过高，避免血液严重淤滞。但不宜于过分调整至恢复正常，因为在严重大面积烧伤的早期血液浓缩往往难以完全纠正，如因刻意纠正血液浓缩而输液过多带来腹腔压力综合征等并发症则得不偿失。

10. 中心静脉压

中心静脉压可帮助判断容量情况，一般而言，中心静脉压低，同时血压偏低、尿量偏少，往往表明回心血量不足，可适当加快补液；中心静脉压高，血压仍低，且无其他原因解释时，可能提示心输出能力差。

11. 动脉血气分析

大面积烧伤早期体液丢失，容量不足，可以发展为低血容量性休克。组织灌注不良和细胞乏氧代谢，会使乏氧代谢产物乳酸增多，影响体液酸碱平衡。此时，进行动脉血气分析，有助于掌握动脉血 pH、PaO_2、$PaCO_2$、BE 各项指标，以利于掌握效果休克复苏治疗。在伴有吸入性损伤、中毒、复合伤等情况下，休克期病情更加复杂，进行动脉血气分析尤为重要。

12. 特殊检查

补液量超出常规补液量者，可考虑借助经食道超声、PICCO(脉搏指数连续心排血量监测)、FloTrac/VigileoTM 系统(基于动脉压力波形图法心排血量监测)等手段以进一步了解心功能，以及评估容量、肺水等情况，并采取相应措施。因此，需要根据以上指标结合临床情况具体分析，综合判断。

第四节・烧伤清创术

创面不是严重烧伤患者的早期处理优先事项，但必须在烧伤后 24 h 内进行处理。如果预计在 24 h 内可以达到更高级别的救治单位，只需要用干燥无菌敷料覆盖烧伤部位，并保留完整水疱。如果预计后送时间超过 24 h，应在治疗环境允时尽早提供创面治疗。烧伤清创术的目的是去除异物、清洁创面、防止污染，根据伤情轻重和创面的深浅，给予恰当的处理。

一、手术指证

(1) 大面积烧伤患者,或有严重合并伤患者,必须先处理休克或合并伤,待全身情况稳定后再进行烧伤创面清创。

(2) 中、小面积烧伤无休克或合并伤者,入院后即可行清创处理。

二、禁忌证

休克未控制或生命体征不平稳。

三、术前准备

无特殊,一般在急诊室或病房床旁行烧伤清创操作。

四、麻醉与体位

一般取平卧位,可以根据清创范围调整体位。

不需要全身麻醉,但也要在行烧伤清创操作时充分控制疼痛。可以使用杜非合剂(异丙嗪 25 mg+哌替啶 10 mg)肌注,也可以用微泵吗啡、芬太尼或瑞芬太尼。吗啡:负荷剂量 2~4 mg,维持剂量 2~30 mg/h,起效 5~10 min,半衰期 3~4 h。芬太尼:负荷剂量 0.35~0.50 μg/kg,维持剂量 0.7~10.0 μg/(kg·h),起效 1~2 min,半衰期 2~4 h。瑞芬太尼:负荷剂量 0.5~1.0 μg/kg,维持剂量 0.02~0.15 μg/(kg·h),起效 1~3 min,半衰期 3~10 min。

五、器械与物品准备

组织剪、镊子、血管钳、生理盐水、0.05%洗必泰溶液、聚维酮碘溶液、磺胺嘧啶银粉、磺胺嘧啶银霜、普通纱布、棉垫、绷带等。

六、手术步骤

(1) 用清洁温水清洁健康皮肤,剪除创面周围的毛发,若手足烧伤应剪除指(趾)甲。

(2) 创面用中性肥皂液轻洗,用生理盐水冲洗以去除异物和污染物质,剪除已脱落的表皮,再用 0.05%洗必泰溶液清洗创面和周围健康皮肤,最后用无菌纱布轻轻拭干创面。

(3) 对水疱皮的处理

1) 若水疱已破,疱皮皱缩,应剪除皱缩的水疱皮。

2) 小水疱可予以保留。

3) 大水疱应表面消毒后在低位剪小口引流或用注射器将疱液吸出。

(4) 视创面部位选用包扎或暴露疗法。

1) 包扎疗法:适用于Ⅱ度烧伤创面。其做法是将聚维酮碘浸透单层纱布后覆盖创面,再用大量纱布覆盖其上,绷带固定。

2) 暴露疗法:适用于大面积的Ⅲ度烧伤,或头面部、会阴部等不容易包扎的部位。对于大面积的Ⅲ度烧伤,用磺胺嘧啶银粉兑少量生理盐水后涂抹创面,促进焦痂干燥,推迟焦痂液化时间。对于Ⅱ度烧伤的头面部、会阴部,外涂聚维酮碘。

3）半暴露疗法：全是体表各部位均可以采用半暴露疗法，特别是头面部、会阴部等不容易包扎的部位。其做法是用磺胺嘧啶银霜揉搓到单层纱布上，再展开敷于创面。

七、手术要点

（1）清创时注意保暖。这在大面积烧伤患者尤为重要。因寒可诱发和加重休克，还可使伤员发生感冒、肺炎等并发症。因此清创室应有适当的取暖和保暖措施。室温应保持在30～32℃。

（2）清创人员清创时动作应轻柔快捷，尽可能减少对患者的刺激。

（3）对于陷入创面的煤渣或砂土等细小异物，不强求一次清除彻底，但面部的皮内异物应尽量去净，以免愈后留下永久的色素痕迹。

（4）完整的水疱皮不要撕掉，疱皮对创面有良好的保护作用，其作用包括：①大大减少创面水分蒸发。②减轻疼痛。③不会因干燥使创面加深。④保护创面不易被污染，也减少了细菌感染机会。

（5）Ⅲ度烧伤创面的坏死表皮组织应除去，若不清除，痂皮不易干燥，坏死组织在潮湿的状态下易感染。

八、术后关注要点

（1）在创面渗出高峰期，建议在烧伤部位下方放置体积较大的敷料（比如棉垫）以吸收浆液性渗出物。及时更换这些敷料，身体后侧有烧伤的患者应定期翻身，交替暴露烧伤区域，防止浸渍。

（2）包扎后数小时有时可见渗液湿透敷料（尤以浅Ⅱ度为主的创面更甚），若为部分浸透，可在局部加棉垫继续加压包扎；若浸湿范围广或被大小便污染，则需去除全部外层敷料，保留最内层敷料，重新用纱布和棉垫包扎。

（3）每日观察创面情况，有助于早期识别创面感染。若出现体温和白细胞升高、疼痛加重，或通过敷料可嗅到创面有恶臭，表明创面出现感染，需立即更换敷料。

九、战救经验

1. 清创一定要在全身情况稳定之后进行

危重烧伤伤员入院之初治疗的重点是输液复苏及合并症的紧急处理，而不是首先着眼于创面处理，尤其当伤员烧伤较重，燃烧后残缺的衣服碎片及腐皮成片脱落时，很容易吸引一些人的注意力，急于想把创面清理干净。其实清创没有错，关键要掌握好清创时机，一定要在全身情况稳定后进行。

2. 切忌在全麻下大刷大洗

如果医务人员片面追求创面清洁，将大面积烧伤伤员入院后即送至手术室，给予全麻，对全部创面实施大刷大洗，这种做法是违背损伤控制性手术原则的。因为伤员刚刚经受了一次严重的烧伤打击，不宜承受再次大规模清创打击。入院即给予全麻，不仅有可能降低机体的免疫功能，还影响早期病情观察。此外，机械性刷洗还会加重创面损伤。从另一方面讲，早期清创再彻底也不能避免以后的创面感染，因为周围环境的细菌沉落在创面上4～6 h，就可能利用创面这个良好的培养基生长繁殖，因此，这种彻底清创没有必要，不仅无助于减轻感染，反而还可能导致休克和感染加重，给日后的抗感染带来不利。正确做法应强调在全身情况稳定的前提下，创面清创宜简不宜繁，动作应轻柔，可分次进行清创。在未清创之前只要注意保护创面即可，用无菌敷料覆盖，避免创面污染。

3. 清创方式的选择

污染较重的创面可尽量清除污染物。事实上很难做到清除全部污染物，不必刻意追求一尘不染，尤其在战时更不要求彻底清创。大多数创面只行简单清创，用 0.05%洗必泰擦洗即可。若伤后不久来院，创面清洁未曾污染者，亦可不清创，只做一般清洁处理。

4. 严重烧伤的创面处理需要占用大量的人力、消耗大量的物资

任何情况下，优先考虑采用干敷料包裹创面，并且用保温毯或睡袋预防低体温后尽快将伤员转移至后方医院或专科医院。注意，任何敷料在到达后一级治疗单位时都有必要立即取出，以便于对伤员进行评估。

5. 避免使用过于湿润的敷料，避免组织浸泡

经常评估患者的体温是必要的，以防止湿敷料引起的体温过低，尤其是在转运后送期间。

第五节 · 环形焦痂切开减张术

焦痂是皮肤深度烧伤（Ⅲ度或深Ⅱ度偏深的烧伤）时形成的一层硬如皮革样坏死组织，特点是无弹性，紧紧箍住体表，限制烧伤后局部水肿向外扩展而向为产生压迫作用，影响血液循环和呼吸，造成肢体、躯干等深部组织进一步坏死；压迫气管和胸廓造成呼吸困难，形成渐进性缺氧，导致呼吸衰竭。同时坏死的焦痂也是细菌生长的良好培养基，易导致感染中毒症状。切开焦痂能使痂下水肿液及时引流，缓解内部压力，改善血液循环；减轻对气管及胸廓的压力，改善呼吸，纠正缺氧；防治感染，减轻烧伤创面脓毒症。环形焦痂应当尽早切开，越早越好。

一、手术指征

(1) 四肢或躯干存在环形深度烧伤。

(2) 胸廓活动度受限，伴有烦躁不安、低氧血症。

(3) 多普勒超声血流检测发现动脉血流逐渐减少。

(4) 若没有超声检测设备，那么触摸到的脉搏消失表明需要进行焦痂切开术。

(5) 存在远端血管损伤证据：发绀、毛细血管再灌注损伤及神经功能障碍的迹象，如持续的深部组织疼痛和进行性感觉异常。

二、禁忌证

(1) 浅度烧伤。

(2) 非环形烧伤，且不会导致循环障碍或压迫症状者。

三、术前准备

该手术属于急诊手术，可以在手术室，也可以在病房或急诊室进行。

四、麻醉与体位

患者平卧位。

当切开处为Ⅲ度烧伤创面时，无须麻醉。若切口需要延长至浅度烧伤创面，甚至达正常皮肤，可以局部注射利多卡因。也可以根据患者需要，静脉注射麻醉剂和苯二氮䓬类药物，例如，每隔 5～10 min 静脉注射吗啡 2～5 mg 和咪达唑仑 1～2 mg。

五、器械与物品准备

清创包(内含组织剪、线剪、手术刀、缝线、缝针、持针器、镊子、血管钳等)、聚维酮碘溶液、油纱、普通纱布等。

如果条件允许,还可配备:氧气及吸氧装置、吸引器、电刀或双极电凝等。

六、手术步骤

1. 清创与消毒

烧伤创面按常规行清创,除去异物及残留的致伤因素,以减轻细菌污染。减张切口处采按照常规手术要求,用聚维酮碘消毒并铺单。

2. 各部位环形焦痂切开的方法(图 13-2)

(1) 颈部环形焦痂:持手术刀(圆刀片)沿胸锁乳头肌后缘切开,深达颈阔肌。如为电烧伤,肿胀严重,则应切开颈阔肌膜,以彻底松解环形焦痂的压迫。

(2) 胸部环形焦痂:切口沿双侧腋前线,自锁骨下 2 cm 处切开至第 10 肋,如为胸腹焦痂,须沿肋缘下再切开,切口两端与双侧腋前线切口相会,切口深度均应达深筋膜。

(3) 上肢环形焦痂:应在肢体长轴内、外侧正中线切开,前臂尺侧切口,应从内上髁前方直达尺骨茎突,桡侧切口应从外上髁前方直达桡骨茎突,切口均应达深筋膜(图 13-3)。

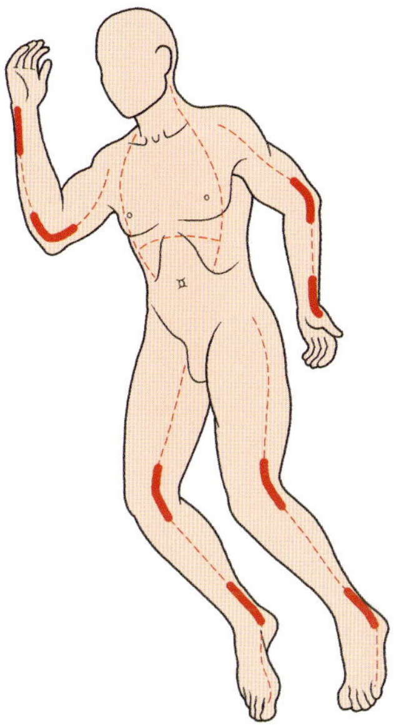

图 13-2 虚线表示环形焦痂切开减张术的首选切口位置;粗线强调将切口延伸到主要关节上的重要性。使用手术刀或电刀经过烧伤的皮肤,切开皮下脂肪。对于胸部焦痂切开术,沿着腋前线切开,直至肋缘水平。根据需要将切口延伸到上腹部。对于四肢,沿着肢体两侧切开焦痂

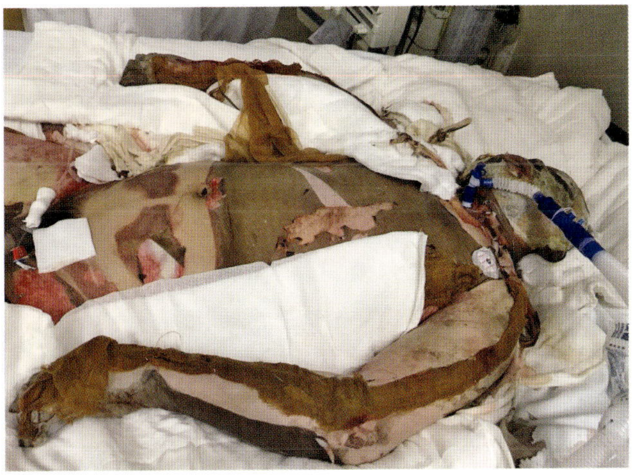

图 13-3 上肢Ⅲ度环形烧伤,行焦痂切开减张术后

(4) 下肢环形焦痂:在肢体长轴内、外侧切开,贯穿焦痂全长,深达皮下,甚至切开深筋膜。小腿Ⅲ度烧伤,未及时做焦痂切开减压的患者,易发生胫前肌群的坏死及腓总神经的瘫痪,因胫前间隙的两侧为胫、腓骨,后侧为骨间膜,前侧为深筋膜,空隙不多。在切开焦痂时,同时做胫前筋膜的切开减压,切口在胫前肌外侧缘切开,即可减压(图 13-4)。

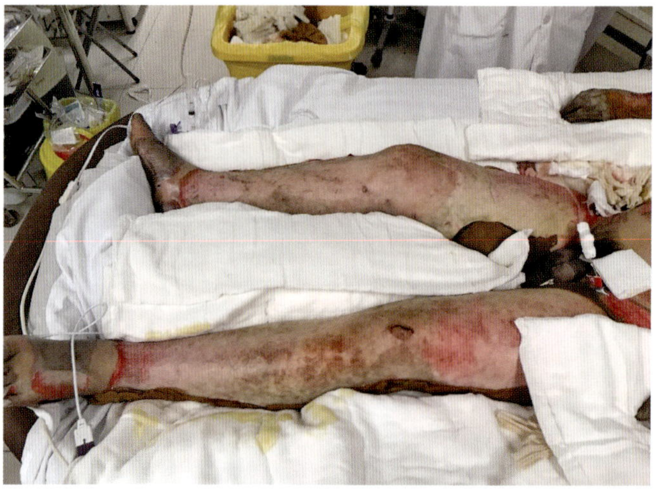

图 13-4 下肢Ⅲ度环形烧伤，行焦痂切开减张术后

3. 减张切口的处理

减张切开后，使用油纱覆盖减张伤口，然后使用聚维酮碘纱布进行覆盖。用粗线行连续缝合，将聚维酮碘纱布固定在两侧皮缘之间。最后用干纱布和绷带将创面简单包扎固定。

七、手术要点

（1）焦痂切开减压，应视为急诊手术，不可拖延。若等到四肢缺血或呼吸困难的体征完全出现时，则患者的肢体可能已发生不可逆性损害或呼吸衰竭。

（2）减张切开时，应注意勿损伤皮神经，并尽可能不损伤皮下的血管。

（3）手指探查以确定肌肉组织未受压迫，血供良好。如果深筋膜下组织压力过高时应切开深筋膜，以达到彻底减压、改善血液循环或改善呼吸困难的目的。

（4）伤口需要使用油纱覆盖，以免伤口暴露干燥后组织失活。

八、术后关注要点

（1）如果切开肢体的双侧后仍不能恢复循环，则应当重新评估患者整体循环的复苏状况。成年烧伤患者复苏良好标志是意识清醒、心率 110～130 次/min、尿量为 30 mL/h 以上。

（2）实施环形焦痂切开减张术后，随着压力减少、循环恢复，切口可能会出血。术后每隔几分钟检查一次手术部位，持续 30 min，看看是否有新出血的迹象。一般用按压或电凝的方法即可止血。

（3）术后继续每小时进行一次脉搏检查，以确保手术减张效果，保证伤肢有足够的灌注。

（4）行切开减压的创面已破坏了焦痂的完整性，易发生感染。所以，应当合理应用抗生素、严密观察创面并及时更换切口内纱布、尽早行切痂植皮术。

九、战救经验

（1）烧伤的四肢需要抬高 30°～45°以减少水肿。

（2）环形焦痂切开减张术的要求通常出现在受伤后的第 6～24 h 内进行。如果在最初的 24～48 h 内不需要实施该手术，那么之后伤员不会因为环形焦痂导致四肢循环障碍，或气管和胸廓压迫。因此，伤员被转送至后方医院后，再行环形焦痂切开减张术是不太可能的。

(3) 在野战条件下进行环形焦痂切开减张术的伤员，被转运至后一级别的医疗单位时，应对其颈部、胸廓、四肢进行重新评估。因为在转运过程中，可能予大量静脉输液，这会加剧组织水肿，可能需要延长切口以进一步恢复呼吸或循环。因此，对于需要长距离转运的伤员，实施环形焦痂切开减张术的指征要适当放宽，但也要结合手术后给伤员输血的能力。

(4) 对于任何环形肢体(包括手指)烧伤，每小时监测血运是至关重要的。伤肢末端应尽可能抬高，尤其是在转运过程中。桡动脉可触及并不能排除手指室间隔综合征。只有用多普勒超声检查指动脉脉冲，才能评估烧伤手部的掌弓和指动脉血运情况。如果手、足没有被烧伤，那么只检查桡动脉、足背动脉和胫后动脉搏动就足够了。如果多普勒超声检查没有发现血流信号，或脉冲在每小时检查中减少，就应该立即实施环形焦痂切开减张术。

(5) 与手术刀相比，使用电刀进行焦痂切开术可以减少出血。

(6) 如果烧伤是浅表性的或不是环形的，并且脉搏消失，必须考虑其他原因造成的循环不足，如低血容量、低血压或其他隐匿性创伤。

(7) 电烧伤或严重的热压伤，常伴肌肉坏死、深度水肿，需要切开肌膜减压。

十、简要步骤

手术简要步骤如图 13-5。

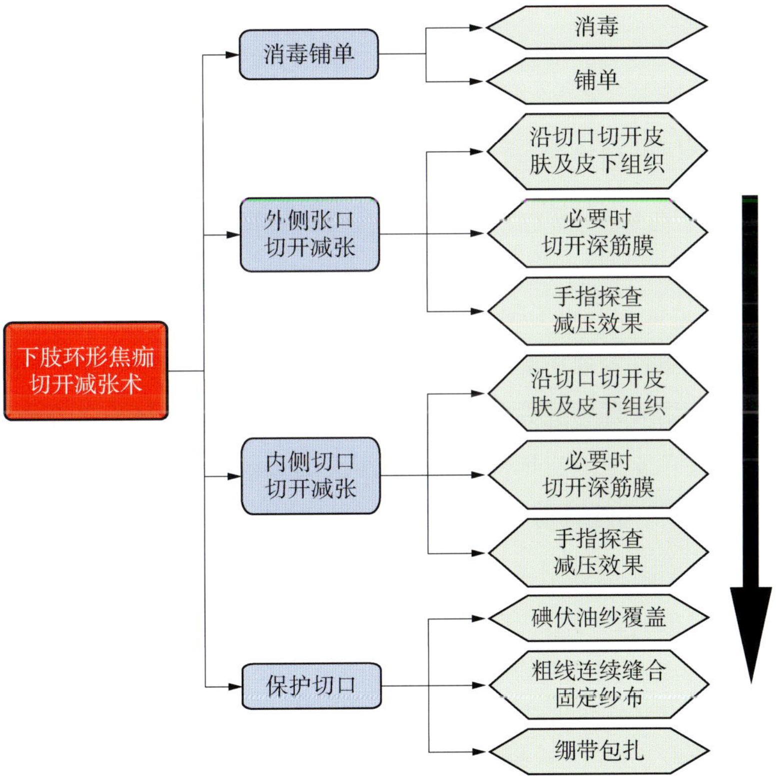

图 13-5 手术简要步骤

十一、手术视频

见视频 20。

视频 20 环形焦痂切开减张术

第六节·其他注意事项

一、特殊原因烧伤

（一）化学性烧伤

迅速将伤员脱离致伤环境，除去体表覆盖物，刷除干燥的化学物质，然后用大量清水冲洗，以彻底清洁皮肤中残留的药剂。现场急救不必过于强调使用中和剂、拮抗剂。使用个人防护设备，尽量减少医务人员接触化学制剂。化学烧伤伤员的复苏策略和目标与热力烧伤伤员相同。

1. 磷烧伤

大多数磷烧伤导致的皮肤损伤是衣物燃烧引起的。因为白磷颗粒暴露在空气中会自燃，所以应及时脱掉可能含有白磷残留物的衣物；嵌入皮肤、软组织的白磷颗粒应尽可能冲洗干净，冲洗时间持续 30 min 以上，并用浸有生理盐水的敷料覆盖创面。要警惕的是，白磷烧伤可合并严重低钙血症和高磷血症，可及时静脉注射钙剂治疗。

2. 酸烧伤

应立即去除污染衣物，然后用大量清水冲洗，冲洗时间持续 30 min 以上；若已知为高浓度酸，可以在冲洗前先用毛巾擦除；若有条件，可加用 2%～5%碳酸氢钠溶液。

3. 碱烧伤

用大量清水冲洗创面，冲洗时间 30 min 以上；若为液氨烧伤，则用常温水冲洗，不可用凉水。

（二）电击伤

救治人员在确保自身安全的情况下，将电击伤伤员与电源分开。及时、充分评估是否存在心律失常、心搏骤停。在电击伤后因心律失常导致心搏骤停的情况下，遵循高级心脏生命支持（ACLS）方案，如果自发循环恢复，则提供血流动力学监测。

应注意，因为电击伤所造成的肌肉等深层组织损伤远较皮肤损伤严重，所以应重视对筋膜间室综合征、横纹肌溶解、高钾血症和急性肾损伤的检查。筋膜间室综合征和肌肉损伤可导致横纹肌溶解症，引起色素尿和肾损伤。色素尿通常表现为红棕色尿液。对于色素尿患者，液体复苏要求远高于类似烧伤面积的热力烧伤伤员。对于出现色素尿的成年伤员，应增加等渗液输注量以维持尿量 75～100 mL/h。如果复苏数小时后尿液颜色仍不好转，考虑静脉输注甘露醇、碳酸氢钠。这些输液可以凭经验进行，不需要监测尿液 pH。在接受甘露醇（一种渗透性利尿剂）治疗的患者中，需要通过中心静脉压（CVP）和其他参数密切监测血容量状况。

二、特殊部位烧伤

（一）面部烧伤

特别是发生在封闭空间内的烧伤，伤员很有可能合并吸入性损伤。应积极反复评估这类患者的气道状态和血氧饱和度，并考虑早期实施预防性气道切开或气管插管。

（二）眼部、外耳部烧伤

（1）发生面部烧伤的所有伤员都应进行彻底的眼科检查，且应在面部水肿之前及早进行。用无菌水或生理盐水冲洗眼睛，若救治条件允许，由眼科医生为所有面部烧伤的伤员进行专业检查和诊疗。

(2) 如果没有角膜损伤，用人工泪液滴眼，每 2 h 一次；如果有角膜损伤(角膜暴露或瞬目反射缓慢)，则用防干燥眼罩保护眼睛，并涂抹红霉素眼膏，至少每 2 h 涂抹一次；如果怀疑存在开放性眼球损伤，则禁止使用滴眼液或药膏，可使用专业眼罩进行遮盖后迅速联系眼科医生。

(3) 耳部烧伤容易发生耳软骨炎，可使用磺胺苯丙胺乳膏治疗烧伤，并注意谨防耳部受压。

三、抗感染治疗

(1) 在没有全身感染的情况下，烧伤伤员不需要预防性静脉注射抗生素。如果伤员合并有穿透性伤口或开放性骨折，则应根据现行指南使用抗生素治疗。

(2) 任何烧伤伤员都需要进行破伤风预防，即皮下注射破伤风抗毒素或肌内注射人破伤风免疫球蛋白。

(3) 如果临床诊断为创面感染，受伤地点的不同环境，直接使用针对革兰阳性和革兰阴性菌的经验性治疗。如果没有循证医学证据，推荐首选碳青霉烯类或第四代头孢菌素、联合万古霉素，这样能广泛覆盖革兰阴性菌和革兰阳性菌。

四、管道管理

(1) 用针线缝合固定所有静脉和动脉导管，因为胶带无法黏附在烧伤的皮肤上。不要在四肢周围用胶带缠绕，这可能会进一步阻碍循环，并在复苏过程中由四肢肿胀而导致肢体缺血。

(2) 使用橡胶管和棉线固定气管插管、口胃管、鼻胃管和鼻空肠管。

五、保护胃肠道

(1) 烧伤患者，无论年龄大小，都容易出现恶心呕吐和应激性溃疡。

(2) 在所有插管患者中放置经口或鼻胃导管，在液体复苏期间进行胃减压，度过烧伤休克期后再进行肠内营养。

(3) 对所有烧伤面积大于 20%TBSA 伤员，使用质子泵抑制剂或类似药物。

六、腹腔间室综合征

腹腔间隔室综合征(ACS)又称腹腔筋膜室综合征、腹腔间隙综合征，是由不同因素导致腹腔内压非生理性、进行性、急剧升高，引起腹腔内器官和相关的腹外器官系统功能损害的一种临床综合征。但在某些病理状态下，腹内压会升高，达到一定程度后对人体各器官功能产生不良影响，持续一定时间后，影响多个器官血流及功能，可发生器官功能不全甚至衰竭，最终发展为腹腔间隔室综合征。

大面积烧伤后，一方面伤员腹壁顺应性降低(如果腹部烧伤的话)，另一方面伤员接受大量补液(24 h 内>250 mL/kg)，这两者是腹腔间室综合征的危险因素。腹腔间室综合征是一种临床诊断，临床表现包括膀胱压力升高、气道压力升高、少尿和低血压。在这种综合征的情况下，膀胱压力>20 mmHg 需要尽早考虑治疗性穿刺术，这可以部分缓解烧伤患者因隔离复苏液而引起的腹腔内压力升高。

对于大面积烧伤或腹壁烧伤的患者，进行减压剖腹手术的决定必须考虑到手术的较高并发症率和死亡率。如果患者需要进行减压剖腹术，则进行标准的剖腹术，然后进行暂时性关闭腹部。如果腹壁皮肤被烧伤，则不能把负压伤口引流装置的贴膜粘贴在烧伤创面上。

(伍国胜　王康安)

参考文献

[1] 夏照帆. 烧伤外科学高级教程[M]. 北京：中华医学电子音像出版社，2016.
[2] 黄跃生. 烧伤外科学[M]. 北京：科学技术文献出版社，2010.
[3] David N.Herndon. 烧伤治疗学[M]. 5版.北京：中国科学技术出版社，2020.
[4] 王光毅. 大面积烧伤休克期血流动力学监测的应用与评价[J]. 中华烧伤杂志，2021，37(02)：131－135.
[5] Xiao S C，Zhu S H，Xia Z F，et al. Prevention and treatment of gastrointestinal dysfunction following severe burns：a summary of recent 30-year clinical experience [J]. World J Gastroenterol，2008，14(20)：3231－3235.
[6] Zheng X F，Zhu F，Fang H，et al. Management of combined massive burn and blast injury：A 20-year experience [J]. Burns，2020，46(1)：75－82.
[7] 中国老年医学学会烧创伤分会.吸入性损伤临床诊疗全国专家共识(2018版)[J].中华烧伤杂志，2018，34(11)：770－775.
[8] 罗高兴，彭毅志，吴军.成人烧伤疼痛管理指南(2013版)[J].中华烧伤杂志，2013，29(3)：225－231.
[9] An G，West M A. Abdominal compartment syndrome：A concise clinical review [J]. Crit Care Med，2008，36(4)：1304－1310.
[10] 彭毅志，袁志强，李晓鲁，等.烧伤感染的诊断标准与治疗指南(2012版)[J].中华烧伤杂志，2012，(6)：401－403.
[11] 刘瑾红，韩善桥.海战伤细菌感染特点及抗菌药物的应用[J].人民军医，2014，57(10)：1043－1044.
[12] Greene N，Bhananker S，Ramaiah R. Vascular access，fluid resuscitation，and blood transfusion in pediatric trauma [J]. International Journal of Critical Illness and Injury Science，2012，2(3)：135－142.
[13] Committee I P G，Steering S，Advisory S. ISBI Practice Guidelines for Burn Care [J]. Burns，2016，42(5)：953－1021.
[14] Rapp J，Plackett T P，Crane J，et al. Acute traumatic wound management in the prolonged field care setting [J]. Journal of Special Operations Medicine：a Peer Reviewed Journal for Sof Medical Professionals，2017，17(2)：132－149.
[15] Jeffery S L. The Management of Combat Wounds：The British Military Experience [J]. Adv Wound Care (new Rochelle)，2016，5(10)：464－473.
[16] Kramer G C，Michell M W，Oliveira H，et al. Oral and enteral resuscitation of burn shock the historical record and implications for mass casualty care [J]. Eplasty，2010，10：e56.
[17] 李世斌.111例深度烧伤焦痂切开减张术的治疗体会[J].医学信息(上旬刊)，2011，24(16)：1.
[18] 郇京宁，陈昭宏，吴军.严重烧伤患者深静脉置管操作和管理的全国专家共识(2020版)[J].中华烧伤杂志，2021，37(2)：101－112.
[19] Cancio L C，Douglas P，Britton A，et al. Management of burn wounds under prolonged field care [J]. Journal of Special Operations Medicine，2016，16(4)：87－98.
[20] Palmieri T L，Holmes J H，Arnoldo B，et al. Transfusion requirement in burn care evaluation (TRIBE)：a multicenter randomized prospective trial of blood transfusion in major burn injury [J]. Annals of Surgery，2017，266(4)：595－602.
[21] 中国老年医学学会烧创伤分会.烧伤休克防治全国专家共识(2020版)[J].中华烧伤杂志，2020，36(9)：786－792.
[22] 中华医学会烧伤外科学分会.烧伤航空医疗转运全国专家共识(2022版)[J].中华烧伤与创面修复杂志，2022，38(2)：101－108.

第十四章 · 损伤控制性外科术后伤员的转运与后送

医疗转运与后送是卫勤保障的重要工作，也是战创伤救治工作的重要环节。伤员受伤后经过第一阶段有效的损伤控制性手术后，如果伤情得到有效的控制，同时生命体征基本平稳，同时伤员所需的进一步处置措施超出了所在机构的处理能力或者当时救治的客观条件所限，此时，伤员需要进行转运至上一级医疗机构进行后续治疗。再转运与后送前，应检查伤员情况，排除转运与后送的反指征，如伤员生命体征不平稳一般不宜转运与后送。

在伤员转运与后送过程中，伤员的病情是决定支持或反对医疗后送的唯一考虑因素，加上医疗后送本身可能会加重伤员潜在的危险医疗问题，可能导致医疗紧急情况。所以损伤控制性外科术后伤病员医疗后送前应当进行充分的伤情评估，严格把握后送指征，同时建立后送途中对紧急情况处理的规范程序，从准备到紧急情况下应采取的步骤、应做些什么来减少对伤员的不利影响、如何获得伤员的可靠信息和充分信息等非常重要。

第一节 · 转运与后送要求

伤员转运与后送的基本要求是迅速、安全。只有将伤员迅速地送到上一级救治机构，才能使他们尽快获得进一步的救治。拖延时间会影响救治效果，甚至造成不良后果。同时要保证伤员的安全，不能在转运与后送途中使伤员的伤情恶化或途中死亡。

一、确保伤员转运与后送安全

1. 严格掌握转运与后送指征

为确保伤员安全转运与后送，必须规定转运与后送指征、转运与后送禁忌证，这样才能统一转运与后送标准，明确转运与后送责任，避免转运与后送事故的发生。各级救治机构战时都要严格掌握转运与后送指征与转运与后送禁忌证。伤员转运与后送前，应进行转运与后送复查，严格把好转运与后送关。

2. 做好转运与后送准备工作

对确定好转运与后送的伤员，要做好转运与后送前的医疗处置。除了检查规定的医疗措施执行情况，发现的问题予以补充或纠正外，还要采取某些必要的预防措施。

3. 做好转运与后送途中的观察和护理

转运与后送大批伤员或危重伤员时，应指派专门的医护人员携带急救的药材和器械护送。转运与后送途中，要随时观察伤病员情况，特别注意有无休克、窒息和大出血发生，并及时给予急救。途中要防止冻伤或中暑的发生。

4. 选择好合适的运输工具和转运与后送体位，减少颠簸和发生机械性外伤

如骨折的伤员要把担架固定牢固，胸部创伤的伤员要采取仰卧或侧卧等。

二、争取时间，迅速转运与后送

(1) 不因等待运输工具而耽误时间：要准备充足的专用转运与后送运力并适时派出使用。为此，战前要根据伤员预计，多方筹措，周密安排运力；工作中要及时了解情况，适时派出和调整运力。

(2) 不因等待伤员而耽误时间：车辆一到，迅速组织伤员上（下）车，缩短车辆停留时间。要求救治机构停车场地要构筑上（下）车台阶，或制作车梯；熟练掌握搬运和安置伤员的程序、方法。预先做好伤员转运与后送准备工作。使用空运转运与后送，要事先选好飞机降落场地，规定联络信号。

(3) 改善运输的组织方法，提高运输效率。

(4) 酌情空运和越级转运与后送：对急、危重伤员力争使用空中转运与后送。对核、化武器杀伤区的大批伤员可施行越级转运与后送。

第二节 · 转运与后送运输工具

未来战场上联合作战是军队的主要作战方式。卫勤保障中的医疗后送工作将是一项系统工程，任务繁重艰巨。后送工具是构成医疗后送体系的重要条件之一。高技术条件下的合成作战，空间广阔，尤其在海上或登陆作战，部队的流动性大，伤员空间分布广，地理环境复杂，尤其在海上多变的环境下，医疗后送任务繁重艰巨，使得医疗后送对后送工具的依赖性也越来越强，这对后送工具提出了更高的要求。伤员后送途中根据后送工具不同、救治资源不同分为医疗后送和伤员后送。前者指的是利用专用医疗运输工具（如救护车）后送伤员。此类运输工具不具备作战用途，其上涂有红十字标识，其内配备急救装备、药材和医护人员。除非迫不得已，否则战术后送应尽量采用此种形式。后者指利用非专用机动运输工具（如汽车、快艇）后送伤员，其上无急救装备、药材和医护人员配备，但可能临时配备快速反应部队及有近距离空中支援。目前卫勤保障中采用的医疗后送工具有以下几种类型。

一、陆地后送转运工具

1. 担架

担架是抬运卧姿伤员的专用工具，主要分为 3 类：制式担架、特种担架和简易担架。担架过去是战时使用最为广泛的转运与后送工具，现在只作为救治机构内部的转运工具，并不作为救治机构间的伤员转运工具。优点是舒适平稳，简单便利，受天气道路影响较小，适用于各类重伤员的运输。缺点是用人多、速度慢、容量少。各国军队都在对担架进行研究和改进，并不断出现新的担架种类。

2. 野战救护车

汽车是过去我军使用最广泛的转运与后送工具，包括野战救护车和普通汽车。野战救护车是专门用于战时陆地医疗后送的装备车辆，它具备良好的越野能力和负重能力，除了配备普通的医疗设备和设施，还搭载了一些应急设备，以备应对各种急救情况，野战救护车的优点是速度快、载量小，受气候影响小，前方后方、长途短途均可使用。救护车还有防风雨、防暑、防冻和急救设备。缺点是要求道路条件高，震动对伤员影响较大。普通汽车的缺点是缺少医疗设备，但是载量大，比较适用于批量伤病员的后送。

3. 卫生列车

包括制式卫生列车和临时编组(普通客车、改装的货车)的卫生列车。在各类的运输工具中，火车具有飞机、汽车不具备的独特功能：一是区域跨度大，铁路网络四通八达，受环境、地域的因素影响小；二是容量大，一次性可装载 400～500 名伤员，能满足大批量伤员后送的要求；三是速度快，行驶平稳，震动影响小，伤员比较舒适；四是医疗设备齐全和通信设施良好，可随时对伤员实施损伤控制性手术和急救措施。卫生列车比较适用于大批量伤员远距离转运与后送，缺点是目标大，受道路限制，一般只用于战役后方和战略后方地域转运伤员。

4. 装甲救护车

有轮式、履带式和两栖式三种类型，可以对伤员实施战场急救和紧急救治，并在后送途中进行生命支持和监护，还可以利用车载医疗器材展开临时的救治点或救护所。其优点是机动性强，有一定防护能力，车厢密闭，便于通过化学战剂染毒、生物战剂污染和放射性沾染地区。缺点是噪声大。专供火线抢救和运送伤员。

二、海上后送转运工具

卫生船只是指水上转运与后送伤员，并能在航行中施行救治的专用船只。一般按水域范围分为海上卫生运输船和内河卫生运输船，内河航行平稳舒适，航行中可进行救治和饮食，但受航道限制。

1. 医院船

医院船是一种专门用于对伤病员及海上遇险者进行海上救护、治疗和后送的辅助舰船，其吨位从 3 000 吨到 15 000 吨不等。它具有战场外科为主的各种医疗科室和多种专科设备，具有足够的床位和良好的生活设施，通常医院船不仅仅可以保证战时使用，平时可以作为流动的医院进行海难救助、巡回医疗等。医院船不仅仅是后送工具，同时也是一级救治机构，可执行远海救治与后送任务。

2. 卫生运输船

其吨位大于救护艇，起码千吨以上，算是中型船只。海上适航性比救护艇好，主要担负中近海的伤病员后送，其医疗设备可以满足伤病员在后送途中的一般性治疗和护理，但手术设备配备少，不具备大型手术能力。

3. 救护艇

救护艇是具有一定的医疗救护条件的救护接送伤病员的轻型卫生船舶，吨位小，干舷低，便于伤病员换乘和落水人员捞救，战时主要负责近海伤病员后送。

三、空中后送转运工具

空运转运与后送工具是当代伤员快速转运与后送的现代化工具，包括救护直升机、卫生运输机及无人机。它们的优点是速度快、平稳、震动小，不受道路、地形的影响，可减少转运与后送阶梯，空运途中可进行救治。不仅用于后方地域(包括越洋空运转运与后送)，而且可直接用于前方作战地区，形成前后衔接的空运转运与后送体系。

1. 救护直升机

救护直升机配备搜索、打捞及医疗救护装备，机上配有医护人员，可以处置各种突发的卫生救援事件，具有高效、快速，受地理空间、机场条件限制少的优势，能够快速到达水路、陆路不可到达的地域作业，但在飞行速度、噪声、续航事件等受一定影响。它可以配备到空军、陆军及海军的各个部队，可以布置到战术前沿，用于战场快速立体后送，是目前重症伤员短途快速转运的工具。

2. 卫生运输飞机

卫生飞机是航空运输伤员或专门进行医疗救护的飞机，它是以飞机作为载体，在机舱内配备医疗设备和医务人员，在空中实施医疗救护和连续的医疗护理，将快速后送和医疗救治完美结合的医疗运输工具，达到了后送与救护的完美统一，缩短了伤员从负伤到专科救治的时间。缺点是它需要专门的机场跑道，对后送的环境要求高。

3. 无人机

近年来，无人机在军事上的应用大大提高了。其突破了过去战场环境、地形地貌、交通运输等各方的限制，大大提高了卫勤保障的灵活性、快速性、精准性和高效性。救护无人机主要应用于战场伤病员后送，目前主要配置在战术区、战役后方，可以配备到旅团或海上编队，在战术区进行伤员的转运。未来无人机的应用应该会大大增加。

四、转运与后送方式

根据转运与后送伤员的责任分工和分配使用运输工具的保障环节不同，将伤病员转运与后送方式区分为前接和后转两种形式。

1. 前接

前接是指由上级救治机构派出运力，接回下级救治机构的伤病员。优点是上级掌握可使上级机构掌握全局和伤员转运与后送的主动性，更合理地使用运力，避免忙闲不均，以提高运输工具的使用效率，便于控制预备运力，以应付意外情况。缺点是当上下级通信联络不通畅时，影响下级伤员及时转运与后送。此种方法多在战况比较稳定，上下级联络畅通，伤病员较多而运力又不够充分的情况下采用。前接又分逐级前接和越级前接。

(1) 逐级前接：是通常采用的前接方式，即按建制由上一级救治机构到下一级接回伤病员。

(2) 越级前接：是指越过下一级或两级救治机构接回伤病员。一般空运转运与后送时常越级前接，在下级救治机构无力前接或即将准备转移采用。

2. 后转

后转是指下一级用掌握的运力，将伤病员送至上级救治机构。优点是使伤病员的转运与后送及时、主动。缺点是由于运力分散使用，可能出现忙闲不均，应付意外情况困难。所以后转多在战况不稳定，部队机动性大，伤病员数量较少时采用。后转便于下级救治机构主动、及时、灵活地安排伤病员后送工作。采用何种后送方式，不只是后送方法和运输力量由谁掌握使用的问题，最重要的是明确上下级救治机构的相关责任，要依具体情况灵活确定。伤病员后送工作应当采取前接与后转相结合、逐级后送与越级后送相结合、专用运力与其他运力相结合方式，综合运用陆地、海上、空中运输工具组织实施。野战医院(含)以下救治机构以前接伤病员为主，基地医院、后方医院以前接和后转相结合方式接收和后送伤病员。后转也分为逐级后转和越级后转。

(1) 逐级后转：指自下而上，按级负责，将伤病员转送到上一级救治机构。

(2) 越级后转：指将下一级卫生机构将伤病员越过上一级或两级送达救治机构。通常在上一级救治机构无力收容，准备转移或转运与后送道路被封锁破坏，以及因配置不便等情况时采用。

第三节・后送前准备

损伤控制性外科手术通常在旅(团)救护所、编队救护所或相当级别,以及更高级别的救治机构开展,伤病员后送前,一般由医疗组室提出后送申请,分类后送组做好术后伤病员的后送前准备工作,实施伤病员的后送。

一、做好后送前的医疗准备

救治机构在准备术后伤病员后送前应对进行医学准备工作,主要内容包括检查后送指征,补充医疗处置及联系卫生运力实施伤病员后送工作,不同类型的损伤控制性手术术后伤病员后送要求如下。

1. 胸部伤

单纯软组织或单根肋骨骨折固定后可后送;多根系列性肋骨骨折在胸壁稳定后无呼吸功能障碍应及时后送;血气胸经闭式引流者可后送,后送前须关闭引流管或更换成单向活瓣式导管防止反流。

2. 腹部伤

腹部伤术后待伤口愈合后再行空运;胃肠道术后 5 天后送且一定要在排气后,必要时留置胃肠引流或腹腔引流;实质器官损伤术后出现肠鸣音且无腹胀、无梗阻可后送。后送前应严密观察胃肠道引流液的颜色、液量和气味如鲜红色可能是胃肠伤口裂开或结扎血管的线头脱落;如有特殊气味可能是腹腔严重感染需立即处理。观察腹部胀气和包扎情况,防止因中度以上胀气而导致缺氧。监测生命指征及末梢循环情况、有无腹膜刺激征象,以防空运中发生腹腔内出血。

3. 颅脑伤

生命体征平稳、无明显颅内压增高症状,或颅内压增高但已行有效开窗减压的伤员,在登机前应用 20%甘露醇 250 mL 于 15～30 min 内滴完脱水后即可后送。特殊部位火器颅脑伤伤员往往处于昏迷或半昏迷状态救护时注意保持呼吸道通畅;舌后坠用口(鼻)咽通气管插入咽腔防窒息;同时观察伤员意识(清醒、浅昏迷、深昏迷)、瞳孔、眼球活动度和有无偏瘫等。

4. 烧伤

所有伤员烧伤创面在一线医院均行早期清创术。吸入性损伤或面颈部重度烧伤合并呼吸困难者,尽早行气管内插管或气管切开术,尽早给氧并且及时补充血容量维持水、电解质及酸碱平衡。空运中,因呼吸道水肿鼻导管不易插入,给氧应采用面罩或吸氧,氧流量以 4～5 L/min 为宜。烧伤面积大于 30%、烧伤度在浅Ⅱ度以上的伤员登机前应充分补充胶体液以减少渗出。如伤员已发生休克则无论烧伤面积与深度如何,均应快速输注平衡盐水,待休克被基本控制后才能考虑后送。不过现在有些实践证明,在条件较好的情况下,若患者不伴有严重休克、消化道出血等并发症,血压相对稳定,只要准备工作充分,治疗措施得当,休克期后送也具有很好的安全性。

5. 休克

伤员发生休克时立即平卧吸氧、监测生命指征,注意保暖下肢适当抬高。清除呼吸道内分泌物、异物维护呼吸道通畅包扎封闭开放性气胸。伤员发生心跳、呼吸骤停时,室颤的要立即电击除颤及早气管插管或气管造口保持呼吸道通畅;给氧、输液并给予适量碱性药和血管活性药物。伤员休克纠正或心肺复苏成功后严密监测生命指征平稳后方可后送。

6. 颌面、颈部伤

先将伤员移位组织复位后再加压包扎可起到止血、骨折断端暂时复位、维持呼吸道通畅、减少组织水肿、防止唾液及呕吐物误吸等作用。伴有骨折者妥善固定后后送;颈部血管损伤在结扎修补后经过观察没有活动性出血可后送;如有气管堵塞气管切开呼吸通畅后可后送。有昏迷的颌面部伤员后送时采用侧卧或半俯位以利口腔内分泌物外流防止窒息。眼球损伤不论单侧或双侧一律包扎双眼按重伤员对待迅速后送。但眼球化学伤应用大量清水或等渗盐水冲洗不要包扎。

7. 四肢及骨盆伤

单纯四肢软组织、骨、关节损伤伤员生命指征平稳可及时后送。重者应加压包扎、止血。伤处敷料松脱或被渗液浸透时及时做补充包扎。骨盆骨折伴膀胱、尿道伤有尿潴留时先试用导尿管导尿将尿管留置并妥善固定随伤员后送;不成功时应立即改做耻骨上膀胱穿刺术或膀胱造口术排尿。及时后送途中不要拔除尿管。

但是上述的后送指征并不是严格的,因为战术环境瞬息变化,后送的窗口期不因病情变化而变化,通常只有短暂的时间窗口,因此对于救治机构的决策者应当视情况把握后送指征和禁忌证,以利于伤病员的救治利益最大化。

二、实施伤病员后送分类

后送分类主要是明确伤病员后送的目标救治机构、后送的体位、工具和顺序。后送分类通常在救治的各组室进行。后送分类人员必须掌握本级和以后救治机构的救治范围,了解他们的配置位置和战场战况动态,预测后送的安全性,特别是实施指定性后送时更为重要。

后送军医应当根据伤病员的伤情、后送工具和后送环境确定后送的优先顺序,调整悬挂的后送分类牌。

第四节·后送转运过程中的一般救护

损伤控制性手术在伤员救治中是至关重要的救命一步,确保了伤员能够及时止血通气和输血。但是对于在接受上述治疗后的伤员何时进行后送相关的研究并不多。未来的战争中,有计划的伤员后送变得越来越困难,对于最佳的后送时机的理解显得更加重要。其中包括了合适后送能够获得最好的预后,减少不良后果的发生。需要注意的是,战术环境的变化会出现立即后送的情况,这个时候可能是最佳的后送窗口期,因此如何减少后送途中的并发症及判断后送指征显得尤为重要。一般来说,伤病员后送途中的救护包括:对伤病员病情的观察与处理;对伤病员携带的各种管道,如尿管、胃管、胸腔引流管及其他管道的护理与处置;进行各种常规医疗技术的操作;急危重症的紧急医疗处置;必要的生活护理和后送文书的书写与记录等。

1. 一般情况

包括患者的意识、精神状态、对周围环境及刺激的反应力、面部表情、面色、体位及姿势等。观察意识的方法多是通过刺激的办法,如刺痛、压眶、捏胸肌等,以观察患者的反应及瞳孔反射、角膜反射、肌腱反射等来判断意识障碍的程度,也可通过问诊来了解意识状态。

2. 生命体征

包括体温、脉搏、呼吸和血压。生命体征的观察是对各类伤病员病情观察的基本内容,也是把握和判断伤病员病情轻重的重要环节。

3. 特殊观察

除了观察伤病员的一般情况和生命体征,还要根据伤病员的具体情况进行特殊的观察。如心脏疾患患者使用心电监护仪定时监护心电变化、心率及心律情况,必要时记录心电图;带胸腔引流管时还应观察引流出来的液体量、颜色、气味及性状等。留置导尿管的患者,应记录每小时尿量,并观察尿的颜色、透明度;腹部伤患者,应观察腹部体征,如有无腹胀、腹痛,以及腹部压痛的部位、范围、程度等;留置胃肠减压管者,还应观察引流管是否通畅,引流出胃液的量、颜色、气味等;气管切开的患者,应观察呼吸是否通畅,呼吸频率、节律是否正常,呼吸道的痰量多少,痰液是否黏稠,有无皮下气肿等;血管伤及骨折行石膏固定的患者,应观察有无肢体肿胀及血液循环障碍情况,如观察肢体的皮温、色泽、末梢循环及动脉搏动情况等。

4. 生活护理

后送途中,除少数常规后送的伤病员外,绝大多数损伤控制性手术后的伤病员均需要医护人员提供必要的生活护理和照顾,如协助伤病员调整体位,使其尽量舒适、安稳;提供饮水、饮食服务并帮助其擦汗,清理呕吐物、排泄物等。

(1) 体位调整:安排和调整伤病员体位时,原则上在不影响病情及医疗处置的前提下,尽量使伤病员舒适、安稳。如坐位伤病员,应尽量使其背靠支撑靠背或软物,椅凳高度合适,防止双脚悬空或过分蜷曲;担架伤病员应尽可能于担架上铺垫棉被或软物,担架底部的支撑架应支撑牢固,并使担架展开充分、平整,防止骶部和四肢骨隆起部位受硬物压迫或碰撞。四肢骨折及血管伤应于肢体下面垫软枕并适当抬高患肢,以减轻颠簸、振动引起的疼痛及促进静脉血的回流和渗出液的吸收。

(2) 清理排泄物:受颠簸等环境因素的不良刺激,伤病员可能会出现晕车、晕船、晕机症状,甚至发生呕吐,除了积极预防和治疗眩晕症,还应为呕吐伤病员准备接呕吐物的纸袋或容器,如桶、盆等。坐位伤病员呕吐时,应助其俯身、叩背;担架伤病员呕吐时,应助其俯身或俯卧,对昏迷患者尤应如此,同时为其叩背,清理口腔呕吐物。呕吐结束后,应为伤病员擦净口唇。如伤病员需要解大小便,坐位且行动方便的伤员可由其自行料理,医护人员应为伤病员提供便盆或尿壶,并给予适当的协助;担架伤员则应由医护人员帮助用便盆或尿壶为其接大小便。便后做好清洁工作。如为结肠造瘘患者,应为其准备较大的粪袋,视排泄物的多少及时更换粪袋并清理造瘘口。所有排泄物及呕吐物均应及时用污物袋收集并结扎污物袋口,或置于盛排泄物的盆、桶加盖后集中存放在远离伤病员的地方,防止排泄物及不良气味污染机舱,造成恶性刺激。

除此之外,医护人员还应为出汗的伤病员准备好清洁的湿毛巾,必要时为其擦汗。在寒冷的情况下为伤病员准备足够的保暖防寒衣物及被褥等。

5. 填写医疗文书

常规的医疗护理操作必须填写在后送途中的治疗栏内,除此之外,空运后送伤病员必须填写《空运后送单》。

第五节·后送途中的紧急处理

后送途中的医疗处置主要是针对伤病员突发的危及生命的严重情况而进行的,以抢救生命为主要目的的各种措施和手段。常见的紧急处理包含以下几种。

1. 大出血的控制

后送途中大出血的原因较多,周围血管的破裂出血多为血管吻合、修补或血管移植术后的再破裂,血管残端结扎线松脱,以及血管壁损伤后假性动脉瘤形成,因颠簸、振动、不适当的搬运导致动脉瘤破裂大出血,其表现为伤口敷料渗出增多,呈鲜红色,很快浸湿包扎敷料;局部肿胀加剧,肢体远端血液循环不良,皮温降低、苍白,毛细血管充盈不良,扪不到动脉搏动,或搏动微弱,短期出现休克表现,如面色苍白、出冷汗、烦躁、口渴、血压下降、脉搏增快等;颌面颈部伤出血,除了上述表现,还可因局部血肿的迅速增大压迫呼吸道,引起窒息。

紧急处置:迅速打开敷料,拆除切口缝线,查明出血原因,如为血管吻合口破裂出血,可用厚敷料试行压迫并加压包扎,无效时,可用血管钳夹闭血管或结扎近心端,控制出血;如为血管断端结扎线松脱,可重新结扎并缝扎血管;如为假性动脉瘤破裂出血,可试行加压包扎,无效时,也可结扎血管近心端。所有肢体的大出血,均可在出血部位的近端肢体上止血带控制出血;鼻腔和鼻窦的出血,可采用鼻腔填塞止血法控制出血;面部出血可用手指压迫下颌骨下缘、咀嚼肌前缘处的颌外动脉;颞部出血,可指压颞浅静脉,均可达到暂时止血目的。颈部出血形成血肿者或血肿压迫气管引起窒息时,应迅速拆除创口缝线,清除血肿,设法控制出血部位近心端,以减少出血并探查出血来源和部位。颈内、颈总动脉出血,可试用动脉夹控制血管断端,不得已时,结扎血管,颈外动脉或其他动脉出血,压迫无效时,也可结扎动脉制止出血。

2. 急性呼吸道梗阻

急性呼吸道梗阻的原因常为呕吐物误吸窒息,颌面颈部伤后呼吸道上端的凝血块、碎骨片进入呼吸道引起梗阻,或上颌骨及软腭下垂影响呼吸,或血管破裂出血形成血肿;损伤组织炎性水肿及软组织移位压迫呼吸道引起梗阻、喉头水肿、痉挛;呼吸道烧伤气管黏膜水肿,或干燥痂皮脱落,堵塞气管,以及昏迷患者咳嗽、吞咽反射消失,血液、涎液、呕吐物误吸,舌后坠等原因,均可引起急性呼吸道梗阻。

急性呼吸道梗阻时,患者表现为突然出现极度憋闷、呼吸急迫、鼻翼扇动、烦躁不安、面色苍白、眼睑睁大、眼球微突、口唇青紫,甚至抽搐、二便失禁等。上呼吸道梗阻时,可出现典型的“三凹”体征;而下呼吸道梗阻时,则主要表现为口唇青紫、脉搏细弱、血压下降、瞳孔散大,最后呼吸、心跳停止,死亡。

紧急处置:呼吸道梗阻的救治主要在于早期发现,特别是出现呼吸困难时就应及时处理,一旦发生窒息,抢救必须分秒必争,果断处理,成功的关键在于能否及时通畅呼吸道,解除呼吸道梗阻。具体方法为:①立即改变伤病员的体位,使头偏于一侧,松解颈部及胸部衣扣;意识清楚者,取半坐位,头部低下;昏迷患者,立即半俯或俯卧位,借重力使分泌物流出。②呕吐物误吸者,立即设法打开口腔,或使用开口器,用手指或器械取出口腔及咽部的异物,或用吸引器或注射器接胶管或粗的导尿管插入口腔、咽喉部及气管内吸出分泌物、血凝块及呕吐物。③颌面颈部伤创口出血形成血肿者,应立即拆除伤口缝线;清理伤口内血凝块并妥善再止血;上颌骨水平断裂或软腭下垂堵塞气道者,可行颅颌悬吊术,即用压舌板或木片横过两侧磨牙,将其悬吊并固定于头部绷带上。④舌后坠影响呼吸时,立即托起下颌,插入口咽通气管,或将舌拉出,用别针或于舌的中部穿线,或用舌钳将舌夹住后,拖出口腔固定于前胸襟上。⑤如上述方法不能解除呼吸道梗阻,应果断行气管内插管,或行环甲膜穿刺,甚至切开环甲膜,插入气管套管,以便紧急通气及疏通呼吸道。必要时,还可行气管切开术。环甲膜切开置管时间不宜超过 48 h,因套管位于声门下,容易损伤喉部软骨致术后拔管困难,故一旦呼吸改善,呼吸道通畅后,应尽快拔除气管套管,或改行气管切开,以保安全。

3. 心跳、呼吸骤停

这是后送途中急症中最为严重、危急的情况,即便抢救及时,措施得当,死亡率也极高。通常,出现心跳、呼吸骤停多为严重伤病员病情恶化的结果，加上后送环境及医疗救治条件的限制，心肺复苏极为困难。因此，应尽一切努力来避免在空中进行心肺复苏术。一旦出现心跳、呼吸骤停，应立即施行紧急胸外心肺复苏及人工通气，如口对口人工呼吸等。对已行气管切开或气管插管的患者，还可借助呼吸气囊或呼吸机辅助呼吸。同时静脉推注肾上腺素 1 mg，阿托品 0.5 mg，上述药物可单独或联合使用，必要时可以重复使用。如心电监护或心电图证实为心室颤动，可以进行心脏除颤。除颤多用药物除颤，如普鲁卡因 300 mg，或利多卡因 100 mg 心内注射，有条件时，也可做心脏电除颤。一旦复苏成功，应设法维持呼吸功能，纠正心律失常和酸碱平衡紊乱，防治低血压、急性肾衰竭及脑水肿。

4. 其他

（1）腹胀：腹胀不仅可以引起疼痛，还可因膈肌的上举而限制呼吸。对于腹腔空腔脏器行修补、吻合不久的伤员，严重腹胀可以引起吻合口破裂、出血，造成严重后果。患者表现为烦躁、呼吸困难、大汗、腹部明显膨隆、低血压、心动过缓，甚至昏厥等。一旦发生上述现象，应立即胃肠减压，留置胃肠减压管，用吸引器或大注射器连续抽吸减压，必要时放肛管排气，按摩腹部并适当活动身体，促进排气，症状缓解后，仍应留置胃肠减压管，并接负压吸引袋，保持负压吸引。

（2）进行性血气胸：胸部伤并气胸、血胸，或自发性气胸，后送前血气吸收完全，闭式引流管已经拔除，因后送环境的恶劣影响造成气胸、血胸复发，并进行性发展，或少量气胸未做特殊处理，尤其是空运后送时，因舱室内气压增高导致气胸加重，或出现张力性气胸表现等，均可造成呼吸、循环功能的严重障碍而需要紧急处理。发生上述情况时，伤病员表现为呼吸困难进行性加重，唇色发绀，面色苍白，烦躁，脉搏细弱、增快等。检查时发现气管位置偏斜，病侧肋间隙饱满者于锁骨中线第 2 肋间穿刺抽气，至呼吸困难症状改善后，在针尾结扎一顶端剪有小口的指套，做临时排气用。血胸者，于腋中线第六、七肋间穿刺抽血，仔细观察抽出血液的颜色、性状。如血色暗红、不凝，抽出血液逐渐变稀薄，说明胸腔积血已有稀释，为血胸逐渐停止的现象；如血液很快凝固，血色鲜红，则说明出血量大，有活动性出血。此时应积极抗休克，扩容，使用止血药，同时持续吸氧，并持续胸穿抽血，改善呼吸功能。

（3）骨折术后的伤肢剧痛：无论是截肢、骨折内固定，还是血管损伤后伤肢的石膏固定，肢体疼痛一般是由于颠簸、振动引起伤口疼痛或疼痛程度加剧。如果出现剧烈疼痛，并呈进行性加重，就要考虑是否因包扎或固定过紧，静脉回流障碍，或组织液渗出过多，引起肢体肿胀，进一步加重肢体缺血，形成肌筋膜间隙综合征，表现为伤员痛苦不堪，出汗、烦躁，患肢肿胀明显，血液循环障碍，如皮肤发凉、苍白，甲周循环不良，动脉搏动减弱，或扪不到动脉搏动等。

紧急处置：立即松解绷带，或松开固定石膏，抬高患肢，必要时快速静脉推注 20%甘露醇 250 mL，对减轻肢体肿胀有良好效果；同时，肌注镇静、止痛药物。如空运时间较长，伤员出现典型肌筋膜间隙综合征表现，可考虑紧急行肢体切开减压术，以免造成肢体缺血、坏死，以及后期形成缺血性肌挛缩畸形等并发症。

（4）创伤后应激障碍综合征：对损伤控制性术后伤员评估中有一条是对精神状态的评估。要求具有对创伤后应激障碍综合征的早期识别、正确诊断和综合管理的能力。当发现伤员突然发生躁动或精神异常，以及出现过激行为，立即说服并制动束缚伤员，采取安全保护措施，以免伤员自伤或伤及他人。检测生命体征，遵医嘱给予镇静药物，约束制动。做好记录，必要时遵医嘱开放静脉通路，备好抢救仪器。对伤员应用的镇痛镇静药物也可能对精神产生影响，成为潜在的风险，后送的医护人员应当注意。

（5）急性过敏反应：通常过敏性事件可以口服 25 mg 苯海拉明治疗，并且在严重的情况下，注射肾上腺素 0.3～0.5 mL 或 300～500 μg，优选的给药途径是肌内注射（股外侧肌）。

（孙　瑜　李　蓉　马　兵）

参考文献

[1] 杜鹏，刘洋，李宝娟，等. 医疗救援后送技术现状与发展趋势研究[J]. 医疗卫生装备，2018，39(8)：101－105.
[2] Boutonnet M，Pasquier P，Raynaud L，et al. Ten years of enroute critical care training [J]. Air Med J，2017，36(2)：62－66.
[3] 柴培俊，傅莹，郝晓晴，等.加强海上伤病员立体救治与后送的思考[J].海军医学杂志，2019，39(5)：387－389.
[4] 袁家乐，周开园，任杰，等.美国陆军医疗后送体系初探[J].人民军医，2017，60(4)：347－351.
[5] 胡超群，薛晨，张鹭鹭，等.国内外伤病员后送建模研究进展[J].解放军医院管理杂志，2021，30(28)：1158－1160.
[6] 邬小军.战场伤员医疗后送[M].北京：清华大学出版社，2020.
[7] Fedor P J，Burns B，Lauria M，et al. Major trauma outside a trauma center：prehospital，emergency department，and retrieval considerations [J]. Emerg Med Clin North Am，2018，36(1)：203－218.
[8] 胡家庆，刘旭，康鹏，等.现代海上医疗后送五级救治体系[J].解放军医院管理杂志，2020，27(4)：318－321.
[9] 鲁云敏. 渡海登陆海上作战伤员救护难点及对策[J]. 西南国防医药，2005，15(3)：335－336.
[10] 徐振清，吕奕鹏，董军强，等.国内外海上作战医疗后送阶梯急装备比较[J].解放军医院管理杂志，2018，25(6)：556－558.
[11] 胡小冬，齐学帆，邸倩，等.基于 2019 版新战伤救治规则的卫生排战场救护文书(伤票)探析[J].华南国防医学杂志，2019，35(9)：681－683.
[12] 马丽萍，王光毅，朱峰，等.战创伤损伤控制性复苏的理论与实践[M].上海：上海科学技术出版社，2018.
[13] 童培建，郑晓辉.创伤急救学[M].北京：人民卫生出版社，2021.